情绪管理与健康

王春勇　著

北京大学医学出版社

QINGXU GUANLI YU JIANKANG

图书在版编目（CIP）数据

情绪管理与健康 / 王春勇著 . —北京：北京大学
医学出版社，2021.9（2023.1 重印）
ISBN 978-7-5659-2470-5

Ⅰ . ①情… Ⅱ . ①王… Ⅲ . ①情绪-自我控制-关系-
中医学-心身医学-研究 Ⅳ . ①R229

中国版本图书馆CIP数据核字（2021）第145063号

情绪管理与健康

著　　者：王春勇
出版发行：北京大学医学出版社
地　　址：（100191）北京市海淀区学院路38号　北京大学医学部院内
电　　话：发行部 010-82802230；图书邮购 010-82802495
网　　址：http：//www.pumpress.com.cn
E-mail：booksale@bjmu.edu.cn
印　　刷：北京瑞达方舟印务有限公司
经　　销：新华书店
责任编辑：冯智勇　　责任校对：靳新强　　责任印制：李　啸
开　　本：787 mm×1092 mm　1/16　　印张：35　　字数：892 千字
版　　次：2021年9月第1版　2023年1月第2次印刷
书　　号：ISBN 978-7-5659-2470-5
定　　价：128.00元

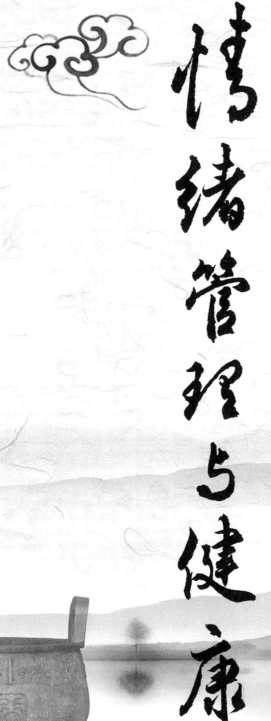

情绪管理与健康

疾病的根本危害在于伤痛，伤痛是一种主观感受，病人需要疗愈，也需要关爱和照顾。医生要治病，也要治心。——韩启德

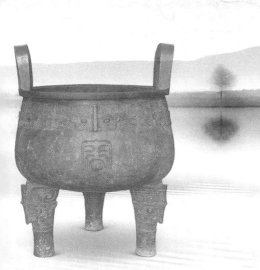

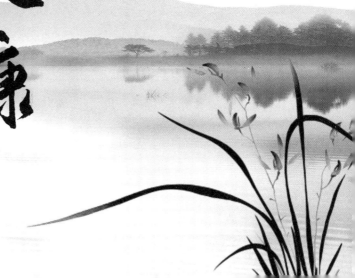

养生祛病益寿

之津梁

庚子年季秋

题春霖之鸿篇巨制

此书乃

之津梁

八十翁

庞明

解情绪密码
做心灵主人

再版
贺春男大作

心安体健

祝贺借来博士春夏多门诊样

大作出版

姜良铎

庚子 秋

毛主席给王观澜一封信
——对待疾病的态度

"既来之，则安之，自己完全不着急，让体内慢慢生长抵抗力和它作斗争，直至最后战而胜之，这是对付慢性病的方法。就是急性病，也只好让医生处治，自己也无所用其着急，因为急是急不好的。对于病，要有坚强的斗争意志，但不要着急。这是我对于病的态度。

书之以供王观澜同志参考。"

毛泽东

一九四一年
十二月十六日

这封信不仅鼓舞了王观澜同疾病斗争的勇气，后来也成了人们同病魔作斗争的座右铭。王观澜后来回忆说："那时虽然我几十天饮食不进，全靠输液保持身体必需的营养，但我始终愉快乐观，因为我感到我是生活在充满了同志的高度关怀和细致照顾的环境中，有党和毛主席的教导，我是能够战胜疾病的。"

—— 以上资料来源：叶介甫.毛泽东与王观澜的革命情谊.人民网-中国共产党新闻网2014.6.13 ——

姜良铎

看到学生王春勇写的《情绪管理与健康》这本论著，很是欣慰。春勇是我2012级的师承博士生。他学习很刻苦努力，对《黄帝内经》和《伤寒论》下了不少工夫，经常跟我出门诊，参与会诊和疑难病的诊治，对中医学有深入而独特的思考。该书是他多年临床实践和理论研究的总结。

中医学的理论和临床典籍，都蕴含着丰富的情绪管理内容。情绪管理是中医临床的优势部分，包括《黄帝内经》《难经》《伤寒论》《千金药方》等中医典籍，其中对人的情志都有着深刻的论述，对情绪相关疾病的诊治有着丰富的经验。在《情绪管理与健康》一书中，作者既有深刻的中医经典理论挖掘和应用，又有真实而详细的临床诊疗记录，而且每个医案之后，还有个人的临床思考和体会，这些内容具有重要的学术价值和意义。特别是对《黄帝内经》中情绪管理思想和方法的深入挖掘和应用探索，是中医在临床情绪管理方面的创新，也是中医"从态论治"思想的具体实践。

在临床工作中，针对情绪的治疗，是取得显著治疗效果的捷径。近年来因情绪而引起的疾病，在临床中占了很大的比例。中医学强调情志致病，情绪是导致很多疾病发病的重要病因之一。个人的健康问题，受社会心理因素的影响非常大，人们因生活事件而引发情志改变，常常会导致脏腑气机紊乱，并使患者产生确实的生理病理改变。《情绪管理与健康》一书中对疾病的背景进行了深入挖掘和探讨，引发临床对医学社会学和医学心理学内容的深入思考。因此提示在临床实践中，不但要采集患者物理、化学和生物学等方面的客观资料，还要采集患者社会状态、心理状态的主观资料。临床中只有结合患者所处的外部环境、心理状况和个人体质，充分、全面地采集疾病信息，应用中西医生理、病理学知识，分析其疾病状态的形成过程和发展变化，才能从整体上全面把握患者的状态，才能够切实理解和体会到患者的病痛，为最大程度地帮助患者解决临床上的病痛状态找到合理的手段和方法。

在临床工作中，针对情绪的治疗，是让患者满意的治疗。我认为，要做一个好的临床医生，一定要重视患者的自我感觉，即患者的主诉。中医在临床工作中，一定要认真记录患者的主观病痛，这是采集疾病信息的重要内容，这些资料对中医临床遣方用药是非常有意义的。临床中常有医生对患者的感觉重视不够，尤其是当各种检查结果正常时，对患者陈述的痛苦漠不关心，认为患者是无病呻吟，认为患者的痛苦是想出来的，甚至认为是伪装的，临床中对其不予理睬。这不符合临床客观需求。事实上，患者的痛苦感觉就是疾病的典型临床表现，不要认为客观检查结果阴性就不是疾病，患者感觉到的症状后面，往往隐藏着重要的诊疗信息，要把患者感觉的症状上升到诊疗信息的高度来认识。患者所陈述的痛苦可能有意义，也可能没有意义，需要医生运用专业知识来分析鉴别，但无论有无意义，都需要被临床医生重视。这一点在《情绪管理与健康》这本论著中，春勇对患者的主观病痛的回应，给出了非常好的示范作用，值得临床医生参考、借鉴。

对中医的学习，临床医案的阅读和学习是非常重要的一个步骤。该书汇集了中医多种疾病治疗的临床一线诊疗资料，对疾病诊断和治疗的内容记录翔实，治疗方法得当，特别是医患交流对答部分，对患者社会背景的挖掘，对患者心理的引导，对患者病痛的语言安抚，都值得临床大夫借鉴和学习。我认为临床成功治疗的关键，在于顺势而为，因势利导。作者能整体把握患者疾病的发展趋势，根据疾病的自身规律，在临床中顺应患者诉求，合理把握患者情绪，最终调动患者积极情绪参与治疗，取得显著临床效果，难能可贵。本书的医案，真实而有价值，对临床工作者和中医的学习者都会有启发，对普通的患者养生祛病也有参考意义。

总之，春勇此书，运用中医理论，系统地论述了人的情绪和情绪管理在防病治病过程中的重要意义，从理论上和实践中都展示了中医学学术特点和临床魅力。该书是作者在中医理论指导下针对患者个案的多年临床实践的总结，是中医在情绪管理方面的有益探索和创新，有着非常重要的中医学临床应用和学术推广价值。通过此书，我欣慰地看到学生的成长。本书也有些不足之处，例如有些医案记录还偏于简单，理论的挖掘在某些部分还略显单薄，需要今后不断地积累、凝练和完善。医学本身是开放的，希望春勇在临床中不断地继承中医和西医的合理内容，同时积极接纳和借鉴当代医学新的成果和手段，来丰富中医传统的治疗内容，最大限度地服务于临床患者。

希望春勇在中医理论研究和临床实践中百尺竿头，更进一步！

姜良铎 北京中医药大学教授、主任医师、博士生导师，首都国医名师，享受国务院政府特殊津贴，第五、第六批国家级名老中医药专家学术经验传承指导老师。著名中医内科、热病专家，素以解决疑、难、重症而著称。通过多年的临床实践，创立状态医学，形成了包括"外感病的内伤基础""管道和排毒""中医微生态""从毒论理，从通论治"及"角药治疗"等独特的学术理论。

认识王春勇医生，是慕名而去找他为我母亲看病。母亲患慢性阻塞性肺疾病加胸腔积液，住了两次院，也没有查出积液的原因，于是我们决定看看中医是否能控制积液增长的速度，并缓和咳嗽症状。每次带母亲看病，我同时作为家属和叙事医学学者观察王大夫跟病人的交流。他会跟每一位病人"拉家常"，经常会略带责备地跟病人说类似的话："我看您呀，就是太爱操心了。""您是不是爱跟家里的老人生气呀？这可不好。"病人往往会惊讶地说："您怎么知道的？""您说得太对了！"或者，"我也不想啊，可是控制不住。"于是，病人在叙述症状的时候，会把与之相关的前前后后的故事都讲给王大夫听，而他则永远都是微笑着、不疾不徐地给病人讲这些情绪是怎么影响身体的，除了开药，还要给病人建议：如何处理各种人际关系、如何调节自己的情绪，病人最后都是很感激地离开，都说王大夫的药"很灵"，而似乎忽略了问诊过程中王大夫跟他们"拉家常"这种叙事活动。本书中记录了众多因情绪调节、关系改善而带来身体疾病好转的案例，令人惊叹；我母亲在一年后复查时，心包积液也奇迹般地变为"极少量"！

临床工作中充满了叙事，而问诊是最典型的叙事活动。生物-心理-社会医学模式的提出者恩格尔指出，病人既是"看病"行为的发起者，也是这一过程的合作者，而不仅仅是一个研究对象，所以在问诊中倾听病人的故事有助于了解导致疾病的原因。他认为问诊应该包括三部分：外观（outer viewing，即倾听患者讲话、观察他的行为举止、面色情绪）、内观（inner viewing，把所观察到的现象与自己的医学知识匹配，从而进行诊断)和对话(interviewing，进一步了解患者信息，并把自己的想法告诉患者)[1]。问诊是所有医学技巧中最基本的技巧，不仅为诊断和治疗提供了大部分信息，也决定着医患关系和临床治疗结果；问诊过程也是叙事医学最关注的过程。

从本书众多的案例中我们可以看出，王大夫的问诊方式完美地体现了上述三个部分。叙事医学进入中国后面临着在地化的问题，大家兴奋地发现了中医和叙事医学之间的相似性，如：中医的问诊方式跟叙事医学倡导的问诊方式比较一致，中医的医案医话类似于叙事医学的平行病例，但目前看到的文献大多为相似性的论述，用病例阐释的并不多，因此，王大夫这本书的出现可谓是及时雨。王大夫把中医问诊模式归纳为"社会-心理-生物"模式，即首先关注病人在各种关系上是否出现了什么问题，然后挖掘受损的关系对病人心理和情绪的影响，二者联合又如何影响了病人的身体健康，这个概念化过程背后是中医典籍的支持。这样的问诊过程必然是以病人为中心的问诊，给病人一定的时间和自由讲述自己的故事，并用开放式的问题鼓励病人这样做，这也是中医问诊方式可以给西医的启发。

中国传统文化强调人伦，每个人在社会中有自己的地位，长幼尊卑有序。王大夫在与病人的谈话中也体现出他关于每个人"角色定位"的思想，并向病人传递这种思想。他在看病的过程中，其实也在实施着两种"教化"功能：一是教导病人及时调整自己的情绪，二是教导病人认识自己跟他人的关系中自己的定位，以及思考在这样的定位下合适的行为，引导病人认识到不当行为会引发情绪的问题，从而带来身体的疾病。这是本书的特色，也是王大夫医学思想的特色。几个因素叠加，我认为本书不但对从事叙事医学实践的医者有借鉴意义，对普罗大众提高自身健康、修身养性也很有益。

参考文献

[1] George L. Engel. Foreword. In Robert C. Smith. The Patient's Story：Integrated Patient-Doctor Interviewing. Boston, New York, London and Toronto：Little, Brown and Company. 1996：xv.

郭莉萍 北京大学医学人文研究院教授，北京大学医学人文研究院副院长、医学语言文化系主任，北京大学医学部叙事医学研究中心主任，中华预防医学会叙事医学分会副主任委员，中国医师协会人文医学专业委员会医学与文学工作委员会副主任委员，北京医师协会安宁疗护专业专家委员会常务委员，《叙事医学》杂志副主编，国家卫生健康委会"十三五"住院医师规范化培训教材《叙事医学》主编。主要研究领域为叙事医学和医学人文教育，作为叙事医学领域国内的知名学者，系统地把叙事医学引入我国。

一

记得2017年8月，在北京国际图书博览会上，我和王春勇先生做了一次对谈，主题是"谈谈中国的健康文化"。当时，王春勇先生谈到了几个观点，给我留下了很深刻的印象。比如，他说，心是一身的枢纽。心学的核心是让你的心得到安宁。他还说，每一个患者的背后，都有一个生命扭曲的故事。自那之后，我对王春勇先生就有了初步的了解。

很小的时候，我就对医学很感兴趣，特别是中医研究，一直都很关注。因为我的父亲、我的弟弟等亲人，都是肿瘤患者，他们都是因为此病而去世的。所以，这么多年以来，我对传统的中医文化做了一些研究和实践，还研究过很多现在已经基本失传的医术，如祝由科等，就是想从我们优秀传统文化中能得到一些答案和启发。当然，我不是专业医生，我是以学者的身份参与的，所以我研究的视角可能与很多医学界的朋友有所不同，但我们的初心都是一样的，那就是治病救人，让更多的病者离苦得乐，健康快乐。

其实，不管文学也好，中医也罢，都是"人学"，都是"心学"，其背后的文化支撑都是我们优秀的传统文化。医学科学技术的高速发展，需要医学人文的深度支持。当看完《情绪管理与健康》书稿时，我很高兴，也很欣慰。同时，王春勇先生严谨的治学精神，开放的胸怀，以及积极进取的探索精神，让我很是敬佩。

这部书体系性很强，分为两大部分：第一部分是对情绪和情绪管理的理论探讨；第二部分是情绪管理的临床案例。既有世界观又有方法论，既有道又有术，涉及社会学、心理学、生理学、伦理学、文学、教育学等学科，范围非常广泛，可见王春勇先生的学养非常深厚。

其实，某种意义上说，我们每个人都是"病人"，那些看似很健康，很强壮，很有修养的人，有时真的是病人。我们常常看到，一个很温顺、很随和的人，大家对他评价都很好的人，却突然在某一天杀人，或突然做出其他令人难以置信的行为。比如，在《情绪管理与健康》一书中，王春勇先生就写到一个"母女不和，晕厥呕吐"的案例，他通过细致耐心地层层询问，最终得知了患者晕厥背后的真正原因。

从书中列举的众多临床病例中，可以看到，王春勇先生在"望闻问切"的时候，表面上看似问了患者一大堆与此病无关的事情，但这正是他的高明之处。他问的每句话，都是在顺藤摸瓜，追本溯源，找到不良情绪发作的根本诱因，然后进行分析解释，最终明白其发病的根源在哪里，这样才能找到救治的妙方。在这个意义上，他的这种看病方法跟弗洛伊德对梦的解析有着同样的意义和价值。弗洛伊德通过梦境来研究人类的潜意识，而王春勇先生通过情绪来研究疾病发生的原因，所以这本书具有一种标本学的意义。

书中这170多个临床案例，每个案例都包括中医诊断、中医治疗、疗效反馈、疾病背景、经典回顾及医生建议等，真实而详细，它为医学、文学、人文等保存了第一手鲜活的资料。这种贴着地面行走，接地气的实践模式，让这本书具有了不可替代的启示意义和收藏价值。同时，王春勇先生的那种耐心、那种担当、那种善解人意，也代表了这个时代迫切需要的关爱、理解和医德。

二

中医学认为，人和环境是一个整体。人是自然的细胞，承载了宇宙的全息。人的情绪能和自然的能量共振，情绪对大自然会有反应，这就是古人所说的"天人感应"。如果把人比作鱼，把环境比作海，现代医学的注意力多关注海中的每一条小鱼，只注重研究小鱼的组织、细胞等，而常常忽视了对大海的研究。其实，小鱼的健康和大海的状态有着很大的关系。所以，我非常赞赏"整合医学"这一概念的提出，这是非常有前瞻性的话题。这种整合意识、整体思维，体现了一种大医精神，也为我们的医学科研带来了另一种思路。

我们知道，病分为很多种：第一种是身病，比如，有些人很懒，老是坐着不动，他的肩周、颈椎就容易出现问题，治这种病，该从身入手。第二种是心病，如焦虑、恐惧、易怒等，治心病，就得从心入手。第三种是心病导致身病，身病又影响心病，抑郁症就是这样。

按照老祖宗的说法，所有的病，都源自某种心结，不同的心结就会产生不同的疾病。所以，解不开心结时，治病就是治标不治本，你治好这里，那里又会出现问题，由于内在病因没有清除，疾病就会常常发生转移。就是说，他的心病又在另一个地方反映出来了。因为，除了药物和生理的原因之外，现代人心灵的焦虑、欲望的膨胀、浮躁的情绪等引起的诸多不和谐，也会让人生病，如抑郁症等。

再比如，某些资料中显示，很多肿瘤患者或是重症患者在发病之前，都得过程度不同的抑郁症。人们一旦患上抑郁症，就可能会出现一种消极的心理暗示——他们觉得自己不想活了。当你的心灵对身体下达了这种"不想活"的指令时，生命的语言系统就会发出一种指令，为你达成这种愿望。这时候，你身体的细胞就会发生突变，或者引起神经系统的紊乱。当其中的一些人转变了生活方式，改变了生活态度，或是找到活的意义、产生一种善的心念之后，很多疾病就自然消失了，这正是积极的生命指令在发生作用。

我在长篇小说《爱不落下》中，就写了一个晚期癌症患者抗癌的故事。这是发生在我生命中的一个真实的故事。主人公"丫头"的生活原型，是我的学生，生前曾任国内某知名潮流杂志主编，二十九岁那年，被诊断患了舌癌，是晚期，医生说她只能活几个月。那天傍晚，当她得知自己患上绝症时，她感到一种巨大的恐惧向她袭来，随后她就给我打电话，那时我正走在北京的街头，我在电话里就问她，你现在什么感觉？她说一片恐惧，没有任何念头。然后，我就对她说了几句话，帮她找到自己的真心，让她安然于自己的真心中，对她进行了开导。就这样，我只是点拨了一下，她巨大的恐惧就消失了。放下电话后，我怕她听不懂我的口音，于是就编了一首偈子，以短信的方式发给了她。从此之后，她的生命发生了很大的变化，本来以为只能活几个月的她，后来又活了四年，其间还做了很多利于社会的事情，编著了《世界是调心的道具》《特别清凉》等书。最后，她放下了所有的牵挂，安然从容地离开了这个世界。

《爱不落下》跟《情绪管理与健康》一书一样，记录了一个鲜活生命跟病魔搏斗的故事。

《爱不落下》，厚厚的两册，有人问，雪师，你为什么写这么厚啊？我说，治病得需要疗程啊！虽然我们不能一下子让"丫头"的病消除，但我们可以解除她的恐惧，可以点亮她的心灯，可以激活她的主体意识。主体意识觉醒的时候，传统文化就认为她找到了自己生命的"主人公"，就不会被世界流行的东西所迷惑。比如，别人认为，放疗的副作用多么大，化疗的副作用多么大，它会摧毁整个的身体，就类似于这种各种各样的说法，这都是外界对我们生命的干扰。那么，当我们进一步打碎自己，进一步放下执著的时候，就会发现，我们和大自然是一体的，就好像一滴水进入大海一样，这滴水融入大海之后，它也就成了大海本身。当我们达到了《黄帝内经》中讲的恬淡虚无时，就可能实现老祖宗说的天人合一。明白这一点之后，所有的客体也好，概念也罢，以及流行的各种说法等，都不会影响我们的心，这时候心才是真正地属于自己。

所以，治病的药，有时要在自己的心里找。向心内找什么呢？找自己的本有智慧。这时就会明白，焦虑也罢，恐惧也罢，压力也罢，其实都是一些不良情绪而已。情绪是什么？就是一些忽闪忽灭的念头而已。在对治它们的时候，你不要把它们当成敌人或者对手，不要把它们当成伤害了你的东西。你要明白，这些情绪只是一些现象。当你的真心之光放出之后，所有的黑暗就一下消失了，你的烦恼之根、痛苦之根也就斩断了，这是根本之对治法。当我们不能左右结果时，我们可以改变自己的心，心一变，我们的世界也就变了。

三

中国的中医学，非常重视情绪对健康的影响。在我们的医学活动中，一旦患者的精神世界真正得到医学重视和关注，那么我们的医疗效果就会得到提升。中医学强调，做医生需要提高自我的修养，医者静心体会患者痛苦，并为之探寻开解方法的过程，本身就是在自我修炼和自我提升。患者安心关注自我的精神，并为之查找救治方法的过程，就是行进在自我疗愈、自我修复的道路上。

从《情绪管理与健康》一书中，我们可以看到，王春勇先生在与患者交流的过程中，有一大妙法，那就是让患者敞开心扉，尽情地倾诉。这个过程本身就具有疗愈功能。患者就是在这种倾诉当中，很多的心结就解开了。心结一开，犹如心灯亮了，病也就好了大半，剩下的只要辅助药物治疗就可以了。

生活中很多疾病，释放了负面情绪，疾病会好转得快起来。亦如王春勇先生在本书前言中所说："经过多年的专业思考和临床实践，我们发现患者的不良情绪是疾病发病的早期征兆，是诊断和治疗疾病的重要借鉴和依据，也是患者内心真实诉求和渴望的展现，还是医生能够给予患者关注和帮助的重要指标。掌握了患者的情绪变化规律，不但可以有效回应患者的病痛，还可以促进医患和谐信任关系的建立，减少医患矛盾、冲突和纠纷。"

这本书在继承中医传统智慧的基础上，融入了当代先进的医学知识内容和最新的社会文化理念，体现了王春勇先生对中国传统文化的热爱，对临床患者的关爱。他通过临床的深入实践，对治疗方法的锐意创新，重视情绪管理，实施对情绪的诊断、治疗，形成了自己独特的中医治疗方法，彰显了中国文化魅力，该书值得大家仔细品读。

总之，《情绪管理与健康》是"具有标本学意义的一本书"。这本书是来自临床一线、充满鲜活生命故事、有着很高医学价值的专著。这本书是医者完善医术、提升自我的钥匙；是患者自我建设、自我救助的良方。医生和患者，都可以仔细品读，完善人生。同时，它对心性瑜伽、生命科学、社会人文等领域的研究和探讨，都具有非常重要的借鉴意义。

直到今天，中医行业很少出现划时代的大师，无法超越《黄帝内经》《伤寒论》《本草纲目》等经典的境界，甚至一直达不到那样的境界。为什么呢？因为很多人并不知道，中医大师也应该是文化大师，而不仅仅是医学上的大师。也就是说，除了精通医术之外，他还必须是一个文化的集大成者，他本身就有很高的文化含金量。因此，他不但要钻研医术，还要从中国传统文化中汲取诸多的营养，让自己成为一只"大狮子"。简言之，他不仅要重"术"，还应该重"道"。

未来，我觉得，有志于医学事业的研究者，一定要学到一种修身方法，让自己的生命融入道中，真正进入道的世界，而并非仅仅在术的层面做学问，要让自己从知识中走出来，拥有老祖宗所说的本有智慧。中医学的基本功应该重视医生的内在修养，医道医术并举。内修完成之后，才能给人治病。像孙思邈、李时珍等，都有很高的内修境界，像《子午流注图》《黄帝内经》等，也都是内修内证后的境界呈现。所以，我们一定要打破自己的局限，用生命去体悟中医的大境界。

最后，我衷心祝愿，《情绪管理与健康》能够走入千家万户，成为更多人家的健康守护者。通过该书，大家重视自己的心灵世界，建设好自己的精神世界，都能成为自己心的主人，让心属于自己，活出生命的另一种精彩。同时，我祝愿王春勇先生，医术日进，医道日精，服务更多大众。

雪漠，原名陈开红。中国国家一级作家、中国作家协会会员、甘肃省作家协会副主席、东莞市文联委员、东莞市作家协会副主席、东莞民间艺术家协会副会长，广州市香巴文化研究院院长。1963年出生于甘肃凉州城北洪祥乡。代表作品有《大漠祭》《猎原》《白虎关》《西夏咒》《西夏的苍狼》《无死的金刚心》等。雪漠被甘肃省委、省政府等部门授予"甘肃省优秀专家""甘肃省德艺双馨文艺家""甘肃省拔尖创新人才"。2002年3月，雪漠荣获冯牧文学奖。

王春勇 —————————————————————

健康在生命中的重要性，没有哪里能比在医院体现得更为突出。"健康所系，性命相托"。笔者工作的北京大学第三医院（以下简称北医三院）在北京素来以患者多著称。多年来，北医三院以其医疗严谨、治病求实的院风，吸引了来自全国各地的患者。每日繁忙的门诊大厅里，健康是大家共同的主题。

医学的实质是什么？如何做好医生？我们的韩启德老校长常常提醒我们，作为医生，在工作中要切实回应患者的病痛，医生需要践行"有时去治愈，常常去帮助，总是去安慰"的工作思想。我的导师姜良铎教授临床时亦常常教导我们，医生要重视并理解患者的痛苦，努力解决患者的痛苦，需要从患者整体状态来把控疾病。医院的每一天，从早到晚，走廊四处摩肩接踵，诊室门前人头攒动，多数人面部表情凝重，内里忧心忡忡。人们无暇顾及外面的喧嚣和他人的病痛，时刻关注着医生和诊疗相关信息，为自己或家人寻找健康的答案。作为北医三院的一名普通中医大夫，我每天在紧张的门诊工作中，目睹的是患者身体的痛苦和心灵的纠结，耳闻的是患者病痛背后的心酸经历和坎坷人生。每个医生都期待让患者充满希望地、轻松地离开诊室，每个医生也都同样期待，下次看到他们复诊时疾病改善甚至治愈的笑脸。如何为这些患者的痛苦和纠结快速找到答案，如何为他们找到新的希望，这是我们每个医者的不懈追求。每个医生，都在尽自己的智力和体力，做着各自的探索，尽可能对患者的身心痛苦做出有效回应。

英国社会人类学家玛丽·道格拉斯在《纯净与危险》一书中将身体理解成一个文化象征系统，指出身体中的疾病也仅仅是社会失范的一个象征反映，强调身体的社会塑造特征。英国社会学学者布莱恩·特纳在《身体与社会》一书中，强调我们的身体必须被理解为是由社会所建构、受思想深刻影响的生物体。因此，单纯的技术设备并不是治愈疾病的唯一措施。作为中医大夫，我们临床发现，给予患者有效的情绪管理，不仅是对患者心理层面的慰藉，更是有效改善患者生理状态、提升医务人员专业能力、促进疾病康复的突破口。

本书第一部分对人的情绪和情绪管理进行了理论上的探讨。

首先，关注患者情绪，是有效回应疾病痛苦的捷径，可以快速建立信任基础上的医患关系。为了寻找诸多健康问题的答案，我们常常沉浸在中外医学的历史资料、现代文献、当代规范以及儒释道修养等有关人类健康的智慧典籍里。随着年龄的增长，我们不但积累了每年数以万计患者的诊疗经验，同时也经历着亲人生老病故，体验着自身白染双鬓。这些年陆陆续续看着老同事退休，每年又会迎来一张张新面孔入职，不禁感叹人生更迭，道路起伏，生命脆弱，健康珍贵，渐渐地对疾病的痛苦有了更深的感悟，也渐渐地学会了运用专业的医学知识和切身的生活感受，去救助和温暖患者。经过多年的专业思考和临床实践，我们发现患者的不良情绪是疾病的早期征兆，是诊断和治疗疾病的重要借鉴和依据，也是患者内心真实诉求和渴望的展现，还是医生能够给予患者关注和帮助的重要指标。掌握了患者的情绪变化规律，不但可以有效回应患者的病痛，还可以促进医患和谐信任关系的建立，减少医患矛盾、冲突和纠纷。

其次，关注患者情绪，是提高疾病疗效的关键。如果医生在临床能够感受到患者的情绪，并能体验、关心、记录患者的情绪，最终引导、调整患者的情绪，那么医疗效果就会得到极大的提高。《素问·疏五过论》讲，如果医者不知患者的"荣辱得失""贫贱富贵""离绝菀结""忧恐喜怒"等心理和情绪变化对健康的影响，就是其在医学领域知识结构不完整，对人的理解不深刻，是"受术不通，人事不明"的具体表现。医者在治疗过程中，如果不会关注患者的情绪，不能给予患者恰当的精神心理支持，就会影响疾病康复和疾病痊愈。《素问·汤液醪醴论》讲："精神不进，志意不治，故病不可愈。"可见，回应患者的痛苦，理解疾病背后的故事，给予患者恰当的共情和鼓励，本身就对疾病的治疗和康复有着非常重要的意义。

再次，关注患者情绪，是实施疾病"社会-心理-生物"整体治疗的关键。情绪，在生理上源于脏腑的功能运动，在心理上源于个体内心喜好和价值判断，在社会上源于角色的担当和事件的刺激。中医学是通过阴阳五行理论，把万事万物、形形色色的宇宙事物做了非常系统的分类，包括时间上的春夏长秋冬，空间上的东南中西北，形态上长尖方薄圆，色泽上的青赤黄白黑，味觉上的酸苦甘辛咸，气息上的臊焦香腥腐，变化上的生长化收藏，情绪上的怒喜思忧恐，脏腑上的肝心脾肺肾，社会角色上的工官农士商等；又通过阴阳五行模型，进一步把万事万物在"社会-心理-生物"整体层面给予了关联，使这些看起来散在的、不相关的事情，建立了内在的、系统的联系，并且可以按照阴阳五行生克制化理论，启动由疾病向健康转化的枢机。例如《素问·金匮真言论》讲："东方青色，入通于肝，开窍于目，藏精于肝。其病发惊骇，其味酸，其类草木，其畜鸡，其谷麦，其应四时，上为岁星，是以春气在头也。其音角，其数八，是以知病之在筋也，其臭臊。南方……中央……西方……北方……"在五行模型下，中医学使五位、五色、五脏、五情、五味、五畜、五谷等要素构建了整体系统模型，使这些散在的事物，有了系统的内在逻辑，并在此基础上，建立了中医天人相应理论、中医整体脏腑理论、中医特色望闻问切诊断理论、中医辨证论治体系、中药四气五味补虚泻实治疗理论、中医经络穴位气化理论等。这就使健康系统中的每一个具体问题，都可以归入整体系统思考，从中寻找相关联的有效启动点，完成局部和系统的调整与修复，使局部重新恢复在整体中的功能，更使整体功能得到强化和加强。

本书第二部分是我近5年来临诊医疗笔记和门诊诊疗案例。这是在我从医20余年临床实践和探索基础上形成的。我结合综合医院的患者特点和临床的医疗需求，运用《黄帝内经》的天人整体观理论，围绕情绪管理与疾病治理主题，整理出170余个生动、活泼、真实、详细的案例。这其中，有急性危重症感染中西医共同救治成功的案例，也有急性脑出血中西医共同救治复苏的案例，还有危及生命的恶性肿瘤案例以及各种式样的内科杂病案例。在这些诊疗案例中，有专业的中西医诊疗记录，有患者喜怒悲欢的情绪描述、烦琐纠结的生活记录，还有医生临床思维过程的完整记录，包括以问答形式采集病情的问诊模式，运用中医传统的辨证并给予结构归类的诊断模式，还有具体有效的治疗干预措施和医生的诊后预防建议和思考。收集整理这些案例之余，深深体会到韩启德老校长在不同场合的讲话的深意：叙事医学不仅是落实医学人文的一个手段，也是改善医患关系的非常重要的方法。面对每个患者特有的故事，能够理解、沟通，能够与医疗手段融合，是一件非常不容易的事情，需要我们在临床实践中不断学习和体会。确实是这样，每个鲜活的病例，都需要我们耐心细致地采集病史；与患者每一次深度交流，都需要用我们的专业和真诚换取患者的坦诚相待和吐露心声。我也常常提醒自己，既然自己在北京大学附属医院开展医疗工作，就要把这份平凡普通的工作，通过自己的努力，变得有意义，有价值，有深度，有艺术。

21世纪是生命科学的世纪。21世纪的医学，需要技术和人文的结合，成为有温度的医学；需要传统智慧和当代科学的结合，成为有深度的医学；需要中医和西医的结合，成为有中国特色的、最有效的医学；需要生理和生活相结合，成为能全民实践、能普及、有广度的医学。因此，我们着重关注情绪，结合中医技术与人文，写好中医医案。

健康是个人的事，关乎幸福；健康也是国家的事，关乎国运。在生活中，如果我们每个人都能汲取传统和当代人的智慧，做好自身的情绪管理，并以身体力行来感染和影响家人、朋友、同事，不但能保持自我身体健康、精力旺盛，还能节约大量的社会和家庭医疗开支，同时还有益于构建和谐的社会氛围。在当今健康为主题的时代，我们需要深入挖掘中医智慧，结合当代文明，守正创新，为全民爱国卫生运动助力，协同推进健康中国和美丽中国建设。但毕竟本书为个人有限的医疗探索和实践，对于博大之中医学和深邃之生命奥秘，我也仅仅算管窥。然虑及中医复兴，吾辈有责，知堆土成山，聚烛以明，故不避文词鄙陋和肤浅，贸然投石待玉，还望同仁多多批评指正。医道不孤，若能给大家医学学习带来星点借鉴或启发，吾心亦稍安。

第一部分　对情绪和情绪管理的理论探讨

对情绪和情绪管理的理论探讨

中医讲"百病皆有气来生"，意思是许多疾病的发生，都与情绪相关。情志致病在中医学中是重要的致病因素之一。但是在当代生物医学的大背景下，临床治疗强调客观证据，淡化患者主观感受，"情绪致病"因素常常被医学忽略，被患者忽视。

面对疾病，特别是面对慢性复杂性疾病，在采集患者病理、生理数据的同时，我们常常会观察到患者在复杂多样的临床表现中，伴随有纷繁复杂的情绪变化，包括愤怒、悲伤、恐惧、忧愁等，以及情绪背后跌宕起伏的社会生活事件。这些情绪虽然常常会引起医者的同情、伤感、感动或是愤怒，但又常常被医者忽略其对疾病治疗的价值。中医认为患者的情绪不仅仅是患者情感的自然流露，情绪还是重要的致病因素，情绪是重要的诊断治疗线索，也是影响疾病转归的重要因素，还是养生保健的关键环节。情绪是患者疾病的一部分。因此我们要更好地给予疾病完整的诊断、治疗、预防就需要认识情绪，实施情绪管理。

患者面对疾病，常常因为急于消除病痛，忙于配合医生寻找疾病发病的生物学诊断证据，而忽视疾病发病的社会、心理原因。疾病折磨着患者的身体，多数就诊的患者殷切地期待、被动地等待疾病为医药疗愈。然而，患者忘记了自己的情绪也是疾病发病的重要原因，忘记了自己可以通过情绪的自我管理，转化消极情绪，发挥积极情绪，积极参与到自我疾病的疗愈过程中，甚至依然放纵自我的不良情绪，任由病情加重！他们不知道情绪源自社会、心理因素，不知道情绪可以影响生理状态，不知道精神建设可以促进形体健康，任由失控的情绪扰乱我们的气血精神，脏腑功能，诱发疾病，加重疾病，恶化疾病。临床并不少见失控的情绪让患者头昏脑涨、血压上升，甚至导致脑卒中、心肌梗死、胃肠溃疡出血，使其身陷疾病困扰！这时患者再来就诊求医，身体已经受到了不良情绪的伤害，已经有些晚了！

可见无论医生还是患者，认识情绪、开展情绪管理非常重要！治疗中实施情绪管理，医生就会多几分治愈疾病的把握，患者就会多几分痊愈疾病的信心，医、患可以共同参与到疾病的防治中，使疾病治疗获得事半功倍的效果，甚至使有些疾病因为有了情绪管理，奇迹般地好转起来！但是由于对情绪的认识常常偏于感性感受，缺乏理性思考，多数人对于情绪和情绪管理问题缺乏基本的认识和了解，不知道情绪是如何产生的，有不良情绪时也常常不能自我觉察，直至其任性地伤害身体，加重疾病。因此，医生和患者，都应该尽早地了解、认知、掌握、实施情绪管理，驾驭好情绪，为我们的健康服务。儒家常说的"格物致知"也是这个道理，当我们知道了不良情绪的危害，了解了情绪的起源、规律，掌握了驾驭情绪的方法，然后才能开启诚意、正心、修身……的过程。

第一章

情绪和情绪管理概论

中医学认为，情绪是患者精神状态和身体状态的综合表现。在中医学中，人的精神和形体是密不可分、相互联系、互相影响的形神统一体，身体是精神的房舍，精神是身体的主人，而情绪是精神和形体共同作用的体现。形体健康，则精神饱满，情绪愉悦；形体患病，则精神委顿，情绪痛苦。

正如《灵枢·平人绝谷》论："五脏安定，血脉和利，精神乃居。"意思是，健康的脏腑和畅通的气血，才可以使人的精神安顿。《灵枢·本脏》曰："志意和则精神专直，魂魄不散，悔怒不起，五脏不受邪矣。"意思是，安定的精神也会使人体五脏保持健康。《灵枢·胀论》云："泻虚补实，神去其室，致邪失正，真不可定，粗之所败，谓之夭命。补虚泻实，神归其室，久塞其空，谓之良工。"意思是，医生的好与坏，关键在于能否通过治疗，把人的精神安顿在身体内。《素问·移精变气论》中的"得神者昌，失神者亡"与《素问·疏五过论》中的"精神内伤，身必败亡"，更是明确提出，精神的状态甚至决定了个体生命的寿与夭。

情绪，大致可以分为两类，一类是外放型，一类是内忍型。第一类情绪，如躁狂、欣喜，或是暴怒等，常常外显，对自己和外界的影响都很容易感受到，所以容易被认识。第二类情绪，如郁闷、忧愁及恐惧等，虽然其内心真的郁闷、不开心，但是由于受到环境、身份、教育、礼节等因素限制，情绪只能修饰、隐忍、压抑，表面随和微笑，但是内在的脏腑功能已然受到了影响。有人气得脸色黄黄的、肚子胀得鼓鼓的，吃不下饭；有人愁得面色惨白，心灰意冷，睡不着觉；有人烦躁恐惧，面色黑黑、没有光泽，全身没有力量。但是无论是外放型还是内忍型情绪，都会对身体造成伤害。情绪状态，时刻传递着身体健康的信息。身体健康，则情绪稳定；身体患病，则情绪躁动。健康的身体会发出积极的情绪，病态的身体则发出痛苦的情绪。情绪状态，是脏腑肢体生理状态的真实反映。

中国语言，有太多的词汇，表达的是情绪，描述的是健康。例如，表达积极情绪的词汇有：心平气和、神气十足、神色自若、神采飞扬、心花怒放等，反映的是身心稳定的健康状态。再例如，描述痛苦情绪的词汇有：痛心疾首、心如刀割、心如刀锉、心存芥蒂、胆战心寒、撕心裂肺、提心吊胆、肝肠寸断、满腹牢骚、腹诽心谤、泪干肠断、切肤之痛、急火攻心、七窍生烟、气急败坏等，反映了情绪背后的内在的身体痛苦。若换成医学诊断，这些痛苦常常是真实的疾病。例如，急躁的人，遇到繁琐的事，常常会点爆其情绪，导致咽喉肿痛、口唇长疮、鼻子红肿、眼睛出血、耳朵流脓，我们常说"七窍生烟"，医学称为喉炎、唇炎、鼻炎、结膜炎、中耳炎等。又如，因突然丧失亲人而过度伤心者，会出现心脏缺血疼痛症状，常描述为"痛心疾首、撕心裂肺"，常怀疑为急性心肌梗死、心绞痛等。爱抱怨、常发牢骚的人，其常处在"腹诽心谤、牢骚满腹"的不满情绪之中，就容易胃胀、胃痛，而诊断为慢性胃炎、胃溃疡等。

每个人，都是自己最好的医生。有意思的是，有些患者把其病痛的位置，常常描述得相当精确，虽然他们没有学过解剖，不了解人体结构。这种能力是人的本能，因为疾病的痛就在那里，感自身受，所以才能准确描述。这些资料是大夫诊断的宝贵资料，也是患者"自治"的有益提醒。当然也有许多病痛，感觉没有那么具体和明显，需要辅助检查来诊断。感受痛苦，是为了调整自我，规避伤害。久病的患者，最擅长找到疾病的救助和自我调整方法，所以有"久病成医"之说。而在诸多的"自治"方法中，情绪管理方法尤其容易操作，也尤为重要。许多疾病，其实是长期、过度的情绪习惯所致。例如，冠心病患者容易体会到脾气急躁，事务繁忙时就容易心痛、失眠；胃病患者内在郁闷，心里不高兴时就容易胃胀、胃痛。再如，骨节疼痛患者常是脾气暴躁、性格挑剔，而怒则伤筋，再遇风邪，就会出现骨节疼痛。此时，如果患者能够实施自我情绪管理，脾气柔和些，少些批判挑剔，再注意保暖防寒，病症就会改善。

情绪是患者神形状态的外在表现，也是患者形神状态的内在感受，亦是疾病发生的内在致病因素。多数人在宣泄情绪后，回想自己当时情绪失控的状态，常常会感到后悔或者羞愧，也非常不喜欢自己那个样子。当我们察觉到自己或家人常处在异乎寻常的情绪中时，就应当注意了，不能仅把这理解为一时心情不好或者是脾气暴躁，而应当引起重视，这是健康出现问题的早期信号，是内在气血状态失控、脏腑功能发生紊乱所致。这些信号提醒我们需要关注自己，自我调治，实施情绪管理，甚至需要寻求专业医生的帮助，实施综合诊治！

中医学的情绪管理，就是中医专业人员，研究这些情绪状态的具体体现，并通过这些表现，推论其内在脏腑气血的功能状态，然后寻找相应的药物，利用药物的补虚泻实、升降沉浮功能，调整患者的气血虚实逆乱状态，使其怒者平之、散者收之、郁结散之、虚则补之、实则泄之、陷下则举之。正确使用药物，不仅可以帮助患者调治身体，还可以帮助患者调理心理状态。

当然，如果通过自我学习和锻炼，掌握情绪管理知识和方法，熟练地认知自我情绪状态，有效地应用化解自我情绪的方法，并且积极地采取相应的措施，逐步理顺自身气血，就会使自己内心更为强大，维护身心健康，同时远离疾病困扰。患者再自我调整社会角色，更好地融入家庭和社会生活，获取幸福，最终收获社会、心理、身体的全面健康。

第一节　情绪的定义、内涵和类型

一、情绪的定义

情绪，中医称为情志，泛指喜、怒、忧、思、悲、恐、惊等心理活动，是人体对外界客观事物刺激的正常反应，反映了机体对自然、社会环境变化的适应调节能力。比较中医学和现代心理学对情绪的有关认识，可以明确：情绪是人对内外环境变化进行认知评价而产生的涉及心理、生理两大系统的复杂反应，具有内心体验、外在表情和相应的生理和行为的变化，可发生在一定的情景之中，其反应和表达方式与个体心理、生理状态有关。

二、情绪的内涵

情绪是气血的运动形式。气机的运动方向和态势不同，就会产生不同的情绪；不同的情绪状态，也会影响人体气机的运动形式。即孟子所言："志壹则动气，气壹则动志也。"《素问·举痛论》："余知百病生于气也，怒则气上，喜则气缓，悲则气消，恐则气下，寒则气收，炅则气泄，惊则气乱，劳则气耗，思则气结。"《灵枢·本神》："喜乐者，神惮散而不藏。愁忧者，气闭塞而不行。盛怒者，迷惑而不治。恐惧者，神荡惮而不收。"

因为情绪活动的产生、维持有赖于内在脏腑的机能活动、气血精神等物质基础，所以情绪的变化，可以通过影响脏腑气血精神的变化，而影响人体的健康。因此，精神情志，贵在调和。情志调和，则气血调畅，脏腑功能协调，身体健康。反之，长期强烈的情志刺激，超过了人体的生理调节能力，则可致脏腑精气的不足或紊乱，导致情绪相关的疾病。中医认为情绪是重要的病因。《黄帝内经》还提出了病因的"三部"分类法，《灵枢·百病始生》："夫百病之始生也，皆生于风雨寒暑，清湿喜怒。喜怒不节则伤脏，风雨则伤上，清湿则伤下。三部之气，所伤异类。"

人的情绪受很多因素影响。中医认为，影响情绪最直接的因素，就是人体的气血运行状态。孟子称之为"气壹则动志"。就是说，人体内在有什么样的气血运行状态，人体外在就会有什么样的情绪反应。气血在体内的升降出入，开合聚散，使人产生丰富的（喜怒忧思悲恐惊等）外在情绪表现。因此：一方面我们可以通过对人体内在气的运行规律的推断，来判断其外在的情绪表现；另一方面还可以通过运用针灸、药物等治疗手段使体内气的升降沉浮发生改变，从而影响人的外在情绪表现。《素问·举痛论》："余知百病生于气也，怒则气上，喜则气缓，悲则气消，恐则气下，寒则气收，炅则气泄，惊则气乱，劳则气耗，思则气结。"我们从日常的生活体验也可以得出类似的结论，比如发怒容易导致头晕头痛，就是因为发怒使气上升，我们常说"气火上撞"就是这个意思。此时我们可以用针灸或者药物，把其因为愤怒升发起来的气机，引导下来，中医称为平肝潜阳，来治疗头晕头痛。同样，恐惧常导致人们大小便频繁，甚至失禁。老人们多恐惧，同时也多大小便失禁，就是因为恐惧使气下陷的缘故。我们同样可以运用针灸或者药物，把其因为恐惧导致气机下陷的状态升提起来，不但可以治疗患者的大小便失禁或者频多，还能治疗患者的恐惧情绪。

三、情绪的基本类型

中医学对情绪有自己独特的认识，概括为七情。也就是我们常说的"七情六欲"中的"七情"，它包括"喜、怒、忧、思、悲、恐、惊"七种，这是情绪的基本分类。

不同情绪间的差别在于气血运动方式。《素问·举痛论》中说："怒则气上，喜则气缓，悲则气消，恐则气下……惊则气乱……思则气结。"意思是不同的情绪有不同的气机运行方式。

1．发怒　怒则气上。我们常说怒发冲冠，发怒时气血向上过度运动，也就是我们常说的"上头了"，额头青筋暴露，头晕头涨，面红耳赤，一量血压，甚至升高到180/100 mmHg，再严重的话甚至血管破裂导致脑血管病。

2．喜悦　喜则气缓。喜笑的状态能缓和自身的气血，使身体内气血流动比较舒缓。在医院就诊时，患者大多紧张不安，担心病情。如果医生能给予其善意的微笑，就会让患者精神气血放松下来，对自己的健康多一份信心。生活中我们努力憋足了气去搬一件很重的物件，但是一旦噗嗤一笑，气血缓和放松，力量就会松懈下来，重物就很难举起了。举重运动员要举起一个很重的杠铃，都是绷起气来，严肃得很，一旦嬉笑，就不可能举起来了。

3．悲伤　悲则气消。悲伤的状态，能消散人体的气，我们可以把气理解为能量。例如小孩子受了很大的委屈，生了很大的气，但是只要看到亲人，哭出来就好了，一会儿就又能说能笑了。人悲伤、哀伤时的状态，就如泄了气的皮球，垂头丧气，耷拉着脑袋，不像生气发怒时扬眉、立目、竖项、梗着脖子，身体里的气（能量）是满满的。

4．思虑　思则气结。气停滞在身体中间，当人遇到忧愁思虑的事情时，人总是在考虑这件事情，但是又想不通，还放不下，就如石头压在心口一样，胃口有阻塞感，胀满，食不下，或者一吃就饱。中医认为这是气结住了，结在胃口处，所以思字上面是田地的田，下面是心口的心，一块土压在心上面了，让人怎样能释怀呢？

5．忧愁　忧和思类似，《灵枢·本神》："愁忧者，气闭塞而不行。"人遇到大的忧愁事件，身体的气是滞塞不通畅的。我们看到好多发愁忧虑的人，面色阴沉，宛如暴雨来临前夕，压在心头，滞塞郁闷，内在的原因就是气血闭塞而不流通了。所以这时人的脸色十分难看，一看就是有忧愁的事情。甚至我们看到他时，自己也会随之滞塞，这是因为情绪是有感染力的。

6．恐惧　恐则气下。人产生恐惧后，常常会出现大小便失禁，精气都从下面流失了，下肢痿软无力，严重的下肢打颤，难以站立稳当，中医称为恐则气下。

7．惊吓　人受到惊吓时，多会手足失措，心神不宁，不知如何是好，中医称之为"惊则气乱"，周身气血运行散乱，毫无头绪。

总而言之，不同的情绪，气的运行方式也有所不同。怒则气上，喜则气缓，悲则气消，思则气结，恐则气下，惊则气乱。这就是不同情绪下的人体气血流动模式。

第二节　情绪的载体和起源

一、情绪的载体

气血是情绪的载体。《素问·八正神明论》里讲："血气者，人之神。"气血旺盛，人的情绪就会稳定，精旺神足；气血衰败，人的精神就会萎顿，恐惧、忧愁就会伴随而至。

《灵枢·本神》讲："心气虚则悲，实则笑不休。"意思是讲，心气虚的人容易悲伤，而心气过盛的人则容易连声笑。所以整日爱哭或爱笑的人，中医认为不是单纯的性格问题，而是和脏腑的气血功能状态有关。《灵枢·本神》讲："肝气虚则恐，实则怒。"意思是说，肝气虚的人容易害怕，肝气足的人容易发脾气。由此可见，人的胆子小、脾气大都是人体气血状态的表现。

举例来说：贫血患者，我们在医院常会看到，部分患者由于失血过多，表现为身体虚弱，情绪上常常伴有担心害怕。这不完全是担心疾病，而是身体气血不足引起的临床表现。当患者在输血补充之后，我们通常看到患者的情绪不再恐惧，内心变得平和而安定，甚至睡眠都会变得香甜，这是人的心神得到气血荣养的表现。

另一种情况是因过度劳累导致气血过度消耗，人的情绪就容易变得脆弱。现代的城市生活中，长途乘坐拥挤交通所带来的疲劳，连续不间断的高强度的工作，包括孩子繁重的课业负担，这些持续而过度劳作导致气血消耗，常常使人的情绪变得脆弱，最终成为人们情绪崩溃的直接缘由。

此外，还有一种是因为衰老导致身体持续的气血衰弱。我们常常观察到，人变老以后，脾气常常变得古怪，情绪更容易被激惹，这也多是气血衰弱所致。临床中常会听到患者的感叹："我老公年轻的时候脾气可好了，常常包容我，可是现在怎么就变了？点火就着，还很固执，我却还要包容他。"还有照顾老年人的儿女或者护工，常常最容易体会到老人不稳定的情绪，有时甚至是无理取闹。其实这些表现，正是患者气血衰弱的标志。《灵枢·营卫生会》："老者之气血衰，其肌肉枯，气道涩，五脏之气相搏，其营气衰少而卫气内伐，故昼不精，夜不瞑。"可见，老人白天没有精神，夜间睡不着，其混乱的精神状态，都是营卫气血的衰弱所致。所以家人和朋友知道这个情况，面对老人们的莫名情绪，就应该多包容、多体谅，生活上多照料，患者的气血状态恢复了，情绪就会改善。病态的情绪是气血虚弱的一个重要症状。

因此可知，气血是情绪的载体，正常的气血维持稳定的情绪，不正常的情绪背后，其实是患者紊乱或者虚弱的气血状态。

二、情绪的起源

人与自然和社会的天人整体观，是情绪的自然和社会起源的中医理论基础。中医认为，人体的情绪和健康，与其生存的自然环境息息相关。《素问·生气通天论》："黄帝曰：夫自古通天者生之本，本于阴阳。天地之间，六合之内，其气九州、九窍、五脏十二节，皆通乎天气。其生五，其气三，数犯此者，则邪气伤人，此寿命之本也。"人来自自然，社会由自然界的人形成，人与社会的规律，也会遵循人与自然之理，但也有社会规律的特殊性，人与人在社会中的交叠碰撞，产生的喜怒哀乐，是情绪的社会起源。

（一）情绪的自然起源

人的气血运行受到天地自然的影响，气血运行的状态又会影响人的情绪状态，所以情绪的变化，也会受到自然气候的影响。

人与天地相参。日常生活中，如果天地清宁太平，风和日丽，人的情绪就倾向于稳定平和；如果天昏地暗，急风暴雨，乌云密布，人的情绪容易随天地变化而变得焦躁或者压抑。《灵枢·邪客》"天有日月，人有两目。地有九州，人有九窍。天有风雨，人有喜怒。天有雷电，人有音声。天有四时，人有四肢。天有五音，人有五脏。天有六律，人有六腑。天有冬夏，人有寒热。"《素问·阴阳应象大论》："天气通于肺，地气通于嗌（咽喉），风气通于肝，雷气通于心，谷气通于脾，雨气通于肾。六经为川，肠胃为海，九窍为水注之气。"

情绪产生有物质基础，是五脏气血运动状态。《黄帝内经》认为，人体的情绪活动，是人体五脏主导的，是五脏功能的气化反应，并且依托于人体的气血和外界的水谷营养。

情绪活动是人类精神活动一部分，由神来统领，神又总统人的五脏精神，藏于心，为全身之主宰。《素问·宣明五气》："五脏所藏：心藏神，肺藏魄，肝藏魂，脾藏意，肾藏志，是谓五脏所藏。"五脏主导神意。《灵枢·本神》："肝藏血，血舍魂……脾藏营，营舍意……心藏脉，脉舍神……肺藏气，气舍魄……肾藏精，精舍志……"

情绪活动物质基础为人体气血。《素问·八正神明论》里说："血气者，人之神，不可不谨养。"

不同情绪的产生，由气血在脏腑不同的运动状态分化形成。《素问·天元纪大论》："黄帝问曰：天有五行，御五位，以生寒暑燥湿风，人有五脏，化五气，以生喜怒思忧恐。"《素问·宣明五气》："精气并于心则喜，并于肺则悲，并于肝则忧，并于脾则畏，并于肾则恐，是谓五并，虚而相并者也。"可见，情绪是气血在脏腑内运动的结果。

情绪活动需要气血和水谷的滋养。《灵枢·平人绝谷》："五脏安定，血脉和利，精神乃居，故神者，水谷之精气也。"

（二）情绪的生理起源

正常情绪是人体脏腑生理功能的体现。人体的情绪变化，如同自然界的气候变化，是人体五脏气化功能的外在表现。《素问·阴阳应象大论》："天有四时五行，以生长收藏，以生寒暑燥湿风。人有五脏，化五气，以生喜怒悲忧恐。"《灵枢·邪客》："天有风雨，人有喜怒。"人体的情绪变化，依托于人体五脏，是五脏功能的具体体现。

不同脏腑主导不同情绪，病态情绪伤及关联脏腑。传统中医通过阴阳五行、天人整体理论，把人体的情绪与主导脏腑及相关联五行系统建立了理论联系。不同的脏腑主导相应的情绪，而过激的病态情绪，就会伤及对应的脏腑。

《素问·阴阳应象大论》："余闻上古圣人，论理人形，列别脏腑，端络经脉，会通六合，各从其经……

"东方生风……在脏为肝……在志为怒。怒伤肝，悲胜怒……

"南方生热……在脏为心……在志为喜。喜伤心，恐胜喜……

"中央生湿……在脏为脾……在志为思。思伤脾，怒胜思……

"西方生燥……在脏为肺……在志为忧。忧伤肺，喜胜忧……

"北方生寒……在脏为肾……在志为恐。恐伤肾，思胜恐……"

当人体的脏腑功能失衡，就会因此产生相应的病态情绪。《灵枢·本神》："肝藏血，血舍魂，肝气虚则恐，实则怒。脾藏营，营舍意，脾气虚则四肢不用，五脏不安，实则腹胀经溲不利。心藏脉，脉舍神，心气虚则悲，实则笑不休。"《素问·宣明五气》所讲的内容一致，即："精气并于心则喜，并于肺则悲，并于肝则忧，并于脾则畏，并于肾则恐，是谓五并，虚而相并者也。"这句经典告诉我们：正常的人，脏腑功能处于平衡，人体情绪也容易稳定；但是当某个脏腑功能虚弱时，气血精神就会偏向于流向某个脏腑，从而产生与某个脏腑功能相关联的情绪。

例如，很多劳心的人，忙碌于管理、创业，长期处于熬夜、紧张、忙碌的状态，这是最消耗心脏精神气血的，常表现为心阴不足、虚火旺盛、心脏受伤、舌红、心慌、失眠。从情绪表达来看，这类患者脸上常挂着喜乐的表情，常常会咯咯连声地笑。注意，这是病态。笔者曾经治疗过这样的患者，虽然在 15 年前，但是因为她当时十分痛苦，所以印象很深刻。这是一名女性患者，当时 50 多岁，一发病就心慌、心悸，夜间发病时心慌得不能上床入睡，整夜在院中徘徊，不敢在家里待，难受时必须住院输液才心安，检查结果却没有任何问题。西医诊断为心脏神经官能症，反复半年之久。患者也说自己真的很痛苦，但更痛苦的是找不到原因，明明发病了在别人眼里却好像是在装病似的。而且患者脸色的确很好看，红扑扑的，与人接触也非常热情，面带笑容，口中笑声连连。患者这个过度的热情和连声的笑声，《内经》称为"心气实则笑不休"。我们一看，就了解患者的状态是心火旺盛，心阴不足，脏腑功能虚性亢奋。治疗用东汉张仲景的方子——黄连阿胶鸡子黄汤。药物是黄连、黄芩清火，阿胶、鸡子黄、白芍养阴。患者大约吃了 3 个月才算好。后来有间断反复两次，调整服药后治愈，此后心不慌了，也不那么"热情"地笑了。这例患者就是典型的"精气并于心则喜，虚而相并"的例子。患者一方面精气并于心脏，导致过度兴奋，以至于心跳过速，情绪表达过速，过度兴奋失眠；另一方面由于心脏过度兴奋，伤气伤血，导致心阴耗伤，心阴不足，就产生"虚而相并"、情绪紊乱的状态。

总之，情绪的起源是相应脏腑鼓动气血在体内的流动。情绪的英文是 emotion，它除了表示情感、情绪外，还用来描述液体的流动、固体的振动、人群的扰动。这个构词，按照《牛津英语大词典》描述，本词来自拉丁文 e（外）和 movere（动），直白的理解为因外而内动，意思是讲情绪是人们对外界的反应。

（三）情绪的心理起源

情绪的枢纽，根源于人的内在心理世界。同样的事件，站在不同的角度、高度、时空结构中去看，就会有不同的情绪，可谓仁者见仁，智者见智，塞翁失马，焉知非福。因为心理平衡程度差异巨大，所以个体健康结局也多种多样。面对纷繁的世界和形形色色的人物，只有站在足够的高度和广度，在足够的历史时间范围内，才能客观明了地判断一个事件和人物的好与坏。有了对世界的这种认知，就有了强大的心智，才能宠辱不惊，处事不惑，情绪稳定。

个体的内在修为，是情绪的心态背景。人们有不同的内在思想境界，当面对同样的矛盾，就会有不同的情绪反应。面对困难，有些人为了众人利益会选择英勇担当，有些人却为了个人利益苟且退缩，可见由事件引发的情绪状态，取决于其内在修为境界。《内经》所描述的圣人，是其有好的内在修为，与天地自然相和，才会处世心态从容而安定，身体健康长久，情绪平和。《素问·上古天真论》："……有圣人者，处天地之和，从八风之理，适嗜欲于世俗之间，无恚嗔之心，行不欲离于世，被服章，举不欲观于俗，外不劳形于事，内无思想之患，以恬愉为务，以自得为功，形体不敝，精神不散，亦可以百数。"

个体的人生智慧，是情绪的心智背景。情绪总是伴随矛盾而生，而最优化的解决矛盾的方法，需要智慧。一个人如果能站在广阔的天地空间，站在悠远的历史时间，能认识大势，顺应大势，才会处世不乱，临境不惑，化解矛盾，情绪稳定，身体健康。《灵枢·本神》："故智者之养生也，必顺四时而适寒暑，和喜怒而安居处，节阴阳而调刚柔，如是则僻邪（泛指致病因素）不至，长生久视。"《素问·阴阳应象大论》："知之则强，不知则老，故同出而名异耳。智者察同，愚者察异，愚者不足，智者有余，有余则耳目聪明，身体轻强，老者复壮，壮者益治。" 意思是说：知道调摄的人身体就强健，不知道调摄的人身体就容易衰老；本来是同样的身体，结果却出现了强弱不同的两种情况。懂得养生之道的人，能够注意共有的健康本能；不懂得养生之道的人，只知道强弱的异形。不善于调摄的人，体能常觉不足，而重视调摄的人，体能常会有余；有余则耳目聪明，身体轻强，即使已经年老，亦可以身体强壮，本来强壮的身体就会治理得更为健康。《素问·举痛论》："余闻善言天者，必有验于人；善言古者，必有合于今；善言人者，必有厌于已。如此，则道不惑而要数极，所谓明也。" 意思是讲，善于谈论天道的，必能应验于人事；善于谈论历史的，必能应合于今事；善于谈论人事的，必能结合自己的情况。这样，才能掌握事物的规律而不迷惑，了解事物的要领极其透彻，这就是明达事理的人。

个体的喜好厌恶，是情绪的心念背景。因个人喜好不同，面对同样的人与事，就会产生不同的情绪。特别是个体有了强烈的自身的喜好厌恶，一旦不如意，就容易为外物所扰动和迷惑，产生不良情绪。正如在《灵枢·大惑论》讲黄帝登上清冷高台出现神志迷惑所论："心有所喜，神有所恶，卒然相惑，则精气乱，视误，故惑，神移乃复。是故间者为迷，甚者为惑。" 意思是讲，人有喜好的场所，也有厌恶的场所，当人处于不喜欢的特殊环境，人的心神为场景所迷惑，则会导致身体内在的精气紊乱，视觉出现偏差，所以人就会产生迷惑。当人脱离这个环境，则精神又可以恢复如常。轻的称为迷，严重的称为惑。中医经典还客观地强调，人的喜好产生情绪，导致气血内乱，诱发留邪发病。在《灵枢·贼风》讲："其毋所遇邪气，又毋怵惕之所志，卒然而病者，其故何也？唯有因鬼神之事乎？岐伯曰：此亦有故邪留而未发，因而志有所恶，及有所慕，血气内乱，两气相搏。其所从来者微，视之不见，听而不闻，故似鬼神。"意思是讲：患者没有遭遇外来不正之气，又没有惊惧不安等情志方面的因素，而突然发病的，其原因是什么呢？是由于鬼神在作祟吗？岐伯说：这也是因为先有宿邪滞留体内未发作，又由于心意中有所憎恶与有所爱慕，因而血气内乱不和，新病与宿邪相搏，所以突然发病。因为发病的缘由隐微不显，难以察知，所以像是有鬼神在作祟。

（四）情绪的社会起源

情绪的社会起源，包括大的社会环境与小的家庭环境。

社会间人们生死聚散的发生、贫富尊卑的变迁，就会使人产生喜怒悲欢的气血变化。人的社会关系，《内经》称为"人事"。《素问·气交变大论》："位天者，天文也。位地者，地理也。通于人气之变化者，人事也。故太过者先天，不及者后天，所谓治化而人应之也。"意思是说：位天意思就是要研究日月星辰等天文理论；位地就是要研究四时方位等地理情况；通人事就是要通晓人情世故的变化规律。所以气候变化太过，就是时未至而气候先至；气候变化不及，就是时已至而气候变化推迟到来。因此，人随其变化而主动调整称为治化。人类社会关系，同自然气候一样，对人体有着深刻影响。因此大社会、小家庭事件的影响，是情绪的社会起源。《素问·解精微论》："先言悲哀喜怒，躁湿寒暑，阴阳妇女，请问其所以然者，卑贱富贵，人之形体所从，群下通使，临事以适道术。"意思是讲临床学习看病，先告诉他们悲哀喜怒，燥湿寒暑，阴阳妇女等方面的问题，再让他们回答所以然的道理，并向他们讲述贫贱富贵及人之形体产生的变化，使他们通晓这些理论，再通过临证恰当地运用。在《素问·疏五过论》论述："凡未诊病者，必问尝贵后贱，虽不中邪，病从内生，名曰脱营。尝富后贫，名曰失精，五气留连，病有所并……离绝菀结，忧恐喜怒，五脏空虚，血气离守，工不能知，何术之语。"更是强调作为普通医生不了解贵贱贫富、悲欢离合、抑郁闷结、忧恐喜怒对人气血脏腑的影响，是学医不精。在《素问·气交变大论》论："有喜有怒，有忧有丧，有泽有燥，此象之常也，必谨察之。"指出患者情绪的喜怒忧丧、气色的光泽和枯燥，都是临床的基本征象，需要谨慎观察。

1. 社会大环境对情绪影响

社会主流的文化观念，影响着人们的喜怒哀伤，是情绪起源的社会背景。例如，一个时代和地区的婚姻观，决定了当时当地的人们对待家庭成员离婚的态度，从而影响着当事家庭中的人在此婚姻事件中的情绪反应。在高速发展的社会背景下，在需要以科技进步主导的行业中，青壮年因为善于学习和创新，常常容易在行业中获得更多的尊重。而在传统行业，则更需要保持行业整体秩序，长者因为善于把握宏观和整体，常常更容易获取社会的尊重。可见处于不同行业发展状态下，因为行业的需求不同，使处于不同行业中的人们，对长者和青年的态度产生差异，从而影响了他们不同的情绪反应。

社会倡导的价值理念，以及文化宣传、引领的主题内容，是情绪起源的社会背景。一个时代有一个时代主题，影响着多数人追求的目标，塑造了人们共性情绪的兴奋点，也使时代中的参与者的情绪带着那个时代痕迹。例如：曾经，娱乐明星是大家谈论的焦点；而现在，大家更为关注科技创新，尊重为国家担当的科学家……

社会中的重大事件，是产生公共情绪的导火索。例如：局部地区的战争和冲突（如"911"事件）、大型公共卫生事件（如新冠肺炎疫情）、自然灾害（如地震、洪水）等，都可能会引发社会的不良情绪。

2. 家庭小环境对情绪影响

家庭是个小天地。中医天人整体思想认为，父母为家庭环境中的天地，子女则为天地间繁衍的生命。《易传·序卦》曰："有天地然后有万物，有万物然后有男女，有男女然后有夫妇。"天地自然间的男女，构成了社会的基本细胞——家庭，因此，家庭的基本属性，依然有着自然阴阳的特征。《素问·阴阳应象大论》："故曰：天地者，万物之上下也；阴阳者，血气之男女也；左右者，阴阳之道路也；水火者，阴阳之征兆也；阴阳者，万物之能始也。"

父母是家庭中小天地的基本结构，并在此基础上繁衍分化。父亲配天，母亲配地，孩子们生活在这片天地中。《易·说卦》："乾，天也，故称乎父。坤，地也，故称乎母。震，一索而得男，故谓之长男。巽，一索而得女，故谓之长女。坎，再索而得男，故谓之中男。离，再索而得女，故谓之中女。艮，三索而得男，故谓之少男。兑，三索而得女，故谓之少女。"

家庭成员之间彼此联系，以情绪作为媒介。家庭潜在的整体联系，很少被我们认识——就如同脏腑的功能很少被充分而全面地认识，只有当脏腑功能发生紊乱时，才会认识到该脏腑对生命活动的重要意义，而家庭对健康的影响，也只有在家庭结构发生巨大变化时，身体才会感受到其内在变化。

家庭对健康的影响，我们提出其可能机制，是以情绪做媒介——环境刺激情绪，影响脏腑气血，导致疾病。家庭中的任何一员出现问题，都会给家庭成员造成心理和生理的伤害。例如我们临床中观察到，当家庭中父亲角色出现障碍时，家庭其他成员的头就容易昏沉，甚至会有天塌的感觉。这与中医理论相契合：男子其象法天，女子其象法地，在人体自身中，头为天，足为地，人与天地相参。《灵枢·岁露论》："人与天地相参也，与日月相应也。"《素问·太阴阳明论》："阳者，天气也，主外；阴者，地气也，主内。"

下面所举 3 个病例都是临床中真实案例，是天人相应，家庭环境影响健康的实例说明。

【案例一：昏天黑地】

患者女，75 岁。主因眩晕 3 天就诊。既往高血压，血压控制良好，近日不明原因出现眩晕。查面色暗红，舌苔白腻，脉弦数。

医生：近日可曾与老伴生气？

患者：不生气……您总说我，我已经很注意了……就是这些日子老伴总不听我的话，宠爱孙子，平时乱喂零食，孩子不好好吃饭，影响身体，我说他总是不听。（心存对方的缺点，对方不如己意，就会生气，这些细微处，不可不察。正如《素问·汤液醪醴论》言："夫病之始生也，极微极精。"病正是源于这些微小的情绪。）

中医诊断：火扰清窍。中医治疗：平肝清火。药物：牛黄降压配合全天麻胶囊。患者满意而归。

【案例二：天塌地陷】

患者女，51岁。主因头痛眩晕、胸痛、耳痛、牙痛就诊。查面红，舌红，脉弦数。知道此症源于心肝火。

医生：着什么大急了，病成这样？

患者：大夫，还真是着大急了，天都要塌了！丈夫1个多月前，突发冠心病，心肌梗死。冠心病很严重，幸好抢救及时，放了3个血管支架，才抢救过来，还没稳定两天，他又"脑梗"了，右半侧身体动不了。当时他突发"心梗"时我在场，眼看着就不行了。太着急了，心里急火，一下子就蹿上来了，不可自控，就如五雷轰顶一般，脑子一下子就蒙了，真如天塌一般。平日（自家丈夫）如铁打的汉子，身体棒得很，还会练武术，气功治疗。以前我头痛时，他给调调气就能好，这次我头疼发作，他躺在那里也不管我了，走100米还困难得喘呢。我只能找您了，我的天哪！

中医诊断：火扰清窍。中医治疗：平肝清火。药物：牛黄清心丸配合牛黄上清丸。患者满意而归。

【案例三：天地消亡】

患者女，65岁。身体健康，为人勤劳，干活麻利。丈夫2年前因突发冠心病去世。自此以后，寝食不安，头目昏沉，每日不知可否，手足失措，且常常忘记自己的手放在哪里，客观上她的上肢好好地长在肩上，还可随意运动，只是自己心中惶恐，生活渐渐不能自理。如此反复2年余，突一日，胸闷气短，抢救无效，随先夫而去！因为是亲戚关系，知其家事。其丈夫在世时，夫妻常有口角，特别是其夫"脑梗"后，身体行动不便，得经常去购药、帮丈夫锻炼，因此对其夫甚为不满，常常对其莫名发火。但老伴一旦故去，虽然儿女尽心照顾，但自己若失神一般，原本好好的身体，短短2年就结束了自己孤独的时光。正是《灵枢·天年》所说："失神者死，得神者生也。"

我们从这3例临床医案，可以看到患者的家庭功能和结构的不完整，对家庭成员健康的影响。患者的病痛，即其主观上"天昏""天塌"的感觉是客观的临床表现，符合中医天人整体理论。临床中，亦有男子丧妇，自身如同"地陷"般的感受。这些案例，生动地说明了情绪的家庭起源，佐证了中医理论中关于人与天地相应的阐释，亦即中医对"男子其象法天，女子其象法地"的认识。

健康管理需要重视家庭情绪氛围。家庭是我们每个人休养生息的地方，在家庭中产生的情绪，对我们的健康有着长期、持久、强烈的影响。所以我们建议患者，做好健康管理就需要重视家庭情绪氛围，平日就要珍惜家中亲人。当家庭生活被人情世故所扰动，我们认为，家庭成员依照家庭中的角色功能，管理好自我情绪，是化解矛盾的关键。古人也有化解矛盾的实践可以借鉴。颜元讲："舜之化家也，其机在不见一家之恶。为子计，须目盲、耳聋、心昧，全不见人过失，止尽吾孝友，方可化家而自全。"因此家庭也要把情绪管理重视起来，承担好自己在家庭中的角色，寻找家庭成员的优点，包容不足，把家庭情绪调到益生的状态。在家庭中，夫妻是家庭关系的枢纽和关键。特别是老年人，家庭生活成为其主要的社会活动，因此处理好夫妻关系，对情绪管理尤为重要，对此我们有以下几点建议。

第一，平日夫妻之间，要互相珍惜，互敬互爱，不宜相互搅扰纷争，天地自清宁。

第二，老年夫妻应当注意到，伴随人的衰老，体力、智力、能力都在迅速减退，由于身体不佳，脾气常常增长。所以当一方情绪失控时，另一方要这样想：对方健康就好，忍一时，少生气，才能少生病；两人健康相伴，就比生病在医院担惊受怕、花钱受累地照顾好。能这样想，才好包容、体谅、照顾对方。

第三，在门诊就诊的老年人大多重视儿女，忽视老伴儿。我建议老年人要互相珍惜，要常提醒自己，老伴是您晚年的最佳伴侣，老伴更需要给他好言语、好脸色、好关照、好耐心，这样他会多陪伴您度过晚年。没有老伴的晚年生活，才最为孤独而飘摇。

总之，生活在自然社会中的人，其情绪为自然社会所影响，其气血为自然社会所扰动，自然社会是情绪发生的重要根源，是决定人的健康最重要的环境因素，是医学研究的重要内容。

第三节　情绪管理的定义和内涵

一、情绪管理的定义

情绪管理是指对个体和群体的情绪进行感知、控制、调节的过程，即通过不同学科的理论和方法对其情绪的生理起源、心理起源和社会起源的分析，运用生理干预、心理建设、社会支持等手段，提高对情绪的自觉意识，控制情绪低潮，保持乐观心态，不断进行自我激励、自我完善，促进不良情绪转换为健康情绪，从而达到个体生理健康，心理平衡，良好的社会适应的状态。

中医学认为情绪是可以被认知和干预的。从中医的概念上讲，情绪是气血在脏腑内在的运动和外在的表达。《素问·阴阳应象大论》："人有五脏化五气，以生喜怒悲忧恐。"《素问·八正神明论》："血气者，人之神，不可不谨养。"《灵枢·本神》："脾气虚则四肢不用，五脏不安……心气虚则悲，实则笑不休。"

如以"怒"为例，发怒的物质基础是体内瘀滞的气血。现代很多女性朋友，月经前常常急躁、易怒，可能一点小事就会成为她们脾气发作的导火索，自己也常感觉有失涵养。中医里把这种状态称为"肝郁气滞"。那为什么会这样呢？中医认为人体肝脏具有藏血、调节人体月经的功能，同时肝脏还有主疏泄、调情绪的能力。在月经前，气血当泄不泄，壅盛于体内，而肝脏疏泄功能失调，患者自然就处于"肝郁气滞"的病理状态。更细致地说，《黄帝内经》讲"肝气实则怒""血有余则怒"，也就是肝气太旺，血有盈余，就容易发怒。而经期前正是血气旺的时候，那么特别容易发脾气就很正常了。当然，有些女性患者还常伴有乳房胀痛，甚至不能碰触的现象，如果去医院检查，可能还会发现有乳腺增生出现。但是等到月经之后，多余的气血得以疏泄，气血变得通畅，首先乳腺胀痛会消失，其次情绪也会趋于稳定，也就不会再无故发脾气了。这是什么道理呢？联系到情绪的本质，我们就能够领会：这就是中医所认为的令她们发脾气的物质基础没有了——没有壅盛而不调畅的气血，情绪自然就又回到掌控之中。临床上碰到这类患者，中医常选用逍遥丸类疏肝理气的药来调整病态情绪，我们也常常听到患者反馈："王大夫，挺奇怪，最近来月经不难受了，而且都说我脾气好多了！"其实就是我们用药物调整了患者发脾气的物质基础。

二、情绪管理的内涵

（一）中医临床操作层面

从中医临床操作层面上，情绪管理涵盖以下几个方面：

1. 情绪采集：同情关注患者的不良情绪，快速建立相互信任的医患关系，通过有效沟通，感受到患者病态情绪和疾病痛苦。

2. 情绪诊断：运用中医望闻问切诊断手段，与患者积极互动，并对患者情绪状态和疾病表现做出初步判断和关联。

3. 情绪溯源：运用中医阴阳五行天人整体理论，和患者共同探讨其情绪和病痛的社会心理起源及其中的关键人物、时间和事件。

4. 情绪治疗：运用中医药理论知识，针对患者的不良情绪和病痛给予其生理、心理、社会的支持和帮助，包括药物、针灸、心理疏导、生活指导、事件辅导等。

5. 情绪养生：运用中医药理论知识，使个体、医务工作者、社会管理者全面认识到情绪与疾病的联系以及情绪对健康的重要意义，使个体能主动地通过自我情绪管理、医务工作者在生理和心理层面的情绪治理、社会管理者在社会层面的政务管理，整体而全面地促进健康，达到养生效果。

（二）医生层面

在医生层面，情绪管理的内容包括：

1. 医生通过运用中医药理论知识，对个体的临床表现和外在体征观察和研究，分析患者的情绪状况与疾病状态的关联，推导疾病发病的生理、心理、社会原因。

2. 医生引导患者疏解不良情绪，深度、充分采集疾病诊疗信息，建立互相尊重、互信的医患关系。

3. 医生针对患者病情，运用中医药理论，给予针灸和中医药物的治疗。

4. 给予患者心理辅导和社会生活指导，使患者积极主动地关注自我情绪变化，积极参与导致疾病的不良情绪的管理，改变其不健康的思维方式和情绪表达方式。

5. 动员患者家属一起参与对疾病的健康管理举措中，重点围绕改善患者的不良情绪状态，掌握促进健康的内容和方法。辅助患者摆好心态，处理好社会生活事件，防治疾病。

《灵枢·师传》："人之情，莫不恶死而乐生，告之以其败，语之以其善，导之以其所便，开之以其所苦，虽有无道之人，恶有不听者乎？"这就指出，医生要通过专业知识开展情绪管理，指导患者积极配合治疗。《素问·移精变气论》讲"闭户塞牖，系之病者，数问其情，以从其意，得神者昌，失神者亡"，意思是讲，在给患者开展情绪管理时，要关闭好门窗，专注精神，围绕疾病，反复询问患者病情，来理顺患者心意，精神恢复的患者身体就会恢复健康，精神丧失的患者，身体就会消亡。此处明确指出具体的情绪管理操作方法和细节，通过情绪管理促进疾病康复。

（三）患者个人层面

患者层面，情绪管理的内容包括：

1. 在患病就诊时，患者需要信任医生，积极配合医生，敞开心扉，主动回忆，陈述主要发病经过中的人和事，以及当时的情绪状态，给医生提供完整全面的诊断素材。

2. 在疾病治疗过程中，能主动配合医生的言语引导，行为指导，从自身社会角色深入思考，放松精神，做到不隐藏、不修饰、不压抑不良情绪，合理适度释放不良情绪，并积极配合药物处方和针灸治疗，落实医生给予的心理、生理调整。

3. 在疾病自我调养阶段，积极落实医生建议，围绕疾病相关的情绪问题，读好书，交好友，科学健身，用人文武装自我精神，用合理运动强健自我体魄，依据自我体力状态最大程度回归社会。在单位和家庭中，开开心心工作，乐乐呵呵生活，把养病和生活工作统一，在现实的社会生活中为自我营造和谐欢畅、积极向上的生活氛围，保持健康情绪，为身心健康持续恢复创造条件。

4. 在疾病康复以后，建立良好情绪习惯，营造良好社会氛围，充分认识自己的社会家庭角色，为家庭和社会多作贡献，在社会家庭工作中打磨自己的不良情绪，提高自我社会价值。日常积极开展有益的文体活动，培养健康行为，增强健康体魄，陶冶自我情操，提高自我情绪管理能力。

总之，患病之时，患者要乐观面对病情，积极配合治疗。在康复后，则努力融入社会，善于学习健康文化，勇于面对生活困难，学会积极求助，在社会家庭工作生活中，打磨原有不良习气，培养高尚道德情操，快乐地工作和生活，收获身心持久健康！

《素问·上古天真论》："夫上古圣人之教下也，皆谓之虚邪贼风，避之有时，恬惔虚无，真气从之，精神内守，病安从来。是以志闲而少欲，心安而不惧，形劳而不倦，气从以顺，各从其欲，皆得所愿。故美其食，任其服，乐其俗，高下不相慕，其民故曰朴。是以嗜欲不能劳其目，淫邪不能惑其心，愚智贤不肖不惧于物，故合于道。所以能年皆度百岁而动作不衰者，以其德全不危也。"

第二章

不良情绪是导致疾病的重要原因

第一节 情绪的作用

正常的情绪，是人体对客观世界的正常反应，是人体内心的活动状态，是不分国界和种族，与生俱来的情感流露。《礼记·礼运》："何谓人情？喜怒哀惧爱恶欲七者，弗学而能。"但是，情绪又是会受环境潜移默化影响的身心反应。作为社会-心理-生物的人，情绪对我们有着非常重要的意义。好的情绪可以激励我们更加奋进，坏的情绪可以阻碍我们的斗志。情绪是个体适应环境的信号，情绪是人类交流信息和情感的媒介，情绪是自我对话的工具，情绪是自我生理脏腑功能的表现。

一、情绪是个体适应环境的信号

情绪直接反映人适应环境的状态。通常个体愉悦的心情表示其处境良好，而个体精神痛苦常常提示其面临困难。譬如对刚刚入学的儿童，父母经常从孩子的情绪中，解读孩子对学校生活的适应情况：如果孩子回家后情绪愉悦而快乐，父母就能知道孩子很适应学校的环境；如果孩子回家后情绪恐惧和担心，父母也就可以推断孩子在学校的生活不太如意。因此人们可以通过情绪了解自身或他人的处境，以此调整状态，适应社会的需求，得到更好的生存和发展。

二、情绪是人与人信息交流和情感沟通的媒介

通常人们通过自身的情绪表现，有意无意间传递着个人的喜好；也通过对他人的察言观色，了解他人的情绪状况，进而采取相应的措施或对策等。微笑常常表示欢迎对方，愤怒常常传递出不满，烦恼总是表达无奈……总之，情绪传递着人与人之间的信息。同时，人与人之间的情感沟通，也通过情绪来作为媒介体现出来。

三、情绪是自我对话的工具

情绪，常常是人们对环境、对他人的主观反应，同时，情绪也是自己身体的声音。譬

如，当我们失去所爱，虽然嘴里说着不在意，内心却是充满遗憾，痛苦得吃不下饭的状态；当我们遭遇不公平，脸上挤出笑容接受，内心却是充满愤恨，气得睡不着觉的状态。这些时候，我们就需要静下心来，听听我们自己的声音，调整自我，努力让自己适应这些突如其来的变化。

四、情绪是人体脏腑气血的具体表现

汉语中形容过度情绪词语，常常和脏腑相关，例如寸断肝肠、撕心裂肺、牵肠挂肚、痛心疾首、怒火中烧等。由于情绪与脏腑和气血有着密切关系，因此研究情绪就成为诊疗疾病、防病养生的关键。情绪是中医大夫诊断疾病的线索，是治疗疾病的手段，是防病调养的关键，是养生益寿的根本。中医实施情绪管理，正是因为不良情绪可以通过中医的诊断技术来认识，通过中药、针灸的治疗手段来调整，通过中医药文化的理念来化解，还可以通过社会治理来管理——因此中医对情绪的管理，充分体现了对人整体而系统的综合治理。

总之，情绪是整个人类共有的，对社会适应程度、心理平衡状态、生理功能状态的综合表达。情绪反映了个体对社会和自然环境适应的状态，反映了个体之间的心灵声音，更是个体脏腑功能和气血状态的综合表现。在人类社会发展的进程中，绘画、音乐、舞蹈、小说、戏剧、相声等诸多的艺术形式，都是艺术家情绪体验的艺术再现，给人以智慧启发和视听享受。我们从事的情绪管理，正是由此视角入手，对健康给予多层面干预，综合治理，以期达到促进社会和谐、家庭和睦、心态平和及身体健康的整体效益。

第二节　情绪与脏腑的关系

多数人都知道"大怒伤肝"，但是中医学认为，生气除了能伤肝，还可以伤到心、肺、脾、肾等肝以外的其他脏器。一方面，不同的情绪、心情，其所影响的脏腑不一样；另一方面，不同的脏腑功能状态、不同的气血运行情况，也可以产生不同的情绪变化。所以，当我们不高兴、想发脾气时，不全是因为环境或是他人的原因，而可能是我们自身某个脏腑的功能处于疾病状态。

一、不同脏腑产生不同情绪

《素问·阴阳应象大论》把人体的五脏和人们的五种情绪做了相应的关联："东方生风……在脏为肝……在志为怒。怒伤肝……。南方生热……在脏为心……在志为喜。喜伤心……。中央生湿……在脏为脾……在志为思。思伤脾……。西方生燥……在脏为肺……志为忧。忧伤肺……。北方生寒……在脏为肾，在志为恐。恐伤肾……"简要总结即是：

肝，在志为怒，怒伤肝。

心，在志为喜，喜伤心。

脾，在志为思，思伤脾。

肺，在志为忧，忧伤肺。

肾，在志为恐，恐伤肾。

不同情绪由不同的脏腑所主导，过度情绪会伤及对应脏腑，同时会产生不同的外在表现。此处需要说明：中医体系中所讲的心、肝、脾、肺、肾，不是单独指某个具体的脏腑，而是指以五脏为核心的整套脏腑系统。比如中医所讲的"肝"，是指肝脏系统，并不仅仅指解剖学上简单的肝脏，而是包括肝脏所统率的其他器官、其经络所循行的位置以及肝脏自身的器官组织。所以"怒伤肝"是指，发怒会导致我们身体多个器官、组织的多种疾病。

二、情绪变化和内在脏腑密切关联

人体的情绪变化是气血在脏腑间升降出入的结果。情绪变化核心在于气机的运动形式。《素问·举痛论》："余知百病生于气也，怒则气上，喜则气缓，悲则气消，恐则气下，寒则气收，炅则气泄，惊则气乱，劳则气耗，思则气结。"

情绪的变化和内在脏腑密切关联。《灵枢·本神》又指出："心怵惕思虑则伤神……脾愁忧而不解则伤意……肝悲哀动中则伤魂……肺喜乐无极则伤魄……肾盛怒而不止则伤志……是故五脏，主藏精者也，不可伤，伤则失守而阴虚，阴虚则无气，无气则死矣。"《素问·调经论》："志意通，内连骨髓，而成身形五脏。五脏之道，皆出于经隧，以行血气。血气不和，百病乃变化而生。"

三、病态脏腑产生病态情绪

病态的脏腑功能，常常会产生病态情绪。

例如：中医的"脏躁病"患者表现为不能自己控制地悲伤哭泣，中医称为"心气虚则悲"；中医的"阳明腑实证"，患者肠道有粪块阻塞，导致患者高热神昏谵语；中医的"奔豚"病，患者不能自己控制地恐惧，中医认为是"肾和肝气逆乱"上冲所致；中医的"百合病"，患者莫可说出地不安和烦躁，中医认为是"肺肾阴虚"；中医的"少阳病"，患者心烦、喜呕，默默不欲饮食，中医认为是"肝胆郁热"。

总之，中医认为，病态脏腑产生病态情绪，因此，病态情绪是中医诊断疾病、调理脏腑的重要信息。

四、治疗病态脏腑，改善病态情绪

我们通过对导致患者"脏躁病""阳明腑实证""百合病""奔豚病""少阳病"的对应脏腑进行中药干预，发现患者病态情绪消失，可见病态情绪不仅仅是心理问题，而且是中医所认识的脏腑病变。因此，临床中，我们通过对病态脏腑的调治，可以改善患者的病态情绪：爱哭的能自我控制了，爱怒的能和颜悦色了，说胡话的可以恢复神志，烦躁不安的可以安顿下来……由此，我们对情绪的调控，除做思想工作之外，又多了一个有效的治疗工具。

五、治疗病态情绪，改善病态脏腑

临床中，我们在用中药调理的同时，常常主动关注患者情绪，以此来调整病态的脏腑功能。许多患者，还没有吃药，我们交谈后，他们就感觉疾病有改善，甚至于有的老病号，在预约到门诊的就诊号之后，还没有看到大夫，更没有吃药，疾病的痛苦就感觉减轻了，患者常常戏说是"疾病怕大夫"。其实客观上这是因为，患者准备就诊时，自我就已经开始了不自觉的情绪调整，与之相应的，脏腑气血的功能就已经在发生变化了。临床中消化道疾病患者，常常爱生闷气，患者通过心态的调整，与医生倾诉心声，自己潸然泪下，很多胃痛、胃胀的病症当时就会得到明显改善。这类疾病再配合药物治疗，就能快速达到事半功倍的效果了。

第三节　不良情绪致病原理

一、过度情绪直接导致疾病

《素问·生气通天论》："阳气者，大怒则形气绝，而血菀于上，使人薄厥。"意思是大怒时，阳气与人体形体分离，而瘀血阻滞于头脑，使人晕厥。情绪致病，是中医病因学的重要内容，历来为中医所重视。《素问·调经论》："夫邪之生也，或生于阴，或生于阳。其生于阳者，得之风雨寒暑。其生于阴者，得之饮食居处，阴阳喜怒。"将病因明确分为阴阳两大类：因自然界气候异常，多伤人外部肌表，归属于阳邪；因饮食起居，情志过极，多伤人内在脏腑精气的，归属于阴邪。《内经》提出情绪致病多伤及人体五脏。在《灵枢·百病始生》："夫百病之始生也，皆生于风雨寒暑，清湿喜怒。喜怒不节则伤脏，风雨则伤上，清湿则伤下。三部之气，所伤异类。"即情绪内伤是疾病产生的三种病因之一。宋代陈言在《三因极一病证方论》中明确指出，"七情，人之常性，动之则先自脏腑郁发，外形于肢体，为内所因。"

《灵枢·邪客》："天有风雨，人有喜怒。"天有和风细雨，人有和颜悦色；天有狂风暴雨，人有勃然大怒。和风细雨，不但不会破坏城市的花草树木、房屋路桥，还增加了城市的景致；同理，和缓的情绪不但不会伤害人体的器官、血脉，还可以增添人的情趣。但是，如果城市的狂风暴雨来得太剧烈，则城市的花草树木、房屋路桥都会被毁伤；同理，激烈的情绪反应，会引动强烈的气血波动，对人体的组织器官、血脉筋膜等都会有很大的冲击，其破坏能力甚至不亚于一场狂风暴雨对城市的毁伤。因此，如果在情绪激动时处理事情，言语、肢体常常处于失控和过度亢奋的状态，身体的组织、器官都要承受巨大的力量，消耗过多的能量，给周身的血管、筋膜造成伤害，此时，情绪就会变成致病因素。

长期、强烈、突然的情绪刺激，会导致身体局部过度使用。《内经》讲："病起于过用。"每个人体都会有悲欢喜怒的情绪体验，但却不是每次情绪波动都会生病。只有当情绪的波动超过了人体的自我调整范畴，导致人体气机紊乱，脏腑功能失衡，情绪就会变成致病因素，成为"七情内伤"。当情绪具备以下三个特征的时候，它就会对我们的气血产生影响：

长期、持久存在的不良情绪，即情绪不再是一个念头在脑中偶尔闪过，也不是仅仅存在几秒，而是长期存在，或是持续萦绕在脑子里，或是反复闪现在心中，对这种情绪又挥之难去，心中常常念念不忘，其持续时间可以长达一年、两年，甚至更长久。

高强度、强刺激的不良情绪，即情绪不再如和风细雨，而是像疾风暴雨般，给予我们身体和心灵冲击。其高强度的喜怒悲伤刺激会影响到人们正常生活的开展，患者常常表现为基本的生活不能正常维持，例如伤心到几天都吃不下饭，数月都彻夜难寐，常年都寝食难安，甚至其内心感觉到撕心裂肺，寸断肝肠，乃至痛不欲生的强烈痛苦状态。

突发、意外的不良情绪，即不良情绪发生得太突然，导致被刺激者没有任何心理准备，面对突如其来的强烈刺激。这一点常常是不良情绪变为致病因素的关键环节。例如，突如其来的亲人病逝比长期重病的亲人离去，让人更难接受，常常会因为坏消息太突然，导致家人身心失衡甚至崩溃。

因此，致病情绪常常需要具备长期、强烈、突然这三个特点。当情绪超出了人体自身的调控范围，就会给我们的身体带来伤害，导致疾病。因为情绪对人的影响是自内而外的，所以我们称之为七情内伤。

二、《范进中举》案例剖析

中学课本中有一篇文章《范进中举》，能帮我们更好地理解情绪致病。课文讲的是"十年寒窗无人问，一朝成名天下知"的范进老先生的故事。他原来是一个多年不得志的书生，落魄而衰老，没有社会地位。终于有一天，他成功考取了举人！在那个社会，这意味着功名利禄、社会地位和美好生活。但是乐极生悲，范老先生当了新贵人，却欢喜疯了。为什么欢喜也能让人生病？因为他的不良情绪压抑太久，考中举人对他来说刺激强度太大，金榜题名又来得太突然，这种刺激强度超过了其经络脏腑所能承受的范围，巨大的快乐导致气血失控，人就生病了。

从中医的角度分析，范进经历了三个阶段：

第一个阶段是压力长期积蓄。古代书生以中榜为要，然而他读书十余年，将所有的希望寄予科举成名，却又屡试不中，导致生活穷困潦倒，多被家人邻里嘲笑，成为"百无一用穷书生"，这种压力折磨了他几十年，就如天上乌云密布，却又闷而不雨，导致身心压抑！

第二个阶段是刺激强度巨大。考中举人之后，范进老先生不仅社会地位迅速提升，而且还有了明确的经济改观预期。真如鱼跃龙门一般，凡夫变成贵人，其多年穷困之不如意，屡考不中之煎熬，被人嘲笑之委屈，都伴随着考中举人而产生巨大改变。

第三个阶段是高强度刺激来得突然。落榜多年，可以说对每次的发榜已经不抱希望，然而这次却是金榜题名，的确幸福来得太突然。突然之间，从一个被人嘲笑的潦倒书生，一下子成为被人尊重的"功名"举人。那一瞬间，他的人生境遇发生了巨大的转折。金榜题名的好消息如同满天乌云中炸响的雷声，伴随狂风暴雨，范老先生心境也如同天气一般心潮澎湃，气血起伏，以至于他"欢喜疯了"。

本来是快乐的情绪，却因为其长期心境隐忍压抑，而快乐刺激来得剧烈而突然，超出了人体正常能调整和适应的状态，"情绪"就成为致病因素的"七情内伤"，从而导致了疾病。《内经》中说"暴喜伤阳"，神不守舍，导致疯病。"暴喜"就是过度高兴，如同气候中的"暴雨"，过度高兴使心血涣散流失过度，导致神不守舍，欢喜癫狂。所以本来是好的情绪，竟然也成了导致疾病的原因。

因欢喜而疯，如何治疗？《素问·五运行大论》讲："喜伤心，恐胜喜。"意思是恐惧可以克服喜悦。欢喜导致神气涣散，中医称为"喜则气缓"，其治疗就需要收摄涣散的神气；而中医又讲肾主恐，肾主封藏，患者因担心、恐惧而谨慎的心理，可以调动肾气来收敛气机。这个故事的后续发展也确实符合中医思维，范进疯前最怕其岳父胡先生，虽然其岳父此时不再敢给举人女婿脸色看，但是为了能治好女婿的病，还是鼓起勇气给了女婿一巴掌——这一下子就调动了范进的恐惧情绪，打醒了新举人，使其浮越于外的神气得以收敛。这虽然是《儒林外史》里的故事，却生动地体现了情绪致病的细节。

三、勇气是情绪致病的关键

同样的境遇，不同的身体条件，有些人就病了，有些人却能保持健康，中医认为，健康与疾病的关键，在于气血在体内的通畅度。中医常说的"气血流通，百病不生"就是这个意思。当人体气血旺盛，人体强壮，中医把这个健康状态称为"勇"。此时身体遭遇内外环境的干扰，但其力度不足以导致其气血阻滞，人体就不会生病。相反，当人体衰弱，气血亏虚之时，中医把这个健康状态称为"怯"。此时也许内外环境的变化并不剧烈，但是已经超出了人体自我调节能力，阻滞了气机，人体就会生病。可见，勇和怯不但是对人体精神意志的描述，也还是对人的健康状态的描述。当然，精神可以帮助人维护健康，人有勇气克服不良情绪，就可以防治疾病。

《素问·经脉别论》："凡人之惊恐恚劳动静，皆为变也。是以夜行则喘出于肾，淫气病肺。有所堕恐，喘出于肝，淫气害脾。有所惊恐，喘出于肺，淫气伤心。度水跌仆，喘出于肾与骨。当是之时，勇者气行则已，怯者则着而为病也。"意思是讲：人的惊恐、忿怒、劳累、活动或安静，血气都会受到影响而发生变化。所以夜间远行劳累，就会扰动肾气使其不能纳气，则喘息消耗肾气，过度的气还会损耗肺脏。从高处摔落而受到恐吓，喘息会消耗肝气，其过度之气还会侵犯脾脏。有所惊恐导致神气浮散，喘息会消耗肺气，其偏胜之气还会侵犯心脏。度水和跌仆，喘息会消耗肾气和骨气。在这种情况下，精神勇敢的人，则气血畅行，不会出现病变；精神怯弱的人，则气血留滞，就会发生病变。

不仅仅是否生病与勇怯有关，老年人的失眠，也与勇怯有关，老人因为气血衰弱，常常会导致晚间睡不着，白天没有精神。中医认为导致其状态的核心病因，还是气血的衰弱。这类老年人，如果通过适度运动，合理地补益肾气，就能改善气血衰弱状态，从而改善睡眠状态。同样，通过补益肾气的治疗，老人的勇气也会多些，胆怯也会少些，对生活的信心就会有了自身的把握。可见健康和情绪，是互相影响的，但关键在于气血状态。

《灵枢·营卫生会》："老人之不夜瞑者，何气使然？少壮之人不昼瞑者，何气使然？岐伯答曰：壮者之气血盛，其肌肉滑，气道通，营卫之行，不失其常，故昼精而夜瞑。老者之气血衰，其肌肉枯，气道涩，五脏之气相搏，其营气衰少而卫气内伐，故昼不精，夜不瞑。"意思是说：老年人常常夜不能寐，壮年人在白天常常不困倦，是什么气使他们这样的？壮年人的气血旺盛，肌肉滑利，气道畅通，营卫气血运行都很正常，所以白天精神饱满，晚上睡得香甜。老年人的气血衰少，肌肉枯槁，气道滞涩，五脏之气不顺畅，营气虚少，卫气内扰，所以白天没有精神，晚上不能熟睡。

第四节　不良情绪对健康具有严重危害性

《素问·举痛论》中说"余知百病生于气也"，我们发现，无论在生活还是在临床中，情绪对健康有着非常大的影响。常识告诉我们，生气，不仅会让人们面对美食毫无食欲，还会产生胃痛、胃胀、腹泻、腹痛的现象，严重时甚至会导致胃溃疡、胰腺炎等重病。生气还会影响人的睡眠质量，产生眩晕、头痛、心慌、心悸的感觉，严重时甚至成为高血压、冠心病、脑血管病的直接诱因。因此，大家不可轻视这些不自觉的情绪，它们还有可能威胁生命安全。所以中医把"情绪内伤"作为主要的疾病发生原因。具体地讲，不良情绪对人的精神、气血、脏腑有着直接的损害，还可以触发"故邪"发病，影响疾病正常传变规律，加重病情，危及生命。

一、不良情绪伤及人体神志

过度的不良情绪，首先作用于人体的心神，导致人体病态的心理反应和精神状态。如《灵枢·本神》说："是故怵惕思虑者则伤神……喜乐者，神惮散而不藏。愁忧者，气闭塞而不行。盛怒者，迷惑而不治。恐惧者，神荡惮而不收。"上文所谈及的范进先生的神志失常就是非常生动的示例。大怒可致个体行为冲动，心智丧失；剧烈恐惧可致人精神失藏，骨酸痿厥。《素问·举痛论》所说"惊则心无所依，神无所归"，也明确指出了惊吓刺激会导致人体精神错乱。严重的患者，甚至会诱发"奔豚""癫痫"疾病的发生。

所以，《类经·疾病类·情志九气》论述："情志之伤，虽五脏各有所属，然求其所由，则无不从心而发。"

二、不良情绪扰乱人体气机

不良情绪是气的生成变化，《素问·举痛论》曰："……百病生于气也，怒则气上，喜则气缓，悲则气消，恐则气下……惊则气乱……思则气结。"因为情绪本身又是气的运动形式，情绪变化就会扰动人体正常的气机运动，扰乱人体生命活动。

中医学认为是气机在体内正常的升降出入运动，维持着人体正常的生命活动。《素问·六微旨大论》曰："出入废则神机化灭，升降息则气立孤危。故非出入，则无以生长壮老已；非升降，则无以生长化收藏。"所以当正常的气受到不良情绪的干扰就会导致疾病。《灵枢·寿夭刚柔》："风寒伤形，忧恐忿怒伤气。气伤脏，乃病脏；寒伤形，乃应形。"当情志活动变成致病因素后，其可以导致维持人体生命活动的气机失调，进而影响脏腑功能，同时引起人体气血津液的代谢失常，从而继发多种病证。《素问·生气通天论》说："大怒则形气绝，而血菀于上，使人薄厥。"《素问·举痛论》说："怒则气逆，甚则呕血及飧泄。"

三、不良情绪损伤脏腑功能

人体的情绪是五脏气化功能的体现，是由五脏生发而来，所以，情绪问题首先扰乱人体气机，同时也直接损伤情绪的生发之源——五脏。《素问·五运行大论》："怒伤肝，悲胜怒……。喜伤心，恐胜喜……。思伤脾，怒胜思……。忧伤肺，喜胜忧……。恐伤肾，思胜恐。"《灵枢·百病始生》："忿怒伤肝。"同样地，人体在不同情绪状态下的行为活动，也会直接导致脏腑受伤。《素问·经脉别论》曰："凡人之惊恐恚劳动静，皆为变也。是以夜行则喘出于肾，淫气病肺。有所堕恐，喘出于肝，淫气害脾。有所惊恐，喘出于肺，淫气伤心。度水跌仆，喘出于肾与骨。"因此，工作及运动时良好、轻松的情绪状态，是保证身体健康的关键。

四、不良情绪诱导"故邪"发病

患者既往感受外邪，当时没有发病而潜伏体内，成为"故邪"；但是其后的不良情绪或调养失宜，可能会导致"新邪"和"故邪"共同侵扰身体，致使疾病发生。《灵枢·贼风》有专篇论述："黄帝曰：夫子言贼风邪气之伤人也，令人病焉，今有其不离屏蔽，不出空穴之中，卒然病者，非不离贼风邪气，其故何也？岐伯曰：此皆尝有所伤于湿气，藏于血脉之中，分肉之间，久留而不去；若有所堕坠，恶血在内而不去。卒然喜怒不节，饮食不适，寒温不时，腠理闭而不通。其开而遇风寒，则血气凝结，与故邪相袭，则为寒痹。其有热则汗出，汗出则受风，虽不遇贼风邪气，必有因加而发焉……其毋所遇邪气，又毋怵惕之志，卒然而病者，其故何也？唯有因鬼神之事乎？岐伯曰：此亦有故邪留而未发，因而志有所恶，及有所慕，血气内乱，两气相搏。其所从来者微，视之不见，听而不闻，故似鬼神。"

五、不良情绪导致病情加重

疾病自然发生发展变化都是按照五行相克的脏腑顺序，有其相对固定的传变规律，《灵枢·病传》："病先发于心，一日而之肺，三日而之肝，五日而之脾，三日不已，死，冬夜半，夏日中。病先发于肺，三日而之肝，一日而之脾……诸病以次相传。"但是不良情绪会干扰体内正常气血运行和脏腑功能，导致疾病的自然传变规律被情绪干扰，打破固定传变路径，甚至导致疾病加重。《素问·玉机真藏论》："或其传化有不以次，不以次入者，忧恐悲喜怒，令不得以其次，故令人有大病矣。因而喜大虚则肾气乘矣，怒则肝气乘矣，悲则肺气乘矣，恐则脾气乘矣，忧则心气乘矣，此其道也。"

总之，当人体经受长期而持久、高强度而剧烈、突然或意外的不良情绪刺激，使身体局部器官组织过度使用，就会导致神经的过度兴奋、腺体的过度分泌、肌肉血管的过度紧张等状态，从而导致人体神气、脏腑、四肢、九窍等组织系统的损伤，不良情绪还可触发"故邪"发病，影响疾病正常传变规律，加重病情，甚至危及生命！因此情绪致病理论成为中医病因学的重要内容。只有当我们认识到过度情绪对健康的严重危害性，把不良情绪视为健康的"洪水猛兽"，生活中才会真正重视，并对其实施有效的治理。

第三章

情绪管理是疾病诊疗和养生的重要环节

第一节　病态情绪是疾病信息的重要采集内容

《内经》认为，人体产生的病态情绪，一方面是患者不能自控的主观心理状态，另一方面是疾病所特有的客观病理变化表现，因此患者的病态情绪有其生理病理基础，是医生开展诊疗活动的客观重要信息和依据。

一、病态情绪是疾病典型临床表现

不同情绪状态反映不同脏腑虚实。《灵枢·本神》："肝藏血，血舍魂，肝气虚则恐，实则怒……心藏脉，脉舍神，心气虚则悲，实则笑不休。"

不同情绪状态反映气血阴阳状态。《素问·阳明脉解》："病甚则弃衣而走，登高而歌，或至不食数日，逾垣上屋，所上之处，皆非其素所能也，病反能者何也？岐伯曰：四肢者诸阳之本也。阳盛则四肢实，实则能登高也。帝曰：其弃衣而走者何也？岐伯曰：热盛于身，故弃衣欲走也。帝曰：其妄言骂詈，不避亲疏而歌者何也？岐伯曰：阳盛则使人妄言骂詈，不避亲疏而不欲食，不欲食故妄走也。"

不同情绪状态是患者社会生活的客观写照。《素问·病能论》："有病怒狂者，此病安生？岐伯曰：生于阳也。帝曰：阳何以使人狂？岐伯曰：阳气者，因暴折（突然遭受挫败）而难决（下决定），故善怒也，病名曰阳厥。"

不同的情绪状态是患者诸多临床表现之一，是中医诊疗的重要资料。《素问·至真要大论》："帝曰：愿闻病机何如？岐伯曰：诸风掉眩，皆属于肝。诸寒收引，皆属于肾。诸气膹郁，皆属于肺。诸湿肿满，皆属于脾。诸热瞀瘛，皆属于火。诸痛痒疮，皆属于心。诸厥固泄，皆属于下。诸痿喘呕，皆属于上。诸禁鼓栗，如丧神守，皆属于火。诸痉项强，皆属于湿。诸逆冲上，皆属于火。诸胀腹大，皆属于热。诸躁狂越，皆属于火。诸暴强直，皆属于风。诸病有声，鼓之如鼓，皆属于热。诸病胕肿疼酸惊骇，皆属于火。诸转反戾，水液浑浊，皆属于热。诸病水液，澄彻清冷，皆属于寒。诸呕吐酸，暴注下迫，皆属于热。"

二、病态情绪可以通过诊断方法来判断和预测

病态情绪和其他一些脏腑功能失常的临床表现，都是临床疾病的一部分，可以在中医理论体系中，通过四诊手段，为医者认识。《灵枢·本脏》："厚薄美恶皆有形，愿闻其所病。岐伯答曰：视其外应，以知其内藏，则知所病矣。"《素问·移精变气论》："余欲临患者，观死生，决嫌疑，欲知其要，如日月光，可得闻乎？岐伯曰：色脉者，上帝之所贵也，先师之所传也。上古使僦贷季（僦贷季：传说上古神农时人，岐伯祖师，医家之祖），理色脉而通神明，合之金木水火土四时八风六合，不离其常，变化相移，以观其妙，以知其要，欲知其要，则色脉是矣。"

1. 通过脉诊，来诊断患者病态情绪状态。《灵枢·邪气脏腑病形》："请问脉之缓、急、小、大，滑、涩之病形何如？岐伯曰：臣请言五脏之病变也。心脉急甚者为瘛疭；微急为心痛引背，食不下。缓甚为狂笑；微缓为伏梁……肺脉急甚为癫疾；微急为肺寒热，怠惰，咳唾血，引腰背胸，若鼻息肉不通。缓甚为多汗；微缓为痿瘘……肝脉急甚者为恶言；微急为肥气，在胁下若覆杯……"

2. 通过颜色来诊断患者情绪状态。《素问·解精微论》："夫心者，五脏之专精也，目者其窍也，华色者其荣也，是以人有德也，则气和于目，有亡，忧知于色。"

3. 通过形态来诊断患者情绪状态。《灵枢·阴阳二十五人》："木形之人，比于上角，似于苍帝。其为人苍色，小头，长面，大肩背，直身，小手足，好有才，劳心，少力，多忧劳于事……火形之人，比于上徵，似于赤帝。其为人赤色，广䏚，锐面小头，好肩背髀腹，小手足，行安地，疾心，行摇，肩背肉满，有气轻财，少信，多虑，见事明，好颜，急心，不寿暴死……土形之人，比于上宫，似于上古黄帝。其为人黄色，圆面，大头，美肩背，大腹，美股胫，小手足，多肉，上下相称，行安地，举足浮，安心，好利人，不喜权势，善附人也……"

三、完整的疾病检查和诊治应包括情绪方面的内容

早在两千多年前古人就著有关于疾病病源与心理情绪因素高度相关的论述。《素问·举痛论》云："百病生于气也。"然而，时至今日我们的医学检查和治疗，无论医生还是患者自身，却常常忽视之。

（一）看病时我们会做很多生物学检查

我们生病后，多会去医院看医生，医生常常根据我们的病情状况，选择性地补充一些基本的检查，以完善疾病的诊断。这些检查凝聚了数代医学人的探索成果，在一定程度上揭示了疾病的真相。

基本物理检查：身高、体重、肤色、血压、体温、脉搏、心率等。

排泄物、分泌物及体液检查：痰培养、尿常规、粪便常规、泪液、唾液、精液、脑脊液、胸腔积液、腹水、心包积液等。

血液检查：血常规、肝功能、肾功能、血糖、血脂、血黏稠度、心肌酶、甲状腺功能、性激素、肿瘤标志物等。

影像学检查：X线、CT、磁共振、B超、远红外成像技术、正电子发射计算机断层显像（PET）等。

内镜学检查：喉镜、胃镜、气管镜、肠镜等。

（二）至今人类对疾病的认识，仍有许多病因未明

尽管我们做了以上好多检查，可以说，我们的医学借用现代的高新技术，把人体里里外外、上上下下，大到环境、生活、饮食，小到细胞、分子、基因，能想到的检查都查了一遍。通过检查，我们或许有了一个明确的病名，然而其疾病真正的发病病因和有效治疗方法，还有待我们深入探究。诸如恶性肿瘤、糖尿病、高血压、风湿病等诸多疾病，至今其真正病因并没有水落石出；与之相应，我们所采取针对这些疾病的治疗措施，也有着很大的局限性，多数也仅仅是对症处理和生命支持，有些甚至仅仅是安慰。

（三）患者展现的生理、病理状态常常有着深刻的社会心理原因

笔者曾见过一个孩子的父亲，在孩子胃癌大手术前，这位父亲为了能睡上一会儿觉，服用了超过正常剂量数倍的舒乐安定（艾司唑仑）（很危险的一种服药剂量），但是整个晚上，其大脑却是一片空白，这位父亲空睁着眼睛，一夜未眠。面对这样的患者，相信医生的治疗和药物的帮助都显得极其脆弱和苍白。

笔者的另一位50多岁的好朋友，为了一个重大养老项目写标书，夜以继日地忙碌两周，发病两天前因为通宵工作出现心脏不适，当工作干完在赶往医院不到10分钟车程的路上，就因心脏病突然发作猝死在出租车上。其就诊也算及时，虽然经过及时的人工复苏、电击复律、药物抢救等专业生命复苏，但是也许其连续熬了两昼夜的心脏太疲乏了，最终没能重新跳动起来，把三天前才刚购买来的一双黑色皮鞋，脱在了急诊室抢救床前，再也没能穿走。这就是日常大家常谈到的心血耗尽，现代医学称为心源性猝死。医生面对这类患者，也只能用无奈的心情释然无力回天的医学技术。

（四）医生应当积极帮助患者检查社会心理状态，同时给予有效的支持

作为社会活动中的人，当健康出问题时，患者除了需要完善"生物学"层面的检查，医者还应当积极地检查患者社会、心理层面上的异常，以此揭示疾病发病的全部原因。当代心理学家和社会学家已经在这方面做出诸多的有益探索，并且设计出诸多情绪、心理、社会学量表以此来描述患者的社会心理状态。祖国医学也早在《内经》中就强调，高明的医生应该重视患者的社会心理状态，以此才可减少诊治疾病过程中的过失。

经典回顾：

《内经》告诫做医生要避免犯的五种错误。

《素问·疏五过论》：

帝曰：凡未诊病者，必问尝贵后贱，虽不中邪，病从内生，名曰脱营。尝富后贫，名曰失精，五气留连，病有所并。医工诊之，不在脏腑，不变躯形，诊之而疑，不知病名。

身体日减，气虚无精，病深无气，洒洒然时惊，病深者，以其外耗于卫，内夺于荣。良工所失，不知病情，此亦治之一过也。

凡欲诊病者，必问饮食居处。暴乐暴苦，始乐后苦，皆伤精气，精气竭绝，形体毁沮。暴怒伤阴，暴喜伤阳，厥气上行，满脉去形。愚医治之，不知补泻，不知病情，精华日脱，邪气乃并，此治之二过也。

善为脉者，必以比类奇恒从容知之，为工而不知道，此诊之不足贵，此治之三过也。

诊有三常，必问贵贱，封君败伤，及欲侯王。故贵脱势，虽不中邪，精神内伤，身必败亡。始富后贫，虽不伤邪，皮焦筋屈，痿躄为挛。医不能严，不能动神，外为柔弱，乱至失常，病不能移，则医事不行，此治之四过也。

凡诊者，必知终始，有知余绪，切脉问名，当合男女。离绝菀结，忧恐喜怒，五脏空虚，血气离守，工不能知，何术之语。尝富大伤，斩筋绝脉，身体复行，令泽不息。故伤败结，留薄归阳，脓积寒热。粗工治之，亟刺阴阳，身体解散，四支转筋，死日有期，医不能明，不问所发，惟言死日，亦为粗心，此治之五过也。

凡此五者，皆受术不通，人事不明也。

（五）建议全方面关注疾病起源

第一，人是"社会 - 心理 - 生物"的人。单纯检查诊治患者的"生理"状态，以此治病救人，其治疗不完整，疗效有遗憾。

第二，疾病是社会、心理、生理的异化所引起的，每种疾病背后都有其特定的"社会 - 心理"故事，为医者不可不察。

第三，患者若能自我省察个人的"社会 - 心理"状态，并采取有针对性的矫正措施，有利于自身疾病的有效预防和快速康复。

第二节　情绪管理是疾病治疗的重要环节

在中医治疗体系中，无论是医者对患者的情绪管理，还是患者自我情绪管理，对疾病的转归和预后都有着重要意义。

一、人的情绪活动影响整体生命活动

人体的神志活动，主导包括情绪在内的整个生命活动，正如《素问·至真要大论》所论："天地之大纪，人神之通应也"。意思是说，天地间的规律，需要人的神志活动来调整适应。人的神志活动，驾驭人的气血、经脉、精神等整个生命活动适应自然社会环境。《灵枢·本脏》论曰："人之血气精神者，所以奉生而周于性命者也。经脉者，所以行血气而营阴阳，濡筋骨，利关节者也。卫气者，所以温分肉，充皮肤，肥腠理，司关合者也。志意者，所以御精神，收魂魄，适寒温，和喜怒者也。是故血和则经脉流行，营复阴阳，筋骨劲强，关节清利矣。卫气和则分肉解利，皮肤调柔，腠理致密矣。志意和则精神专直，魂魄不散，悔怒不起，五脏不受邪矣。"意思是讲，人的气血精神，支持和维护人的性命活力。人体的经脉，可以运行气血，营养脏腑阴阳，濡润筋骨，通利关节。人体的卫气，可以温煦肌肉，充泽皮肤，滋养腠理毛窍，调节内外气机开合。人体的神志、意志，可以驾驭人的精神状态，收摄魂魄活动，适应寒温气候，调节喜怒情绪，所以气血调和则经脉流通，脏腑营养，筋骨强健，关节灵活。卫气调和，则人的肌肉收缩自如，皮肤滋润柔和，毛窍腠理致密。精神意志调和，则人体精神专注，魂魄敛藏，情绪稳定，五脏不受邪气干扰。《灵枢·大惑》："神劳则魂魄散，志意乱。"意思是神消耗后，则人魂魄不安，意志散乱，情绪失常。

人的不良情绪活动，影响神志，扰乱整体生命活动。在《灵枢·本神》论曰："心怵惕思虑则伤神，神伤则恐惧自失，破䐃脱肉，毛悴色夭，死于冬。脾愁忧而不解则伤意，意伤则悗乱，四肢不举，毛悴色夭，死于春。肝悲哀动中则伤魂，魂伤则狂忘不精，不精则不正当，人阴缩而挛筋，两胁骨不举，毛悴色夭，死于秋。肺喜乐无极则伤魄，魄伤则狂，狂者意不存人，皮革焦，毛悴色夭，死于夏。肾盛怒而不止则伤志，志伤则喜忘其前言，腰脊不可以俯仰屈伸，毛悴色夭，死于季夏。恐惧而不解则伤精，精伤则骨酸痿厥，精时自下。是故五脏主藏精者也，不可伤，伤则失守而阴虚，阴虚则无气，无气则死矣。是故用针者，察观患者之态，以知精神魂魄之存亡得失之意，五者以伤，针不可以治之也。"意思是讲，内心过度的惊恐思虑就会伤神气（心藏神），神气受伤，就会感到恐惧，自己控制不住自己，日久则肌肉脱消，皮毛憔悴，光泽脱失，常死于冬季。脾脏因过度的忧愁而得不到化解就会伤意（脾藏意），意伤就会苦闷烦乱，四肢无力，不能举动，皮毛憔悴，颜色枯槁，常死于春季。肝脏因过度悲哀影响到内部就会伤魂（肝藏魂），魂伤会出现精神紊乱，致使肝脏失去藏血功能，阴器收缩，筋脉拘挛，两胁骨痛，毛发憔悴，颜色枯槁，常死于秋季。肺脏因喜乐不节制就会伤魄（肺藏魄），魄伤就会导致神乱发狂，意识丧失，旁若无人，其人皮肤枯焦，毛发憔悴，颜色枯槁，常死于夏季。肾脏因大怒不止会伤志（肾藏志），志伤则经常忘掉自己前面说过的话，腰脊不能俯仰屈伸，毛发憔悴，颜色枯槁，常死于季夏。过度的恐惧而解除不了，就会伤精，精伤就会发生骨节酸痛和痿软无力，常有精气遗失。因此，五脏是主藏精气的，精气不可被损伤，如伤就会使精气失守而形成阴虚，阴虚就不能气化，那样人就不能生存了。所以使用针刺的人，首先要观察患者的形态，从而了解他的精、神、魂、魄等精神活动的存亡得失，假若五脏的精神受到损伤，单纯的针刺就不能治愈了。

总之，精神情绪对生命活动有着重要的影响，精神稳定，情绪平和，则生命活动旺盛；精神衰败，情绪萎顿，则生命活动也亦衰败。正如《素问·移精变气论》所论："得神者昌，失神者亡。"《灵枢·天年》："失神者死，得神者生也。"

二、医生对患者的情绪管理是治疗疾病的重要环节

调整患者精神，化解不良情绪，是中医治疗之首要。《素问·宝命全形论》："故针有

悬布天下者五，黔首共余食，莫知之也。一曰治神，二曰知养身，三曰知毒药为真，四曰制砭石小大，五曰知腑脏血气之诊……凡刺之真，必先治神，五脏已定，九候已备，后乃存针，众脉不见，众凶弗闻，外内相得，无以形先，可玩往来，乃施于人。"意思是讲："所以用针来治疗疾病，能够惠及天下百姓，有五大关键，但人们都弃之不顾，不懂得这些道理。所谓五大关键：一是要调整精神，二是要了解养身之道，三是要熟悉药物的伪真，四要注意制取砭石的大小，五是要懂得脏腑血气的诊断方法……凡用针治疗的关键，必先治疗精神，了解五脏的虚实，三部九候脉象的变化，然后下针。还要注意有没有真脏脉出现，五脏有无败绝现象，外形与内脏是否协调，不能单独以外形为依据，更要熟悉经脉血气往来的情况，才可施针于患者。"在《灵枢·本神》中，反复强调治神在治疗中的重要意义。论曰："凡刺之法，先必本于神。"

中医的治疗，通过医者精神，调整患者精神。《素问·针解》讲："深浅在志者，知病之内外也。近远如一者，深浅其候等也。如临深渊者，不敢堕也。手如握虎者，欲其壮也。神无营于众物者，静志观患者，无左右视也。义无邪下者，欲端以正也。必正其神者，欲瞻患者目，制其神，令气易行也。"意思是讲，决定针刺的深浅，关键在于医者的意识。要先明了疾病部位在内在外，疾病有远近，但应用同样的治法，关键在于根据疾病的临床表现，调整针刺的深浅。行针时医者调整精神，应如临近深渊、防止跌落那样小心谨慎。持针时的精神状态，应如手握老虎那样坚定而有力量。思想不要分散于其他事物上，专心致志观察患者，不可左顾右盼。针刺时意念要端正直下，不可偏斜。针刺后，需要通过与患者眼神的交流，来扶正、安定患者精神活动，使其经气运行通畅。

中医调控患者精神，关键在与患者目光的交流。因为可以通过对患者眼睛的关注，了解患者的精神状态。《灵枢·大惑论》："目者，五脏六腑之精也，营卫魂魄之所常营也，神气之所生也。故神劳则魂魄散，志意乱，是故瞳子黑眼法于阴，白眼赤脉法于阳也。故阴阳合揣而精明也。目者，心之使也，心者，神之舍也，故神分精乱而不揣，卒然见非常之处，精神魂魄，散不相得，故曰惑也。"意思是讲，眼睛是人体五脏六腑精气的外在表现，眼睛受到人体气血、魂魄的灌注和营养，是由人的精神所化生而来。所以过度的消耗精神，则人体的魂魄就会涣散，志意就会紊乱。人的黑色瞳仁取象法于阴，人的眼白和眼中血管取象法于阳。阴阳相和，所以人的眼睛才会明亮，眼睛如同心的使者，心是神的房舍，所以精神散乱而没有敛藏，突然看到以外的场所，精神、魂魄涣散而不能相互交合，所以人就产生迷惑。《素问·针解》："必正其神者，欲瞻病人目制其神，令气易行也。"意思是医生关注患者的眼睛，有利于调控患者的精神，也有利于针灸行气。

中医取得治疗效果的关键内容之一，在于调整患者精神情绪。《灵枢·始终》讲："深居静处，占神往来，闭户塞牖，魂魄不散，专意一神，精气不分，毋闻人声，以收其精，必一其神，令志在针，浅而留之，微而浮之，以移其神，气至乃休。"意思是说，医生治疗患者，在悠远安静的处所，观察其精神活动，关闭好门窗，使其魂魄安宁，神意专一，不要有外来人的干扰，来收摄其精神，使其精神专一，使其意在体会针的刺激，浅刺而留针，微针而浮刺，来转移患者的精神，气到达病患处，疾病就会痊愈。

总之，在治疗患者的过程中，中医把患者的精神和情志活动作为治疗的重要内容。并且提出治疗的要点在于"治神""正神""制神""移神"等。

三、患者的情绪失于管理，危及身体健康甚至生命

社会环境的变迁，导致患者精神受伤，甚至危及患者生命。在《素问·疏五过论》篇指出："诊有三常，必问贵贱，封君败伤，及欲侯王，故贵脱势，虽不中邪，精神内伤，身必败亡。"意思是说诊病时须注意三种情况，即必须问其社会地位的贵贱，及是否有想做将相王侯而失势之事，以及个人想称王侯于一方。因为原来地位高贵，失势以后，虽然没有感受外来邪气，精神如若内伤，身体必然败亡。

心理活动的内耗，导致患者精神受伤，甚至危及患者生命。在《素问·汤液醪醴论》篇指出："形弊血尽而功不立者何？岐伯曰：神不使也。帝曰：何谓神不使？岐伯曰：针石，道也。精神不进，志意不治，故病不可愈。今精坏神去，荣卫不可复收。何者？嗜欲无穷，而忧患不止，精气驰坏，荣泣卫除，故神去之而病不愈也。"意思是讲，患者尽管采用了多种方法治疗，其形体衰败、气血竭尽，治疗没有见到功效，这是为什么？岐伯说：这是因为患者的精神，不能发挥他的应有作用。黄帝道：为什么患者的精神不能发挥作用了？岐伯说：针石治病，这是非常精深的医学方法。如果医生没有促进患者的精神恢复，患者的神气已经耗散，志意已经散乱，所以病不能好。如今患者的精神已经衰败，神气离去，气血不可以再恢复。是什么原因导致病情发展到这样的地步？由于不懂得养病的方法，嗜好欲望没有穷尽，忧愁患难又没有止境，以至于一个人的精气败坏，荣血枯涩，卫气作用消失，所以精神失去应有的作用，疾病就不会好。

生理功能遭遇损伤，导致患者精神受伤，甚至危及患者生命。在《灵枢·客第》篇讲："心者，五脏六腑之大主也，精神之所舍也，其脏坚固，邪弗能容也，容之则伤心，心伤则神去，神去则死矣。"意思是讲，心脏，是人体五脏六腑的主导者，是人体精神的房舍，因为心脏坚固，邪气不能容纳，如果心脏为邪气侵扰就会损害心脏，心脏受伤则会使人的精神离去，精神离开，生命就会终结。

总之，人体的精神，是健康的根本，无论社会环境，还是心理及生理状态，都会影响患者的精神，进而影响患者的健康。

四、情绪管理是避免医患矛盾的重要环节

作为医生，如果对患者的情绪疏于管理，会对疾病的诊疗产生不良后果，容易诱发医患矛盾，因此医生要从技术角度出发尽量避免失察。《内经》也特别重视，分别在两篇专栏中指出，医生要关注患者的心理状态，减少诊疗疾病中的失误。

不知道患者意志、思想状态，不了解患者的人事即社会生活状态，医生容易为疾病表象所困惑，导致医疗过失。《素问·徵四失论》："所以不十全者，精神不专，志意不理，

外内相失，故时疑殆……不适贫富贵贱之居，坐之薄厚，形之寒温，不适饮食之宜，不别人之勇怯，不知比类，足以自乱，不足以自明，此治之三失也。诊病不问其始，忧患饮食之失节，起居之过度，或伤于毒，不先言此，卒持寸口，何病能中，妄言作名，为粗所穷，此治之四失也。是以世人之语者，驰千里之外，不明尺寸之论，诊无人事。治数之道，从容之葆。坐持寸口，诊不中五脉，百病所起，始以自怨，遗师其咎。是故治不能循理，弃术于市，妄治时愈，愚心自得。"

医生不明察患者富贵贫贱、苦乐喜怒、离合忧恐对健康的影响，不能给予合适引导，都是医生不应该犯的错误。《素问·疏五过论》："凡未诊病者，必问尝贵后贱，虽不中邪，病从内生，名曰脱营。尝富后贫，名曰失精……此亦治之一过也。凡欲诊病者，必问饮食居处。暴乐暴苦，始乐后苦，皆伤精气……愚医治之，不知补泻，不知病情，精华日脱，邪气乃并，此治之二过也。善为脉者，必以比类奇恒从容知之，为工而不知道……此治之三过也。诊有三常，必问贵贱，封君败伤，及欲侯王。故贵脱势，虽不中邪，精神内伤，身必败亡……此治之四过也。凡诊者，必知终始，有知余绪，切脉问名，当合男女。离绝菀结，忧恐喜怒……医不能明，不问所发，惟言死日，亦为粗工，此治之五过也。凡此五者，皆受术不通，人事不明也。"

五、情绪是影响治疗效果的重要环节

临床中，同样的疾病，无论复杂或简单，无论良性或恶性，都有治愈或不愈的患者。为什么有些患者疾病很重，却能好？而为什么有些患者病不重，却好得慢，甚至很快命丧黄泉？《内经》在两千多年前提出，"神不使"是各种疾病治疗失败的最主要原因。在当代，如肿瘤、脑血管病、糖尿病等慢性病患者，尽管可以选择应用多种先进的治疗措施和药物，但能够痊愈者却少之又少。疾病为何难以恢复？《内经》的智慧值得借鉴。

（一）经典回顾

《素问·汤液醪醴论》原文：

岐伯曰：当今之世，必齐毒药攻其中，镵石针艾治其外也。

帝曰：形弊血尽而功不立者何？

岐伯曰：神不使也。

帝曰：何谓神不使？

岐伯曰：针石，道也。精神不进，志意不治，故病不可愈。今精坏神去，营卫不可复收。何者？嗜欲无穷，而忧患不止，精气弛坏，营泣卫除，故神去之而病不愈也。

白话解：

岐伯说：当今社会，治疗疾病，需要服用有毒性的药物攻击脏腑内在的病邪，用镵石针艾调制外在的经络气血。

黄帝说：患者治疗到形体破败，气血亏虚，仍旧没有治疗效果，是什么原因啊？

岐伯说：是"神不使"的原因啊！即精神、意志没有发挥作用。

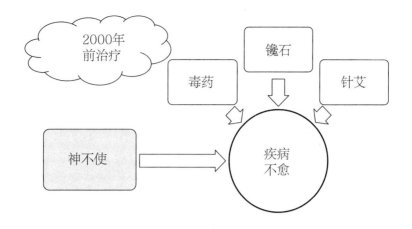

黄帝说："神不使"是什么意思呢？

岐伯说："针刺、砭石"等治疗方法，是医道。治疗的过程中，患者的精神没有得到长养，意志没有得到调治，所以病不能好。是什么原因导致患者精神衰败，气血失调呢？最根本在于患者的嗜好和欲望无穷无尽，患者的恐惧和担心从来没有停止过。导致患者精气败坏，气血亏虚，神气游离于身体之外，所以病不能好。

注解

镵石：治疗疾病之锋利刀石。镵，古九针之一，针形头部膨大，末端锐利，用于划割皮肤，割治排脓等治疗。石，砭石，古用石做的砭针、砭刀等医疗器具，用于点穴，熨肤和按摩治疗方法，类似于当代刮痧。镵石，泛指外治方法。

毒药：治疗疾病之内服毒药。《素问·异法方宜论》："其病生于内，其治宜毒药。"《素问·脏气法时论》："毒药攻邪，五谷为养，五果为助。"《神农本草经》将药物分为上、中、下三品。上品一百二十种，无毒，可久服强身健体。中品一百二十种，无毒或有毒，可补虚扶弱，祛邪抗病，需斟酌其宜，适可而止。下品一百二十五种，有毒者多，能祛邪破积，中病即止，不可久服。

针艾：治疗疾病之针刺和艾灸。针灸是一种中国特有的治疗疾病的手段，通过经络、腧穴的传导作用，以及应用一定的操作方法，来治疗全身疾病。包括针法和灸法。针法是以针刺入人体穴位的方法，调整营卫气血，治疗疾病。灸法是用艾绒搓成艾条或艾炷，点燃以温灼穴位，达到温通经脉、调和气血的治疗目的。

（二）疾病治疗失败之关键："神不使"

1. 什么是"神不使"？

神去之而病不愈也。即精神内在消耗，导致疾病不能得到康复。严重的"失神""亡神"导致疾病恶化、死亡。《素问·移精变气论》："得神者昌，失神者亡。"《灵枢·邪客》："心伤则神去，神去则死矣。"

神：神是人体生命活动的主宰及其外在总体表现的统称。如果精气血津液充足，脏腑功能强健，则神旺；精气血津液亏耗，则脏腑功能衰败。中医学将神分为神、魂、魄、意、志，分别归藏于"五神脏"，如《素问·宣明五气》所说："心藏神，肺藏魄，肝藏魂，脾藏意，肾藏志。"

使：使，从也，有运用、使用之意。如《管子·枢言》："天以时使，地以材使，人以德使，鬼神以祥使，禽兽以力使。"

"神不使"本意：精神、意志、思维力量衰败，不可以统帅自身脏腑、气血功能。

"神不使"临床表现：精坏神去，营卫不可复收。精气弛坏，营泣卫除。即精神萎靡、衰败，气血紊乱、亏虚。

"神不使"西医诊断：常见于恶性肿瘤，慢性结缔组织疾病，心、肺、胰、肝、肾脏腑功能衰竭期，脑血管病以及多种疾病终末期。

2."神不使"产生原因

患者：嗜欲无穷，而忧患不止。患者的嗜好和欲望无有穷尽，患者的恐惧和担心从未停止，都在消耗患者有限的精神。这些嗜欲和忧患都源于患者的习气和秉性，包括吃喝穿戴阔、杀盗淫妄酒、贪嗔痴慢疑、怨恨恼怒烦，正是这些损耗着患者的精神。

治疗没能充分调动患者精神、意志，导致患者"精神不进，志意不治"。

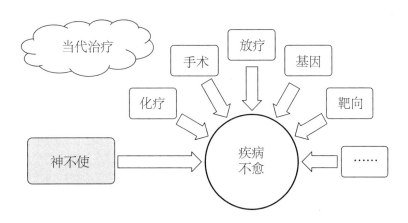

3."神不使"治疗

医生：通过运用"道"（这里指针石、药物等），调精神，治意志。扶助、调动患者精神、意志，使其精神日进，志意调和，促进疾病痊愈。《灵枢·师传》："岐伯曰：人之情，莫不恶死而乐生，告之以其败，语之以其善，导之以其所便，开之以其所苦，虽有无道之人，恶有不听者乎？"

患者：配合医者，结合"儒释道"养生智慧，修补道德，断嗜好、减欲望，安顿身心，明了"仁义礼智信"的人之天性，补养"温良恭俭让"的心中之道理，圆融"勤劳工苦做"的身之情理，必能积功累德，积精全神，使神安体泰。正如《灵枢·天年》所言："失神者死，得神者生也。"

4.“神不使”案例分析

【案例一 林黛玉“执情”导致“神不使”】

黛玉伤神

《红楼梦》第九十六回 瞒消息凤姐设奇谋 泄机关颦儿迷本性

宝玉要与宝钗成亲，黛玉闻丫鬟言语，"如同一个疾雷，心头乱跳""心里竟是油儿酱儿糖儿醋儿倒在一处的一般，甜苦酸咸，竟说不上什么味儿来了""两只脚却像踩着棉花一般，早已软了，只得一步一步慢慢地走将来"。可见这个消息对黛玉的打击之重。

黛玉心死

《红楼梦》第九十七回 林黛玉焚稿断痴情 薛宝钗出闺成大礼

黛玉只作不闻，回手又把那诗稿拿起来，瞧了瞧又撂下了。紫鹃怕她也要烧，连忙将身倚住黛玉，腾出手来拿时，黛玉又早拾起，撂在火上。此时紫鹃却够不着，干急。雪雁正拿进桌子来，看见黛玉一撂，不知何物，赶忙抢时，那纸沾火就着，如何能够少待，早已烘烘的着了。雪雁也顾不得烧手，从火里抓起来撂在地下乱踩，却已烧得所余无几了。那黛玉把眼一闭，往后一仰，几乎不曾把紫鹃压倒。

黛玉身亡

《红楼梦》第九十八回 苦绛珠魂归离恨天 病神瑛泪洒相思地

香魂飞散，病症加重，"却说宝玉成家的那一日，黛玉白日已昏晕过去，却心头口中一丝微气不断……猛听黛玉直声叫道：'宝玉，宝玉，你好……'说到'好'字，便浑身冷汗，不做声了。紫鹃等急忙扶住，那汗愈出，身子便渐渐的冷了。探春李纨叫人乱着拢头穿衣，只见黛玉两眼一翻，呜呼，香魂一缕随风散，愁绪三更入梦遥！"当时黛玉气绝，正是宝玉娶宝钗的这个时辰。

【案例二 袁世凯的“神使”与“神不使”】

“神使”阶段

袁世凯出身底层，尽管创业劳苦奔忙，然身体健康。最后贵为清末头号权臣。1911年辛亥革命后，中华民国成立，合法就任临时大总统，1913年当选中华民国首任大总统。1915年底袁世凯复辟中华帝国，自称皇帝。

“神不使”阶段

1916年（中华民国五年）3月22日，袁世凯被迫取消帝制，恢复"中华民国"年号，5月下旬忧愤成疾。正是嗜欲无穷，而忧患不止，导致"神不使"。

“失神”阶段

1916年6月6日，袁世凯内外交困，身心衰败，终因尿毒症不治而病逝，时年57岁。正如《素问·疏五过论》所论："封君败伤，及欲侯王，故贵脱势，虽不中邪，精神内伤，身必败亡。"

5. 医生建议：调养疾病之关键

第一，精神扶助、调摄是疾病治疗重中之重，不可忽视。

第二，"儒释道"立论以道为重，重在调神。医、患当常留意、学习、应用。

第三，在任何时候，医者、患者家属都要避免伤害患者精神。

第四，患者亦要时时振奋精神，不要轻言放弃，安然虑道养神，静待疾病康复。疾病必然康复！

第三节　情绪管理是康复、保健和养生的重要环节

一、情绪管理是康复的重要环节

我们常说，病需要三分治、七分养。当代人面对疾病时，"三分治"已经发挥到极致，"七分养"有待深入开发。现代医学通过人为、科技的治疗，攻破了一个又一个健康难题，甚至可以说是把科技治疗发挥到了极致。但现代医疗模式下，真正的"七分养"还没有被完全挖掘出来，"养病"还未对健康恢复产生最大效益。如何养病也是一个非常重要的话题。常规养病，我们都知道，加强营养、适宜锻炼、规律作息、乐观心态是关键，但是这其中最为关键之处，乐观心态、积极情绪是重点。常识告诉我们，没有好心情，懒得动、吃不香、睡不着，就算是桌上摆的是山珍海味，入口也是味如嚼蜡。但是如果心情好了，则又是另一番景象，行动有力、吃得香、睡得着，亦可萝卜白菜入口如珍馐，粗茶淡水对饮如佳酿。可见，好心情最为重要。《素问·上古天真论》中讲："志闲而少欲，心安而不惧，形劳而不倦，气从以顺，各从其欲，皆得所愿。故美其食，任其服，乐其俗，高下不相慕，其民故曰朴。是以嗜欲不能劳其目，淫邪不能惑其心，愚智贤不肖不惧于物，故合于道。所以能年皆度百岁而动作不衰。"更是精炼地总结了人们活到 100 岁而不老的要领。"志闲少欲，心安不惧……美其食，任其服，乐其俗，高下不相慕……"这些内容，都是自我情绪管理的精华！

情绪管理是使疾病快速恢复的要诀。早在两千五百多年前，《黄帝内经》就已经很深刻地阐述了人的社会性，《素问·气交变大论》就记录了人们保持健康的条件："夫道者，上知天文，下知地理，中知人事，可以长久。"就是讲人们只有在处理好与天、地、人的关系后，才能保持健康长久。《素问·疏五过论》云："凡诊病者，必问……暴乐暴苦，始乐后苦，皆伤精气……"作为临床医生我们同样发现：相同的病情，相同的治疗方案，其病期的长短与患者心态之间的关系最为紧密。那些经常爱发脾气，情绪不稳定，容易受环境影响的患者，总是来看病，即使治愈后，复发率还是非常高。而那些情绪稳定，思想豁达的患者则完全不一样，为他们治病时发现他们吃点药就好，恢复很快，而且不易反复，最终的寿命也很长。

二、情绪管理是保健的重要环节

潘庆华在《党政论坛》(干部文摘)"哲人长寿的启迪"中讲到，北京大学，有个"长寿系"，意思是那个系里的老师普遍比较长寿。这个系既不在研究疾病的医学部，也不是研究运动的体育系，也不是研究饮食营养的营养系，是哪个呢？答案是研究人事的哲学系。北大哲学系这么多年来的教授里，90岁以上的有十余人，像冯友兰、梁漱溟、张岱年等都是90多岁的高寿。85岁以上者就更多了。那么，为什么哲学系的老师普遍长寿呢？楼宇烈教授分析并提出长寿原因：生理养生节欲，心理养生养情，哲学养生明理。研究哲学可以使人"坦荡荡，看得开"，也就是大家情绪管理做得都很好。这就是情绪管理的好处。

三、情绪管理是养生的重要环节

如何保持身体永远健康？

其实在两千五百多年前的《黄帝内经》里早已给出了答案。《素问·上古天真论》云："是以志闲而少欲，心安而不惧，形劳而不倦，气从以顺，各从其欲，皆得所愿。故美其食，任其服，乐其俗，高下不相慕，其民故曰朴。是以嗜欲不能劳其目，淫邪不能惑其心，愚智贤不肖不惧于物，故合于道。所以能年皆度百岁而动作不衰者，以其德全不危也。"

上古时代，圣人教百姓要规避各种病邪（虚邪贼风），精神保持虚无恬淡，精神内守而不向外耗散（人动怨恨恼怒烦，精神就向外散了），怎么会生病呢？所以要意志悠闲，减少欲望。内心安定从容没有恐惧，形体劳作而不倦怠，气机和顺、自然，满足各自的合理需求和心愿。因此安享其分内的食物，胜任其承担的社会职务，以自己平凡的生活为快乐，各个社会阶层不互相羡慕，这样的百姓就可以称之为朴实。这样大家就不会因为过多嗜好而劳损其眼目，不会因为邪淫之事惑乱其心灵，无论是愚人、智者，贤士、无能者，都不会因为外界事物而恐惧，这种状态符合于道的状态。所以多能活到百岁而保持活力，这是因为道德圆满，所以才会远离危险的疾病啊！

由此我们可以感受到《黄帝内经》的智慧及情绪管理的重要性。这些与我们身心健康息息相关的内容，也与我们的家庭和睦、社会关系和谐以及自我的身心健康成长紧密相连。所以让我们共同与古人对话，学习《黄帝内经》中的情绪管理智慧，成为一个快乐、幸福、长寿的人吧！

中医药的防病养生文化，情绪管理是关键内容。要做好情绪管理，特别要重视以下几点。

（一）加强情绪自我管理，发挥自我主观调节能力

加强情绪管理，需要积极主动参与自我情绪调节。《灵枢·本脏》："志意者，所以御精神，收魂魄，适寒温，和喜怒者也。是故血和则经脉流行，营复阴阳，筋骨劲强，关节清利矣。卫气和则分肉解利，皮肤调柔，腠理致密矣。志意和则精神专直，魂魄不散，悔

怒不起，五脏不受邪矣。"《素问·灵兰秘典论》曰："心者，君主之官也，神明出焉……凡此十二官者，不得相失也。故主明则下安，以此养生则寿，殁世不殆，以为天下则大昌。主不明则十二官危，使道闭塞而不通，形乃大伤，以此养生则殃，以为天下者，其宗大危，戒之戒之！"

（二）加强情绪管理，提高自我社会适应能力

良好的情绪管理能力，能使人更好地适应社会。《素问·气交变大论》："夫道者，上知天文，下知地理，中知人事，可以长久。此之谓也。帝曰：何谓也？岐伯曰：本气位也。位天者，天文也。位地者，地理也。通于人气之变化者，人事也。故太过者先天，不及者后天，所谓治化而人应之也。"我们常说"穷脾气"，就是指在社会生活中情绪管理能力不足，面对复杂的社会环境，不能很好地适应，情绪失控，使我们的言行突破了我们的本意，导致社会关系紧张，社会生存空间受到制约。

（三）加强情绪管理，顺应自然环境

良好的情绪管理能力，使人可以更好地适应自然环境，提高疾病免疫能力。《素问·生气通天论》："黄帝曰：夫自古通天者生之本，本于阴阳。天地之间，六合之内，其气九州九窍、五脏、十二节，皆通乎天气。其生五，其气三，数犯此者，则邪气伤人，此寿命之本也。苍天之气，清净则志意治，顺之则阳气固，虽有贼邪，弗能害也，此因时之序。故圣人传精神，服天气，而通神明……清净则肉腠闭拒，虽有大风苛毒，弗之能害……"《灵枢·本神》："故智者之养生也，必顺四时而适寒暑，和喜怒而安居处，节阴阳而调刚柔，如是则僻邪不至，长生久视。"

（四）加强情绪管理，积极心态是防病治病关键

《素问·经脉别论》："当是之时，勇者气行则已，怯者则着而为病也。"可见积极心态是预防患病的关键。孔子讲："勇者不惧。"积极心态是克服不良情绪的有效武器。苏轼《留侯论》讲："天下有大勇者，卒然临之而不惊，无故加之而不怒。"积极的心理状态，是防病治病的关键。《素问·刺法论》云"正气存内，邪不可干"，《大学》中讲不良情绪扰乱人的积极心态，教人修身以正心："所谓修身在正其心者，身有所忿懥，则不得其正；有所恐惧，则不得其正；有所好乐，则不得其正；有所忧患，则不得其正。"

《道家养生学概要·养心诀要》讲得更为深刻："吾之所谓却病者，欲吾心之不病焉耳。盖人心本自定静，本自泰然，何病之有？惟遇货财则思争夺，遇功名则思挤排，遇势焰则思趋附，遇睚眦则思报复，遇患难则思推避，未遂则心病于患失，已遂则心病于患得，是以外物日攻于心，则内病日入膏肓。虽有外之所养，终不胜其内之所扰……苟欲治病，先治其心。一切荣辱得丧，俱不足为吾心累，即小之而疾病，不以疾病累其心；大之而生死，不以生死累其心。使清明之气，常在吾躬；将见心日以广，体日以胖，不期寿而寿益增，他又何术焉！"

总之，情绪管理是养生的关键环节，可以维护稳定健康，防病祛病于未然。《素问·至真要大论》："夫阴阳之气清净，则生化治，动则苛疾起，此之谓也。"

第四章

情绪管理的内容

不同的情绪，有其各自的正向与负向作用。人体健康，其实就是内在的气血精神平和中正的状态，正如《中庸》论曰："喜怒哀乐之未发，谓之中；发而皆中节，谓之和。中也者，天下之大本也；和也者，天下之达道也。致中和，天地位焉，万物育焉。"中医的"中"，也是指人们的状态中正平和，不偏不倚、不左不右、不上不下、不寒不热、阴阳平和的"中"。使用中医药的目的便是帮助大家调回"中"的状态。而我们常说的"平常心"是"道心"，"道心"就是自然状态，道法自然，自然而然的情绪稳定的健康状态，这样中正平和的状态才能长久。

第一节　喜

一、喜的正向作用

喜，就是高兴，是我们每个人都会有的情绪。一般情况下，喜对人的身体健康所起的正面作用较多。《素问·举痛论》里讲"喜则气和志达，荣卫通利，故气缓矣。"意思就是当人们处在愉快的情绪状态时，气血就会调和通畅，意志就会通达周身。

面对紧张而忙碌的生活，"笑一笑"能化解许多复杂的问题，所以我们在临床的服务性工作中，需要微笑服务。在生活中，我们更是需要常常微笑，即使遇到有人对我们有意见，我们真诚地对他微笑，也能把对方的不满或者愤怒化解到最小。此外，一个微笑常常可以化解紧张和尴尬，缓和沉闷的气氛，促进有效的交流和沟通，这都是微笑的魅力。

我刚结婚的时候，妻子做事不合我的心意，我就会很生气，不给她好脸色，她自然也不会有良性反馈。后来明白微笑的好处之后，即便是在感觉对方错了的时候，或者对方很生气的时候，我也能做到心平气和，给她一个淡淡的微笑，而不是大吵大闹。这样不但自己轻松，她也容易放得下，还能减少冲突，夫妻间渐渐地多了些包容，少了些挑剔，对家庭和睦、儿女健康大有裨益。其实夫妻间没有对错，彼此和睦、相互尊重是最重要的。以前不懂这个道理，为了鸡毛蒜皮的事较劲，费了半天劲，也没有什么收获。相信好多朋友也有这个体验，夫妻俩吵了一辈子，谁也改变不了谁，还是互相尊重好。对方不如意时，给个笑脸，反而能得到对方的理解，达成有效沟通。

我的博士师承导师，首都国医，国家级名老中医姜良铎教授，不但医术高超，在情绪调养方面也很有功夫。有一次在三伏天里，天气特别热，我们跟老师抄方临证，一个同学给患者开电子处方时，少抄了一味药，这个患者可能候诊时等了很久，天气又热，便把这些不满都发泄到这个同学身上了，一直不依不饶地责怪我们。那位同学当时很尴尬，结果姜老很沉着，他不但没有指责那个同学，反而先给患者承认错误，表示给患者添了麻烦，然后回过头笑着跟我们说："确实是我们错了，我们就要承认，然后改过来。"患者的不满一下子就融化了，我们那位同学当时也从愧疚和尴尬中解放出来了，在场的其他同学也齐齐地松了一口气，毕竟谁都有可能出错误。老师的宽容，不但不会放纵我们的大意，还会提醒我们要更加严谨地工作。这些都归功于老师当时很自然的一"笑"，老师的涵养令人敬佩。

中医里有一套情绪管理的方法，"喜怒忧思悲恐惊"这些情绪其实是相生相克，可以相互转化的。我们可以通过这种转化，来调整自己不好的心情。比如说喜，喜克悲，就是说喜悦能够冲淡我们心中的悲伤。历代中医典籍中有不少这样的医案。

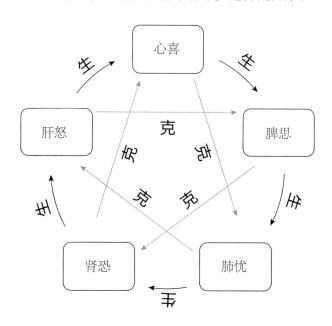

金代名医张从正也非常擅长应用情绪来治病。在其《儒门事亲》载病案：息城司候听说父亲被强盗害死，非常伤心，大哭后就觉得心下疼痛，随后疼痛日增，逐渐形成结块。一个月后结块如倒放在桌子上的杯子，疼痛难忍，多方求治无效，最后请张从正来诊治。张从正问清病因，正好有巫师坐在旁边，就学巫师画符念咒，取笑患者，患者忍不住开怀大笑，过了两天，心下的硬结就渐渐散开，疾病治愈。这是典型的《内经》上"喜胜悲"，用喜悦情绪克制悲忧的案例。

附《儒门事亲·内伤形》原文："息城司候，闻父死于贼，乃大悲，哭之罢，便觉心痛，日增不已，月余成块，状若覆杯，大痛不住，药皆无功，议用燔针炷艾，病人恶之，乃求于戴人。戴人至，适巫者在其傍，乃学巫者，杂以狂言，以谑病者。至是大笑，不忍，回，面向壁，一二日，心下结块皆散。戴人曰：《内经》言忧则气结，喜则百脉舒和。又云喜胜悲。《内经》自有此法治之，不知何用针灸哉？适足增其痛耳。"

有些药方同样也能起到让患者笑的作用。临床中《伤寒论》里的一张方子我们经常用，叫做"桂枝汤"。这个方子就是"调和营卫"，使人"荣卫通利"的，它起的作用跟"笑"差不多。"荣卫"也叫"营卫"，营血和卫气的简称，指的是人体的气和血。生活当中有一些人身上怕冷、怕风，就算大夏天在家里密闭的房间里，身上还要穿着厚厚的衣服，身上出着汗，嘴里还喊着冷。这样的人有一个特征，就是不会笑，表情总是冷冷的。这种状态，中医叫做"荣卫不和"，服用"桂枝汤"加热粥就能解决。

在临床中，我也经常使用这样的治疗方法。有些患者不会笑，心中总是不高兴，对待别人冷冰冰的，所以他们的气血流通不好，大多脸色苍白，缺少光泽。但是服用几服药之后，便不那么怕风了，也会笑了，全身气血通畅，对人充满热情。我们生活中常说"待人要热情，不要冷冰冰的"，但是从中医的角度，热情与否除了与"教养、修养"有关之外，还同他的健康状况有很大的关系。（见本书案例 156）

二、喜的负向作用

中医讲究中正平和，那么过分的喜同样也有负面作用，接下来我们就来详细讨论，高兴过头了会怎么样。

《灵枢·本神》里有这样一句话，"喜乐者，神惮散而不藏。"意思就是当人们欢喜过度之后，他的神就收藏不住，心气就会涣散，精神不能集中。再严重就会神不守舍，甚至神志失常，陷入癫狂。范进中举之后过于高兴，导致心气快速地疏散、涣散，以至于最后他的精神失去了涵养，这个人便失狂了。

在做很重要的事情时，大家一般都会正襟危坐，回避"嬉戏"的状态，保持恭敬、庄重和肃穆，以此来收敛我们的神气，凝练精神，使我们专注于所从事的事情中。这样事情就容易做成。最典型的例子是体育中的举重运动员，他举重的时候，一定是先郑重其事地凝神敛气，绷着嘴，束起气，然后两膀发力，才能举起来。我们搬重物，也需要这样集中力量，如果这时我们看到一件特别好笑的事，或者别人逗我们一笑，这个用力拿起的东西就不一定还能提得住了。一笑，气便随之涣散，力量便无法集中。

所以说，举重要想当冠军，除了要有足够的力气，还要在关键时刻能绷住劲，保证这些能量在需要的时候能被调动起来。有的选手失败之后微笑面对，虽然化解了失败的尴尬，但中医认为他是因为"心气不够集中"，所以最后的力量散掉了。我想他们在比赛前，都曾经举起过，那为什么比赛时有些人成功了，有些人失败了呢？关键在于举起的那一瞬间心灵的力量是否强大。我们中医通过观察运动员的状态，就能理解什么是"喜乐者，神惮散而不藏"了。

喜带来的负面作用，如果程度严重，会给人带来疾病。

"心气实则笑不休"，在临床上，我们把这作为判断患者心气虚实的一个参考。本书前面讲过的那位笑个不停的患者，便是因为"心火旺盛"，才产生了过度的欢喜热情，最直接的影响就是"热扰心神"，表现为心神不宁、心悸难安、睡不着觉。当我们用药物清泻心火后，她就能安神静心，睡得着觉了。

日常生活中，当我们有特别兴奋的事情，我们也会激动不安，辗转反侧，睡不着觉。但是如果这种刺激长期存在，或者这种刺激消失后我们内心仍然不能平静，那么就很容易导致疾病。中医常说"病起于过用"，过度地使用心脏，心脏长期得不到很好的休息，日复一日"心潮澎湃"地工作和妄想，要想四五十年之后心脏依然不病是极为困难的。所以"荣辱不惊"不仅是一种人生态度，也确实是能让我们在纷繁的社会活动中，保持身体健康的方法。

第二节 怒

怒，指愤怒、发怒，是一种负面情绪。当我们的尊严被侵犯了，或当我们的利益受到损害时，便会不由自主地愤怒，俗称"生气了"。生气时身体会发生什么变化呢？中医讲，肝主怒。发怒主要是以肝脏为主导的情绪变化。《素问·举痛论》讲"怒则气上"，发怒会让人体的气血能量向上冲动。

一、怒的正向作用

适度地发怒，可以充分调动人体的气血，完成其在常态下难以完成的事情。古人在方方面面都很会运用人的情绪，其中在作战和治病中的使用较多。

兵法中有"激将法"，就是利用人"怒"的情绪来达到作战利己的效果，也就是古代兵书上所说的"激气""励气"之法。常说"点将不如激将"，激将法用于盟友时，多半是由于盟友共同抗敌的决心不够坚定。《三国演义》第四十三回"诸葛亮舌战群儒，鲁子敬力排众议"和第四十四回"孔明用智激周瑜，孙权决计破曹操"，诸葛亮对东吴用的便是此计。激将法用于敌人时，目的在于激怒敌人，使之丧失理智，做出错误的举措，使己方获得可乘之机。

同时愤怒还可以调动起人的斗志。古代作战时，为了增加战士的勇气和战斗力，常常会于战前饮酒，战时击鼓，以此激起人们的气血，鼓舞战士的勇气，取得战争的胜利。

对于人体，我们可以利用人们发"怒"时调动起来的怒气，来调整人体气血凝结的状态以及其他脏腑的功能，以此来治病。

《三国志·华佗传》中记载了华佗用"怒"来治病的案例。"又有一郡守病，佗以为其人盛怒则差，乃多受其货而不加治，无何弃去，留书骂之。郡守果大怒，令人追捉杀佗。郡守子知之，属使勿逐。守瞋恚既甚，吐黑血数升而愈。"

《续名医类案》载：张子和治一富家妇人，伤思过虑，二年不寐，无药可疗。其夫求张治之，张曰：两手脉俱缓，此脾受之，脾主思故也。乃与其夫约，以怒激之，多取其财，饮酒数日，不处一法而去。妇大怒汗出，是夜困眠。如此者八九日不寤，自是食进脉平。

二、怒的负向作用

肝开窍于目，所以人发怒时多扬眉、立目。没有人吵架时是眯着眼睛的，发怒时气血迅速冲击人体的眼睛，导致眼胀、眼痛，甚至血管充血、破裂。我们追溯患者的情绪状态，大多是属于肝火旺盛的类型，针对这种情况，临床治疗主要选用清肝明目的药物。

颈项部是肝脏疏泄气血的重要通道。发怒时人常常是立起脖子，竖项，脖子完全被怒气充满。没有人低着头或耷拉着脑袋生怒气的。《素问·金匮真言论》里讲："病在肝，俞在颈项"。俞，《说文》："俞，空中木为舟也。"也就是古代人挖空树木做船。这里的"俞"是通假字，通"腧"，意思是气血的通道。当我们生气发怒时，身体的气向上升发，再加上原本的颈部肌肉、筋膜、颈椎姿势问题，颈部经络气血不通畅，气血便阻滞在颈项部。颈项部的僵硬、强直、拘挛，多是肝经气血凝滞所致。因此临床中常见的颈椎病，多采用行气活血、疏肝通络的办法来解决。

肝脏经络直入头脑到达头顶部。《灵枢·经脉》篇讲，肝经"连目系，上出额，与督脉会于巅"，所以我们生气发怒时常说"头脑发热，上头了"。这便是发怒情绪升发起来的气血上头了。气有余就是火，所以会出现眩晕、头痛，还会健忘，也就是我们常说的气迷糊了。正如同《素问·玉机真藏论》所讲："太过则令人善忘，忽忽眩冒而巅疾。"如果气火过盛，进一步影响人体大脑的功能，甚至会出现休克的情况。《素问·生气通天论》："阳气者，大怒则形气绝，而血菀于上，使人薄厥。"临床中我们看到年轻人因突然昏厥而就诊，追溯患者情绪状态，多是遭遇非常愤怒之事，或者素来脾气刚暴生硬，导致气火旺盛，伤及自己头脑神经和血管，导致疾病。我们治疗这类患者常选用清降肝火的药物。

肝主筋膜，其变动在握。我们发怒生气时，常常会两手紧握拳头，气得周身颤抖。因为肝主筋，筋就是指周身的筋膜、肌腱、韧带，是人体关节重要的组成部分。当怒气发动之时，气在筋膜间涌动，就会出现肌肉紧张，周身颤抖，甚至握紧拳头，随时准备攻击。气血柔和，则能濡养筋膜关节，气血刚暴愤怒，则会对肌腱关节产生伤害。

肝在声为呼。我们发怒时，声音便无法平和下来，会大声呼喊，甚至咆哮，声音大到把嗓子喊爆，这便是咽炎的直接诱因，是对于咽喉部使用不当所造成的伤害。

许多疾病的原因，都是在生活中慢慢体验出来的。笔者的孩子很小的时候，都是由爱人在照顾。她自己平日还要上班工作，生活上又没有老人帮助，所以平日时间安排很紧张。小孩子小，又不懂事，做事情磨磨蹭蹭，妈妈的耐心用完了，就只能提高音量，由对话变成呼喊，于是她过几天嗓子就会疼痛。同理，在工作中，我们作为医生，在门诊时会遇到有些患者不太通情理，如果我们没能管住自己，说了几句过头的话，就算没有怎么呼喊，也常常会导致嗓子疼痛。当然，平日心平气和地同患者交流，说上一整天，看上六七十人，嗓子也不会出问题。所以好好说话其实就是爱惜身体的一种体现。

胸部、女性乳腺、胁肋、生殖器官部都是肝脏经络所循行的器官。胸闷，胸痛，喜欢长出气、叹气，经前乳腺胀痛，乳腺出现不同性质的包块，现代医学诊断的乳腺增生、肿瘤、胁肋胀痛、带状疱疹、脂肪肝、胆囊炎、胆结石等，这些疾病都是因肝脏长期过度郁怒所致。人生怒气，又发泄不出来，便全部堵在了身体内部。临床治疗这类疾病通常用疏肝理气、止痛的药，疗效甚佳。

肝脏本脏受伤。临床中常见的病毒性肝炎、肝硬化、肝癌等疾病的患者大都是肝经郁滞、爱发脾气的体质。这类患者通常有一个共性，那就是长期郁闷的心情，压抑的环境，愤怒的人或事，造就了患者肝脏本身的损伤。肝硬化、肝癌患者，多有怒气，甚至疾病后期会导致食管胃底静脉曲张破裂，出现呕血，便血。《素问·举痛论》讲，"怒则气逆，甚则呕血及飧泄，故气上矣。"《三国演义》中，周瑜被诸葛亮气得吐血而亡，这虽是小说虚构情节，但是这个情况就很有可能来源于作者对现实生活素材的真实观察。诸葛亮三气周郎，周瑜作为东吴三军大都督，是一位大将，中医说"肝者，将军之官"，周郎肝胆的气很足，所以他可以统帅三军，不怒自威，可见他的能量非常大。但正是因为能量大，所以说生气后被冲击的力量就大，危害也大。因此最后周瑜第一次被气到吐血，第二次也还能活下来，但是第三次就不行了。（小说中）周瑜心胸不够宽广，体内的经络系统调节气血的作用不够，多余的气血没有及时疏散开，最后呕血而亡。许多肝硬化并发食管胃底静脉曲张的患者，我们在临床中了解到，他们大多数素来脾气刚暴，许多患者最终以食管胃底静脉破裂，消化道大出血，呕血而亡。

总的来说，肝脏是人体调节情绪最为重要的脏器，它可以疏泄人体气血，主怒。人生气与否，其实一看就知道大概。很多患者有时不好意思告诉大夫，说"我的脾气还好，不爱生气"，但是她脸青青的，胁肋疼痛、偏头痛，这些症状早已告诉了大夫实情。所以说面对中医大夫不要说谎，把大夫骗过去了，用的药也就不对症了。

"怒"字，本意描述一股强大的气势，比如怒涛、心花怒放等。人体发怒时，是在肝脏主导下引动气血在身体内部快速、猛烈地升发、冲撞，如同大风一般。描写天气和心情的词语常常是互相关联的。我们常常形容人们的愤怒状态，如怒发冲冠、怒气滔天、雷霆之怒，描述天气则是用狂风暴雨、电闪雷鸣等词语，描述人和描写天常常相互借用词汇，这是因为中医的健康观是天人统一的。肝主怒，中医称发大的怒气为肝风内动。生气时，怒气引动人体气血在体内快速流动、冲撞，像自然界的风一样，在身体内吹动，扰动整个肝脏系统。扬眉、立目、竖项、切齿、面红目赤、额头青筋暴露、口喘粗气，甚至怒吼咆哮、挥臂握拳、肢体颤抖，都被认为是发怒、肝风内动的状态。这时人们会心跳加速，血管充血，血压升高。由于肝的经络循行于人体的头部、胸部、胁肋部、小腹部，所以发怒的时候会导致相应的位置出现疼痛，出现头晕、头胀、头涨，脖子僵硬疼痛，再严重者出现呕吐、腹泻甚至晕倒、休克的现象。有些患者紧急检查 CT，就会发现脑出血了。中医称为中风，现在称为脑卒中。治疗这类疾病大多采用调和肝气的办法，同时告诉这类患者生活中要缓和自己的脾气，以配合治疗达到最好的效果。（见本书案例 034）

由此可见，情绪是双刃剑，既可害生，亦可养生。但前提是我们需要认识、掌握情绪规律，控制、驾驭情绪状态，提升自我修养。以此养生不但可以防病、祛病，还会快乐、长寿。

第三节　思

思，就是思考，思虑。《灵枢·本神》："因志而存变谓之思。"想要为了自己的愿望而做出改变时，就要认真地思考具体的路径。我们俗话说"穷则思变"，思考是我们改变世界、开拓未知的前提。《论语·为政》："学而不思则罔，思而不学则殆。"如果只学习，但不思考，人就容易迷惑、失意，没有把知识消化成自己的智慧；而只是空想，没有学习，人就会变得懒散懈怠，失去人生的目标。那么思考、思虑对我们的身体有什么影响呢？

一、思的正向作用

思对身体有很多益处。《素问·举痛论》："思则心有所存，神有所归……故气结矣。""结"，就是团结的"结"，总思考事情，身体的气机会凝聚在一起，不会散乱遗失。

我的老师讲过一个医案，曾经有一位患者因惊吓导致长期的腹泻，每日要大便六七次，服用许多药物也没有见好。有一天他一个行医的好友听说这个情况，便前来拜访。见面后，知道他酷爱围棋，于是就让家人摆上围棋。两人棋艺相当，在黑白之间相战甚酣，不知不觉一天就过去了，中午都没有吃饭。临近傍晚时分，这位大夫起身告辞，相约来日再搏。患者突然想起来他自己的病苦，忙请医治。经大夫提醒后他才发现，他原来每日要腹泻六七次，但今日不想下了一天棋，竟然一次厕所也没有去。大夫笑答："君疾已愈。"随后又处以健脾小方，略加调理便痊愈了。什么道理呢？中医认为，这位患者的腹泻，是因为受到惊吓后，肾气下泄导致腹泻。那如何治疗这种腹泻呢？中医认为"思胜恐""思则气结"。当人在仔细思考事情的时候，人的气就"有所留结"，这位医生就是巧妙地利用患者喜好下棋，让其沉浸在对弈的思考中，达到"移情"的目的，令其下陷的气机留止住，从而治愈患者的顽固性腹泻。这就是《素问·阴阳应象大论》中"恐伤肾，思胜恐"的具体应用。

我在临床中也遇到过一位 68 岁的老年女性，患顽固性腹泻，每日要大便四五次之多，问其病因，有无受到惊吓，她想了好久，想起来她结婚前，因为她是学日语的，"三反五反"时被误认为日本特务被红卫兵调查，受到极度的惊吓，以至于后来红卫兵一来敲门，她就开始腹痛腹泻，这个病根一直留存至今。我给她开的中药是"生姜泻心汤"，用于调和脾胃，用清心火的中药把患者的心火引下来，再用健脾固气的药把患者的脾气凝聚起来。服药一周后，患者专程前来告知大便次数明显改善。

我上中学期间身体不好，学习成绩一般，不擅长考试。常常在开考前有些紧张、焦虑，大小便便意频，特别是在面对不太擅长的科目时更明显，尤其是英语考试。但是一旦开考，特别是答题思维高度集中时，恐惧就会完全消失，便意也就没有了，答得如意时，还会产生一种欣快感。要是考数、理、化这些我的强项科目，就完全没有这种"下陷"的反应。这便是"有恃无恐"，有充分的准备，自然可以从容应对。恐伤肾，肾气负责管理人的大小便。开考前，紧张和担心的情绪导致大小便便意频，中医称这种状态为"恐则气下"。开考后，精神高度集中，忙于"思"考，思则"气结"，自然"思胜恐"，气就不会下陷了，也就没有便意了。如果考试的科目事先准备充分，考虑周全，则同样是"思胜恐"，自然就不会恐惧担心了。

唱歌可以强化脾气，有益于思考，可以克除恐惧。我上大学本科时，晚自习后回宿舍的路上要经过路灯昏暗的解剖楼，阴森可怕，一个人走过时难免发怵。许多人都会不自觉地哼个曲子，壮壮胆。《素问·阴阳应象大论》："在脏为脾……在声为歌……在志为思……思胜恐。"唱歌可以调动"脾气"，脾在志为思，思可以使气固结，令气不下陷，从而克制人们恐惧的产生。这也解释了为什么口吃的人，唱歌时很连贯、流畅，但是正常表达时却吞吞吐吐。

在这里讲到脾在声为歌，我在门诊还遇到过一位60岁左右的女性患者，她就讲："王大夫，我最近忍不住特别想唱歌，走路时就自己喊上'一二一……'或者唱起革命歌曲了。害怕别人笑话，但怎么样也控制不住。"我跟她说："我们中医有说法，《灵枢·淫邪发梦》讲'脾气盛则梦歌乐'，脾气过盛了，晚上都能让我们做梦唱歌，您白天都想唱，可见脾气很是充盛，才让您失控了。"我当时也没治过这种病，课本上更是没讲过，就记得书上有这么一句话。中医五行观认为肝气可以抑制脾气，正好我们有个成药叫"舒肝片"，就给患者开了两周药。结果两周后患者便告诉我，能管住自己了，没那么想唱了。继续服药两周后便彻底痊愈了。

二、思的负向作用

那过度思虑有什么负向作用呢？

思则气结，一旦思虑过度，气机过度结聚，便会导致身体的气机壅滞而不通畅，就容易影响健康，甚至导致疾病。一些脑力工作人员，相比于体力活动的人员，胃口远不如他们好，就是因为日常思考的事情太多，活动太少，损伤我们的脾胃，削弱我们的消化能力。同时，我们思考时大多采用坐姿，中医认为"久坐伤肉"，脾主肌肉四肢，坐得久，运动少，脾胃功能即受到影响，所以吃饭时吃一点就饱了。中医认为脾胃为后天之本，掌管人体后天营养的摄入、转化和吸收，强调"内伤脾胃，百病由生"。脾胃不好，可以引发诸多疾病，所以我们要重视脾胃的功能。作为情绪养生的内容，我们要处理好"思"，不要思得过度了。并且要常散散步、散散心，活动活动肌肉，放松身心，来调整我们的脾胃功能。谚语"饭后百步走，活到九十九。饭后走百步，到老不进药铺"就是对散步、散心益处的高度总结。

当人们面对困难时，思虑过度，一脸愁容，面色就会偏黄。"思则心有所存，神有所归，故气结。"气结在心下，心下胃脘腹饱胀，便吃不下东西，一吃东西胃脘处就堵塞了。中医称之为"心下痞塞"。痞是由"疒"加"否"而成。而"否"，音 pǐ，本意是不通的意思，上不来，下不去，结在中间；"痞"的意思就是病在"不通"了。在门诊好多患者对我说："王大夫，我这块堵着，搁在这，这一打嗝就好些，不打嗝可难受了，稍微饿着点还好受，吃饱了就更明显，也吃不多，不会是长什么东西了吧？"我就问他，"生气了没有？"有些人思想简单直白，很快便能找到自己所生气的事情，但是有的人却想不起来。针对这些病症，患者能把事情想开，想通，再吃点药，病很快就好了。对于想不起来的患者，单纯吃药依然有作用，只是疗效偏慢，因为他的"精神不进，志意不治"，这种情况下吃些疏肝理气、和胃降逆的药就能改善。

在生活中，爱生闷气的老人非常容易得脾胃病。什么叫生闷气？就是看对方不合自己的心意，例如因为儿媳妇给老人甩脸子，耷拉着脸，或者是儿女对自己说话没有礼貌，作为老人心里不乐，但还不能说、不好说，或者不愿意说，可是自己又放不下，总是处在郁闷的状态。这种情况并没有直接的矛盾冲突发生，但是自己在不断地伤害自己，中医称为情绪内伤。内在气不通畅时，身体最直接的表现就是胃中发堵、胃胀打嗝、嗳气反酸等症状。

在门诊还有许多患者因为"住房"或者因为老人赡养问题相关的矛盾生闷气，同样极其容易得脾胃病。因为在中医理论中，房产、老人五行都属"土"、和脾胃相关。尤其如今北京房价极高，儿女结婚又需要房子，老人想要支持但是又买不起，心中发愁，胃便胀堵（见本书案例041）。还有家里面老人生病，儿女为照顾老人出钱、出物、出力多少而互相比较产生的不满；或者当老人过世后，儿女们为了争夺房产而产生的不满，都会导致疾病（见本书案例053）。一般老人觉得儿女谁不好过，就想多帮扶谁一点，而儿女们却站在自身利益出发，希望老人一律平等；再加上现在的房产太贵重，所以儿女之间便会起纷争。《弟子规》告诫我们"兄弟睦，孝在中，财物轻，怨何生"，把财物看轻，把人情看重，兄弟姐妹才会和睦，大家的身体才能好，否则各个心中不平，都会伤到脾胃。

我们门诊有很多老年患者，几乎每个都有自己非同寻常的故事。有一位80多岁的老太太消化不好来看病。询问之下得知其老伴刚刚病逝不久，老太太有两个女儿，老伴儿生病期间两个女儿都特别尽心尽力地照顾老人。但是老伴的后事才结束，老太太还在悲伤之余，房产处理矛盾就冒出来了。房子实在不好分，老太太也不好拿主意，所以三个当事人，包括老太太、两姐妹，脾胃都病了，而且还伴有失眠。这完全符合中医道理，房产五行属土，脾胃五行也属土，因为房产起纠纷，就伤脾胃土。我便劝她们姐妹两个都吃点亏，"财物轻，怨何生"，化解老人心结，姐妹和睦，老人才能真正放心，轻松地多活些日子。否则老人有不净心事，吃了药也不容易好病，全家人既伤和气还受罪，实在是不值得。她们一家为此纠结了半年多，才决定各退一步，将矛盾处理好，后来身体果然便慢慢也就好起来了。

从这个角度再看中国的传统文化，不得不感慨古人的智慧。他们总结出人生的真谛，告诉我们有人事冲突的时候该如何处理才能活得好。这不是一般的知识，而是生活中实用的道德智慧。

第四节　悲

悲，就是悲伤。我们在什么情况下会悲伤呢？这个字的构造便告诉我们，当我们身心的处境不是我们内心想要的状态时，我们就会悲伤。亲人故去、爱人离去，深秋枯黄的落叶、萧瑟的秋风、惨淡的生机，这些都不是我们内心想要的。物是人非，时过境迁，"非心"，所以悲伤。

一、悲的正向作用

悲则气消。悲可以消气，它不只会消耗我们的正气，使人没有充足的力量，还可以消除我们积压在身体内不良的情绪，缓解压力。站在中医角度，自然地悲伤哭泣还可以发汗退热，是人体自我调整的一种方式。现代研究也认为哭对人的心理、生理方面具有一定程度的保护作用，当人内心极度痛苦时，哭后往往心情变得畅快。因此，如果在遭遇严重精神创伤、陷入忧虑绝望、不吃不睡时，常常会大哭一场。但是如果在该哭时强忍住不哭，则可能对身体有负面影响。美国生物化学家费雷认为人在悲伤时不哭相当于"慢性自杀"，他调查发现，长期不流泪人群的患病概率较流泪者高出一倍。费雷同时指出，男性胃溃疡患者和患有精神分裂症的人群中，长期不哭者占据多数。

因此，合理、可控的悲伤哭泣，客观上对健康是有益的。当我们怒气冲冲地批评犯错误的孩子时，孩子最常规自然的反应就是哭泣。哭也是一种生命运动，哭的时候其实是在调整自己与外界的平衡。《素问·阴阳应象大论》："在脏为肺……在声为哭……在志为忧。"对刚出生的婴儿，第一声哭对他们特别重要，有利于肺部的扩张和膨大。哭一下，肺部便接受了大量的空气，也标志着呼吸系统正式开始工作。有力的哭声就是深呼吸，医生可以通过哭声大小来衡量新生儿的成熟程度，足月产的婴儿哭声洪亮，相反早产儿的哭声很小很弱。除此之外中医对哭还有更深刻的认知。参见第五章第二节"三、哭泣"章节。

二、悲的负向作用

悲，总的来说是一种消极的情绪，对我们身体的能量有耗散的作用。《素问·调经论》讲："悲则气消，消则脉虚空。"

《红楼梦》中有一个富有悲剧性的人物——林黛玉，书中对她的描述为："两弯似蹙非蹙笼烟眉，一双似喜非喜含情目。态生两靥之愁，娇袭一身之病。泪光点点，娇喘微微。闲静似娇花照水，行动如弱柳扶风。心较比干多一窍，病如西子胜三分。"林黛玉便是"多愁善感、多病、身体虚弱、爱哭"的代名词。这是因为她长期陷在悲伤里面，把气伤了，所以身体虚弱，没有分毫力气。长期染病不愈，最后年纪轻轻便香消玉殒，这是对"悲则气消"的生动诠释。

我们再回想一下，人们悲伤时是如何哭泣的？悲伤不同于发怒时"扬眉、立目、竖项"的气机向上向外升发状，而是"蹙眉、合目、垂头"的气机内敛、消散的状态，我们常用的词汇"垂头丧气"就是很形象的描述。

《素问·举痛论》讲："悲则心系急，肺布叶举，而上焦不通。"林黛玉的饰演者陈晓旭长期抑郁寡欢，也是由于这种气机压抑，长期不高兴，气血大量消耗而且不通畅，最终导致乳腺疾病（乳腺生理位置属于中医上焦，肺主气，肺气不畅，上焦不通，结聚为肿瘤）。一旦我们长期陷入持久、强烈的悲伤状态，就会严重损害我们的健康。

不能自控的悲伤是病态。《灵枢·本神》："心气虚则悲"。生活中有好多人总是高兴不起来，一旦有点小事就会伤心，聊着聊着就哭了，中医认为这类患者"心气虚"。我早年在老家治过两例（早年刚本科毕业，找我看病的患者少，所以有充分的时间亲自观察患者服药始末的变化，所以治好后印象特别深；现在每半天接诊四五十位患者，疗效跟踪很难了）。一例是女性，约40余岁，没有任何原因就会突然哭一顿，而且一天好几次，诊断为"癔病"。她自己解释为"中了邪气"，并且自责因为没有尽心为父亲医治疾病，导致父亲病逝，所以是父亲暗中的责罚让她哭泣。中医认为这个病是"脏躁症"加上"心气虚"，治疗使用东汉医圣张仲景的方子"甘麦大枣汤"，仅三味药（大枣、小麦、炙甘草），既便宜，又安全，三天见效，两周痊愈。还有一位老太太也是非常爱哭，怕得偏瘫，怕老了以后儿女不管，结果怕什么来什么，有一天真的动不了了，检查显示为"脑梗死"。我同样使用了"甘麦大枣汤"，约两周时间，肢体运动功能恢复，也不爱哭了。"甘麦大枣汤"是补心气虚的一张很有效的经典名方，药物用的都是食物，非常安全。其中君药小麦的药物归经主要为心经，补养心气不足诸症。

第五节　恐

恐，就是恐惧，担心，害怕。面对有些事情，我们不能把握局面，需要采取一种谨小慎微、小心翼翼的态度，然而过度的谨慎担心就成为恐惧了。《素问·宣明五气》认为，"精气并于肾则恐。"《素问·调经论》云："血有余则怒，不足则恐。"《素问·四时刺逆从论》里提到："血气内却，令人善恐。"总的来说，恐惧为肾志，人气血空虚会产生恐惧。

一、恐的正向作用

（一）适当恐惧、敬畏，小心翼翼地待人接物，可以保护自我，减少伤害

做事时，特别是面对复杂、新鲜或者是陌生的环境和事物时，内心保持有所恐惧、有所敬畏、小心翼翼的状态，就会保护好自我，少一分伤害。《诗经·小雅·小旻》："战战兢兢，如临深渊，如履薄冰。"《素问·宝命全形论》："如临深渊，手如握虎，神无营于众物。""恐"其实就是指我们的气机内敛、谨慎、专注的状态。正常生理情况下的"恐"可以帮助我们"收敛、集中"精气。有了高度集中的精神，我们才可以处理好非常重要而有难度的事情。譬如医生这个职业，承担的是性命相托的责任，特别是外科手术医生和急诊科医生，面对脆弱而精巧的生命，只有常常敬畏，工作时保持"战战兢兢，如临深渊，如履薄冰"的状态，才能最大程度地挽救生命，创造奇迹。

孔子在《论语·季氏篇第十六》说："君子有三畏：畏天命，畏大人，畏圣人之言。小人不知天命而不畏也，狎（轻慢）大人，侮圣人之言。"君子识大体而有畏，小人无知识而无畏。在我们的现实生活中的确是这样，"有所敬畏，则有所规避，实乃保生之要道"。从医学角度来看，每个人都要具有一般的健康常识，敬畏"生命的规律"，才可"保身长全"。就像临床中的高血压、糖尿病患者中，那些无视现代科学研究成果，不敬畏生命珍贵，不控制血糖、血压的人，当并发症出现，大脑出血、心肌梗死或眼睛失明时，就悔之晚矣了。我有个北京亲戚，老太太70多岁，虽然患糖尿病多年，但一直无所禁忌，想吃什么就吃什么，吃饱后困了就睡，既不注意运动，也不规律用药，老伴、孩子说无数遍也听不进去，控制也只是做做样子，真是无所畏惧。直到有一天因为外伤骨折住院，在病房亲眼看到其他患者因为糖尿病导致肢体坏疽要把腿锯掉时，才害怕了，开始自觉地控制饮食，规律用药。所以我们说，有所"敬畏"是对客观的尊重，同时也是对自我生命的爱护。有所"敬畏"，才会敛藏精气，享受智慧人生。

（二）适当恐惧、敬畏可以合理敛藏肾中精气

从中医养生角度来讲，小心谨慎、略有"恐"的生活，对肾脏精气敛藏是有好处的。对藏的描述，在人事中谦虚的"谦"字最为恰当。谦虚不是藏而不用，而是用而不显，敛锋芒、藏精气于内。"谦"本来是周易六十四卦之一，是指"山藏土中"，意为藏而不显。"谦"卦是六十四卦中最好的卦象，若占卜得此卦象，无论如何变动均为吉祥。有精华敛藏于内，内有神机，必长居福地。又曰"木秀于林，风必摧之"，意思是说在一个树林中，如果仅仅有一棵树木出类拔萃，独自高于丛林，外面遭遇劲风，这棵树木就容易遭受摧残。这也从另一个角度告诉我们，不敛藏的后果就是容易遭受到意外伤害。古有三国人物杨修，恃才傲物，丢了性命。近现代，因行事过于恃才自傲而招来牢狱之灾的事例亦不在少数，所以古人有"满招损，谦受益"之告诫。真正学会敛藏，有所敬畏，也是修学的一个境界。

（三）自然界的敛藏

中医认为肾是藏五脏精气的，它的功能在于贮藏。就如大自然在每年寒冷的冬天到来之时，便处于冰封大地、万物闭藏的状态，以孕育来年春天勃勃的生机。冬季，植物会

把所有的营养和信息藏于根茎和种子里面，动物们也都蛰藏在洞穴之中，休养生息，等待春天到来。在一天的黄昏时分，正常生活的人们，阳气也开始敛藏起来，即经言"气门乃闭，暮而收拒"，大家开始下班回家休息。在夜半子时（晚 11 点到凌晨 1 点）前进入睡眠，"营卫之气夜半而大会"，以养足精神，以备明日之需，这些都是"藏"的作用。即《周易》中所谈"潜龙勿用"，实乃君子潜德不彰，韬光养晦之意，可以养精蓄锐，保养肾气。

（四）恐胜喜来治病

同"范进中举"的故事相似，清代《续名医类案》记载：明代农民李大谏，"世为农家"，突然考中了举人，其父闻之，"失声大笑"，笑不合口；第二年春天，李大谏又考中了进士，其父"笑弥甚""历十年"，"遂成痼疾。初犹间发，后宵旦不能休。大谏甚忧之，从容与某太医相商，因得所授。命家人给乃父云：'大谏已殁'"。李父得悉后，十分悲伤，"恸绝几殒，如是者十日，病渐瘳"。接着又寄信告诉李父说："大夫治大谏，绝而复苏"。李父听后，不再悲伤，历时十年的狂笑病，不药而愈。医者知患者因大喜而成痼疾，遂令家人给父云"大谏已殁"；李父因此悲伤欲绝，而病渐瘳，永不发作，为恐胜喜之案例。

中医智慧告诉我们，适度的恐惧、敬畏、谦和的状态可以养肾气，养精华，避灾害，所以我们要合理地驾驭自我情绪，开启从容人生。

二、恐的负向作用

（一）恐伤肾，恐者气下，噩梦纷纭，夜尿频多，二便失调

肾气统师管理大小便，当肾气亏虚时，或者受到过度的恐惧刺激时，肾气失去固摄敛藏，气陷于下，引起二便失禁。《灵枢·本神》云："恐惧而不解则伤精，精伤则骨酸痿厥，精时自下。"我们也常说，人一害怕，大小便就失禁，这其实是一种常见的状态，因为气固摄不住了。例如在考试前，重要的发言、表演、面试前，如果内心没有太多把握，就会常因恐惧而尿意频频。当代社会，大量老年人尿频、大便失禁，特别是在夜间小便频繁，多达每小时一次，还常伴有腰酸腿软，这都是肾气亏虚的表现。这类老人还非常容易担心、害怕，稍微有点事情，便往不好的方面去想。家里面孩子上班或者外出游玩，要是晚回来一会儿，就要打电话催促，担心地睡不着觉，非要等到儿女报平安或者回到家才肯睡觉。可是，躺下后又是思绪万千，尿意频频，常常得不到良好的休息。这都是因为老人肾气不足，过度恐惧，肾失藏精所致。

（二）恐伤肾，骨气虚，下肢痿软无力

肾主骨生髓，过度的恐惧担心，会伤人骨髓，导致骨质疏松、骨关节炎。

儿行千里母担忧。我们在临床中发现，家庭内如果儿女离家外出，求学也好，工作也罢，老人多容易腰腿生病，尤其是膝关节。尽管老人的物质条件丰足，但心里还是会整日为儿女担心：这边孙子生病了，那边小两口闹别扭了，他们在外面能不能好好工作？收入是不是稳定？跟领导和同事关系是否融洽？……这些都关系到老人的内心安定。在北京，好多人的孩子在国外。我问他们想不想孩子？他们回答说："王大夫，我不想儿女，他们

过得比我们好得多，收入比我们多，房子比我们大，我不惦着他们。"我就问他："您腿疼不疼"？他说："我膝关节疼着呢！上下楼很不方便，蹲起也很困难。"再问他："气短不短？睡得好不好？"他回答："晚上睡不着觉。"问他："心脏好不好？"他回答："总气短、憋气，走快了就接不上气。"我便说："您还是惦记孩子，您的这些病，都记录下来您的担心了。"对方仔仔细想想，回答说："也对，是这样的，对孩子不由地还是有些牵挂和担心。再者说，随着一年一年地变老，生病了身边也没有人照顾，不知未来如何安排生活，还是有些担心害怕。"其实古人早就发现这个道理了，如果老人晚年没有儿女照顾，便是"膝下空虚"；如果老人晚年儿孙满堂，便说"膝下承欢"，实乃人之常情。在家庭这个小天地中，人们亲情和血脉之间的联系对人的健康影响非常深刻，因此不由得赞叹古人的整体观，早早便发现了这种内在的密切关联，而且将其融入到我们的生活语言常识之中。

担心恐惧会导致下肢痿软无力。我爱人家的亲戚，快80岁了，住在河北。老人以前身体很好，突然左下肢无力，无法承担躯体的重量，行动极为不便，来京求医。全身上下仔细检查了一遍也没有找到明确原因，都是以前的老病，比如糖尿病、高血压、脑动脉硬化等。检查无果，便想找我看看，吃些中药。下肢无力，腰膝酸软多见于中医肾虚证候，我便问他有无让他特别担心的事情，特别是自己的孩子。他想了想，说是没有。我知道他有两个儿子，大儿子是个很有名气的画家，经济富足，二儿子生活家庭也很幸福，但两个儿子都没有要孩子。询问起病时间，他说有半年多了，我说这半年前和现在有什么不一样的？他小儿子在旁悄悄告诉我说，他哥哥半年前才结束了第二次婚姻。我再仔细同老人对一下时间，他们离婚时，也正是老人得病的时候。时间符合，症状符合，我说这就是原因。谈到这里，老人黯然神伤，叹口气说："的确是很担心大儿子今后的生活，虽说他事业有成，经济富足，但都五十多岁了，落个单身，也没有儿女，作为老人怎会不担心他晚年无依无靠呢？"老人担心孩子，只是自己不自觉而已，这种担心，来自心灵深处，这是人之常情。但常情伤人啊！我给予其补肾养心安神的处方，建议内心放下儿女。随访患者下肢无力略有改善，可见其对儿女的牵挂却依然难舍。

另一位老太太的故事则完全不一样：儿子离婚，媳妇带着孙子走了，老人家却并没有生病。不仅没有心脏病，更没有膝盖的骨关节病，虽然85岁了，依旧是身体矍铄。老人家是中国传统大户人家的子女，爷爷是民族资本家，给国家捐过飞机大炮。老太太本身又是大学教授，内心善良豁达，总爱帮助人，所以没病。不但没有病，而且还很和蔼可亲。老人家想得开，不忧愁担心，一生就是帮助丈夫的事业，照顾其身体，还有自己的一份教授工作，人生很是平淡而又让人羡慕。我在门诊中观察10余年，仅发现此一例儿子生活不顺利，孙子不在身边，老人家却能不病。所以我们要平日提高自我的修养，减少无益的担心和忧虑，保养珍贵的精神。作为老年人，保养好精神，少生病，就是最大程度地帮助儿女，最起码孩子们不用再花费时间来照顾您，陪您看病；再者，有老人在，儿女们就还有个家，心里有个依靠，这是无可替代的。当然，家中老人的健康，离不开儿女的耐心关照和儿女自身稳定幸福的生活。

三、给老人安定的生活可以培补老人肾气

在当今日益严重的老龄化社会，老人越来越多，其晚年生活面临很多困难，特别是空巢老人更是难过。我们作为儿女，要照顾好自己的老人，让老人少生病。古圣先贤在"人情世故"上，给出了一定的建议和规矩，以此避免老人的过度担心。《论语·里仁》："子曰：'父母在，不远游，游必有方。'"《礼记·曲礼上》："凡为人子之礼，冬温而夏清，昏定而晨省。"《弟子规》总结为："出必告，反必面，居有常，业无变。冬则温，夏则清，晨则省，昏则定。"这些经典告诉我们，作为儿女，在父母年迈之时尽量不要长期在外地，不得已时，必须告诉父母去哪里、为什么去、什么时候回来，并安排好父母的衣食起居；在家时，早晨起来向父母问好，晚上回家时告诉父母自己平安回来了；从事的行业不要轻易变动，做事情要有常性……这些都是父母担心之处，也是他们耗散肾气之处。我有个患者是我们本院的同事，患有左膝关节疼。与他聊天时问他为儿子担心什么？他说也没有别的，就是儿子接连换了两个单位，与老板不和，他很是担心。自己帮不上，说孩子还不听，所以膝关节就开始有症状了。由此可见，躯体疾病其实真的同精神有着很深刻的联系。

"昏定"，是古人规定作为晚辈要在黄昏以后给家中老人请安。老人就寝时，儿女照顾老人平安就寝后，才可回去休息。父母还没有睡自己就跑去睡了，这在古时候是不被许可的。这些内容的关键，就是告诉我们做儿女的，要给予父母足够的安全感，减少他们的担心和恐惧。老人们这种担心和恐惧，最根本是由他们肾气亏虚所致。有句谚语"人有十年壮，鬼神不敢撞"，就是讲人在年轻时，肾气足、精神旺、胆子大，什么都敢干，上得刀山、下得火海。但是到了老年以后就不一样了，顾虑多了，担心多了。其最直接的原因就是气血衰，肾气不足，所以他们行事总是很恐惧担心。《素问·方盛衰论》："肾气虚则使人梦见舟船溺人，得其时则梦伏水中，若有畏恐。"意思就是说，肾气虚，即使是做梦，也容易做恐惧的梦。古人叫这种状态为"气壹则动志"，身体状态会产生相应的心理状态。就像在生活中，我们睡前喝水多了，膀胱充盈时，做梦就会四处找厕所；我们带着饥饿睡眠，做梦就会四处寻找食物——大脑会把身体的物理状态变化为一个生动的故事情节来展现。然而，当代社会，传统的大家庭被打散，小的家庭四方分散而居，空巢老人比比皆是，所以老年骨关节病、骨质疏松、前列腺疾病患者很多，无法安稳睡觉的老人更多！因此就需要社会给老人提供安稳的养老氛围，我们作为儿女要最大程度地为老人"昏定"创造条件。从情绪养生的角度来讲，给父母充足的安全感，就相当于给老人补肾气，还避免了寻找专业医生指导是补肾阴还是补肾阳的困扰。

老人自我安定，可以保养肾气。孔圣告诫老人"及其老也，血气既衰，戒之在得"。"得"即孔圣在《论语·阳货》所论："其未得之也，患不得之。既得之，患失之。"就是告诫老年人，在晚年切忌"患得患失"，要以保养精神为重。有所恐惧，则不得其正。

临床中观察到，老人最大的忧患，自觉或是不自觉，都是在儿孙身上。如子女工作是否安顿？收入是否稳定？婚姻是否和睦？身体是否健康？即便这些都好，如果子女没有生

育下一代，老人依然心中难安，担心他的子女晚年没有人照顾。真是可怜天下父母心！老人本心虽是为儿孙好，但是过度恐惧担心，消耗肾气，结果导致身体多病，也反而给儿女增加了照顾负担。因为是心理活动扰乱了人体气机的活动，所以从情绪养生的角度来讲，父母能自我精神安定，就相当于给自己补肾气，提高自我的健康水平，减少儿女对自己的照料。

第六节　惊

惊，是指精神受到突然刺激而紧张不安、手足失措的状态。惊与恐相合，受到突然的恐惧，我们称为惊恐；惊与喜相合，受到突然的喜悦，我们称为惊喜。突然的、强烈的刺激，都可以给人"惊"的状态。比如惊雷、惊涛，大到可以惊天动地，小则可以乱人方寸，惊心动魄。《素问·举痛论》："惊则心无所倚，神无所归，虑无所定，故气乱矣。"

一、惊的正向作用

医学中，用"惊"来治疗疾病的案例不多，只是在膈肌痉挛时，有时会用"惊吓"的办法，给打嗝者一个突然的刺激，来调整患者膈肌的痉挛，十分有效，但儿童、高血压、心脏病患者应慎用。其中的道理，中医认为在于突然的惊吓会使周身的气机有一个整体而快速的反应，从而抑制了膈肌的痉挛。

有些年轻人气血旺盛，面对现在平淡乏味的生活，会看一些惊悚片，制造一些惊扰来调剂一下情绪，刺激一下神经，扰动一下气血，体验一下内在脏腑气机剧烈波动的感觉。当然，这种方式对健康来说，弊多利少，我们还是不太鼓励大家体验。

二、惊的负向作用

当人们受到突然的、剧烈的刺激，这种强烈的刺激就会扰乱人体气血，导致人体的全身气机逆乱，精神不安，惊慌失措，甚至神智错乱，二便失禁，严重的甚至可以引起癫痫。在《黄帝内经》中指出，如果母亲在怀孕时受惊吓，小孩生下来就容易得癫痫症。《素问·奇病论》原文这样讲："帝曰：人生而有病颠疾者，病名曰何？安所得之？岐伯曰：病名为胎病，此得之在母腹中时，其母有所大惊，气上而不下，精气并居，故令子发为颠疾也。"儿科也有惊风一病，常常是感染、外伤等多种因素，导致小儿抽搐、昏迷为主要特征病症，多凶险，故称为惊风。

这就提示我们，母亲在怀孕的时候，要尽可能地避免受大的惊吓，更不要发大的脾气、生大气，这种强烈的刺激对腹中的孩子是很大的不良刺激，很容易导致孩子产后患癫痫病，诸位准妈妈务必留意。

三、惊者平之

受到惊吓，除了用药物调整平复患者的气血以外，古代医家也会通过具体的事件刺激，来使患者逐步耐受和适应惊吓的刺激，这点与现代心理学"暴露疗法"有些相似之处。

金元四大家之一的张从正曾诊治一女性患者，其因一次外出住店，半夜三更遇到一伙强盗抢劫，受到惊吓，从此以后，此女一听见异常的响声，便会昏倒在地。她遍请名医，或重镇安神，或养心宁神，经治一年有余仍不见疗效，后请张从正诊治。张从正细看前医处方，并无发现差错之处，观患者面色未见异常，切其脉象六脉平和。张从正沉思一会儿，便命两名家人抓住患者两只手臂，按坐于高椅之上，然后在她的面前放一张茶几，张从正指着茶几说道："请看这里"。话音刚落，只听"砰"的一声响，那病妇即欲惊倒，张从正说："夫人，你看我用棍子敲打茶几，你有何可怕？"待她心神稍定，又敲打茶几，病妇惊状减轻，反复多次，再敲打茶几时已无反应。然后命人敲打门框，再敲打后窗。病妇情绪稳定，家人笑问从正："先生，你这算什么治病之法？"张从正答道："《内经》云：'惊者平之'。平即平常之意，见怪不怪，习以为常，习惯了自然也就不惊了。让受惊之因如平常一样，何以惊之？"病家闻之称是，医者闻之敬佩。当晚，张从正又命人敲打门窗，彻夜闹腾。从此患者病愈。

宠辱不惊是一种高级的生活境界。《老子·第十三章》："宠辱若惊，贵大患若身。何谓宠辱若惊？宠为上，辱为下，得之若惊，失之若惊，是谓宠辱若惊。"从情绪管理视角来看老子这句话，宠与辱，都会扰乱身体气机，是我们身体的一大隐忧，提醒我们当爱惜自身而不为身外之人事所累。

中医智慧告诉我们，"惊"的状态乱人气血，扰人神志。我们要合理驾驭自我情绪，生活中要经得住风雨，看透人生，做到宠辱不惊，保养好身体和神气，才能拥有从容人生。

第五章

自我情绪管理的方法

第一节　合理控制与忍耐

一、发脾气的诱因

发脾气的诱因大多是我们没有处理好人情和事情，是我们面临困难无从化解时不自觉而无奈的反应。其实，事后想想，坏脾气不但不能帮我们解决问题，还常常会激化矛盾；不仅损耗精力、体力、友谊，还影响健康。与其这样大动干戈，不如把心静下来，仔细寻找问题的解决方法。问题解决了，压在心头的坏心情就会一下子消失。

笔者曾有位博士后患者，长期咳嗽，她的孩子也容易感冒。笔者一听就知道她对家庭生活恼火，婆媳之间有矛盾。患者也毫不否认，她讲结婚产后，婆婆帮其照顾孩子，两人关系痛苦异常，自言"我一想到回家就痛苦，在单位就快乐得多，要不是可怜孩子，真不想过了！"笔者告诉她说："您在单位快乐，您想过是为什么吗？是因为您把工作中的问题处理得好，您为了获取这份快乐，付出了很多时间去学习和实践。不算高中以前的教育，您本科 4 年，研究生 3 年，博士 3 年，博士后 2 年，学习工作中有老师领导的指导、同学同事的帮扶，遇到问题可以查文献，国内、国外的文献都可以借鉴，工作才能保持快乐。而家庭生活呢？婆婆的喜好、婆婆的经历、婆婆的故事一无所知，结婚生子后也没有人指导您该如何与婆婆相处。这些年专注于专业和学习，对同一个屋檐下的丈夫、婆婆，包括自己生的孩子，了解有多少呢？这如同我们做实验不了解设备，干工作不了解环境一样，如何能把事情做好？"其默然点头。努力面对自己的困难，虚心地去请教他人，认真地自我学习，反复地用于实践，一定会把事情做好，做到自己安心而没有脾气。（见本书案例第 002 篇）

前面我们讲了情绪的规律及不良情绪的危害，知道了情绪的爆发需要以健康为代价。但是，心里面装着这些不良情绪是很难受的，我们该如何巧妙智慧地化解这些不良情绪呢？是应该发泄出去，还是忍耐在心里呢？

二、发脾气害自己

生活的经验和临床事例告诉我们，当产生不良情绪时，发泄脾气不但无助于事情的合理解决，还会伤人、伤己。

脾气有多大，病痛便有多痛，所以需要忍耐。临床中我们会看到许多疼痛的患者，包括头痛、胸痛、胃痛、关节痛等。有些患者长得红面怒目，声粗型壮，一看就脾气暴躁；当然也有温文尔雅，言语和善平和的患者。但是只要患者有疼痛的症状，我就会小心地探问患者："您脾气好吗？"患者常常自信地告诉我"还行吧，我感觉自己还好，别人也说我不错。"我便告诉他们说："不对，您身体这样疼痛，按照我的经验和逻辑，您身体多痛，就能说明您曾经的脾气有多大，二者呈正相关。您这个症状告诉我，您的脾气不太好，或者碰到不愉快的事情，导致发大的脾气，才会有此症状。"有些敏感的人，很快就会回忆起自己的不愉快。因为能产生病痛的刺激事件，一般印象都很深刻，尤其近期重大的事件刺激，患者一般都能想起来。但时间太长的病痛，还有老年人，或者多重纠结的人，就不容易想起来痛苦的回忆。

这是什么道理呢？我们常说"气急败坏"，我们观察发脾气时的状态，当事人常常会伴随过于激烈的言语和夸张的动作，会大声地吼叫，会用力地敲打，人体就会调动过多的能量来保持这种状态。患者的血压、心率常常迅速升高，临床中经常见到许多患者暴怒后心跳加速，心率达100次/分钟以上（正常心率60～80次/分钟），血向上涌，导致面红目赤，血压快速升高，达到200/120 mmHg甚至更高（正常血压120/80 mmHg）。血管快速充血，肌肉强烈紧张，神经过度兴奋，代谢水平显著提升，身体的各个器官都处于亢奋、高压状态，很容易导致参与活动的器官用力过度，发生自身损伤，最终产生病痛。强烈的气血冲击脑部神经和血管，使其不堪负荷，导致头晕头痛；全身的血管痉挛、血栓脱落，导致心肌缺血，产生胸闷、心痛甚至心绞痛、心肌梗死。发脾气虽有一时之快，但获得的却是对自己沉重的伤害。

所以《孟子·公孙丑》："持其志，无暴其气。"志，是气的统帅；气，充塞在人体全身。志朝向哪里，气就跟随到哪里。我们一定要坚守这个志，不使自己的气逆乱，不乱发脾气。

三、发脾气伤他人

发脾气不但害己，还会伤人，所以需要忍耐。

一般情况，人常常将坏脾气留给自己亲密的人，认为这样痛快一下无所谓。所以我们看到的多数人，专门针对自己的亲人、朋友、伴侣发脾气。在社会上他们会注意维护自己的社会形象，但在家中却常常无所顾忌，越是亲近的人，脾气越是不能忍耐，所以亲人常常成为其坏脾气的受害者。夫妻之间、父子母女之间，常常会彼此伤害。

对外人发脾气因为会带来不良的后果，所以自己还会有所顾忌，常常会选择忍耐。但偶然不得已之时患者也会爆发，向单位的同事、领导发脾气，将他们完全得罪，自己患病就医。

笔者曾有位老年患者，女性，70多岁了，患脑血管病，偏瘫。她的老伴脾气很好，陪她看病并照料其生活。可是这个老太太，不但自己身体不好，脾气也不好，常常责骂老伴。有一段时间她一直没有来看病，再来时便已经是由保姆陪伴了。她伤心地告诉我，老伴突然病故，自己没办法，只能和保姆凑合了。后来由于老太太脾气不好，好多保姆都干不长，经常需要换保姆，她的病也养不好，服用了大量药物依然疗效缓慢，痛苦异常。

再如冬天流感暴发，许多孩子被感染。通过临床观察被感染的孩子，我们发现，流感病毒感染，除了和气温有关系，还同妈妈的心情有着紧密的联系。如果母亲内心焦躁不安，或单位工作繁忙，事物繁多，或者是辅导孩子学习考试，孩子学习不在状态，孩子与同龄孩子相比又有明显差距等，都会增加母亲的焦虑和孩子的不安，提高孩子染病的概率。

所以我们的情绪需要管理，珍惜身边的人，不要让自己的坏脾气任意、任性地伤害他们。孔子说："己欲达而达人。"将好脾气留给家人、同事，自己的生活工作自然会变得快乐起来。

四、自控是自我情绪管理的起点

以笔者的经验，当我们意识到出现不良情绪后，首先不要跟着这个状态走，要积极地寻求情绪转化的方法。能控制住自我的情绪，则人和、物和，风平浪静。

其次，我们就要积极地寻找可行的办法以及恰当的途径来化解我们的不良情绪。忍耐时，自己还是会难受，也会生病，我们常说"忍字心头一把刀"，所以不光要忍耐，还要会化解。化解才是最高境界，能够释然于是非得失，能够化干戈为玉帛，不但自己不生病，还可提升自我的品性和修为，海阔天空，实为上上选择。

中医认为，百病皆由气来生，过度的情绪导致身体的各种疾病。但是我在临床常听到大家说："大夫，我就是爱生气，管不住自己，怎么办啊？"我一听，就笑着回答说："您换个爱好，好不好？爱生气就要生病，您管不住自己，就会被药物管住，自己管不住自己，健康就交给医生管理了，那多痛苦啊！自己的眼睛气火上攻，红肿睁不开了；自己的嗓子喊哑了，不能正常发声；自己的心脏过度急躁导致焦虑、心悸，睡不着觉；自己的关节肿痛不能行动。没有自律，过度使用自己的身体，那还能不生病？最后没办法只能求助医生和药物。这就如同罪犯一样，管不住自己的行为，犯法后被警察管理，失去了自由。"因此，忍耐是自我健康管理的起点。所以《荀子·修身》云："扁善之度，以治气养生，则后彭祖；以修身自名，则配尧、禹。"可见，管理自身气机的升降开合，管理自己的情绪，是修身的重要内容。

孟子云："故天将降大任于斯人也，必先苦其心志，劳其筋骨，饿其体肤，空乏其身，行拂乱其所为，所以动心忍性，曾益其所不能。"我们应该感谢所面临的多种困难，正是这些困难提供给我们锻炼控制情绪的机会。能自我管理情绪才是真正的修身养性、提高健康水平和治气养生的能力，彻底提升自我。这样不仅身体好，还能做出一番事业。

五、自控是提升自己的开始

我们认为，疾病的发生是由于情绪的失控导致腺体异常分泌、器官过度使用，疾病是一种病态的情绪反应。我们在临床中发现某个特殊体质的患者常常容易患某固定的病种，而且同样的疾病常常反复发作。我们再仔细调查，就会发现同样的人，面对不同的境遇，常常有惯性的情绪应答，从而引起相似的疾病。例如，爱钻牛角尖的人容易偏头痛，爱生闷气的人容易得胃病，上进心太强的人容易心慌心悸，分辨心太多的人容易皮肤过敏等，这些在《灵枢·阴阳二十五人》更是有详细论述。情绪有惯性，我们俗称"气走熟路"，即同样的疾病常常会在一个患者身上反复发生。我们若要打破这种旧的、病态的习惯势力，建立一种健康有序的健康模式，这些真的都需要从自控开始。用我们的意志力来管理、控制情绪，用时间矫正不良的习气，建立新的情绪习惯，最终达到健康状态。《灵枢·本脏》："志意者，所以御精神，收魂魄，适寒温，和喜怒者也……志意和则精神专直，魂魄不散，悔怒不起，五脏不受邪矣。"

六、自控加上时间，才会找到健康

情绪习惯是多年的生活习惯一点点造就的，包括所处时代、家庭背景、父母的行事风格、所接触的教育以及老师和朋友的影响。所以想要去掉不良的习气，建立良好的情绪习惯，需要一定时间的逐步修养，从而形成好的、健康的情绪习惯。比如方言口音要改成标准普通话都需要在合适的语言环境中反复练习，更何况是改变情绪习惯？合理地管理好情绪，就如同锻炼某种运动技能、学习一种语言一样，只有充分认识自身情绪的特征，反复在事上练习，以古圣先贤为榜样，才可对情绪驾驭到炉火纯青的地步。只有经历了时间的考验，才会熟能生巧，炼透人情即是大道。

总之，当我们产生不良情绪后，要明了发泄情绪害己伤人，所以我们要在日常生活中训练自我。忍得住、认得清、涵得住、管得好情绪，做到"持其志，无暴其气"。当然，有了不良情绪后，单纯地、一味地忍耐，并不是最终解决问题的方法，只有巧妙地化解才是最佳选择。

《论语》："颜渊问仁。子曰：'克己复礼为仁。一日克己复礼，天下归仁焉！为仁由己，而由人乎哉？'"我们学习情绪管理的最终目的，就是克己复礼，恢复自我的自然本性，使自己身体更为健康，使自己更像可爱的自己，外在人格和内在人格趋向完美！

第二节　自我疏导与转移

一、倾诉

针对内心的不良情绪，倾诉是最有效的途径，也是最为常用的疏解情绪方式。言为心声，因某人、某事产生的纠结或者不满，当遇到合理的倾诉环境和对象时，能淋漓透彻地吐露心声，就会将积累在心中的不满有效地释放。许多患者来看医生，不是为了诊断和治疗疾病，而是想同大夫聊一聊心事。笔者认识一位老患者，快80岁了，老伴故去，又找了个后老伴，但有些事不方便与后老伴和儿女讲，同事同学邻里也不好说，每次来就把她最近办的几件大事给笔者讲讲。"最近把家中大一点的老房子卖了，换了个小点的房子自己住，剩下的钱自己留些养老，再计划给儿女一部分……"老人说完，取点常用的药，就会心满意足地回家。她自己讲，每次来这里，回去心里就会安稳好长时间。《灵枢·九针论》："五脏气……肝主语。"患者遇到信任的医生，常常病不忌医，一吐心声，精神便会非常轻松，病也会因此容易康复。医生要想得到好的疗效，患者要想快速康复，医患间的信任和合理有效的沟通显得尤为重要。临床中，甲状腺结节、肿瘤患者，乳腺增生患者，肝内结节、肿瘤患者，多是因为缺失对不良情绪的有效倾诉，长期积累的不满，阻碍气血运行，产生瘀血痰核所致。

家中夫妻过日子也是这样。我的妻子在单位碰到不愉快的事情，回家常常会给我叨叨，这时我常常会耐下心来，听对方讲讲，有时都不需要指点和评论，耐心认真地听，她说完就很开心了，还会继续干家务。偶尔我不在状态，她说两句就烦躁地堵住了她，那她就会更不在状态，过后甚至会找个理由对我或者对孩子发火，用一种不愉快的方式把她的不良情绪发泄出来。所以许多丈夫遭遇妻子的无名火，常常还莫名其妙地责怪妻子，殊不知客观上是他日常没做好对方的情绪疏导，没有做好防火灭火工作，没有防患于未然。妻子现在的无理取闹，源于前期不良情绪没有得到释放，内心日积月累之下的恼火，一旦遇到导火索便会对外宣泄。

孔子称赞颜回"不迁怒"，其实是一种很高的修养。"迁怒"，即把对甲的怒气发到乙身上，或自己不如意时跟无关的他人生气。例如我们生活中常常会把在单位的不高兴带回家，也会把家中的不快乐带到单位中，这都是迁怒。"迁怒"的物质基础，就是内在的不良情绪没有化解，就如戴着有色的眼镜，看到的都是有色的世界。带着不良情绪面对新境遇，便常常会用病态情绪处理。当然，如果带着愉悦的情绪，即便碰到些小郁闷，也无法阻滞住自己的快乐和健康。

临床中我还观察到好多心悸失眠的女性，舌尖红红的，常常有夫妻沟通不佳的情况。这类心悸失眠的女性患者，常常认为丈夫不关心、不理解自己，十分苦闷。还记得我刚刚毕业时诊治的一个心悸失眠的患者就是这样。她与第一任丈夫很和睦，育有2女，结果天有不测风云，丈夫车祸突然离去。为了生活，她又找了一位丈夫，但是这个丈夫，患者自己讲，既不通人情、又懒惰，整日混日子，两个人都没有正常交流。她长期郁闷，慢慢就病倒了，长期心悸、失眠、焦躁。我通过使用黄连阿胶鸡子黄汤，清心火，补肾水，解决了她的问题。这是什么道理呢？中医认为，女为阴，男为阳，男女不和，就会导致患者体内的阴阳失去平衡，气血失和，导致女性出现阴血虚而心火旺。外在表现就会出现烦躁、腰痛、心悸、失眠等躯体症状。

当然，过度地倾诉自己的心灵垃圾，也是对倾听者的伤害。我们需要把自己的垃圾做一下简单的分类和加工，寻找合适的机会、合适的环境、合适的对象，采用恰当的方式倾诉。

二、优雅的艺术化表达

如何处理自己的情绪垃圾，变废为宝呢？我们这个社会，有一些聪明而智慧的艺术家，他们把自己人生经历的情绪通过艺术的方式倾诉出来，记录下来，并且用一种优雅、美妙的方式表达出来，其精华甚者千古流传，与芸芸众生分享着他们丰富的情绪。例如南唐后主李煜的《虞美人》："春花秋月何时了，往事知多少……问君能有几多愁，恰似一江春水向东流。"曹雪芹先生的《红楼梦》："满纸荒唐言，一把辛酸泪。都云作者痴，谁解其中味？"他们与多少生命过客分享着他们的忧愁，使大家有机会作为旁观者，客观地看到他人的人情世故，以此反观自心，调整自我。优秀的艺术作品，小说、散文、诗歌、绘画，都是作者内心真实情绪的艺术倾诉。只是他们用自己的艺术方式智慧地表达了出来，以此感染、熏陶、启迪并且影响着我们。

三、哭泣

（一）哭泣是一种消除压抑、疏泄不良情绪非常有效的行为

针对内心的不良情绪，哭泣常常见效来得最快。当我们受到委屈或是伤害时，哭泣是一种消除压抑、疏泄不良情绪非常有效的行为。

婴幼儿、儿童在社交活动中会经常应用这种自然的方式疏解自我的不愉快，所以生命力旺盛。我们成年人由于顾及自己的形象和尊严，很少有合适的理由、机会或者环境来痛痛快快地哭，不良情绪难以疏解，因此抑制了自我生命力，甚至导致疾病。许多患者通过中医问诊，触动了其压抑多年的伤痛，便不自觉地哭泣，吐露心中的烦恼，释放自身的不良情绪，再配合应用相应的药物或者针灸治疗，就可以产生意想不到的疗效。我曾经遇到过一位患者，约50岁上下，她在门诊诊治过程中不由自主地哭了起来。由于我们门诊时间比较紧凑，后面还有许多患者排队，只好建议患者回家继续哭，疏解情绪。这位患者哭完后感觉身体的确舒服些，但是却不能再找到一个可以哭的地方。回家哭，怕先生不理解；回父母家哭，怕吓着父母；回单位哭，同事之间又没有可交心的朋友，最后租了一个宾馆的钟点房，这下可以放声大哭了，结果还没有哭两分钟，隔壁就有人敲门来了，说"大姐，我们是生意人，图个吉利，您哭得这么痛苦，我们能帮助您什么吗？"这位患者便马上草草收回泪水，哪里好意思再哭下去呢？所以我们现代人要痛快地哭上一场，要同时有环境、人和心情的配合，真的是很难！《灵枢·淫邪发梦》："肺气盛则梦恐惧、哭泣、飞扬。"也就是说有的人甚至在睡眠时，如果肺气郁滞，都会做梦哭泣，通过这种方式来完成自我调整。那想哭有泪却没理由怎么办？我给大家个建议，我们可以借题发挥。比如去找个相对私密的空间去看个悲情的、敏感的电影、电视、戏剧，或者音乐会，找个和主人公有着类似遭遇或者情怀的主题，就可以借着主人公的悲欢离合，放开地、尽情地宣散

自己的情绪，哭个痛快。当然，如果处在公共环境，可以只流泪，不哭出声，这样同样可以有效地放松自己的精神。正如《素问·解精微论》所讲："夫水之精为志，火之精为神，水火相感，神志俱悲，是以目之水生也。"故谚言曰："心悲名曰志悲。志与心精，共凑于目也。"

（二）哭可以开宣肺气，解表退热

我自己的孩子小时候经常发热，我记得第一次是 1 岁左右，由于没有应对孩子生病的经验，就把孩子抱到医院儿科检查。当时孩子被诊断为婴幼儿急疹，重点是休息，多饮水，38.5℃ 以上用退热药，开了"泰诺林"退热，孩子一两天汗出疹退热消就好了。我发现这同我们中医退热解表是一个道理，第二次孩子再发热，看到孩子身上热热的，没有汗，有了上次的经验，这次便没用泰诺林。我给孩子开了点小中药，基本就四味药，麻杏石甘汤。量很少，孩子微微出出汗，一两天也就好了。第三次发热是在晚上，当时家里也没药，孩子发热时就是睡觉，醒了喝水，喝完再睡。有了前两次的经验，这次胆子便大了些，对孩子没有进行太多的干预。结果睡到半夜孩子热醒了，便开始哭，体温 39℃多，当时感觉不太踏实，准备使用退热药物。结果孩子开始大哭，头部、身上出了一身汗，热也退了些。这与使用中药宣肺解表、发汗退热的效果相同，中医讲哭可以开宣肺气，于是决定继续观察，先不干预。后来又给他喝了些水，孩子就又睡了，夜间醒了两次，"哭，喝水，睡觉"三者循环。结果孩子第二天就痊愈了，能吃能玩，就这样，发热被孩子自己哭好了。

孩子今年 10 岁半，偶尔也有发热、咳嗽。每次发热时不用退热药和抗生素，如果温度降不下来，便用点中药清肺发汗，自己也就好了。后来与国外留学回来的朋友聊天时了解到，在国外，小孩发热也很少用抗生素，大部分情况是休息、饮水以及安心等待。我接触的很多朋友出国后很不适应，每次出国前都要来医院备些抗生素以备不时之需。因为在国外购买抗生素程序比较复杂，孩子一旦发热，全家人都会陷入焦虑中，提心吊胆。而在国内，孩子稍微有些发热、咳嗽就会来医院，而且口服药或肌内注射药对焦虑的家长来说，效果依旧不够快，只有输液才足够高效。因此在北京儿童医院和首都儿科研究所，无论是雨天雪夜，哪怕是夜里一两点钟，依然是车水马龙，人声鼎沸，患儿之多可想而知。我常常庆幸自己有些中医知识，孩子生病时全家能平静地待在家里，等待孩子康复。减少了去医院就诊时复杂和焦虑的过程——路上堵车、找车位停车、挂号排队、等待就诊、就诊、排队取药、打针或输液，以及辗转徘徊于医院窗口与走廊之间的劳顿。

（三）孩子该哭时不哭会生病

几年前我有一位快 80 岁的亲戚，她跟我讲到，她有个 30 岁的孙子，离婚后又续娶孙媳妇。前妻留有一个 5 岁的孩子，她特别喜欢。可是这个后妈却不尽如人意，孩子受委屈后哭，这个后妈就凶凶地对孩子说"不许哭！"老人说："孩子害怕，把孩子都憋坏了，憋着喘气，脸涨涨的，生生地把眼泪压回去，可把我心疼坏了。"我说那孩子肯定总爱发热咳嗽吧，她说"对！孩子总病！"这其中的缘由便是因为在自然状态下，孩子受到委屈后哭一哭，肺气得到宣发肃降，气就消了，这属于自然反应，是一个自我调节的过程。但是孩子要哭却被拦住，没哭出来，肺气郁闭，孩子怎能不病？甚至我们成年人里，有很多人四肢胀胀的、头面肿肿的，我们中医称之为"风水"，就是肺气郁闭、代谢失常所致。临床中常用"越婢加术汤"或"麻黄甘草汤"以宣肺利水，效果非常好。其间道理，我想可能是因为成年人无法像小孩子一样肆无忌惮地哭泣，既没有合适的环境，而且还爱惜面子，所以经常处于一种压抑自己的状态，殊不知其实合理哭泣对人的健康大有裨益。

（四）合理哭泣可以祛病消肿

多年以前，我的一个老朋友肝硬化发展为肝癌腹水。胸腔积液、腹水都非常多，当时医院都下了病危通知，家属也在准备后事。我专程从北京回老家看望他，为他开中药，并好言劝慰。他特别感动，两口子大哭一场，感叹人生，哭完以后吃了些《伤寒论》中的"五苓散"。三剂药后，朋友的胸水、腹水竟全消了，活着走出了医院。医院和家属都非常惊讶，"五苓散"仅仅只有五味药，而且量还不大，虽有"通阳利水"的功效，但能在短时间内把肝硬化、肝癌后胸水、腹水全消了，我都有些吃惊。临床中肝硬化、肝癌后胸水、腹水是抽也抽不干净的，想消也很困难。我在事后回顾中想到，其中的关键可能是他们夫妻二人的哭泣，哭可以开宣肺气，中医称为"开鬼门，洁净府"，再加上药物助力，方有如此神效。但是不幸的是患者半年后还是去世了，因为他所处的环境难顺其心。他在工作中处于领导地位，面对工作和家庭中的不如意还是要生气。此外他经历了太多"忿懥、恐惧、好乐、忧患"的事情，仅凭他哭那么一小会儿，对病势的扭转很难起到作用。要知道没病的人出嫁还要哭七天七夜（后文介绍张家界民俗之哭嫁），所以他好得不彻底。其实不仅仅是他一人，在临床上，长期吃药却不容易好的患者很多情况并不是病情重，而多是"习气重"——长期陷于"不良习气"的环境之中，心随境转。所以在平时我们要注重身心修养，放下脾气，客观地面对境遇。只有提前修练好自己的心，才能在有非常之事、非常之病时，从容应对，化险为夷，境随心转。

当然，面对不如意事时，谁都会不开心。但是在处于不如意的境界时还能看得开，这才是功夫。"忿懥、恐惧、好乐、忧患"对于客观境遇不但没有分毫利益，而且还有可能为今后种下病因，更严重的还会直接影响自身生命存亡。所以古人的文化以及让我们放下、知足的思想，其中的核心是针对"性命"的学问，是让我们活得更健康、快乐、幸福的功夫。看到我们的祖先有如此智慧，不禁让我们感慨能做中国人，学习中国文化是多么的幸福。

前文提到了"开鬼门，洁净府"，此法出自《素问·汤液醪醴论》。"鬼"通"魄"，"鬼门"即指体表的汗毛孔，"开鬼门"即是发汗的意思。在宣肺发汗的过程中（即宣发肺气），通过皮毛使汗从皮肤而出。"净府"是指膀胱，"洁净府"即是利小便的意思。用发汗和利小便的方法，开汗孔，泻膀胱，使阴精归于平复，五脏阳气输布，以疏通五脏郁积。我们临床常用的代表方是《伤寒杂病论》中的"越婢汤"，宣肺利水治疗水肿，中医人形象地将其比喻为"提壶揭盖"法，通过开宣肺气，达到通利小便，利水消肿的效果。

这张方子临床如果运用得当，患者身体多余的水分便会从"汗、小便"的途径迅速排出，达到"开鬼门，洁净府"的作用，水肿迅速消退。中医认为"病入之门，亦是其出之户。"《素问·汤液醪醴论》记载："夫病之始生也，极微极精，必先入结于皮肤。"可知疾病多是先从皮毛腠理所得，所以从皮肤发汗排病是祛病的一个重要渠道。如若能像孩子一样自然调节情绪，或者适当释放过多的压抑情绪，适当畅快地哭泣，令全身汗、涕、泣俱出，实为输布阳气、平散阴精、疏散郁结、利水消肿之妙法。

（五）哭泣可以缓解疼痛

疼痛，中医认为"痛不通，气血壅"，气血流通，百病不生。因为哭可以"开鬼门，洁净府"，宣畅气血，消除多余壅阻的气血，所以适当地哭泣也可以缓解疼痛。我们同样可以观察到孩子在受到伤害后，会首先选择哭泣来缓解疼痛。

我遇到一名患者，30岁不到，正在攻读博士学位。她一次因下腹部剧烈疼痛住在我们医院外科，当时疼得非常剧烈，每日需要打度冷丁（哌替啶）止痛。外科为其做了各种检查，包括 CT、磁共振成像，还请了妇科会诊，最后甚至做了开腹探查，前后10余日也未找到明确原因。她朋友是北京大学医学部的学生，本科时听过我讲的中医课，于是向她推荐我，遂开了中医会诊。我一看她气色，面色青黄，脉弦紧，舌暗紫、苔白腻，心腹疼痛，知道同她的情绪有关，中医称为"肝气郁滞"，就问她是不是有不高兴的事情。她想了想说"有"。她们搞学术研究，一开始导师让她写文章发表，可是后来导师却让另一位同学发表了。她很不高兴，但是不好意思说，只能在心里生气，有所忿懑。心中想不通，身子就病了。我们常说"不通则痛"，思想不通，就会导致躯体的"气血不通"。许多类风湿、乳腺增生、偏头痛、肋间神经疼痛的患者们也常说"心情好，疼痛就轻"，也是这个道理。我给她讲道理："导师有自己的安排，您不能太任性。发脾气最后导致自己身体生病，您母亲都70多岁了，您住那么长时间医院，老人除去要照顾您吃喝拉撒，还整日为您担心，四处会诊检查也没结果，您为了自己个人的一点得失，伤了自己身体。古人说'身体发肤，受之父母，不敢毁伤'，这多伤老人的心啊！父母养您这么多年，没享到您的福，您却为了自己那点小事情，把身子弄坏了，让老人担心。老人吃不香，睡不着，您是不是对不起老人？等会儿您妈妈回来后，您得好好给妈妈认个错，最好能哭哭，消消气，这样好得快。"3日后，她就出院了，肚子也不疼了，出院后来门诊复诊。她还是很聪明的，我会诊走后当日就同老母亲认错，哭了一大场，加上吃中药，很快就不疼了，就是身上没有力气。一是哭后气消了，没有气力；二是《素问·宣明五气》认为"久卧伤气"，她住院躺了10多天，肯定没有力量。于是再用点补气活血理气的药为其善后。一个月后我在医院做讲座时碰到她，她同我说她身体好了，还说做开腹探查的病理结果显示肝脏有些炎症表现。我事后总结发现，她的病能好得如此快，关键还是她能悔过痛哭，悲则气消。但患者认为这是药物的作用，笔者认为虽然药物起很大作用，但自我调整也非常重要，她哭泣的过程以及自己不再生气，对治疗快速起效起着关键作用。（见本书案例第 061 篇）

还有一位 50 余岁的类风湿关节炎患者，她在患病最重的阶段，四肢关节胀痛，完全不可以碰触，需要每日先痛快地哭一次来缓解关节的胀痛，哭完后才能做家务。后来在风湿科用药物控制症状后才得以结束这种局面。可见，"哭"是面对疾病时，无奈的我们进行自我调整、缓解疼痛的一剂良方。当然，这对气血旺盛、正气足，邪气亦足的患者最为适用，我们中医治疗关节疼痛的经典方"麻杏薏甘汤""麻黄加术汤"都是发汗解表化湿的药方，与哭的状态非常相似，患者通过吃药，"开肺气，散湿阻"，关节便不会痛了，自然不需要再哭泣了。

（六）阶段性地哭，可以释放以往的不良情绪，改善新生活的质量

我曾去湖南张家界旅游，听导游介绍当地土家人有一种习俗，叫"哭嫁"，还有相关的节目表演。据说当地姑娘出嫁前，要哭得动听、哭得感人才能嫁人。哭得好，受人赞叹，一生荣耀；哭得不好，就被人耻笑，甚至一辈子抬不起来头；不哭的姑娘，甚至不允许出嫁。还有《训女哭嫁》《闺声哭》《娘训女》《嫂妹哭》《哭爹妈》《哭哥嫂》等情节，什么都要哭一遍。我学完中医以后，才明白个中道理。

每个人在其成长的过程中，都会生好多气。出嫁是开启新生活，不能把以前的"气"和不良情绪带到新的家庭里，所以在出嫁之前要把它哭出来、诉说出来，清理掉心里面的不愉快。因为这些负面情绪是对健康的不良刺激，所以需要及时清理。又因为这些不良情绪都是在成长过程中所接触的人和事中产生的，所以"哭"其实是这个族中有智慧的人设计好的，她们不是盲目地哭，而是要按照古训来全面而科学地哭，还要依照固定的训词所引导。如《训女哭嫁》《闺声哭》《娘训女》《嫂妹哭》《哭爹妈》《哭哥嫂》等，就像出嫁前的功课一样，来清理其"人事"上的不悦。

以下节录其中一段，与大家共品，还是很有味道的：

"月亮弯弯照华堂，女儿开言叫爹娘。

父母养儿空指望，如似南柯梦一场。

一尺五寸把儿养，移干就湿苦非常。

……

劳心费力成虚恍，枉自爹娘苦一场。"

生养过孩子的人看了之后往往会觉得眼睛酸溜溜的，女儿出嫁之前需要明白父母将自己养大成人的艰辛。"不养儿不知报母恩""劳心费力成虚恍，枉自爹娘苦一场"，这样哭，就是让新娘们从内心升起感恩心，感恩爹妈的付出，体谅父母的不易，常思报答老人养育之恩。用这样的心去生活、去孕育孩子，孩子一定乖巧孝顺。这样哭的过程其实是生动的集中婚前自我清理、教育的过程，消除以前同他人建立的宿怨和隔阂，学习处理生活矛盾的正确观念，建立正确的家庭观，为以后独立经营自己的小家庭做幸福路上的铺垫。

（七）学会哭，学会释放

适当的悲伤是很有意义的。当今社会发展太快了，大家的压力都非常大。在家庭和社会生活中，哭的作用很大，所以我们要学会哭。成年人可能好久都没有哭过了，找不到哭的环境和理由。在老人、伴侣、孩子面前都不能哭，在朋友面前、师长面前也没有机会，只能自己忍着。其实好多人的情绪都需要释放一下，我在门诊时，有些患者说到痛心处，情不自禁地就哭了。我知道其中的道理，便为患者进行情绪疏导，再辅以药物，病情就会显著好转。人一旦认识到自己的过错，就不会一味地生气了，再能哭一哭，气就消了。正所谓悲则气消，就如同吃逍遥丸和血府逐瘀汤，利用情绪疏通、宣散气血，再配合药物，病情自然康复快。

哭，需要营造悲伤的环境。看个悲剧电影、话剧、小说，欣赏一些悲情的歌曲，不妨随着主人公悲情一把，借助对方的情节和氛围，尽情地清理自我的不良情绪。参加演唱会，观看体育赛事，把自己投入到现场中，尽情释放压力、宣畅不良情绪也是很好的选择。

四、运动

针对内心的不良情绪，运动是较好的化解方法。

通过运动骨骼和肌肉，可以明显促进代谢，使五脏六腑、气血津液、肌肉腺体都有一个调整的过程。国外研究同样发现运动可以缓解和治疗抑郁。我有位患者讲述她平时每天坚持跑步，身体没有任何状况，但是这阵子懒了下来，月经前就会出现乳腺胀痛，人也容易急躁易怒。她说得对，运动具有与吃药类似的作用，可以畅通气血。当然运动带来的效果是全面的，既可以放松心灵、开宣肺气、舒畅肝气、通调胃肠、振奋肾气，还可以宣畅汗液、流通气血，可谓益处多多。《素问·异法方宜论》："其民食杂而不劳，故其病多痿厥寒热，其治宜导引按跷，故导引按跷者，亦从中央出也。"当代人"食杂而不劳"的很多，大多身体乏力、寒热不均，对于这些怕冷怕热、自主神经紊乱的患者，运动是很适宜的方法。我们在临床常对患者讲："吃药可以祛病，锻炼可以强身。"锻炼不是为了给别人看，更不是为了竞技、表演、格斗，而是运用专业的、为健康而设计的锻炼方法，为了自身健康而锻炼。西方有瑜伽，我们中国的国粹有太极拳、五禽戏、八段锦、形神庄等诸多导引吐纳的方法，皆是专业养生功法，对于自身健康甚有裨益。

五、转换环境

转换环境对化解不良情绪非常有效。

我们常说"眼不见，心不烦。"境遇对我们的心情有着很大的影响。如果我们总是走不出来，情绪一直不愉快，甚至难以继续正常地工作和生活，我们不妨暂且放下当下，改变时间、空间、人物，约上自己喜欢的人，来一个怡人的旅游。外界环境变化了，内在的心情就容易得到转化。有位智者说过"在家中的病，外出容易养；在外面的病，回家容易养"，就是这个道理。因为个人的心理很难超脱环境的束缚，在生病时更是困难，因此适时地换一换环境，随着时间、空间、人物的转换，心境就常常能很快地修复。最忌讳的就是自我封闭、一意孤行，最益不过敞开心扉，把自己置身于良师益友、青山碧水之间，何患不除？

总之，当我们有了不良情绪，要能认得清，管得住，不使其爆发，积极地选择一种或者多种健康的、艺术的、无害的方式，合理地使自己的不良情绪得以疏导、疏泄，有效地化解内在纠结的气血和思想。这样一来，既丰富了我们的阅历，又提升了健康，同时还化解了危机，解除了病痛，可谓妙哉！

第三节　安然承受与化解

在临床中，许多患者，已经明了情绪是百病之源，日常生活尽可能地省察自我不良情绪，发现并且努力忍耐，然后想办法排解，或是找朋友倾诉、哭泣、运动、转移情感。经历如此过程，多数患者的不良情绪得到了不同程度的疏解。但是，现实中依然还有一部分患者，心头始终根结着顽固的不良情绪，或再次遭遇不良事件刺激、再次遭遇意外人士的抱怨，激荡起心中的不满，使不良情绪解不开、躲不过、疏不通、挥不去，疾病难能根除。怎么办？其实解铃还须系铃人，要想彻底降服心魔，除了行动上要有改变，最关键的还需要有理性思考的心法。不要回避烦恼，定下心智，详品这些烦恼的源头，运用智慧，改变思想，化解不良情绪。

一、找到万事万物的好处

心中烦恼，是被好坏拨弄了。如果始终能找到万事万物的好处，如医采药、蜂采蜜一般，发现万事万物的好，烦恼就会消散，内心就会乐起来。事情都有好处，要能从不好中找到好处，从反面找到好处，才算有道。

（一）找到生病的好处

生病都是苦的，只有体验了疾病的痛苦，才会真正珍惜平凡的健康。默默无闻的心脏，只有在紊乱时才会发现平稳规律的跳动是多么重要；从来不发表意见的肺脏，一旦因不满而整夜咳嗽起来，才知道以前无声的呼吸多么幸福；当眼睛看不到物体，耳朵听不到声音，胃吃不下食物……这是多么严重的疾病，这会多么苦恼啊！只有生过病，失去部分健康的患者，才会懂得珍惜五脏六腑、四肢百骸、五官九窍正常而平淡的运作。庆幸吧！珍惜并快乐地享受它们默默带给我们的服务吧！临床中好多患者，正是源于一次意外的疾病，才会发现健康之珍贵，并为之做出终身珍视的努力，那么这次疾病对他来说就是一件很好的事情。

（二）找到他人的好处

人无完人。每个人都有缺点，如果心里存着对方的缺点，怎能乐起来？看到、想到的都是对方的不是，自然会生烦恼，常说"气不打一处来"，意思就是多处的不满，造就了不良情绪的多方来源。每个人都有好处，只有找到对方的好处，才可以享对方带来的福。

例如：丈夫要是腿有残疾，就要想对方眼睛还明亮；孩子没有考上理想的大学，就要想到孩子身体健康、性格健全对家庭至关重要；老人总爱唠叨自己，就要感谢父母还有精力挂念我们⋯⋯

总之，生命的过程遭遇到什么样的人，我们难能决定；但是发现对方的好处，可以让我们生活得健康快乐。这是通过长养我们的智慧，努力挖掘而做到的！美就在于发现！

（三）找到坏事的好处

塞翁失马，焉知非福？古人的智慧，同样告诉我们，坏事情、好事情是会随时间、地点、人物不停转化而变化的。每个人都会遭遇困境。文王囚羑里而演《周易》；孔子困于陈蔡而弦歌不绝；姜子牙半生寒微方遇明主，兴周灭商，封国安邦。可见遭遇困难，泰然处之，心志会由此成长，困境会随时间转化。"天加福是逆来的"，来了逆事，我们能定得住，依教奉行，不但可提升自我，困境还会转化。我回忆自己年轻时的成长历程，经历困难，克服困难，的确是自己快速成长的过程。所以受苦受难正是锻炼自我成长的好机会！遇到坏事情，若真能乐起来，神气自足，坏事就会转化成好事，病何从生？《灵枢·天年》："失神者死，得神者生也。"

二、找到自己的不是

无名情绪妄动，只因我们常常自以为是，认人之非，陷自己于气火之中。怎能不生病？要能反过来，找到自己的不是，定住自己的本位，立身行道，才能修养好身心。

（一）自是人非是气源

认为自己是，认为他人非，肯定要生气。我们生气时常说："他怎么会这样呢？"对，他就是这个样子，但因为我们没有客观全面地认识、了解对方，才会被对方气着。什么人就会办什么事儿、说什么话。知道对方就是这样的人，明白他对谁都是这样的方式，你就不会生气了。如果对方真的不对，我们要可怜他的无明，能设法帮助他，就是在提升自我修养。正如黄连是苦的，甘草是甜的，有小草，有大树，都是天生的，各有所用，各取所需，各得其乐。

（二）认不是生智慧水

贤人争罪，愚人争理。贤人能日三省吾身，遇事找自己的不是，所以多智而有余；愚人多外怨，遇事找别人的是非，陷自己于焦躁、愤怨中，不但引动自身妄言妄行，还会伤身得病，性中烦恼，溺为愚人，所以少智而不足。要想愚化贤，认不是是捷径。《素问·阴阳应象大论》："智者察同，愚者察异，愚者不足，智者有余，有余而耳目聪明，身体强健，老者复壮，壮者益治。"我们常说，世界上幸福多是相同的，然而不幸常常是千差万别。我们做医生看到的健康的身体多是相同的，然而病情常常是复杂多样的。可见《内经》的智慧，告诉我们愚者和智者的区别，在于对"同"和"异"之间的查照。

（三）认不是胜服清凉散

《素问·刺禁论》："心部于表，肾治于里。"遇事心动，争人之非，心向外散，火自内生，心火妄动，就会着急上火；认己之过，有理不争理，心向下沉，心肾相交，智慧自生，急火就会消散。例如我们教养孩子，如果孩子确实犯错误了，我们批评他，多半他低头认过；如若孩子没有犯错误，我们批评他，就会激起其无边的怒火——怒火升起，只因他认为自己无过，这正是证验。好多爱上火的人，整日吃素，吃牛黄清心丸，还是上火，只是没有沉下心服用"认不是"这剂清凉散，所以自身多溃疡、皮肤多瘙痒、内心多惊悸。常认不是，身自清凉，少疾苦，胜良药！

（四）经典解读

《灵枢·师传》："岐伯曰：人之情，莫不恶死而乐生，告之以其败，语之以其善，导之以其所便，开之以其所苦，虽有无道之人，恶有不听者乎？"

"找好处，认不是"，这是中华传统文化"克己复礼"思想的精华，也是愈病好病的要道。病是靠气、火活着的。不生气，不上火，就把病饿死了。临证十余年，日见病由心生，患者内心生出不良情绪，用"找好处，认不是"心法化解，验证确实为化病妙法。为医者，以道（健康、自然）为纲，引导患者情归正化，省心养性，改过自新，辅以医治，病愈之期有望矣！

和心诀是清代李渔《闲情偶寄·颐养部》道出养病之法，患者需仔细留心，每日诵念，有良效。

和心诀："病之起也有因，病之伏也有在，绝其因而破其在，只在一字之和……然而和心之法，则难言之。哀不至伤，乐不至淫，怒不至于欲触，忧不至于欲绝。略带三分拙，兼存一线痴；微聋与暂哑，均是寿身资。此和心诀也。三复斯言，病其可却。"

（五）医生建议

体寒的人，多看人是非，多寒。找好处如服暖心丸。药性胜过附子、干姜之方四逆汤。

上火之人，多爱争人理，多火。认不是胜服清凉散。药性胜过黄连、黄芩之方牛黄清心丸。

病由心生，养病之人必要学会调心！五脏为药，自己为医。自治自强！

三、接受不完美

首先要知道，世上的人和事，本来就不存在完美。《素问·阴阳应象大论》："天不足西北，故西北方阴也，而人右耳目不如左明也。地不满东南，故东南方阳也，而人左手足不如右强也。"意思是说，天地都有不足，对应到大多数人身上也是如此：人的耳目，右侧不如左侧；人的四肢手足，左侧不如右侧。我们只是千千万万普普通通人之一，圣人是异常稀少的，所以不能要求别人十分完美，世事更不可能万事如意。我们想要健康百年，除了要面对气候的变迁，各种病毒细菌的侵袭，还要面对岁月的衰老，所以我们要洒脱地面对各种各样的人和事。对已经发生的事情，无论是好是坏都坦然接受，尽管心里万分不愿接受，但事已至此，木已成舟，因此对生命中遇到的好人抑或恶人，都要淡定接受。和谁相遇，我们无从选择；但是如何面对，我们却要有智慧。感恩那些帮助我们的人，宽恕那些伤害我们的人，我们就会发现，世界美好了许多，内心的情绪就会平静。

四、扮演好自身的社会角色

达透人情是学问。在生活中有了全局观，有了大局意识，才会学习在人际关系中站好位置，做好自己，处理好与他人的关系，这是稳定自我情绪的基础。人生如戏，人是社会中的人，每日我们会遇到形形色色的人，要想与这些人处理好关系，需要定好与对方的社会关系，按照相互间的角色来处理，就会做好自己，应答好对方。不管对方好与坏，管好自己才是真。对方不对，我们可以设想是在磨炼自己；对方对，是我们境遇运气好。常常如此想，经历的事情多，就能彻底明了好事、坏事都是对自己的磨炼，使自己坚强而从容地面对。

五、换位思考，求同存异，理解人与人之间的差异性

我们还要知道世界的差异性，人与人之间的差异性很大，在交往中要互相尊重，求同存异。因为大家来自不同的家庭，有着不同的教育经历和社会背景，不可能有着同样的思维方式和生活方式。所以与人相处一定要保持适当的距离，相互尊重。距离太近，一定会产生摩擦。在适当的距离，相互合作，互相资助，常常容易和谐。而且人的层次不同，生活目的也不同。有的人是为了生存，为了不被歧视，为了吃喝；有的人是为了名利，为了享受，为了受人尊重；有的人则是为了理想信仰，为了社会，为了大众福利。人处在不同的阶层，就会有不同的想法。40 多岁的我与高中同学聚会在一起，聊天过程中便发现其间的不同了。我们生活中常常会这样吐槽："她怎么能这样说话啊？气死我了！""他竟然做出这样的事情，气死我了！"其实正是因为他们就是这样的人，所以才这样说话，这样办事。我们为此生气是因为我们没有全面认识和了解他们啊！就如同没有人抱怨黄连苦、甘草甜，也没有人抱怨辣椒辣、咸菜咸，因为我们知道他们本来便是如此。人性如同中药的药性，药性有寒热，人性有冷暖；药性有苦甘，人性有酸甜；药性有升降，人性亦有沉浮，所以好的医生是识药性，明人性，把合适的药恰当地给予需要的人，中医称为辨证施治。黄连是苦的，甘草是甜的，在治疗中都有各自的意义和价值。好的人缘，需要认识周围人的脾气和秉性，取其好处、优点，避其缺点、不足，大家才可融洽地在一起。认识到这种差异性，就不容易生气了。

六、积极的自我心理暗示

最后，我们要明了，发脾气不是自己的真心喜好。我们要认识到，不管发脾气当时自己是多么畅快和惬意，但安静下来时回想发脾气时的自己，您就会发现，发脾气的样子是没有人会喜欢的。我在临床看的患者多了，就发现大家都希望自己能自控而优雅地与人交往，只是在有些情况下我们会身不由己地失控。门诊患者经常说："王大夫，我也知道发脾气不好，可是一有事，我就控制不住自己，甚至自己都不觉得，不经意间就把人家凶了一通。和爱人吵架后，严厉批评孩子后，甚至打骂孩子后，自己真的很愧疚，也可怜对

方，可就是管不住自己，是不是自己有神经病啊？"我笑着回答："可不是吗？没有自控的情绪，就是疾病的早期发病的萌芽。"而经过治疗，好多患者便会讲："王大夫，能控制住自己不发脾气，从容面对，这种感觉真好！"我从他们这句话中才明白，虽然每个人发脾气时气势汹汹，但其实内心也不喜欢自己发脾气的样子。

七、不要用脾气呼唤关爱

有一部分人发脾气，目的就是要痛苦给人家看，不惜伤害自我。这常常是源于自己的无奈和呼唤他人对自己的关爱。当我告诉女性患者，女人的疾病大多是因为过度的情绪导致的，许多患者便会不自觉地说："王大夫，我真该带上我家先生，让他听听……"意思便是指自己的病痛，是丈夫带来的伤害。我常常会阻止患者继续这样想下去。要知道，情绪是自己的思维习惯与外界环境碰撞的产物。情绪常常带有习惯性，也常常受我们的固有思想左右。生病时没有人可以代替我们的痛苦，所以为了自己的健康要爱护好自己，管好自己，不要向外找原因。而且我们常常把不良情绪带给我们的亲人，但是多数情况下会是负面回馈，换回来类似的不良情感，那为何不给自己营造一个好的环境呢？

总之，还是古人那句话："纸上得来终觉浅，绝知此事要躬行。"当我们有了不良情绪，我们要常想北宋文学家范仲淹所讲的"不以物喜，不以己悲"。人生世事本身就不完美，我们要客观接受并努力研究，勤恳做事，低矮做人，把事做好，把人练好，真正从事上过去，从人上过去。此外，还要能时时省察，常常涵养，静坐当思己过，闲谈常提人功，遇好事不喜，遇坏事不愁，气火自然不生，这才算是降服住自己的脾气。古人说这是"降龙伏虎"的功夫。当把这些都做到了，我们的身体健康自然就有了把握。情绪虽可掩饰，健康却无谎言。

第四节　智慧修养与提升

一、为何上古之人能活到"百岁而动作不衰"？

《素问·上古天真论》：乃问于天师曰：余闻上古之人，春秋皆度百岁，而动作不衰……夫上古圣人之教下也，皆谓之虚邪贼风，避之有时，恬惔虚无，真气从之，精神内守，病安从来。是以志闲而少欲，心安而不惧，形劳而不倦，气从以顺，各从其欲，皆得所愿。故美其食，任其服，乐其俗，高下不相慕，其民故曰朴。是以嗜欲不能劳其目，淫邪不能惑其心，愚智贤不肖不惧于物，故合于道。所以能年皆度百岁而动作不衰者，以其德全不危也。

《素问·移精变气论》：岐伯对曰：往古人居禽兽之间，动作以避寒，阴居以避暑，内无眷慕之累，外无伸宦之形，此恬淡之世，邪不能深入也。

白话解：上古之人能活到100岁而身体不衰老，源于上古时代有圣人教百姓，使其规避各种病邪（虚邪贼风），精神保持虚无恬惔，精神内守而不向外耗散（人动怨恨恼怒烦，精神就向外散了），就不会生病。因此要意志悠闲，减少欲望，内心安定从容没有恐惧，形体劳作而不倦怠，气机和顺、自然，满足各自的合理需求和心愿。因此，安享其分内的事物，胜任其承担的社会职务，以自己平凡的生活为快乐，各个社会阶层不互相羡慕，这样的百姓就可以称之为朴实。因此大家不会因为过多的嗜好而劳损其眼目，不会因为邪淫之事惑乱其心灵，无论是愚人、智者，贤士、无能者，都不会因为外界事物而恐惧，这种状态就符合于道的状态。所以大家都能活到100岁依然充满活力，这正是因为道德圆满，从而远离疾病的危险啊！

上古的人与自然界的动物共同生活在一起，通过运动来让身体暖和起来规避寒冷，通过找阴凉处居住来规避暑热，内部家庭没有家眷之累，外部社会没有官职政务之累，生活在淡泊、轻松愉快的世界中，所以身体强壮，病邪不能深入身体。

二、为什么有的人才50岁身体就未老先衰，得病难愈？

《素问·上古天真论》：今时之人，年半百而动作皆衰者……今时之人不然也，以酒为浆，以妄为常，醉以入房，以欲竭其精，以耗散其真，不知持满，不时御神，务快其心，逆于生乐，起居无节，故半百而衰也。

《素问·移精变气论》：忧患缘其内，苦形伤其外，又失四时之从，逆寒暑之宜，贼风数至，虚邪朝夕，内至五脏骨髓，外伤空窍肌肤，所以小病必甚，大病必死。

白话解：当今的人，才50岁身体就未老先衰，皆源于自身的生活状态：饮酒没有节制，以混乱的生活节奏为常态，醉酒后行房帏之事，以欲望来竭伐自我精气，自己的精神元气耗散在对外物的追求上，不知道保养充足的精气神，不按照四季时令状态驾驭精神，追求内心的一时欢愉，违背生命自然的快乐，起居劳逸毫无节制，因此生命至半百就已经衰败了。

当代人患病就与古代不同了：其人内有忧患，外有劳苦，生活节律与春夏秋冬的大节律相违背，没有顺从冷热寒暑的变化，导致人体感受虚邪贼风，内伤及五脏和骨髓，外伤及皮肤毛窍，所以轻的疾病一定会加重，重病就会导致死亡。

今年春节，我兄长的同学年龄刚刚五十，就在大年初六，因为心搏骤停，留下父母和妻儿，留下了企业，还有多个汽车和房产，仓促离世。兄长在前两年闲谈时就为他这个同学的健康担心。他虽然办企业成功了，但是脾气暴躁，夫妻不睦，而且每日的最大乐趣，就是大量饮酒，饮酒必醉，最终还是在半百之年，用生命印证了《内经》道理。

三、道德和人体五脏的关系

《素问·天元纪大论》：黄帝问曰：天有五行，御五位，以生寒暑燥湿风，人有五脏，化五气，以生喜怒思忧恐。

《灵枢·本神》：岐伯答曰：天之在我者德也，地之在我者气也，德流气薄而生者也。

道德体现在社会伦理中称为"五常"或"五德"（仁义礼智信），这种关系的最早确立，是在西汉时期哲学家董仲舒的《春秋繁露》中。其学说鲜明地把古代哲学"五德"，与《黄帝内经》"五行"配"五脏"理论结合，使其对应。这也使"五脏"和"五德"之间有了清晰的联系。

这一观点，也得到东汉医家张仲景的认同。其在《伤寒论·序》有论："夫天布五行，以运万类，人禀五常，以有五脏。"即：

仁为木德，以养肝气；

义为金德，以养肺气；

礼为心德，以养心气；

智为水德，以养肾气；

信为土德，以养脾气。

因此，社会伦理和行为规范也正式纳入中医的研究范畴，并指导医疗实践。从这个角度去理解，中医学的理论体系本身就是"社会 - 心理 - 生物"的完备体系。

《灵枢·逆顺肥瘦》论述："圣人之为道者，上合于天，下合于地，中合于人事。"即当人们遵循了这种自然规律和社会伦理，有了健康的行为，人们的脏腑就得到相应的濡养；相反，当人们违背了这种自然规律和社会伦理，采取不良的行为，人们的脏腑就受到相应的损伤，导致疾病。

四、道德的健康效益

中国传统文化非常重视"道德"对生命健康的作用。

《礼记·中庸》："道也者，不可须臾离也，可离非道也。"

《道德经》："是以万物莫不尊道而贵德。道之尊，德之贵，夫莫之命而常自然。"

《礼记·大学》："富润屋，德润身。"其明确告诉我们，当我们富裕时，拥有的物质财富只能改善我们的居住条件、饮食条件，使我们的生活滋润；但是道德修养，却可以使我们的身心得到滋润。

《后汉书·种岱传》："臣闻仁义兴则道德昌，道德昌则政化明，政化明而万姓宁。"

道德完美是健康的基石。

中医自古非常重视道德修养对健康的意义。《素问·上古天真论》："黄帝曰：余闻上古有真人者，提挈天地，把握阴阳……故能寿敝天地，无有终时，此其道生。中古之时，有至人者，淳德全道，和于阴阳，调于四时，去世离俗，积精全神……此盖益其寿命而强者也，亦归于真人。"其鲜明地提出，道德完美是健康的基石。反之，道德缺失是导致人体未老先衰的直接原因。

《素问·汤液醪醴论》："中古之世，道德稍衰，邪气时至……"可见道德与健康休戚相关。

五、道德有助于情绪管理

（一）学做智慧的"好人"

每个人的心灵深处都愿意做个"好人"，但现实生活中，很多人不知道如何做真正的好人。做好人需要有智慧，不以自己个人眼前利益为出发点，有长远眼光，有大局意识，才能权衡利弊，做对他人、家庭、集体、社会有益处的好人。有些"好人"做一件事情，短期内就希望看到回报和结果，在没有得到所期待的认可时，就会觉得委屈，觉得自己承受了不公平的待遇，心生怨气。我们在临床中看到更多的是，这类"好人"因"当好人"而心里不平，导致生病。

请让我们借鉴古圣先贤的智慧，看看智者是如何当好"好人"，以德报怨，转败而为功，因祸而得福的吧！

"以德报怨"语出《道德经》第六十三章："大小多少，报怨以德。图难于其易，为大于其细；天下难事，必作于易，天下大事，必作于细。"

《论语·宪问》："'以德报怨，何如？'子曰：'何以报德？以直报怨，以德报德。'"

（二）经典故事：单衣顺母

《史记·仲尼弟子列传》有记载，后由元代郭居敬编入《二十四孝》。

讲的是春秋末期鲁国人闵子骞（名损，字子骞）的故事。闵子骞为孔子高徒，七十二贤之一，其德行与颜回并称，以贤孝闻名，孔子非常赞叹。《史记·仲尼弟子列传》："子曰：'孝哉闵子骞！人不间于其父母昆弟之言。'"

原文：

闵子骞兄弟两人，母卒，其父更娶，复生二子。子骞为其父御，失辔，父持其手，寒，衣甚单。父归，呼其后母儿，持其手，温，衣甚厚。即谓妇曰："吾所以娶汝，乃为吾子，今汝欺我，寒儿，汝去无留。"子骞前曰："母在，一子寒；母去，三子单。"其父默然，而后母亦悔之。

白话解：

闵子骞兄弟二人，母亲死后，他们的父亲又娶了一位继母，继母又生了两个儿子。闵子骞给父亲驾马时，手没能拿住马的辔头，父亲握着他的手，发觉他的手很冷，穿的衣服也很单薄。父亲回去后，把继母生的儿子叫来，握住他的手，手是温暖的，穿的衣也很厚。就对妻子说："我娶你是为了我的儿子，现在你欺骗我，让我的儿子受冷，你走吧，不要再留在我家。"闵子骞上前说："如果母亲留在家，就只有我一个儿子受寒；如果母亲离我们而去，三个儿子就都会孤单并且受寒啊。"他的父亲一句话也不说，沉默了好久，而他的继母也很后悔自己的做法。

（三）医生建议

第一，怨伤脾胃。遇到不如意的事情，抱怨毫无益处，心中若有一分怨气，便伤自身一分和气，伤人伤己，是不明智的选择。心里不高兴、生怨气，反而更容易生病。须知，遇到违缘，唯有真正没有怨气才算"好人"！

第二，以德报怨。遇到不如意的事情，要欣然接受，积极应对，不但自身不受伤，事情还会因此出现转机。

第三，吃亏是福。做好事，表面好像是吃亏，实质上是积极的退步。退一步海阔天空，无论是心情还是人情，在看似吃亏的过程中，都已经得到了补偿。

第四，谚语云：人恶人怕天不怕，人善人欺天不欺，善恶到头终有报，只争来早与来迟。

六、我们需要崇德理念促进健康

当前社会物质丰富，人们对健康的需求与日俱增，我们当深刻认识到"富润屋，德润身"的医学内涵，认识到儒家倡导的"修身、齐家、治国"的文化修养与中医倡导的祛病延年在促进健康方面的关联，使自身的社会实践与个体的健康需求在生命的层面达成一致，重视道德修养，达到"治民与自治，治彼与治此，治小与治大，治国与治家"的全面收获。

《灵枢·师传》："……上以治民，下以治身，使百姓无病，上下和亲，德泽下流，子孙无忧，传于后世，无有终时，可得闻乎？岐伯曰：远乎哉问也。夫治民与自治，治彼与治此，治小与治大，治国与治家，未有逆而能治之也，夫惟顺而已矣。"

运用中华传统文化的智慧，构建和谐社会，缓和家庭、社会矛盾；运用中医养生文化，促进个体健康、家庭幸福、社会太平，使我们保持身体健康长久，"度百岁而去"！

第五节　应对他人不良情绪

医生每日要接触形形色色的患者，有的患者心急如焚，有的患者抑郁寡欢，有的患者暴跳如雷，有的患者沉闷难言，还有的患者阴阳怪气。不同的患者，因为有着不同的病痛，所以情绪也多种多样；在日常生活中，我们接触到的人，也都有不同情绪表现。怎样能更好地应对、帮助与我们有接触的人呢？请看看古人的应对心法。

一、同情恻隐心

孙思邈《备急千金要方·大医精诚》："凡大医治病，必当安神定志，无欲无求，先发大慈恻隐之心，誓愿普救含灵之苦。若有疾厄来求救者，不得问其贵贱贫富，长幼妍媸，怨亲善友，华夷愚智，普同一等，皆如至亲之想。亦不得瞻前顾后，自虑吉凶，护惜身命。见彼苦恼，若己有之，深心凄怆……"

面对带有不良情绪的人，无论对方老少愚智，我们都要对其做至亲之想，一心救助。这样人与人之间就会自然融洽。正是《孟子·梁惠王》："老吾老，以及人之老；幼吾幼，以及人之幼。"

对情绪的敏感与接纳：

正在照顾父母的儿女，对老人的脸色最为敏感，对老人的糊涂健忘最能接纳理解。

正在热恋的年轻情侣，对伴侣的眼神最为敏感，对伴侣的缺点错误全然不闻不见。

正在养育儿童的父母，对孩子的疾病最为敏感，对孩子的生理缺陷最能无限包容。

正在哺育婴儿的父母，对孩子的哭声最为敏感，对孩子的大小便臭味常不知不觉。

生活中所遭遇的人，若常将其想作亲人，如自己的父母儿女、爱人或兄弟姐妹一般，痛心其陷入疾苦，自然就会耐下心来，对对方的困难敏感，对对方的情绪态度接纳理解。但是当代社会，有好多人游离在家庭之外，父母、儿女观念不完整（青壮年常年游学、工作他乡，不知老人多么期盼他们；没有生育儿女，也不懂为人父母的慈爱），夫妻又常不和，善良的人性没有被有效地激活，同情恻隐心常常遭到折损，这是当前不良情绪泛滥的家庭根源。

二、沉着智慧心

应对他人的不良情绪，如作战一样。《灵枢·逆顺》："兵法曰：无迎逢逢之气，无击堂堂之阵……上工，刺其未生者也。其次，刺其未盛者也。其次，刺其已衰者也……方其盛也，勿敢毁伤，刺其已衰，事必大昌。"不良情绪如同敌兵，正如《曹刿论战》所描述的"一鼓作气，再而衰，三而竭"。对方的不满情绪经历两三次的详细描述、宣泄，其负面能量就会得到有效的衰减，此时干预，常常会收到事半功倍的效果。小孩子在家发脾气、闹情绪时，也可这样处理，同样很容易化解。关键是他在气头上时，不要轻易否定他的情感，也不要命令他收敛情绪，只需要认真耐心听他讲述，甚至引导他讲述他的不满和遭遇，一般诉说三遍，气火就消得差不多了，再讲道理，他就很容易听进去。否则他在气火中，再好的金玉良言也难能对陷于气火中昏沉的大脑发生效力。

生活中面对遭遇不良情绪的人（临床中的患者），同样需要智慧和耐心，寻找干预（治疗）的最佳时机。对方处于激烈亢奋时，不可直面应对冲突，只有待对方气火渐消时，才好入手。因势利导，顺势而为，方可事半功倍。因为不良情绪的表达是切实的能量发泄状态，缺乏理智控制力，具有冲击性、破坏性、一过性，应对者当避实就虚，等待对方情绪平息、内心冷静后，有效的沟通才能展开，开导和劝解才可奏效。

三、顺势而为心

每个人的情绪产生，多由内心习气与外因激触，同时夹杂着复杂的家庭、社会、教育背景等因素而发。此时面对这些不良情绪，不可直接驾驭，也不可简单迎合，最好的处理方式就是在尊重对方的前提下，认同对方的情绪，因势利导，顺势而为。按照《灵枢·师传》的操作心法——"告之以其败，语之以其善，导之以其所便，开之以其所苦，虽有无道之人，恶有不听者乎？"——最终将对方情绪引导至平和的道路上。

医者临床上要重点关注患者情绪，因为患者的情绪状态能为疾病诊治提供重要线索。

察其言语，观其气色：肝火旺盛的患者言语洪亮，喜呼喊；肺气虚的患者语声低微，喜悲伤；脾气壅滞的患者多沉闷，不喜言语；肾气虚的患者多怯懦，喜退缩；心火旺的患者常急躁，喜夸张。

此种情绪也是疾病的前导，在生活中要做好舒缓及预防。

遵循《素问·六元正纪大论》"郁之甚者治之奈何？岐伯曰：木郁达之，火郁发之，土郁夺之，金郁泄之，水郁折之，然调其气，过者折之，以其畏也，所谓泻之"，具体采用《素问·至真要大论》"劳者温之，结者散之，留者攻之，燥者濡之，急者缓之，散者收之，损者温之，逸者行之，惊者平之，上之下之，摩之浴之，薄之劫之，开之发之，适事为故"之心法，因势利导，患者的身心自然得到安顿。

四、反观内省心

知内而达外，由外而省内，是传统中医认识世界的基本思维和方法。"天人、古今、人我"是中医要反复体认的对象。《论语·里仁》："见贤思齐焉，见不贤而内自省也。"患者形形色色的情绪，其实是给医者送来一幕幕鲜活的"人事"教材。

口说是非事，必是是非人。《素问·举痛论》："余闻善言天者，必有验于人；善言古者，必有合于今；善言人者，必有厌于己。"对方的不良情绪，正是他内心冲突的生动写照。内心的不满，究其缘由，外因不是必然因素，内心的不完美才是根本。人是个聚宝盆，什么人会感召什么事，凡事不可外怨，看看那些抱怨的人、不满的人、愤怒的人，收获的都是什么呢？支离破碎的社会关系，五脏六腑、四肢关节的疾病，还有那颗受伤的心灵！生活中所见到的病态各异，情绪万千。疾苦深重的人，正是鞭策自我修养的良师！提醒、劝慰他人的言语，正是解决我们自身所面对矛盾时，自救、自解的心法！

五、自利利他心

生活中面对充满不良情绪的人，有了同情恻隐心、沉着智慧心、顺势而为心、反观内省心，就会自然而然地化解其不良情绪（医生再用药因势利导，顺势而为，疾病治疗必可事半功倍）。这不但能帮助那些处于困境中的亲人、朋友，还可自利利他、自度度人，提升自我的心灵。患者当前的处境和经历，可能也会是医者未来的境遇，所以患者也是我们人生导师，或是明师，或是戒师，人生无处不学习。再者，帮人就是帮己，利人就是利己。一个充满爱心的医生，医疗活动会让医生本人活得更充实和智慧，医生自己的生活也会更幸福。

医生建议：

第一，看到别人生气，不要被他熏染，要可怜他身陷烦恼中！

第二，看到别人生气，不要轻举妄动，要耐心倾听他的诉说！

第三，看到别人生气，不要简单迎合，要顺势化解他的忧愁！

第四，看到别人生气，不要错过时机，要及时内省自我心田！

第六节　四季情绪养生要领

中医的核心思想，是天人合一。《内经》篇章中反复论述了人是自然中的人，人要依靠天地提供各种物质条件而获得生存，同时还要适应四时的气候变化规律，才能发育成长。《素问·宝命全形论》："人以天地之气生，四时之法成。"《素问·六节藏象论》："天食人以五气，地食人以五味"。

如何做到天人合一，祛病强身，延年益寿呢？关键在于顺应四时寒暑，这是中医养生学里的一条极其重要的原则，也可以说是长寿的法宝，即人的饮食居处，思想精神，生活节奏，处处顺应自然。正如《灵枢·本神》里所说："故智者之养生也，必顺四时而适寒暑……如是则僻邪不至，长生久视。"这一点，在《素问·四气调神大论》强调得更为突出："唯圣人从之，故身无奇病，万物不失，生气不竭。逆春气，则少阳不生，肝气内变。逆夏气，则太阳不长，心气内洞。逆秋气，则太阴不收，肺气焦满。逆冬气，则少阴不藏，肾气独沉。夫四时阴阳者，万物之根本也。所以圣人春夏养阳，秋冬养阴，以从其根，故与万物沉浮于生长之门。逆其根，则伐其本，坏其真矣。故阴阳四时者，万物之终始也，死生之本也，逆之则灾害生，从之则苛疾不起，是谓得道。道者，圣人行之，愚者佩之。"强调五脏配四时，调整精神情志，以顺应四时自然变化，固本强身。在《素问·四气调神大论》篇中，更是具体论述精神调摄顺应四时变化调养五脏的内容，详解如下。

一、春季养肝要领

春季，四季之首。包括立春、雨水、惊蛰、春分、清明、谷雨六个节气，约90天。在中国春季的开始是在立春（2月3日至5日），春季的结束在立夏（5月5日至7日）。春季，代表着温暖、生长，阴阳之气开始转变，气候逐步变暖，万物随阳气上升而萌芽生长，大地呈现春和景明之象。一年之计在于春，春季也是大家开展学业、事业的良好开端。如何在这个火红的季节顺应气候特点，调养自身的肝脏？根据《黄帝内经》的内容，结合春季环境特点，同大家分享中医调养肝脏生机的智慧。

（一）经典溯源

《素问·四气调神大论》："春三月，此谓发陈，天地俱生，万物以荣，夜卧早起，广步于庭，被发缓形，以使志生，生而勿杀，予而勿夺，赏而勿罚，此春气之应，养生之道也。逆之则伤肝，夏为寒变，奉长者少。"

（二）经典解读

白话解　春季的三个月谓之发陈，是推陈出新，生命萌发的时令。天地自然都富有生气，万物显得欣欣向荣。此时，人们应该入夜即睡眠，早些起身，披散开头发，解开衣带，使形体舒缓，放宽步子，在庭院中漫步，使精神愉悦，胸怀开畅，保持万物的生机。

不可兴杀伐，而应多施与，少敛夺，多奖励，少惩罚，这是适应春季的时令，保养生发之气的方法。如果违逆了春生之气，便会损伤肝脏，使提供给夏长之气的条件不足，到夏季就会发生寒性病变。

夜卧早起，广步于庭：进入春天，与冬日比较，随着阳气的增长，白昼一天天地延长，因此，我们的起居也调整为晚睡早起，从睡眠的节律上适应春天的气候特点，呼应自然界的生发之气，晨起可以在庭院中舒缓放松地散步，以疏通生发人体体内的阳气。

被发缓形，以使志生：起床后宜松散开自己的头发，衣着宽松，舒展形体，就如同等待种子生发稚嫩的芽草一般，等待肾中的志气生发出来，放松精神。《灵枢·本神》言"意之所存谓之志"，这个时节，也是我们谋划、规划人事活动的一个开端，借助自然气候的升发之气，生起做事情的志向。所以我们常说"一天之计在于晨，一年之计在于春，一生之计在于少年"，就是做事遵循顺天应人的原则，在天人合一思想指导下生活。

生而勿杀，予而勿夺，赏而勿罚：处世用心，要如春天般充满生机，时时给予对方生命力，奖赏、赞赏、欣赏对方，避免如秋天般地杀伐、抢夺、惩罚对方。《素问·本病论》"人或恚怒，气逆上而不下，即伤肝也。"因此，中国的民俗中，春节长辈常常会准备红包，给予儿孙。发红包者，表达爱心，长养自己肝脏生机；接受红包者，则心情愉悦，享受家长慈爱。可谓满园春风。施与受者皆大欢喜，营造了生机勃勃的春季氛围！遵循春季养生的原则，还有许多有益的春季养生行为，如放生、布施、植树、喂养、馈赠、奖励等活动，常常安排在春季，以顺应自然界气候的特点，核心是传递春天生机，通过社会活动来促进生命健康。

总之，春季是万物复苏的季节，春季养生必须顺应春天阳气升发、万物始生的特点，注意保护阳气，着眼于一个"生"字。精神重在静心养神，调肝健脾，学会情绪调节，戒暴忌怒，做到心胸开阔，乐观愉快。

（三）医生建议

第一，春季自我健康心法：心存仁爱，播种生机；心存真诚，播种友谊；心存赞赏，播种吉祥；心存感恩，回馈成长；心存恭敬，回馈端庄；心存喜悦，回馈快乐。

第二，春季乍暖还寒，气候多变，要保暖防寒，不使阳气受遏。"春捂秋冻"就是顺应气候的养生保健经验。因为春季气候变化无常，忽冷忽热，加上人们穿着冬衣捂了一冬，代谢功能较弱，不能迅速调节体温。如果衣着单薄，稍有疏忽就易感染疾病，危及健康。

第三，唐代孙思邈说："春日宜省酸，增甘，以养脾气。"意思是当春天来临之时，人们要少吃点酸味的食品，多吃些甜味的饮食，这样做的好处是防肝气过于旺盛，补益人体脾胃之气。

二、夏季养心要领

夏季，四季中第二个季节，包括立夏、小满、芒种、夏至、小暑、大暑六个节气，约90天。在中国夏季从立夏（每年5月5日至7日）开始，到立秋（8月7日至9日）结束。夏季气候逐渐炎热，是一年中最美丽的季节，万事万物郁郁葱葱，夏季的事业也会如日中天，蒸蒸日上。如何在这个火红的季节顺应气候特点，调养自身的心神，保护好我们的心脏？根据《黄帝内经》的内容，结合夏季环境特点，同大家继续分享中医调神养心智慧。

（一）经典溯源

《素问·四气调神大论》："夏三月，此为蕃秀，天地气交，万物华实，夜卧早起，无厌于日，使志勿怒，使华英成秀，使气得泄，若所爱在外，此夏气之应，养长之道也。逆之则伤心，秋为痎疟，奉收者少，冬至重病。"

（二）经典解读

白话解　夏季三个月，生机盎然。天地之气交合，万事万物繁荣茂盛。在这个季节，人们应当晚睡些，早晨早起些，不要厌烦太阳，保持情绪稳定，戒愤怒，使个人精勤努力有所成果，使个人气机得以开泄，像精神关注于外界环境、我们所喜爱的人与物时状态一样。这样就顺应夏季的气候特点，符合养"长"的规律。如果违逆了这种规律，就会损伤我们的心脏，到秋季发病"疟疾"。秋天人的气机收敛不足，到冬至疾病便会加重。

夜卧早起

生活起居上，由于夏日白昼时间较长，黑夜时长较短，人类活动的节律也要大致随着昼夜变化来顺应环境，这样最有益健康。起居上可以晚睡些，但要在晚11点（半夜子时）前，早晨早起些，天亮就可以考虑起床了。在夏季，好多人天亮（4～5点）就自然醒了，这是身体适应环境的一种自然体现。但由于习惯或者想多睡会儿，常常喜欢再继续睡个回头觉，直至7点以后才起床。如果大家细心比较一下身体的感受，就会发现7点以后起床就不如5～6点起床精神状态好，反而容易出现困倦感。原因就是人体的气血没有顺应自然，应当振奋时而没有振奋，气血困在体内，没有升发出来。所以睡懒觉越睡越懒，越睡越没有精神，道理就是这样。

《素问·四气调神大论》："故阴阳四时者，万物之终始也，死生之本也，逆之则灾害生，从之则苛疾不起，是谓得道。道者，圣人行之，愚者佩之。"

无厌于日

"万物生长靠太阳。"太阳能振奋人体阳气，温通经脉。每日人体的健康状态也会随着太阳的升降起落有所差异。《灵枢·顺气一日分为四时》："夫百病者，多以旦慧昼安，夕加夜甚，何也？岐伯曰：四时之气使然……朝则人气始生，病气衰，故旦慧；日中人气长，长则胜邪，故安；夕则人气始衰，邪气始生，故加；夜半人气入脏，邪气独居于身，故甚也。"可见太阳对人体健康之重要意义。

因此我们面对炎热夏日，要避免产生厌烦的心情。当我们想到，万事万物都因阳光温热而华美、充实，内心欣然接受阳光给予的热度，就会发现，温煦的阳光会给体内五脏六腑以及气血津液带来勃勃生机，不仅不会厌烦，反而内心自然安定，气血自然收摄，心地自然清凉。如若因夏日气候炎热，心生厌烦，内心焦躁，则容易导致气血浮散于外，脏腑气血亏虚于内，甚至发生中暑晕厥。正如《素问·生气通天论》所论："阳气者，烦劳则张，精绝辟积，于夏使人煎厥。"

使志勿怒

对于个体情绪的状态，《黄帝内经》主张"使志勿怒"。人动"怒"时，外在表现为横眉立目，面红目赤，甚至"怒发冲冠"，这是内在气血向上冲逆的结果。《黄帝内经》曰"怒则气上"，即发怒会产生强大的升发力，鼓动气血快速而强烈地冲击头面部血管、神经以及五官七窍，导致人体血脉偾张，气血满溢于头面，使人产生眩晕、耳鸣、头胀的感觉，甚至导致血压升高，血管破裂，危及生命。

《素问·生气通天论》曰："阳气者，大怒则形气绝，而血菀于上，使人薄厥。"据《欧洲心脏杂志》报道，暴怒后 2 小时为心脑血管病发病高峰期，心脏病风险增加 5 倍，中风风险增加 3 倍。所以"发怒"是一种很危险的情绪，特别是在炎热的夏季，人容易焦躁，容易被激惹，对身体产生很大的危害。

使华英成秀

中医徐文兵注解此处很是完美："华"，花开的状态；"英"，花开后，花中心、中央吐出最高点的花蕊；"秀"，植物开花后，受精，孕育果实那个状态。女人怀孕挺着肚子叫"孕"，为"乃＋子"，植物开花后长的青色果实那个状态为"禾＋乃"，叫秀（引申意，秀才，指腹中含有才华的人）。我们简单地理解"华英成秀"，就是开花结果。《大戴礼记·少间》："苟本正则华英必得其节以秀孚矣。"

人生四季中，人到中年，亦进入人生夏季。每个人由生机盎然的生命春季（20 岁前）学道时期，渐渐进入饱满充实的生命夏季（20～40 岁）开花结果、做事立业时期。人生夏季的体质在《黄帝内经》中描述："筋骨隆盛，肌肉满壮""五脏大定，肌肉坚固，血脉盛满""五脏六腑十二经脉，皆大盛以平定"。人到青壮年，体力和智力达到自身顶峰状态，是大做一番事业的好时机。如夏季的万事万物一样，在此时节，努力施展个人的腹中才华、心中建树、事业担当，在自己工作的岗位上，成长为各自行业的中流砥柱，以自己旺盛之气血精力，在各自的工作岗位上开出鲜艳花朵，结出丰硕果实，等待人生金秋时节的收获。

使气得泄

夏季适当出汗有利于心脏和血液循环。夏季人体状态，《黄帝内经》主张"使气得泄"。意思就是让人体的毛窍腠理，即汗孔、穴位有效打开，使人体气机合理开泄，身体皮肤潮潮出汗为佳。

《素问·举痛》："炅则气泄。"这样有利于心脏和血管的状态，也有利排出体内瘀滞毒邪。《伤寒论》第五十三条："病常自汗出者，此为荣气和……以荣行脉中，卫行脉外。复发其汗，荣卫和则愈。"《素问·阴阳应象大论》云："其有邪者，渍形以为汗；其在皮者，汗而发之。"

合理出汗的益处：促进汗腺分泌和血管舒张反应，有利于祛除病邪，包括排泄、中和毒素，抑制细菌和病毒，以及增强机体免疫细胞的防御能力等；通过发汗和扩张周围血管，可以发散体温而退热；改善全身和局部的循环功能，可以促进代谢产物的排泄和局部炎症的吸收；通过发汗和全身循环的加强，增加肾小球滤过作用，以排除体内潴留的水分等。

若所爱在外

在个体的社会活动状态中，《黄帝内经》主张处于夏季的人们，要处于"若所爱在外"的状态。意思就是夏季时我们要广泛地参与社会活动，如同我们所喜爱的事情或者人物在外面一样，为社会多做事情，减少"闭门造车"宅在家中的状态。打开自己封闭的生活，走出家庭的房门，来到社会和自然环境中，参与到充满生机的社会和自然活动中去，就像夏季对身体的要求一样，打开汗腺，出一身透汗，有益于身心健康。

夏季贪凉可能会损伤心脏及血管。当代城市生活，由于冷气和空调的广泛应用，我们工作生活的小环境常常被寒气所萦绕，甚至寒到我们白天需要穿长衫，夜间需要盖暖被，皮肤冻得起鸡皮疙瘩的状态，这样非常不利于人体的气机有效开泄。我们知道，寒冷会减弱血液循环，导致血管痉挛收缩，这有可能是当代导致心脏病的发病率和死亡率持续快速上升的重要诱因。当代心血管病发病率居高不下，是否与夏季冷气过度应用有关还需要用科学方法研究。但是临床中我们发现，冠心病患者情绪焦躁、喜欢冷气空调者居多，我们以此为戒！

逆之则伤心，秋为疟疾，奉收者少。身体内，如果夏季没能使自身气血充分代谢、开泄，就会损伤自己的心脏和血管，到秋季容易发生"疟疾"，不利于肺中金气的收敛，并且容易导致冬至后疾病加重。

家庭中，如果人生"夏季"期间没有生养子女，或者子女教养不当，在40岁后，自己气血已衰，风华不再时，就会内心产生一种莫名的"伤心"。我们在临床中发现有大量的患者，年轻时沉醉于自我世界，或是周游列国，或是奔波职场，或是艰苦创业，错过生育年龄，或者儿女疏于管教，到晚年伤心落魄。

社会上，"少壮不努力，老大徒伤悲。"如若自己没能在社会上安身立命，有所事业，到壮年已逝之时，面对家人、朋友，乃至面对自我，内心的惶恐油然而生，自然晚年凄凉，收获很少。

总之，在夏季能做到这些，不仅有利于夏季养护好我们的心脏、血管系统，更有利于我们整个生命历程的健康。

（三）医生建议

第一，炎热的夏季可以稍晚些睡，但应保证晚11时之前进入深度睡眠，早晨要早起，5～6点为佳。也要在这个季节多到自然、社会中去，减少"宅家"状态。

第二，炎热的夏季要避免使自己产生厌烦夏日炎热太阳的心情，保持内心平静。要避免暴怒、激愤等不良情绪。

第三，夏季因为空调和冷气的过度使用，大家应当注意避免过度贪凉，身体出汗有利于健康。

第四，人生青壮年时，就是人生的夏季，当充分点燃自己，当积极勤恳地做事。这样，等到人生秋天的到来，好多些收获！

三、秋季养肺要领

秋季，四季中第三个季节。这是寒热交替的季节。包括立秋、处暑、白露、秋分、寒露、霜降六个节气，约 90 天。中国秋季的起点是在立秋（8 月 7 日至 9 日），秋季的结束在立冬（11 月 7 日至 8 日）。进入秋季，意味着降雨、湿度等趋于下降或减少，在自然界中阴阳之气开始转变，阳气渐少，阴气渐隆，气候由热转寒，万物亦随着天气渐冷，逐渐萧落，开始从繁茂成长趋向萧索成熟。秋季是收获的季节，很多植物在秋季成熟。许多落叶多年生植物的叶子会渐渐变色，枯萎，飘落，只留下枝干和根系度过冬天。而一年生草本植物将会步入它们生命的终结，整个枯萎至死去。人经 40 岁时，亦进入人生秋季。如何在这个金黄的季节顺应气候特点，调养自身的肺脏？根据《黄帝内经》的内容，结合秋季环境特点，同大家分享中医养肺收敛的智慧。

（一）经典溯源

《素问·四气调神大论》："秋三月，此谓容平，天气以急，地气以明，早卧早起，与鸡俱兴，使志安宁，以缓秋刑，收敛神气，使秋气平，无外其志，使肺气清，此秋气之应，养收之道也，逆之则伤肺，冬为飧泄，奉藏者少。"

（二）经典解读

白话解　秋季的三个月，自然界因万物成熟而从容安宁。此时，秋高气爽，地气清明，人应早睡早起，和鸡的活动时间相近，使自己与秋季容平的环境适应，神志安宁，缓和秋季肃杀；收敛神气，不使神志外驰，以保持肺气的清肃功能。能这样做，就可以更好地适应秋令气候特点而保养人体收敛之气。若违逆了秋收之气，就会伤及肺脏，使宁敛之气不足，冬天就要发生腹泻，亦使冬季藏储能量减少。

早卧早起，与鸡俱兴

秋天的起居作息适宜早睡早起，与鸡的生活节奏合拍，古人有闻鸡起舞的典故。鸡是太阳的使者或传令者，鸡鸣日出，带来光明。因为天气渐渐寒冷，日暮早来，人的起居活动，亦随气候变化来适应之。

使志安宁，以缓秋刑

进入秋季，天行秋令，其气肃杀，万物亦开始结果收敛。大自然经过春天推陈出新，夏天的欣欣向荣，秋天也进入丰收果实的季节。自然界的人，也经历春耕，夏长，到秋季，以从容安定的心态来面对秋天的到来。古代做事，也是主张应天行事，最典型的"秋后问斩"就是借助秋刑来施政事。最早在《礼记·月令》记载："凉风至，白露降，寒蝉鸣，鹰乃祭鸟，用始行戮。"西汉大儒董仲舒在《春秋繁露》中上升到理论高度，"王者配天，谓其道。天有四时，王有四政，四政若四时，通类也，天人所同有也。庆为春，赏为夏，罚为秋，刑为冬。"董仲舒认为，春夏应该行赏，秋冬才可行刑，这都是古人天人相应思想指导下的社会生活。

收敛神气，使秋气平

秋天天气收敛，人也应该收敛神气，以适应秋天气候的变化。秋季五行属金，其气主收，所以古代用"鸣金收兵"，收敛战士的前进步伐。《荀子·议兵》："闻鼓声而进，闻金声而退。"击鼓而攻、鸣金收兵的做法在古代军事活动上是通行的，古人发号施令，也是借用自然的物品，来调整人体的行为。汉蔡邕撰《独断》中言："鼓以动众，钟以止众。夜漏尽，鼓鸣则起；昼漏尽，钟鸣则息也。"到唐朝则变成了"晨钟暮鼓"。我们日常所说"警钟长鸣"，也是以钟鸣来提醒人要谨慎。寺庙的钟声，其实也是用金属收敛清肃的声音，来收敛神气，所以过度劳累的城中人，听到寺中钟鸣，易起收心敛神之念。

无外其志，使肺气清

天地之气，到了秋季，都肃收了，因此在自然界中的人，也要把自己的神志收回来，不能再劳心费神了。门诊中经常看到操心劳累之人，工作忙碌，有些甚至到了秋冬季节更忙碌，因此他们的身体就不适应了，表现为咳嗽，痰黄，面色红赤，甚至大便干结。本来健康的肺脏是清亮干净，气道通畅，气体交换自如，但是"肺气不清"时，患者就出现痰喘咳嗽了，胸片也显示肺部不清透，或是感染渗出，或是痰饮包块，这些都是过度操心劳神所致。人生四十以后，也进入人生的秋季，《素问·阴阳应象大论》："年四十，而阴气自半，起居衰矣。"四十以后，人的精力、体力不及年轻时旺盛，因此也要收敛神气，保健身体为要。所以有"人到四十不学艺"之说。学习、做事也如同种植农作物，如果到人生的秋天再谋划，扰动心志，不合时宜。当然，人生是个需要终身学习的过程，四十以后的心态要从容安定为主，该学习的还是要学习，以适应社会的变化。

总之，秋季是万事万物开始收敛的季节，也是收获的季节，秋季养生须要顺应天地肃敛的状态，着眼于一个"收"字，精神重在安静从容，收敛神气，养肺圆情。日常工作行事，能泰然处之，戒急躁张扬，做到像秋天的好天气，万里无云，天高地阔，心安神静，就可以很好地养护我们的肺脏。

（三）医生建议

第一，秋季寒冷干燥，饮食起居，精神调摄以收敛、安宁为宜。

第二，秋天早睡早起，生活工作，减少操劳，减少熬夜。

第三，秋天是收获的季节，为了有个好收获，春天、夏天要努力！

四、冬季养肾要领

冬季，四季之终。"冬，终也，万物收藏，天寒地坼。传统上是以二十四节气"立冬"作为冬季的开始。包括立冬、小雪、大雪、冬至、小寒、大寒约90天。冬季的起点是在立冬（公历11月7日至8日），冬季的结束在立春（2月3日至5日）。进入冬季，太阳光照将进入一年中最少的时节，气候寒冷，阴盛阳衰。人体受寒冷气温的影响，各项生理功能多进入低谷，也意味着沉寂，生气闭蓄，万物进入休养、收藏状态。生物在寒冷来袭的时候会减少生命活动，很多植物会落叶，动物会选择休眠，有的称作冬眠。候鸟会飞到较为温暖的地方越冬。人至 60 岁时，亦进入人生冬季。如何在这个冷清的季节顺应气候特点，调养自身的肾脏？根据《黄帝内经》的内容，结合冬季环境特点，同大家分享中医养肾藏纳的智慧。

（一）经典溯源

《素问·四气调神大论》："冬三月，此谓闭藏，水冰地坼，无扰乎阳，早卧晚起，必待日光，使志若伏若匿，若有私意，若已有得，去寒就温，无泄皮肤，使气亟夺，此冬气之应，养脏之道也。逆之则伤肾，春为痿厥，奉生者少。"

（二）经典解读

白话解　冬天的三个月，谓之闭藏，是生机潜伏，万物蛰藏的时令。当此时节，水寒成冰，大地龟裂，人应该早睡晚起，待到日光照耀时起床才好，不要轻易地扰动阳气，妄事操劳，要使神志深藏于内，安静自若，好像有个人的隐秘，严守而不外泄，又像得到了渴望得到的东西，把它密藏起来一样；要守避寒冷，求取温暖，不要使皮肤开泄而令阳气不断地损失，这是适应冬季的气候而保养人体闭藏机能的方法。违逆了冬令的闭藏之气，就要损伤肾脏，使提供给春生之气的条件不足，春天就会发生痿厥之疾。

水冰地坼，无扰乎阳

冬季天寒地冻，所有的生命力都蛰藏起来，包括人们的生命力，藏在人体的深处。人体怎样不扰动阳气？《素问·生气通天论》说"阳气者，烦劳则张"，首要注意不要过度烦躁和劳累，使阳气张弛、耗散。一天之中，日暮傍晚是一天的终了，如一年的冬季一样，要减少高强度的劳作和四肢的剧烈活动。规避气候中寒湿之气也是爱惜自身阳气，减少阳气被扰。《素问·生气通天论》有论："故阳气者，一日而主外，平旦人气生，日中而阳气隆，日西而阳气已虚，气门乃闭。是故暮而收拒，无扰筋骨，无见雾露，反此三时，形乃困薄。"又《素问·经脉别论》："是以夜行则喘出于肾。"所以，在冬天，我们禁忌做剧烈的肢体运动，尤其是冬日晚间的运动，《内经》都不太主张，大家以舒缓、放松的适宜运动为佳。

早卧晚起，必待日光

冬日由于日照时间短暂，白天少，夜间多，人体的起居也要随着太阳的日照情况，做出相应的调整。从中医的睡眠观来看，起和卧都是阳气的运动表现。《灵枢·营卫生会》"卫气行于阴二十五度，行于阳二十五度，分为昼夜，故气至阳而起，至阴而止。"因此起卧的时间段，也与居住地太阳的节律相合为宜，晚休息以不超过晚 9 ~ 11 点为佳，早起床以早 7 点左右为宜。所以冬季黎明的晨练，中医是不主张阳气虚弱的人实施的，老年人在冬季，休息到天亮是可以的。

使志若伏若匿，若有私意，若已有得

人们适应冬天的气候特点，时宜的情志活动，以慎独静养，韬光养晦，自得其意为佳。

孔子讲"知止不殆"，意思是凡事知道停止下来，知道有节制，就不会坏，不但不会坏，还会因为恰当的休养而孕育新的生机。冬季是一年的终止，万事万物的蛰藏，其实是孕育着第二年春季的生机。内心充实饱满，好比"私意有得"的状态，如同成熟的种子，内在的生命力在其中萌动，等待春天到来时，生根发芽。

去寒就温，无泄皮肤，使气亟夺

适应冬天的寒冷气候，首先在于保暖，去寒就温，穿着要暖，最好的状态是要手脚温热。好多年轻人为了美丽身形的展示，穿着单薄，手脚冰凉，最为伤身。年轻时阳气充盈尚好，待到人体衰老，阳气衰弱时，新病与宿寒，常常会击垮健康。其次，因为外界寒冷，阴寒气重，人体阳气内弱，冬天不宜出大汗，开泄皮肤，一是外邪易随汗孔开泄内袭，二是损耗人体内在阳气。

冬季寒冷的气候，给人们休养的机会，借助天地的敛藏状态，大家可以蛰藏自己的精气，总结自我的得失，待到春季阳气升腾之时，展现生机和活力。

（三）医生建议

第一，冬天是一年的终止，思想和行动上要适度休养生机，为来年生发成长孕育力量。

第二，冬季气候寒冷，阴寒气重，宜保养阳气为重，不可大汗、大劳，消耗人体阳气。

第三，冬天日照时间短，有条件的可以多睡一会，合上太阳的节奏，养足精神！

总之，我们讲了四个季节的气候特点，春温春生，夏热夏长，秋凉秋收，冬寒冬藏。四季的变化是不可分割的整体，是一个连续变化的过程。没有生长，就无所谓收藏，也就没有第二年的再生长。正因为有了寒热温凉、生长收藏的消长进退变化，才有了生命的正常发育和成长。因此我们的脏腑功能和精神活动，也要遵循自然变化的规律，《内经》曰"万物沉浮于生长之门"，我们的身心活动也应该随着自然界的"生长收藏"而开合出入，调神养生，才能规避灾疾，使生命健康。最后，再次引用《内经》的原文，也希望广大的健康爱好者重视之！"阴阳四时者，万物之终始也，生死之本也，逆之则灾害生，从之则苛疾不起，是谓得道。"

第七节　工作与假期的自我情绪管理

中医在临床中发现，许多患者身体的病痛在短暂的旅游过程中，症状可以得到缓解或消失；甚至平日离不开的药物，诸如降糖药、降压药、促进睡眠药，患者不经意地忘记服用，血压、血糖也还能保持如常，一觉睡到天亮。这是什么原因呢？为什么同样的运动、工作反而会出现疾病呢？

一、旅游与劳作的区别

快乐旅游

旅游的目的很明确，主动花费辛苦赚来的金钱投入到期盼已久的假期中，目的就是为了放松心情，愉悦身心。所以我们可以忽视路途的颠簸、游玩的辛苦，享受海滨城市的酷暑或冰雪世界的严寒，我们的心灵在努力寻找和发现大自然的美，努力放松自我的心情，我们无暇思考，或者毅然放弃思考那些无用的纠结和痛苦，圆满的旅游活动可以还原一个纯粹自然的身体。所以此类旅游常常收获快乐和健康。

苦劳苦做

我们一般的劳作过程，主要是通过体力、脑力和时间的消耗，换取我们需要的生活资料，维持我们日常生活正常运行。通常我们劳作的对象、内容、目标，并不都是我们所乐意而为，甚至有些是我们所反感痛恨的内容。但是为了生活，甚至为了生存，不得已而为之，所以内心纠结、郁闷，苦劳劳作，时常带着不良情绪劳作，心不在焉，从而容易积劳成疾，加重劳作带来的苦恼和身体的疾患。

快乐劳作

智慧人的劳作，把劳作作为生活享受，工作时心情宛如旅游，身心充实而愉悦。不但收获了劳动成果，还收获了他人的认可和自己的好身体。临床中看到好多老教授，老科学家，一生致力于自己的事业，退休后依然奉献社会，身体不但没有被累坏，反而矍铄依然，脑力、体力充沛，令我们钦佩！

先贤智慧

如何工作、生活而百岁不老？《黄帝内经》有答案。

《素问·上古天真论》："是以志闲而少欲，心安而不惧，形劳而不倦，气从以顺，各从其欲，皆得所愿。故美其食，任其服，乐其俗，高下不相慕，其民故曰朴。是以嗜欲不能劳其目，淫邪不能惑其心，愚智贤不肖不惧于物，故合于道。所以能年皆度百岁而动作不衰者，以其德全不危也。"

二、百岁不老要点

"志闲而少欲"
减少对物质欲望的过度追求，使自己的心志轻松。

"心安而不惧"
不做违逆人性、亏自心、欺他人的事情，则内心安定，无戚戚、无畏惧。

"形劳而不倦"
劳逸适度，神形相守，有张有弛，劳而不疲。

"气从以顺"
精神没有倾移，情绪没有剧烈波动，则神气平和，体内气机没有逆乱，脏腑气血和顺。

"各从其欲，皆得所愿"
顺从自身的基本需求，满足自身的合理愿望。

"美其食"
享受自己的生活，发现自己饮、食、居处的美好。

"任其服"

担当好自己的社会角色，使自己的能力、兴趣与从事的职业相匹配。

"乐其俗"

融于自身的生活、社会环境，入乡随俗，随遇而安。

"高下不相慕"

社会身份有高下，人性自身均平等。尊重自我，做好自我，不羡慕他人。

"嗜欲不能劳其目，淫邪不能惑其心，愚智贤不肖不惧于物"

心不为满足过度欲望而劳苦，不为各种放纵邪念而迷惑，无论愚人、智者，贤士、无能者，都不为外物所恐惧。

做到以上十点，《黄帝内经》则称为合"道"，达到"德全不危"的状态，身体则能"度百岁而动作不衰"。

经典回顾

《素问·经脉别论》：是以夜行则喘出于肾，淫气病肺。有所堕恐，喘出于肝，淫气害脾。有所惊恐，喘出于肺，淫气伤心。度水跌仆，喘出于肾与骨。当是之时，勇者气行则已，怯者则着而为病也……故饮食饱甚，汗出于胃。惊而夺精，汗出于心。持重远行，汗出于肾。疾走恐惧，汗出于肝。摇体劳苦，汗出于脾。

以上内容告诉我们，有何种不安状态下，存何种逆乱心情，就会劳伤相应脏腑器官！

三、智者分享

马克思："如果我们选择了最能为人类福利而劳动的职业，我们就不会为它的重负所压倒，因为这是为全人类所做的牺牲；那时我们感到的将不是一点点自私而可怜的欢乐，我们的幸福将属于千万人，我们的事业并不显赫一时，但将永远存在；而面对我们的骨灰，高尚的人们将洒下热泪。"

高尔基："我知道什么是劳动：劳动是世界上一切欢乐和一切美好事情的源泉。我们世界上最美好的东西，都是由劳动、由人聪明的手创造出来的。"

李大钊："我觉得人生求乐的方法，最好莫过于尊重劳动。一切乐境，都可由劳动得来，一切苦境，都可由劳动解脱。"

四、医生建议

第一，随遇而安对健康而言是一种积极心态。

第二，从何业，专何业，业业有道。

第三，干一行，爱一行，行行通神。

第四，敬业是一种美德，乐业是一种境界。为他人工作而快乐的人，快乐常驻，身心健康。

第八节 勇怯发病观与情绪管理

社会纷繁复杂，我们很难在跌宕起伏的社会活动中保持稳定的健康状态，要保持《素问·上古天真论》所言"恬惔虚无"的状态，多有不易；但是我们平日要保养好自我的精气神，关键时刻维持一身"勇"气而无"怯"意，是在缤纷社会生活中保持健康的又一重要因素。

一、勇者气行身健，怯者着而为病

《素问·经脉别论》："黄帝问曰：人之居处动静勇怯，脉亦为之变乎？岐伯对曰：凡人之惊恐恚劳动静，皆为变也。是以夜行则喘出于肾，淫气病肺。有所堕恐，喘出于肝，淫气害脾。有所惊恐，喘出于肺，淫气伤心。度水跌仆，喘出于肾与骨，当是之时，勇者气行则已，怯者则着而为病也。"

意思就是当人经受惊慌、恐惧、恚怒、劳作、运动、安静等过程时，气血皆会发生改变。例如：① 深夜远行，消耗肾气，导致病气伤肺；② 坠落恐惧，消耗肝气，病气伤脾；③ 惊吓恐慌，消耗肺气，病气伤心；④ 过河落水，消耗肾和骨气。这个时刻，勇敢的人，气血运行正常，就不会生病，但是怯懦的人，内在的虚弱就会与外来的病邪相合，导致疾病。

二、勇者如是

《灵枢·论勇》："勇士者，目深以固，长冲直扬，三焦理横，其心端直，其肝大以坚，其胆满以傍，怒则气盛而胸张，肝举而胆横，眦裂而目扬，毛起而面苍，此勇士之由然者也。"

原文大意：勇敢的人，两目凹陷而目光坚定，眉毛竖起而长直，皮肤纹理横密，心端正而直白，肝脏大而坚实，胆囊充盈而增大；发怒时，气充满胸廓，肝脏上举而胆气横溢，怒目圆睁，目光夺人，毛发竖起，面色苍青。这就是勇敢人的状态。

三、怯者如是

《灵枢·论勇》：少俞曰："怯士者，目大而不减，阴阳相失，其焦理纵，髑骬短而小，肝系缓，其胆不满而纵，肠胃挺，胁下空，虽方大怒，气不能满其胸，肝肺虽举，气衰复下，故不能久怒，此怯士之所由然者也。"

张景岳注："髑骬，一名鸠尾，一名尾翳，蔽心骨也。"

原文大意：怯懦的人，眼睛大却不坚定，气血不充盈，皮肤纹理松弛，胸骨剑突短小，肝系弛缓，胆不充盈，肠胃挺直，胁下空软；即使发怒时，怒气也不能充满胸中，肝肺虽然因怒气而暂时上举，但是随着气血的衰减，肝肺又重新下落，所以不能长时间地发怒。这就是怯懦人的状态。

四、酒勇如是

《灵枢·论勇》：黄帝曰：怯士之得酒，怒不避勇士者，何脏使然？少俞曰：酒者，水谷之精，熟谷之液也，其气慓悍，其入于胃中，则胃胀，气上逆，满于胸中，肝浮胆横，当是之时，固比于勇士，气衰则悔。与勇士同类，不知避之，名曰酒悖也。

原文大意：怯懦的人喝了酒，愤怒起来与勇士相差不多，这是哪个脏器作用使他这样？少俞回答：酒是水谷的精华，由谷物酿造而成。酒气慓悍，入胃后，就会使胃发胀，气向上逆，充盈胸腔，则使肝脏上浮，胆囊横生。在这个时候，其愤怒之状态固然可以与勇士相当，但当酒气衰落，就会后悔。酒后怯懦之人，虽与勇士神态相同，但却不知如何规避风险，为"酒勇"假象，称之为"酒悖"。

经典回顾：　孔子论勇：《礼记·中庸》：子曰："好学近乎知，力行近乎仁，知耻近乎勇。知斯三者，则知所以修身。"

《论语·阳货》：子路曰："君子尚勇乎？"子曰："君子义以为上。君子有勇而无义为乱，小人有勇而无义为盗。"

《论语·为政第二》：见义不为，无勇也。

《论语·宪问第十四》：仁者必有勇，勇者不必有仁。

五、医生建议

第一，勇敢是一种性格，更是一种健康的生理状态，可以让我们在纷繁起伏的世事中，保持健康而无疾。

第二，酒后英雄，无气血脏腑之后盾，逞一时酒气似勇，可快意于一时，却常后悔于酒醒，酒勇者，可怜之怯士。

第三，勇敢的性格是可以塑造的，只需充其气血，满其精神，端正简洁其心，肝胆之用自强。

第六章

医生对患者情绪的指导

第一节　倾听患者全面陈述病因，对患者进行心理支持和情绪疏导

一、认识情绪管理在医疗中的重要价值

情绪管理至关重要，因此无论是从疾病的诊断、治疗，还是从疾病的预防和养生，以及从医患关系的合理建设上看，情绪管理都是每一名医生必备的职业修养。

（一）了解人的自然属性和社会属性，通达人情世故，是医学研究范围内的重要内容

《素问·著至教论篇》："而道上知天文，下知地理，中知人事，可以长久，以教众庶，亦不疑殆，医道论篇，可传后世，可以为宝。"意思是说，研究医学的道理，上要了解自然天气的变化规律，下要了解地理环境的特点和规律，中间要通晓人情世故的社会规律，只有掌握了这些规律，才可以保持生命健康长久，用来教导大众，也不致发生疑惑和懈怠，只有这样的医学篇章，才可以流传于后世，作为宝贵的医学资料。

《素问·疏五过论》："圣人之治病也，必知天地阴阳，四时经纪，五脏六腑，雌雄表里，刺灸砭石，毒药所主，从容人事，以明经道，贵贱贫富，各异品理，问年少长，勇怯之理，审于分部，知病本始，八正九候，诊必副矣。"意思是说，圣人治病，必知自然界阴阳的变化，四时寒暑的规律，五脏六腑之间的关系，疾病男女表里的差异，刺灸、砭石、毒药治病之所宜，还能周密详审人情事理，来昌明经典所论之医道，从患者在社会背景中的贵贱贫富，区分其发病的各自特点，问其年龄之长幼，知其性格的勇敢和怯懦，审察病色出现的部位，以知道疾病的根本原因，并结合四时八风正气及三部九候脉象进行分析，所以他的诊疗技术是全备的。

（二）对患者情绪的细微洞察，是完整诊断疾病的必备内容

对患者情绪的理解和把握，是诊断的必要内容。《素问·徵四失论》讲，诊病："不适

贫富贵贱之居，坐之薄厚，形之寒温，不适饮食之宜，不别人之勇怯，不知比类，足以自乱，不足以自明，此之三失也。诊病不问其始，忧患饮食之失节，起居之过度，或伤于毒，不先言此，卒持寸口，何病能中，妄言作名，为粗所穷，此治之四失也。是以世人之语者，驰千里之外，不明尺寸之论，诊无人事。治数之道，从容之葆，坐持寸口，诊不中五脉，百病所起，始以自怨，遗师其咎。是政治不能循理，弃术于市，妄治时愈，愚心自得。"意思是讲，治病不考虑患者的贫富贵贱生活特点、居处环境的好坏、形体的寒温，不能适合饮食之所宜，不区别个性的勇怯，不知道用取象比类的方法进行分析，这样只能扰乱自己的思想，不足以明了疾病真相，这是治病疏漏的第三个原因。诊病时不问最初发病的情况，以及情绪上忧愁、隐患等刺激，饮食是否失于节制，生活起居是否规律，或者是否伤于毒药，如果诊病时不首问清楚这些情况，仅仅促去摸脉，怎能正确判断病情？只能是草率给予个病名，这种粗糙的诊断方法使治疗陷入穷困状态，这是治病失败的第四个原因。所以世上众人常谈论，千里之外去学习医术，但却不明白尺寸间细微的道理，诊断病____不考察患者社会生活中的人情世故。更不知治疗疾病的方法，从容地坐在____察脉象。这种做法，既不能把握五脏的脉象，更不知疾病的起因，开始埋____情，继而抱怨老师传授不明。所以治疗和管理患者如果不能遵循医理，抛____律，胡乱给予治疗，只有侥幸治愈，反而自鸣得意。

____观察患者面部的气色，来判断患者的病情和情绪。《素问·解精微论》____，则气和于目，有亡，忧知于色。"意思是讲，人有良好的道德修养，____神观察到和气，人有失意衰亡之事，可以通过面部的气色观察到忧愁。____审察泽夭，谓之良工……五色各见其部，察其浮沉，以知浅深，察其____其散抟，以知近远，视色上下，以知病处，积神于心，以知往今。"____的光泽和枯槁来判断疾病，算是好的医生……五脏颜色可以在其相应____色的浮与沉，来判断疾病的深浅，观察气色的光泽和枯槁，来判断病____的浮散和凝聚，来判断患病时间的远近，观察气色在面部显现的位____的脏腑，用心去思考和推测，可以判断病情的历史和当下状态。

__动患者的自我情绪管理能力是提高治疗效果的关键

____语言、眼神、针灸和药物等方法，对患者的精神进行调摄，提高治疗____"人之情，莫不恶死而乐生，告之以其败，语之以其善，导之以其所使，开之以其所苦，虽有无道之人，恶有不听者乎？"意思是讲，人之常情，都是厌恶死亡，喜好生命，告诉患者其身体败坏的原因和疾病的危害，告诉患者对病情有利的做法，引导患者做适宜的治疗和调养，开解患者身体和心里的痛苦，即便是不讲道理的人，也很少有不听劝导自己妄为的。《素问·针解篇》："必正其神者，欲瞻患者目，制其神，令气易行也。"意思是讲，在针灸治疗过程中，医者要扶正患者精神，可以通过审视患者眼睛，调控和把握患者眼神，使其内在气机容易畅行。《素问·汤液醪醴论》："精神不进，志意不治，故病不可愈。"更是明确强调，在治疗过程中，医者的精神没有促进患者的精神状态，患者的情绪没有很好地疏导治疗，就会导致疾病难以痊愈。

（四）实施情绪管理，可促进友善的医患关系建立，营造和谐社会氛围

中医的情绪管理在当前矛盾冲突不断的医疗背景下，有着深刻的社会价值和意义。因为，自古而今，中医就有家国情怀的人文高度。《灵枢·师传》讲："黄帝曰：余闻先师，有所心藏，弗著于方。余愿闻而藏之，则而行之，上以治民，下以治身，使百姓无病，上下和亲，德泽下流，子孙无忧，传于后世，无有终时。岐伯曰：远乎哉问也。夫治民与自治，治彼与治此，治小与治大，治国与治家，未有逆而能治之也，夫惟顺而已矣。顺者，非独阴阳脉，论气之逆顺也，百姓人民皆欲顺其志也。"意思是讲：黄帝说，我听说先师有些医学心得，没有记载到书籍中，我愿意听取这些宝贵经验，并把它铭记在心，以便作为准则加以奉行。这样，既可以治理民众之生活，又可以治疗患病的身体。使百姓免受疾病之苦，人与人之间和睦而友善，并让这些宝贵习惯和经验流传后代，使后世的人们没有担心，并且能绵绵不绝地传承下去。你能把这些宝贵经验讲给我听吗？岐伯说，你所提的问题意义很深远，无论治民、治身、治此、治彼，治理大事小事以及治理国家还是治理个人家庭，没有违背常规而能治理好的，只有顺应其内在的客观规律，才能处理好各种事情。所谓的顺，不仅是指阴阳、经脉、气血循行的顺逆，还包括了顺应和疏导广大人民的情志。

二、指导患者就诊，倾听患者诉说病因

（一）指导患者就诊：看中医前患者需要做好准备

笔者认为，生病是一种重要的生命体验，与疾病平稳相处需要逐步适应；看病还是一门必备的生存技能，更需要积累经验。

我们常说"破罐能经百年熬"，意思是说一个长期患病的患者，经常与药罐为伴，患者常常能活得很好，有的甚至能活到百岁高龄。这是为什么呢？为什么常年患病的"药罐"反而能够长寿？作者认为这与患者能接纳病痛并与之和平相处，同时掌握求医问药的经验有关系。因为生病后涉及好多内容：首先能泰然接受病痛，适应不再便捷的生活；其次，如何选择医院、科室、医生，如何就诊，需要掌握大量信息；再次，做好思想准备，配合医生的诊治，对医生的诊疗方案做出判断，以及如何用药等等诸多细节，这些都需要耐心和经验。看病需要经验。身体生病不可怕，可怕的是不会寻求帮助！有多少从来没有生过病的患者，突然有一天疾病来临；以前从来没有察觉到的某个脏器，某一天突然不能正常工作。如同一辆行驶的汽车，突发事故导致车辆抛锚在路上，如果没有足够的处理经验，又没有寻求有效帮助的途径，人们准会手忙脚乱，甚至会危及生命。

若要高效就诊，需要有备而来。就诊中医与就诊西医不同，中医的诊疗依据是"望闻问切，四诊合参"。想要让中医在短暂的时间内了解患者的病情，并给予最适当的专业帮助，就需要患者积极配合，这样才能达到最佳诊治效果。笔者总结如下就诊备要，以期患者能更好地配合医生，圆满完成诊治。

（二）告知患者安然接纳病痛，定心体察病况，简洁陈述病情

病痛是身体告诉自己的报警信号，简洁周详地陈述病情对配合医生诊治疾病有着非常重要的意义。例如：如果因受寒导致胃痛，人就会感觉到胃中冷痛或者绞痛；如果因生气导致胃痛，人就会常常感觉胃中胀痛或者刺痛；如果因焦虑导致胃痛，人的胃则常常伴有灼热疼痛。可能患者没有学过解剖知识，但是身体常常会精确地告诉患者疾病的确切位置。

当然也有部分病痛让我们找不到感觉，甚至茫然。例如内伤发热，其发病常常是整个身体的不适，痛苦也常常泛泛地存在，全身多个部位都可能不舒服。遇到这种情况，还要如实陈述痛苦，这种泛泛不适，也可以帮助中医师排除或者确定某一类疾病。

要点：简洁陈述主要病痛，重点突出。

禁忌：为病痛干扰，对病情缺乏仔细体察。

（三）请患者冷静回忆、理智判断可疑病因

精确地陈述疾病可能的原因，会为医生诊断和治疗提供非常重要的信息。特别是发病前一段时间内的异常状态，包括环境、饮食、情绪状态等，可以为诊疗提供详细的信息支持。

中医把疾病的发病病因分为三大类，患者也要重点围绕这三类主要病因，按图索骥，寻找自己患病的可能原因，并且尽可能完整、客观而清楚地告诉医生。

1. 常见病因

（1）外因：因外界气候等自然环境而导致疾病。包括："风气、寒冷、暑热、潮湿、燥气、火气"，中医称为"六淫"。

（2）内因：因情绪、饮食、劳逸不当而导致疾病。包括"喜怒忧思悲恐惊"的七情过度，"寒热温凉、酸苦甘辛咸、过饥过饱"的饮食不当，以及"久视、久卧、久行、久立、久坐"等劳逸失度所导致的疾病。

（3）其他原因：因跌仆、金刃等所导致的外伤以及虫兽咬伤等。

要点：病患翔实陈述可能病因，最终由医生取舍判断。

禁忌：病患避医，隐藏、回避或者掩盖可能的原因。

2. 客观陈述"起病 – 诊前"之间病情变化

通常患者从发病到就诊，会有一段时间是在自我观察，常常会尝试性干预。患者就诊时，应告诉医生发病过程以及自己的干预手段及干预后的效果，这样会给医生提供第一手的治疗信息。

以胃痛来举例。如果胃痛发生时，自己揉按能缓解，说明可能病情为脾胃虚弱所致，治疗就会偏重于健脾补胃为主；如果胃痛发生后，通过限制饮食胃痛缓解了，就说明这可能是食物积滞导致的胃痛，治疗就需要以消食和胃为侧重点；如果胃痛在饮酒后加重，则可能为胃腑湿热所致，化湿清热可能就成为治疗的侧重点。总之，客观地描述发病后至就诊前病情的变化，可以为治疗诊断提供非常重要的信息。

要点：详细陈述病情改善或加重的因素，对治疗很重要。

禁忌：夸大或加工相关影响因素，会对诊治造成误导。

三、采集患者颜面及五官九窍的疾病信息

中医理论是建立在"脏象"理论的基础上的，因此中医师擅长通过判断外在皮肤、经络、官窍的表现，推断内在的脏腑功能。中医师在诊治的过程中会观察、采集这些重要部位的信息，因此患者需要在就诊前留意，方便陈述相关内容。

眼：异常状态和感觉。包括：视力强弱、视野范围、眼睛干润程度、分泌物状态等。

耳：异常状态和感觉。包括：听力强弱、耳鸣与否、分泌物状态等。

鼻：异常状态和感觉。包括：嗅觉状态、通气状态、分泌物状态等。

口：异常状态和感觉。包括：口腔异味状态、口腔唾液分泌物状态等。

舌：异常状态和感觉。包括：味觉状态、舌苔、分泌物状态等。

小便：异常状态和感觉。包括：便质、便量、色泽、气味、通畅程度、异常分泌物状态等。

大便：异常状态和感觉。包括：便质、便量、色泽、气味、通畅程度、异常分泌物状态等。

要点：官窍是内在脏腑的窗口，对诊治疾病非常重要。

禁忌：禁忌化妆，包括美瞳、眼影、涂唇、粉面、刮舌苔等，会导致诊断信息误判。

要指导患者对照上面的提示，找张便条记录下来自己的健康信息，以便与医生交流时有所侧重，又能防止遗忘细节，从而让医生迅速全面地了解患者信息，为圆满的中医诊治提供重要的信息支持。

对患者的温馨提示：患者的症状，即感受到的病痛，是其健康的最客观信息，是中医大夫最希望获得的诊治信息。患者不必担心大夫嫌自己啰唆，因为中医从春秋战国时期《黄帝内经》成书到历代汗牛充栋的中医著述，再到现代中医学的高等医学教材，历代医家对人体千变万化的症状积累了大量的理论研究和探讨，并且针对这些症状，还有着丰富的治疗经验。尽管当代中医也需要B超、X线、计算机断层扫描（CT）、磁共振成像（MRI），但中医更需要患者对自己病情的详细描述——症状，它是患者身体对疾病的客观表现。

四、对患者进行心理支持和情绪疏导

疾病的突然到来，常常带给患者身体和精神的痛苦。脏腑、器官功能障碍带来的无助，内心不能自主的惊慌和恐惧，使多数患者如同失足落水之人，亦同迷失转向之人。此时就需要医务工作者给予专业的心理支持和疏导，从而为建立和谐融洽疾患关系，为进一步诊断和治疗做好准备。

（一）引导患者疏泄情绪

患者需要寻找陌生的医生求助时，常常是疾病影响了其正常的生活，是其心身已经非常痛苦的无奈选择。中医的身心统一观告诉临床医生，患者的不良情绪是疾病的一部分，

也是气血能量变化的产物，需要医生智慧地靠近患者的心灵，与患者悄然达成共情，不知不觉中释放患者压抑的情绪。《素问·六元正纪大论》："郁之甚者治之奈何？岐伯曰：木郁达之，火郁发之，土郁夺之，金郁泄之，水郁折之，然调其气。"这是情绪疏导的要领。

情绪疏导的步骤，首先要发现患者不良情绪，其次认同患者的不良情绪，再次挖掘患者的不良情绪起源，以不良情绪为线索，再现不良情绪产生的人与事。临床中遇到多数的患者，经过医生的启发，常常会倾心相诉和忘形哭泣，其不良情绪就会像"积云变雨"或"凿井泉出"一般，倾泻涌出。患者身心中积累和压抑的不良情绪，就会伴随患者声泪俱下，得到非常有效的释放。《素问·解精微论》："是以悲哀则泣下，泣下水所由生。水宗者积水也，积水者至阴也。至阴者肾之精也。宗精之水所以不出者，是精持之也，辅之裹之，故水不行。夫水之精为志，火之精为神，水火相感，神志俱悲，是以目之水生也。故谚言曰：心悲名曰志悲，志与心精，共凑于目也。"

因为中国的患者多有"病不讳医"的告诫，因此他们希望能找到既可信，又对其生命故事感兴趣的医生。如果医生愿意倾听患者的故事，患者也愿意告诉医生自己的生命秘密——这个深藏在心里的秘密，也许在患者的生命中，只有这位医生听过。此时，医生再能够运用专业知识来引导患者，患者的心情就会如雨后天晴一般，心灵得到解放，疾病加速康复。这个诊治过程就会对疾病的康复产生非常重要的治疗意义，也就是大家所提到的"话疗"。

（二）用专业指导和有效治疗给患者树立战胜疾病的信心

专业而全面的技术指导，合理而有效的中医治疗，都会非常有效地给患者带来信心，使患者以积极的态度应对疾病、配合治疗、预防疾病。临床疗效是患者信赖医生的基础，也是中医能代代传承的生命线。正因为中医能做到《灵枢·九针十二原》中所讲的"效之信，若风之吹云，明乎若见苍天"，意思是中医的治疗疾病的效果，如同风吹云散，看到蓝天一样明显。中医不是慢郎中，对待许多疾病，中医药的疗效见效也很快。正因为如此，中医药技术才能成为守护人们身心健康的医疗防线。

患者寻找治疗，其实是在寻找自己健康生存的希望，特别是危重急患者尤为明显。面对患者，医生要给予患者最真诚的祝福和安慰。医生要最大程度上给予患者康复的希望和力量，因为，有了对疾病康复的希望和力量，中医称为"得神"，是疾病出现转机的前提。医生面对危重疑难疾病，要敢于担当，创造医疗奇迹。当患者丧失希望，中医称为"失神"，也是疾病恶化的重要原因，医生任何时候都不可轻言放弃，放弃意味着患者丧失了求生之门。《素问·移精变气论》："闭户塞牖，系之病者，数问其情，以从其意，得神者昌，失神者亡。"所以作为临床医生，终身学习成为常态，其目标，就是减少患者的失望，给患者带来更多的希望。医学进步的脚步不曾停歇，人类的智慧之光时常闪耀，而经典也常提醒我们，任何复杂疾病，都需要我们不懈地去探索方法，而且都是有希望的。《灵枢·九针十二原》："或言久疾之不可取者，非其说也。夫善用针者，取其疾也，犹拔刺也，犹雪污也，犹解结也，犹决闭也。疾虽久，犹可毕也。言不可治者，未得其术也。"

意思是讲，说疾病太久不可以治，不应该这样讲，擅长用针灸的医生，他治病如同拔掉体内的刺一样明显，如同洗去污垢像雪一样洁白干净，如同解开绳子的结扣一样，如同疏通开管道的闭塞一样，疾病虽然时间长了，依然可以治愈，说不可以治的医生，是因为他没有得到治愈疾病的方法。

五、医者需借助中药和针灸来干预患者情绪

了解了情绪有物质基础及其特定的运动规律后，医者可以借助中药和针灸来干预患者的情绪。药物和针灸都有寒热温凉，升降沉浮，补泻疏通的作用，因此我们可以在中医阴阳五行理论指导下，运用中药和针灸来调整患者的脏腑气血功能状态，以此达到调整患者情绪的目的。《灵枢·本神》讲："肝藏血，血舍魂，肝气虚则恐，实则怒……心藏脉，脉舍神，心气虚则悲，实则笑不休。"对经常恐惧的人，我们可以用补肝气的药或者针法，帮助患者增强肝脏的疏泄功能以治疗恐惧。对爱发怒的患者，我们可以通过采用清泄肝火的药物或针法，平息患者的怒气。同样，我们可以通过药物和针灸来调节患者过悲、过喜、过思等不良情绪。中医情绪五脏药物调整法有：

悲伤，心肺气虚。补益心肺。

思虑，脾胃气壅。通调脾胃。

嬉笑，心火旺盛。清泄心火。

愤怒，肝气太盛。调畅肝气。

恐惧，肾气不足。补益肾精。

中医的经典里，有着丰富而独特的人体内环境调理技术，指导中医临床实践。对情绪的治理，核心技术就是通过中医诊断，判断出患者的脏腑气血功能状态，然后运用中医针灸等手段，使其气血调和，脏腑功能恢复正常，情绪也随之恢复正常。《素问·阴阳应象大论》："病之始起也，可刺而已；其盛，可待衰而已。故因其轻而扬之，因其重而减之，因其衰而彰之。形不足者，温之以气；精不足者，补之以味。其高者，因而越之；其下者，引而竭之；中满者，泻之于内；其有邪者，渍形以为汗；其在皮者，汗而发之；其慓悍者，按而收之；其实者，散而泻之。审其阴阳，以别柔刚，阳病治阴，阴病治阳，定其血气，各守其乡，血实宜决之，气虚宜掣引之。"《灵枢·官能》："五脏六腑，察其所痛，左右上下，知其寒温，何经所在，审皮肤之寒温滑涩，知其所苦，膈有上下，知其气所在。先得其道，稀而疏之，稍深以留，故能徐入之。大热在上，推而下之，从下上者，引而去之，视前痛者，常先取之。大寒在外，留而补之，入于中者，从合泻之。针所不为，灸之所宜，上气不足，推而扬之，下气不足，积而从之，阴阳皆虚，火自当之，厥而寒甚，骨廉陷下，寒过于膝，下陵三里，阴络所过，得之留止，寒入于中，推而行之，经陷下者，火则当之，结络坚紧，火所治之。"

临床中，针灸是调整情绪最快的方法。可以调整情绪的穴位很多，我们举几个临床常用效穴，以开调情绪之思路。其中"内关"最为常用便捷，针对因不良情绪所致的胸闷、

憋气、面红、目赤患者，针入得气后，效果常可立竿见影。内关是心包经的穴位，《素问·刺法论》："膻中者，臣使之官，喜乐出焉，可刺心包络所流。"《针灸大成》："主手中风热，失志，心痛，目赤，支满，肘挛。实则心暴痛，泻之；虚则头强，补之。"调整神志的穴位，还可以选择"百会""神门"，疗效亦佳；也可以通过调整周身气机的方法，来调整情绪，中医称为"开四关"取穴法，也非常好用，即同时取两"合谷穴""太冲穴"。当然，针灸穴位调整情绪和精神的可选择众多，医家留意，对治疗情绪病大有裨益。

这方面有大量案例，可见本书第二部分，这里不再多讲。

六、指导患者掌握情绪自我调解的方法

患者经过医生的疏导、治疗后，日常生活中，还会遇到各种境遇，因此，医生还可以结合中医情绪理论，针对情绪状态，培训患者掌握一些情绪调控的技巧和方法，中医称为行气导引之法。以下引用甄隐先生所授方法，可以指导患者针对不同的情绪选用。

（一）解忧开心法

针对忧愁不解之人，如忧愁不能解除时，可以让患者放松形体，面对镜子，两手中指揉按印堂正反各 7 次，以舒展、安抚心气。尔后，两手沿眉外分，边分边自念"眉开眼笑"，连续 3～5 次（因为人高兴时会不自觉被喜气冲动眉开眼笑，现被动地使眉开展则可引动喜气而愁解）。如仍未解，则两手沿两侧下落，托腮与下颌，连续上托，边托边说"笑、笑、笑"，可以照镜子，观察镜中的形象，笑意自生，忧愁自解。

（二）镜中唤醒法（自我对话法）

针对恼怒悲伤忧愁之人皆可，当患者察觉情绪后，找个镜子，观察"怒目横视"或"愁眉紧锁"或"忧思不解"镜中自身形象，并嘲讽说："还想快速好病呢，这样配合治疗祛病，动情绪，发脾气，伤身真傻！"不良情绪则会渐消。

（三）降气消怒法

配合导气降气法，两手从头顶上方百会向头贯气，沿两耳侧到体侧（大指朝后，其余四指朝前）下降，边降边念"真慈善"，反复数次，肝气自平。

（四）宽心开胸法

针对心胸狭小而心情戚戚者，甚或胸闷不舒者，则可两手十指相对，掌心向上，置于胸部齐平膻中，两手慢慢分开外拉，中指至乳头部位，再慢慢内合，体会两手指间感觉，反复数次，外开时念"心胸开阔"或"开阔心胸"。

（五）清脑醒神法

针对头脑昏沉、头晕头涨患者，则操作同上，两手十指相对，掌心向上，两手于头顶外拉内合，体会两手指间感觉，反复数次，同时于外拉时念"头脑清新"。

总之，医生对患者的情绪指导，涉及患者就诊前的准备、诊断和治疗的全过程，以及诊后疾病的调养。可见情绪管理与医生疾病诊治息息相关，情绪管理与患者疾病康复息息相关，医患都需要高度重视。

第二节　引导患者重视家庭关系，努力构建和谐家庭

家庭是社会最基本的细胞，是最基础的社会组织，是人们最重要的精神家园。家庭是人们长养生息的主要场所，是个体幼年成长的必要环境，是患者在医务人员救治后调养疾病的重要场所，家庭成员间的和睦程度，标志着家庭的健康状态，这种状态也影响着家庭成员的健康水平。重视家庭关系，努力构建和谐家庭，是从"治未病"的角度，把对疾病的预防前移，从家庭环境入手，营造健康家庭环境，管理家庭情绪，化解家庭矛盾，促进个体健康。《黄帝内经》："圣人不治已病治未病，不治已乱治未乱，此之谓也。夫病已成而后药之，乱已成而后治之，譬犹渴而穿井，斗而铸锥，不亦晚乎！"古人云："未有和气萃焉，而家不吉昌者；未有戾气结焉，而家不衰败者。"

一、哲学中的阴阳五行思想在家庭情绪管理中的应用

父母是家庭中最为核心的角色，是家庭关系的起源。中医运用"阴阳五行理论"来阐释宇宙万事万物的发生、发展、变化及相互关系，来阐述人体内五脏系统之间的"生克制化"关系，也用来思考和阐述人体所处的外在的家庭关系。中医认为父亲为阳配天，母亲为阴配地，儿女由父母阴阳繁衍而来。《易传·序卦传》曰："有天地然后有万物，有万物然后有男女，有男女然后有夫妇。"《易传·说卦传》："乾，天也，故称乎父。坤，地也，故称乎母。震，一索而得男，故谓之长男。巽，一索而得女，故谓之长女。坎，再索而得男，故谓之中男。离，再索而得女，故谓之中女。艮，三索而得男，故谓之少男。兑，三索而得女，故谓之少女。"《素问·阴阳应象大论》："天地者，万物之上下也；阴阳者，血气之男女也；左右者，阴阳之道路也……"

中医的阴阳五行理论，从社会的家庭层面，考察家庭成员在家庭中的状态及其与疾病的关系，并通过中医的气化理论，使家庭角色和人体五脏、六腑、五体、五窍、五伦、五德、七情、五时、五方、药物五味等建立了联系。把这些看似没有关系或者关系不密切的因素，在中医阴阳五行整体理论指导下，建立了联系，并按照阴阳五行的"生克制化"理论，围绕患者情绪产生的"社会-心理-生物"起源，在社会心理层面认识发病因素，同时找到了疾病治理的家庭角色和情绪调整的整体方法，完善了疾病治疗在社会心理层面的理论认识，丰富了疾病的治疗理论。《素问·脉要精微论》："微妙在脉，不可不察，察之有纪，从阴阳始，始之有经，从五行生，生之有度，四时为宜，补泻勿失，与天地如一，得一之情，以知死生。"《素问·五运行大论》："不当其位者病，迭移其位者病，失守其位者危……"家庭中每个成员都有自己角色位置和对应的家庭功能，要处理好家庭关系，最核心的思想是各就其位，各司其守，各尽其职，各享其用。因为家庭关系复杂而多样，我们此处仅探讨最核心的母亲、父亲对子女健康的影响，以抛砖引玉，希望引起大家重视。

自然			社会家庭			五行	心理			生理			
五时	五方	五味	五教	五职	五伦		五德	五戒	五毒	五脏	五腑	五体	五窍
春	东	酸	耶	工	兄	木	仁	杀	怒	肝	胆	筋	目
夏	南	苦	儒	官	父	火	礼	淫	恨	心	小肠	脉	舌
长夏	中	甜	道	农	祖	土	信	妄	怨	脾	胃	肉	口
秋	西	辛	回	士	弟	金	义	盗	恼	肺	大肠	皮	鼻
冬	北	咸	释	商	母	水	智	酒	烦	肾	膀胱	骨	耳

二、"母病及子"：母亲对子女健康的影响

中医所称的"母病及子"，其概念源于中医五行（即木、火、土、金、水）理论，是指五行中的某一行异常，累及其所生的子行（如木火关系，木为母，火为子。木异常，累及火），导致母子两行皆异常。《素问·六节藏象论》："五运之始，如环无端，其太过不及如何？……至而不至，此谓不及，则所胜妄行，而所生受病（母病及子——笔者按），所不胜薄之也，命曰气迫。"五行间基本的相生相克关系如下图所示。

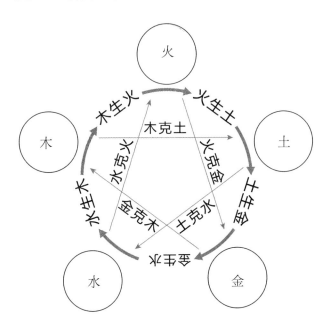

（一）中医五脏系统层面的"母病及子"

例如肾肝两脏，五行关系为水木关系，水（肾脏）为母，木（肝脏）为子。母病及子，这里指因肾脏功能异常影响到肝脏，使其功能异常。即（肾）水不足，不能资助（肝）木，导致木（肝）亦虚弱，终致水（肾）竭木（肝）枯，母子俱衰。《素问·四气调神大论》：此冬气之应，养藏（肾）之道也；逆之则伤肾（母病），春为痿厥，奉生（肝）者少。患者因肾阴不足，导致肝阴不足，出现肝阳上亢的病理表现。中医治疗的"滋水涵木"法，即通过调补肾"母"，来治理肝"子"的方法，代表方剂如"滋水清肝饮""地黄饮子""天麻钩藤饮"等经典名方均是为此证而设。

（二）家庭层面的"母病及子"

"母病及子"的生命现象，不仅在中医的"五脏五行系统"内存在，而且在社会的"家庭五行系统"中依然存在。伴随近代"五行学说"被引入到社会领域，用来研究"人"与"人"的关系，阐述家庭"五伦"关系，探讨人与人之间的不良情绪——"五毒"对个体健康的影响，以及家庭成员间的五行"生克制化"的关系。我们可以应用五行理论，站在社会层面，深度思考母亲对子女健康的影响。在家庭中，由于母亲的特殊作用，母亲对子女的影响，可以通过遗传胎养、母乳饮食、言传身教等多重因素，借助家庭氛围和情绪以及中医所谈的气的感染，或者其他潜在因素而发挥作用，使两个独立的生命体有了深刻的联系。以下部分内容是传统五行理论对"母病及子"现象的总结和概括，供读者思考、借鉴、验证于临床及生活。

1. 遗传、胎养因素

遗传因素是每个生命个体不可超越的因素。孩子的遗传基因，自然秉承于父母的遗传物质，这种遗传物质，构成小儿先天的体质状态。即"龙生龙，凤生凤"之意。此外，母亲孕期的心理和情绪状态，会影响孩子出生后的性情和健康状态（可参见本书案例 161）。

论曰：

母亲多怒，阴木为用，小孩落生，惊风抽搐。

母亲急躁，阴火为用，小孩生后，黄疸为病。

母亲固执，阴土为用，小孩日后，又黄又瘦。

母亲恼辩，阴金为用，小孩后天，肺虚咳嗽。

母亲烦愚，阴水为用，小孩下生，腹中寒积。

儿女羸弱，胎中受病，母性失和，家之不幸。

2. 母乳、饮食因素

多数孩子生下来依靠母乳喂养。中医认为乳汁由母亲气血化生而来，而母亲的情绪波动，直接影响其气血状态，从而导致乳汁质量有清浊之分。乳儿食用何种母乳，直接决定于其母当时性情的智愚、体质的强弱。可谓孩子智愚、强弱，关联一乳，气血相传。母亲孕期、哺乳期的状态，对儿童健康有着深刻的影响。

《三国志·魏志·华佗传》就记载了汉代名医华佗的一个医案，是母亲状态不佳，因哺乳不当导致幼儿生病的案例。"东阳陈叔山小男二岁得疾，下利常先啼，日以羸困。问佗，佗曰：'其母怀躯，阳气内养，乳中虚冷，儿得母寒，故令不时愈。'佗与四物女宛丸，十日即除。"

阴木性的乳妇，乳味微酸。小儿食之，易生慢性的肝胆病，常现抽筋、抽风、生耳底青筋暴露等病症，久之小儿性情变为执拗的气度。

阴水性的乳妇，乳味略咸。小儿食之，易生慢性的肾病，常现腹痛、小肠疝气、精神痴呆，久之小儿性情变为愚鲁的气态。

阴金性的乳妇，乳味渐辛。小儿食之，易生慢性的肺病，常现虚喘、咳嗽、猩红热、麻疹等病，久之小儿性情变为懦弱的态度。

阴土性的乳妇，乳味邪甘。小儿食之，易生慢性的脾胃病，常现消化不良、吐泻等病症，久之小儿性情变为固执死板的气象。

阴火性的乳妇，乳味似苦。小儿食之，易生慢性的心脏病，常现心跳、惊悸、失眠等病症，久之小儿性情变为浮躁急烈的表现。

君可尝试考察乳妇乳汁之变化，昨日之乳汁气味与今日之不同，今日乳汁与明日比，其气味又生差异。均一乳妇之乳，而生有不同之乳汁，是乳妇心性有所变易之故也。所以乳儿之强弱、愚智与疾病，是乳之所赐也。深望乳妇详细考查证验之。

3. 后天学习因素

从孩子成长过程来看，孩子从最初的混沌状态，逐渐认知这个世界，到最终个体意识形成，母亲都起了非常重要的作用。母亲（以及孩子生活中所有参与者）的一言一行，都在有意识或无意识地影响着孩子，其言谈举止、待人接物、语音语调，以至于情绪的疏泄方式，都在被孩子学习。孩子从一生下来，不认识任何事物，不会做任何事情，从吃奶、喝水，到说话、走路，都要学，最简单的叫"爸爸""妈妈"也都是后天父母重复无数遍后，孩子才一点一点学会的。母亲是孩子成长过程中最重要的参与者，孩子最初的基本生命活动习惯，受母亲的习染最为深刻。

4. 后天环境感应因素

家庭环境能够影响子女气血。首先，孩子的生命气血运行状态，会不知不觉地受到母亲气血的感应影响；其次，家庭是个小的社会环境，家庭成员之间会产生各种情绪氛围，并会互相影响，进而扰动气血，影响健康。

外在环境影响生命活动的研究——麦克林托克效应：生活在一起的同事、伙伴，个体之间，即使没有情绪场景的营造，个体之间的气血仍可以相互影响。有集体生活经验的女孩子常有亲身体会，住在一起的女同事、同学，时间长了，月经周期会趋向一致，这个现象叫做麦克林托克效应（McClintock effect）。此现象在 1971 年被美国韦尔斯利学院心理学研究生麦克林托克发现并记录了下来。她通过观察 135 位志愿者的生理周期，发现在不到几个月时间里，大部分人确有同步的现象——有趣的是大家似乎都向一位主导者看齐，但并不是每个人都如此。进一步的观察发现，趋于同步的不只是住在同一宿舍的人，常在一起的密友也一样。深入研究发现，这一现象同人体大汗腺分泌某些物质有关。这个现象也说明人群之间没有物理接触，没有视、听刺激，个体之间依然可以相互作用，可以帮助我们理解临床中"母病及子"的现象，中医通常认为这是以气为媒介的生物感应。

5. 胎教的重要意义

笔者在生活中体察到，母亲在怀孕期的言行举止，的确对胎儿有着深刻的影响。但由于推想居多，实证不易，谨录入几个笔者认为关联密切的小故事，抛砖引玉，以资同仁。

笔者在七八岁已经记事的时候，非常顽皮。放学回到家中，常常趁父母不注意，把他们关在门外面，还用插销在里面把门锁上，不让他们进来，而我在里面又哭又闹，父母不说好听的话、不给好吃的就不给开门。我还记得邻居在旁边开玩笑："关得对，这是公家的房子，不给好吃的就不让进来。"至今我还隐隐约约记得当时捣乱的情境。长大了，偶尔听母亲讲，她在怀我时家里生活条件很艰苦，家务繁重，哥哥姐姐也很小，一个6岁，一个4岁。母亲希望父亲早些回家帮忙，但是父亲下班后常常会在外面下象棋，回家后吃口饭，又出去玩到很晚才回家，母亲就赌气把父亲锁在门外边，不让他进来，让父亲说好听的话才让他回家。讲到这里，联想到我的这些举动，似乎我这个"锁门"的念头就源于此。要不我那么小，也没有人教我做什么，我怎会有如此古怪的做法？

笔者有位同事，孩子两岁多，她问我为什么孩子有一段时间，总在晚上一两点起来玩一会，也不哭，也不闹，一会儿自己就接着去睡了，中医怎样理解？孩子是不是哪里有问题了？我就问她怀孕期间有没有如此作息？她想了想说："啊！对了，我怀孕期间有一段时间值夜班，总是在晚上这个时间点起来巡视一下病房，如果病房没有重患者，巡视一圈回来还能再接着休息。"母亲就是这样不知不觉地影响着自己的孩子。也许这就是后天我们一些执着的、无名的念头的起源吧。

笔者还有一位同事的姐姐，今年50多岁了，患有精神分裂症，犯病时还会殴打她的母亲。她母亲现在都80多岁了，只能在养老院居住，不敢在家中生活。询问同事妈妈得知，怀这个女儿时，正好在"文革"期间被批斗，其内心之痛苦状态可想而知。这也许是其女儿患病的诱因。

笔者还有位患者，老病号，也算是老朋友了。其脾气直硬，言语耿直，爱生气，长得面青黄，有乳腺增生。有一次她和姐姐陪着母亲来看病，我一看，她姐姐面色红润，而她却是面黄肌瘦，我就半开玩笑问她们是否真是亲姊妹。她回答是。我接着问："那您母亲怀您的时候，是否生了大气？"我就看她母亲，她母亲当时没有说话，她接着说："这个我知道，我妈妈当时和我奶奶生气，我爸也不理解，她一气之下就喝了农药，后来被当时的乡村医生救过来了，当时没有洗胃的技术，用催吐的药把农药吐了出来，还保住了我。"由此可见妈妈怀孕时的状态，对下一代影响深刻。这个患者也是长年脾气不好，体弱多病，同爱人生气，尽管有个10岁的女儿，最终还是同自己的丈夫离婚了。

还有一位东北的朋友，她们姐妹五个人，婚姻都不幸福。笔者询问她母亲的情况，她讲从她记事时，母亲就被父亲打，自己从小就看着妈妈被打，姐姐领着她四处找母亲，她跟着姐姐们长大。笔者心里想，这个母亲在孕期的纠结怨恨心理都留给了孩子，孩子再在这样的环境中长大，看着父母的行为，当然不会有与自己爱人和谐相处的心理状态和良好沟通的方式，所以婚姻也都不幸福。虽然五个人事业都很优秀，但是五个姐妹婚姻全部破裂。

这些内容告诉我们，身为父母，其实我们的一言一行，从孩子受孕的那一刻，都已经开始潜移默化地影响着我们的孩子。所以，为人父母，所肩负之责任可谓重大。谚语说"将门虎子"就是这个道理。母亲当时怀孕期间所处的境遇、心情等客观事实，构成了孩子性格脾气秉性的基本素材。当然，父亲的责任也一样重大，父亲间接作用到母亲身上，再通过母亲直接作用到孩子身上。因此在一个家庭里，父亲有很大的义务帮助母亲营造培养下一代的良好氛围。龙生九子各有不同，同样的父母，大致相同的家庭环境，但是在不同的时间，母亲有着不同的心理状态。也正是这些心理因素的差别，导致同样的母亲造就了不同脾气秉性的儿女。

因此，古人非常重视胎教和乳教。刘向《列女传》记载，周文王之母太任在妊娠期间，"目不视恶色，耳不听淫声，口不出敖言，能以胎教。"所以才有后来圣明的周文王开周朝八百载王朝。"文王生而明圣，太任教之以一而识百，君子谓太任为能胎教。"这都是周文王母亲施行胎教的结果。昔时孔子之母在尼山祷告后，及至有孕，每日斋戒，不敢起一邪心，生一妄念，一片至诚，要生贵子，担当济世化民的责任，后来果然生下孔子，造就了中华千古儒学文化。当今父母非常重视婴幼儿教育，为了孩子不输在起跑线上，爷爷奶奶、姥姥姥爷、爸爸妈妈全体参与，为之投入的精力、财力、人力、物力可谓相当可观，可以说是几代人为了这一代人的早教付出。但最为重要的胎教，我们却忽视若无，可谓遗憾深重。

由以上"母病及子"的相关内容可以看出，母亲对子女身心健康有着独特和深刻的影响。母亲的言传身教，环境的浸染，母亲作为一个家庭的主导者，对孩子的影响不可忽视。我们在临床中也发现了大量的病例，深入证实了家庭中"母病及子"现象的客观存在。因此在临床中，针对 12 岁以前得病的孩子，我们在用药物调整孩子的同时，还针对孩子的母亲，教以情绪管理，同时加入中药干预母亲气血与情绪状态，收到了良好的临床效果。（可参见本书附录"特别关注：案例专栏检索"中的"母病及子：母亲是世界的源头"。）

三、父病及子：父亲对子女健康的影响

家庭中，父亲对子女健康亦有深刻影响。如果把母亲的作用比作土壤和水分，那么父亲对子女的影响就可以比作阳光和空气，虽然没有像母亲那么作用直接，容易被感受到，但是父亲对孩子的社会适应，情绪状态，乃至身体的疾病或健康，也有着深刻的影响。

国外有关父亲对子女影响的研究，主要起源于第二次世界大战结束后。因为战争父

亲应征入伍，离开家庭，导致许多家庭缺失父亲角色，在这种环境中成长起来的孩子出现了社会心理问题，相应的父亲缺位（father absence）和父亲参与（father involvement）等研究逐步为社会学专家所重视。到 21 世纪，研究者克兰珀（Krampe）和牛顿（Newton）[1,2]，提出了父亲在位（father presence）概念，并从孩子视角，从家庭系统的角度考查父子关系，并围绕此展开了一系列研究。

（一）父亲的角色缺失，影响孩子的情绪和社会适应

克兰珀和牛顿的研究发现，父亲在位对孩子的健康成长有重要作用，而高品质的父亲在位有利于孩子的心理发展；同时设计了父亲在位理论的动力学模型，编制父亲在位研究问卷。随后越来越多的学者参与到父亲在位研究中。Lamb 于 2004 年阐述父亲的角色对子女的成长有着非常重要的意义[3]。Moss 和 Resch 1997 年的研究发现，父亲死亡对男、女孩的影响有差异，女儿会经历更剧烈的情感波动，身体上也会出现更多不适状况[4]。国内基于 Krampe 的父亲在位理论，蒲少华等修订了适合中国国情的父亲在位量表及简化量表[5,6]，蒲少华等研究发现父亲在位和大学生的心理弹性呈显著正相关[7]，对父亲在位与大学生自尊关系也有相关的实证研究。冯翠仙等的研究显示父亲在位通过直接影响有自杀意念的大学生的自尊，进而产生抑郁[8]。刘阳等研究发现父亲在位水平较高的学生具有更好的情绪适应性和社会适应性[9]。总之，国内外关于父亲在位的研究，揭示了父亲对孩子的社会适应、心理状态和不良情绪的产生有着深刻影响，而对父亲在位和健康关系的探讨还没有开展。

（二）父亲的角色功能影响子女胃的消化功能

中医的天人相应观认为，家庭中父母各得其位，角色结构功能正常，家庭环境和谐，有利于脾胃健康。中医理论认为胃的功能属性和父亲的功能属性相关。胃的生理功能，中医认为胃为五脏六腑之海，受纳水谷饮食，生化气血精神。五行中土爱稼穑，土和人的饮食营养密切相关。因此脾胃五行属土，而且胃主外，为阳土，主受纳，脾属阴，主内，为阴土。《素问·太阴阳明论》"阳者天气也主外；阴者地气也主内……脾脏者常著胃土之精也，土者生万物而法天地。"按照中医天人同构原理，家庭小天地中，家庭中父为阳，母为阴。《易传·说卦传》："乾，天也，故称乎父。坤，地也，故称乎母。"人体自身天地中，脾胃，胃为阳，脾为阴。这种同构框架，使父亲和胃通过取类比象的方法，建立了人为的理论关联。父亲的角色位尊理严，以慈为用，对子女有长养、教育的义务，有提供饮食衣履、教诲引导之责，食之以壮，教之以正。正是这种功能和"土"的类似性，把父亲和胃建立了功能属性的相关联系。

而且开展饮食活动是家庭最为重要的一项生活内容，一家人共同坐在一起，加工享受饮食，这时候父亲角色的功能就会影响着就餐过程中家庭的情绪氛围和就餐时的状态，而这种状态，我们临床发现会更多地影响着子女的消化功能，一旦家庭氛围不佳的状况持续下去，就会容易诱发胃病。生活经验我们观察到，当父亲的角色功能不全，会导致家庭功能的减弱，儿女获取社会支持相对不足，对社会的融入和意外事件应对能力减弱，家庭中

母亲常常会积累不满，家庭情绪氛围紧张，家庭中儿女常处于焦虑抑郁之中，从而影响孩子脾胃的消化功能。现代医学已经发现情绪状态和胃病有密切关系。

（三）调查研究

基于以上认识，我们应用现代社会心理通用研究工具，抽样调查了1000余名志愿者，结果发现：胃病的发生和父亲在位状态负相关，提示胃病的发生，与父亲角色功能关系密切，即父亲角色功能不全，导致孩子情绪管理能力不足，进而引起胃病。当然，父亲的角色功能与子女胃病的关系，仅仅是父亲对子女众多影响的一部分，而父亲对子女影响是全方位的、综合的，关系到子女全面的健康成长。（相关统计数据正在处理，准备发表中。）

总之，家庭环境与每个人的健康息息相关，医生要引导患者重视和谐家庭建设。无论是母亲，还是父亲，家庭核心结构下，父母对子女的情绪和健康有着深刻的影响。家庭关系中还有夫妻关系、兄弟姐妹关系、妯娌姑嫂关系等，这些关系中，都潜在地蕴藏着事件冲突和矛盾；而因为是亲戚关系，关系相对固定，所以又难以彻底切割，其中若发生利益冲突和性格矛盾，都会对双方的情绪产生巨大的干扰。因此处理好家庭关系，对健康尤为重要。临床中母亲情绪对子女健康的影响这部分内容，对母亲的孕期胎教、哺乳期的状态以及对儿童的科学养育、儿童疾病的防治，都有着非常重要的指导意义。父亲对子女的影响也是多层次的。因此，我们有必要重视情绪的影响，深入开展调查研究，注重家庭精神文明建设，把对待家庭关系中产生的不良情绪当做对待"血糖、血脂、血压、吸烟、饮酒、高热量饮食"等疾病因素一样，引导患者重视家庭关系，努力构建和谐家庭，维护自身健康和幸福。

党的十八大以来，习近平总书记在不同场合多次谈到和谐家庭建设的重要意义，强调"家庭的前途命运同国家和民族的前途命运紧密相连""不论时代发生多大变化，不论生活格局发生多大变化，我们都要重视家庭建设，注重家庭、注重家教、注重家风。"我们的医学研究，赋予和谐家庭建设健康意义，把个人健康和家庭命运密切相连，使大众对和谐家庭建设更具有主观迫切性和积极性。

第三节　医生可对患者进行社会行为引导

人是来自社会、有着丰富社会经历和心理活动的人。情绪管理离不开对人的治理。自治为治身，医治为治病，治他为治国。自古中国传统就倡导修身齐家，就把良相与良医相提而并论。中国传统的天人整体观就认为，治国之理，同治身之理。《黄帝内经》就是记录了从政者黄帝与从医者岐伯之间的对话，这使得中医学创立之初就是站在社会治理的高度，中医学医理与政理相融合，中医学学科的自然属性和社会属性交叉并存，因此中医的健康管理内容自然包含对患者社会行为的指导。

社会中的"人事"变动，即个体间生长壮老已的发生，贫富尊卑人情世故的变迁，社会发展和变革中的矛盾和冲突，当个体适应不良时都会产生悲欢喜怒的气血变化。这些社会事件的发生导致患者的精神创伤和身体疾病，这就是疾病的社会心理起源，医务工作者需要察觉，给予患者必要的支持和引导，引导患者积极适应社会。最终帮助患者和解矛盾，化解纠结，平复不良情绪，使患者尽快地完成"社会 - 心理 - 生物"的调整和适应，使疾病快速康复。

一、医疗层面：医务工作者结合疾病，引导患者健康社会行为

医务工作者通过自己的医学知识和社会生活知识，引导患者适应社会、化解情绪，促进疾病康复。《素问·气交变大论》："有喜有怒，有忧有丧，有泽有燥，此象之常也，必谨察之。"《素问·疏五过论》："凡未诊病者，必问尝贵后贱，虽不中邪，病从内生，名曰脱营。尝富后贫，名曰失精，五气留连，病有所并……离绝菀结，忧恐喜怒，五脏空虚，血气离守，工不能知，何术之语。"如果医生忽视了患者因社会变故所诱发的情绪相关疾病，那么医生的救治过程就会有盲区，疾病的康复就会不完整，《内经》称为"受术不通，人事不明"。

（一）与患者交流中，与患者共同探寻疾病的社会心理起源

根据患者临床表现，医生需首先寻找其疾病的社会心理根源。从患者形态和气色，推导患者的心理状态和情绪状态，结合疾病的临床表现，与患者疾病的情绪根源相关联，并通过和患者交谈、印证，建立相互信任关系；再与患者共同探讨疾病形成的时间、地点和相关人物，以及所发生事情的起因、过程和结果，寻找患者疾病的社会根源。重点寻找与发病时间相一致的，导致患者在社会交往中的人际关系产生矛盾和冲突，以及因此导致个人心理的不平衡状态的事件；最后与患者达成共识，患者认可疾病的起因与社会心理因素的关系。

（二）在诊治过程中，指导患者调整心态，适应社会

在与患者达成对疾病社会心理成因的共识基础后，患者就成功被邀请参与到自身疾病的治疗过程中。医生在治疗过程中就要成功地团结、动员患者，共同面对疾病。要使患者认识到，疾病是在社会活动中，社会角色的紊乱，例如上下无序、同事不和、朋友失信等，自身利益或者尊严受到伤害时，产生不良情绪导致的。因此医生在治疗疾病的同时，也要帮助指导患者，从天人整体入手，对照自己的角色，调整其错误的认知和错乱的社会角色，肯定患者的委屈和付出，提示患者的缺陷和不足，找出其不良情绪的自身原因，从矛盾和事件中，探寻天理（自然规则）、道理（社会规则）、情理（自身规律）的最佳处置方案，多角度协助患者理解人与事，最终帮助其和解矛盾，化解纠结，平复不良情绪，为疾病康复解决思想问题。《素问·五常政大论》曰："不恒其德，则所胜来复，政恒其理，则所胜同化，此之谓也。"也正如孙思邈在《千金方》所倡导的："高医导以药石，救以砭剂；圣人和以至德，辅以人事。故体有可愈之疾，天有可赈之灾。"可见，医学的实践，离不开社会的秩序和道德建设；医生的治疗，也需要其对患者实施社会行为的引导，从而促进疾病的康复。

（三）依据患者情绪的社会心理根源，指导其选择益生文化

在给患者药物治疗的基础上，医生还要给患者的精神开张处方。推荐患者读好书、交好友，与患者分享自己的人生感悟，与患者产生共情，给患者以启发和鼓励，使其能站在疾病康复要求的角度，最大程度地释然情绪羁绊，化解不良情绪，维护自身健康。比如，针对遭遇人生失意和苦难的患者，可以引导其品读孟子的"天将降大任于斯人也，必先苦其心志，劳其筋骨，饿其体肤，空乏其身，行拂乱其所为，所以动心忍性，曾益其所不能"来自励，也可反复读写《乐育堂语录》中的话来自我提醒："无事使此心不乱，有事令此心不扰，于静于动，处变处常，任外患频来，而天君泰然，绝不因之有损益也。故曰：廓然而大公，物来而顺应，有事无事，处安处危，只易其境，不易其心。如此存心，即欲不遏而自遏，诚不存而自存矣。"增强患者内在的自我调节能力和稳定性。

（四）依据患者情绪的社会心理根源，指导患者参与益生运动

运动使人豁达。有时患者身心的纠结，社会的矛盾，无从化解，如若苦苦求索而不得，就应释然而进行身体运动。运动四肢，气血通畅了，好多矛盾也就从内心化解或者淡然了。现代研究也表明，合理的运动，可以双向调节人体情绪状态。因此可以建议患者劳四肢，运五官，行气血，怡情志。推荐患者开展传统运动包括太极拳、八段锦、五禽戏、形神庄等锻炼，古人称为"导引按蹻""导引吐纳"，也可采取慢跑、快走、游泳、打球等方便可行、易于坚持的体育运动，还可以参与舞蹈、音乐、书法、旅游等丰富的文艺活动。通过运动四肢，达到通经络、畅气血、化忧愁、平心态。《素问·异法方宜论》："其民食杂而不劳，故其病多痿厥寒热，其治宜导引按蹻，故导引按蹻者，亦从中央出也。"《金匮要略·脏腑经络先后病脉证》："四肢才觉重滞，即导引吐纳，针灸膏摩，勿令九窍闭塞……病则无由入其腠理。"

二、医生指导患者共同参与社会治理活动，引导大众健康社会行为

（一）人民健康是民族昌盛和国家富强的重要标志

习近平总书记在党的十九大报告中指出："人民健康是民族昌盛和国家富强的重要标志。"医务工作者肩负着改善和促进人民健康的重要使命。因此要从多个层面、多个角度给予大众医疗帮助，特别要从情绪管理入手，引导其健康的社会行为。要引导患者关注和研究人的情绪问题，引导患者多做有利于社会和谐、促进集体团结、减少人群冲突的事情。

《素问·著至教论》："而道上知天文，下知地理，中知人事，可以长久，以教众庶，亦不疑殆，医道论篇，可传后世，可以为宝。"中医智慧告诉我们，利人与利己是相互统一的，个人健康和国家富强是相互统一的。我们个体把自身的健康幸福，建立在家国文明富强的基础上，是我们情绪管理的家国情怀，是"健康中国"国家战略的内心行动。医学道理贯穿个人治身和社会治国，医事是政事的补充。《素问·疏五过论》："圣人之术，为万民式，论裁志意，必有法则，循经守数，按循医事，为万民副。"

《黄帝内经》不但记录了大量医学技术，而且还记录部落首领（黄帝）和部落智囊团（岐伯、伯高、少俞、少师、雷公、鬼臾区等）关于个体和部落人群与自然、社会健康相关内容的论述。《黄帝内经》是站在整体层面，论述天文、立法、哲学、政治、军事等和健康间的关系，其书涵盖着社会治理的重要内容。社会治理和健康息息相关，在其书中，多篇谈及德、用、政、令等和健康的规律。《素问·五运行大论》："东方生风，……其性为暄，其德为和，其用为动……其政为散，其令宣发……。南方生热，……其德为显，其用为燥……其政为明，其令郁蒸……。中央生湿，……其德为濡，其用为化……其政为谧，其令云雨……。西方生燥，……其德为清，其用为固……其政为劲，其令雾露……。北方生寒……"《素问·气交变大论》："象见高下，其应一也，故人亦应之。帝曰：善。其德化政令之动静损益皆何如？……其病生何如？岐伯曰：德化者气之祥，政令者气之章，变易者复之纪，灾眚者伤之始，气相胜者和，不相胜者病，重感于邪则甚也。"

（二）和谐安定的社会氛围营造，是健康生活的基础

医生在医治患者疾病过程中，要引导患者多做有利于社会和谐、改善人们情绪的事情。健康需要有安定团结的社会政治局面。社会富强、民主、文明、和谐，公民之间自由、平等、公正、法治，每个公民能够做到爱国、敬业、诚信、友善，就是一种美好的社会状态。实现国富民强，国泰民安，大家安居乐业，是公民身心健康、长寿的基础。这与经典描述的"恬淡之世"有着异曲同工之美。《素问·移精变气论》："往古人居禽兽之间，动作以避寒，阴居以避暑，内无眷慕之累，外无伸宦之形，此恬淡之世，邪不能深入也。"《素问·上古天真论》："故美其食，任其服，乐其俗，高下不相慕""春秋皆度百岁"。

反之，社会的内忧外患，人民生活不安定，是情绪失衡、疾病发病的社会因素。《素问·移精变气论》："当今之世不然，忧患缘其内，苦形伤其外，又失四时之从，逆寒暑之宜。贼风数至，虚邪朝夕，内至五脏骨髓，外伤空窍肌肤，所以小病必甚，大病必死。"因此，健康的身体，稳定的情绪，离不开社会的和谐与安定。

营造友善诚信的社会文化，可以引导大众健康行为，化解人与人的矛盾，也是化解医患矛盾的良药，是社会工作者参与健康中国建设的具体措施。当代中国快速发展，社会的快速变化，人与人之间的矛盾，成为影响人群健康的重要问题。社会工作者能够倡导和营造社会友善诚信的文化氛围，人与人能友善相待、诚信相交，社会生活就会充满健康情绪，人与人就更容易做到彼此善待和相互信任，社会就会高效运转，因不良情绪所导致的内部消耗就会减少，人民内部矛盾就不容易激化，大众的健康就有了健康文化的支持。

中医的养生文化可以指导健康的生活行为。《素问·上古天真论》所论："是以志闲而少欲，心安而不惧，形劳而不倦，气从以顺，各从其欲，皆得所愿。故美其食，任其服，乐其俗，高下不相慕，其民故曰朴。是以嗜欲不能劳其目，淫邪不能惑其心，愚智贤不肖不惧于物，故合于道。所以能年皆度百岁而动作不衰者，以其德全不危也。"引导患者能站在社会的高度，使其很好地适应在家庭和社会中的角色，减少自身不合理的欲望和要求，安心劳作，淡然生活，和睦亲朋，从而使其志气顺从，身心健康。这种社会道德的良

好实践，和睦的社会关系，能使患者保持健康的身心状态。

（三）健康美丽的生态环境，是大众健康行为的自然条件

医生应该引导患者认识到，自然界的气候变化，不但影响自然界的物候生长，还会影响到生活在自然界中的个人和人群，因此，每一个人都应该顺应自然界的规律，为改善生态环境做出贡献。在《素问·六元正纪大论》论："夫五运之化，或从五气，或逆天气，或从天气而逆地气，或从地气而逆天气，或相得，或不相得，余未能明其事。欲通天之纪，从地之理，和其运，调其化，使上下合德，无相夺伦，天地升降，不失其宜，五运宣行，勿乖其政，调之正味，从逆奈何？岐伯稽首再拜对曰：昭乎哉问也，此天地之纲纪，变化之渊源，非圣帝孰能穷其至理欤！臣虽不敏，请陈其道，令终不灭，久而不易。"意思是讲，人应该主动适应天地自然的规律，因为人与自然环境相应。在《素问·离合真邪论》论："夫圣人之起度数，必应于天地，故天有宿度，地有经水，人有经脉。天地温和，则经水安静；天寒地冻，则经水凝泣；天暑地热，则经水沸溢；卒风暴起，则经水波涌而陇起。"意思是讲，人体体内的经脉，与天地的动静冷暖息息相关。

自然环境与每个人的健康息息相关，人的生理、情绪状态，受到自然环境的深刻影响。对健康、美观、洁净、益生的生态环境的改造，是每个人身心健康的自然条件。中医的治疗方案也因地理环境不同，产生不同的治疗手段，在《素问·异法方宜论》有详细论述。甚至局部的自然环境，还会扰乱人的气血精神，使人产生迷惑的情绪状态。例如在《灵枢·大惑论》讲："余每之东苑，未曾不惑，去之则复，余唯独为东苑劳神乎？何其异也？岐伯曰：不然也。心有所喜，神有所恶，卒然相惑，则精气乱，视误故惑，神移乃复。是故间者为迷，甚者为惑。"因此，局部小环境的改造，通过建筑设计、园林规划、植物点缀、色彩调配、声音渲染等手段，针对不同情绪状态，给予合适的调控。医生要通过医治不同患者不同疾病的具体过程，引导患者在不同条件下采用不同方式参与改善自然环境的活动，为建设健康中国多作贡献。

参考文献

[1] Krampe E.M.& Newton R.R.The Father Presence Questionnaire：A confirmatory factor analysis of a new measure of the subjective experience of being fathered [J].Fathering：A Journal of Theory，Research，& Practice about Men as Fathers，2006，4(2)：159-190.

[2] Krampe E.M.When is the father really there？A conceptual reformulation of father presence [J].Journal of Family Issues，2009，7：875-897.

[3] Lamb M E.The Role of the Father in Child Development，4th Edition[J].Journal of Midwifery & Women's Health，2004，22(4)：15-15.

[4] Moss M.S.Resch N.& Moss S.Z.The role of gender in middle-age children's responses to parent death.Omega：Journal of Death and Dying，1997，35(1)，43-65.

[5] 蒲少华，卢宁，唐辉，等. 父亲在位问卷的初步修订 [J]. 中国心理卫生杂志，2012，26(02)：139-142.

[6] 蒲少华, 卢彦杰, 吴平, 等. 父亲在位问卷简式版的制定及在大学生中的信效度分析 [J]. 中国临床心理学杂志, 2012, 20(04): 438-441.

[7] 蒲少华, 李晓华, 卢彦杰, 等. 父亲在位对大学生心理弹性的影响 [J]. 西华大学学报（哲学社会科学版）, 2012, 31(04): 103-106+112.

[8] 冯翠仙, 智银利. 父亲在位与有自杀意念大学生抑郁的关系: 自尊的中介作用 [J]. 晋中学院学报, 2020, 37(01): 72-75.

[9] 刘阳, 谢姗姗, 闻素霞. 父亲在位与初中生心理健康素质的关系 [J]. 中国学校卫生, 2020, 41(06): 911-914.

第七章

医院把情绪管理纳入工作范围

情绪管理不仅是医生医治患者疾病的重要内容，而且是医院工作的重点内容。医院把情绪管理纳入工作范围，是医院文化建设的重要方面。

第一节　明确情绪管理是每一位医护人员的工作职责

笔者认为每个医院都应该明确规定：情绪管理是每一位医护人员的工作职责。在《医学的温度》一书中，韩启德院士讲到医学的初衷时，谈到患者病痛的表达是医学介入的理由。医学是对患者病痛的回应，这就是医学的初衷。那么，作为医院的医护人员，在医院工作的核心内容是什么？踏入医院的患者，都是来寻求医疗帮助和救助的，因此能第一时间运用专业技术和善良本心，真诚地关心患者的情绪，第一时间实施情绪管理，及时有效地"回应患者的痛苦"，应该是医院工作的核心内容。

一、掌握情绪管理内容，是医护工作者的基本职业技能

医学是为人类健康服务的学科，疾病是"社会 - 心理 - 生物"功能的紊乱，因此医学本身，既离不开技术，也不能没有人文。人文与技术统一，才是人类最需要的医学。在《黄帝内经》中，把人的社会、心理内容，统称为"人事"。《素问·气交变大论》："夫道者，上知天文，下知地理，中知人事，可以长久。"医生懂不懂患者的"人事"与疾病的关系，决定了医生的医学技术水平。《素问·疏五过论》："受术不通，人事不明也。"也把不明白"人事"，作为医疗技术没有学透彻的重要内容。客观上，对于患者的救治，医护人员还需要考虑患者的真实意愿、患者家属的配合、经济的支持、社会伦理的接受等内容。所以掌握情绪管理内容，有利于把握患者的社会心理状态，可以提高医护诊断和救治能力。

二、管理好患者情绪，有利于把好技术更快捷有效地实施给患者

能在第一时间关注患者的病痛，了解患者情绪状态，可使医患之间快速建立有效沟

通，可以更好地了解发病原因和患病程度，这对疾病早期诊断、治疗有着重要意义。由于医患间的沟通有效性，医护人员更容易做出最佳处理方案，患者就能更好地理解和配合，就可以及时有效地获得恰当的救治和帮助。然而，通常由于就诊患者人数多，每个患者的就诊时间有限，医护人员更多是按照规范实施基本技术操作，情绪管理内容的实施常常被繁忙的工作所淡忘，也常常被医疗实践所忽略，这就使医学服务变得"冰冷"，使患者的情绪被冷漠，阻隔了医患沟通，加重了医患矛盾，间接地影响了医疗效果。

三、医护人员管理好自我情绪，把好心情传递给患者

医护工作者是医疗活动的主导者，医疗过程中面对患者，医护人员的情绪，一定会有意无意中传递给患者及其亲人——疾病和灾难的承受者。能用善良和爱心作为主导，把积极的情绪传递给患者，规避自己不良情绪对患者的伤害，既是医护工作者的专业素养和职业道德的底线，也是医疗安全、避免医疗纠纷所需要。

记得许多年前一位 80 多岁的老患者，在其他科室就诊时，莫名其妙地被医生指责批评了一通，老年患者哪里能经受这样的批评，待其再到笔者所在的诊室就诊时，说话就成了颤颤巍巍的受惊吓状态，自己还要去投诉这名医生。笔者了解到那位大夫最近身体健康也有问题，才出院不久，和普通患者一样也有病态情绪。我们向患者做了解释说明，乐着宽慰患者："就当您是出门没带伞，赶上老天下雨了。"患者听后笑了一下，最终其不良情绪得到倾诉和安慰，他听说那位医生刚出院，也对其也达成谅解，患者的精神状态也很快就恢复，也不再要求投诉了。可见，医护人员的情绪，同样需要管理。

四、医护人员管理好自我情绪，有利于维护自我身心健康

医护工作者由于其所从事的工作性质，被社会和职业教育赋予了太多的高尚形象，但是，每名医务工作者都是有血有肉的人，都是来自社会家庭中的一员，需要饮食休息；也都曾经稚嫩年轻，却要经常面对同类的病痛、死亡等人间悲剧，内心常常萦绕忧愁恐惧；又有上级的考核和任务，经常面对高强度的工作和复杂的职业培训，身体也会疲劳生病。因此，许多优秀的医学生和年轻大夫，在成长为优秀专家之前，面对社会生活的压力和诱惑，放弃了最初的信念，离开了医疗一线。而对坚持下来的医护工作者来说，其负面情绪如何化解？如何变得更为睿智和坚强？这些都需要医务工作者搞好心理建设，使位于健康与疾病的边界的、介于圣凡之间的普通医务工作者，把工作变为快乐，保持工作热情，点燃工作内驱，维护自身健康。因此医护工作者做好自我情绪管理，也是维护自己身心健康的必要条件。

总之，医疗中有了情绪管理内容，可以提高医生的诊疗技术水平，使医生在医疗过程中，更容易展现出从医智慧和善良用心，充分体恤患者的苦痛，提高医患沟通效率，给患者更为及时、适宜的救助和帮助，减少医患沟通矛盾，使医学的人文和技术在医护人员身上自然展现，使医生自身更健康，使医学服务充满同类间的关爱！

第二节 把情绪管理作为医院日常管理的重要内容

笔者认为情绪管理不仅是每一位医护人员的工作职责，而且医院要把情绪管理作为医院日常管理的重要内容。例如笔者工作的北京大学第三医院（以下简称北医三院），是一所集医疗、教学、科研、预防、康复和保健于一体的三甲医院。医院开放床位2292张，职工总数7500人，2019年门诊422.2万人次，急诊31万人次，住院13.8万人次，手术7.6万人次，平均住院日4.96天。医院倡导人文助力医院管理，使医院高效、安全、平稳运行，医患满意度不断升高，取得显著社会效益。院长乔杰院士强调，医院管理模式变革，应以患者为中心，以科学精神和人文关怀并重，用精细管理保障对患者的人文关怀，使医学不忘初心，保持医学的温度。

一、医疗模式

北医三院的医疗模式已经开始从以治疗疾病为中心转变到以患者健康为中心，体现出对患者"身体、情感、社会和心理"的全人服务。为构建以人文与技术深度融合的医院价值体系，医院提出：

关爱患者，维护患者尊严和权利，保护患者安全。

珍惜资源，在最佳时机，用合理资源，诊疗疾病。

减负患者，减轻患者和家庭经济负担与照护压力。

尊重医护，医护人员职业尊严和更好的执业动力。

二、服务模式

北医三院的服务模式也开始从以医院职能为导向转变到以患者需求为导向，建立医院优质服务体系。从硬件到软件全面提升服务品质，医院创新服务覆盖患者门诊全流程，重点是要改善患者就医体验。具体表现在：

（一）到院前

曾经需要患者头天晚上排队登记、一号难求的局面已不复存在，患者可以使用就医小助手进行线上咨询，可以提前在网上进行精准预约，且预约挂号精准转诊，按照相应时间节点前来就医的患者井然有序。这大大提高了医疗质量安全，减少了患者的等候时间。

（二）到院

进入医院后，提供可免费借用的轮椅、平车，并发放医疗相关宣传品，还有身着统一蓝色马甲的行政后勤职工作为志愿者，引导患者便捷操作自助机，热情地帮扶就诊患者，优化门诊就医体验。后勤保障方面，则细致到停车服务，科学规划车辆出入和停车管理。

（三）候诊

在医院诊区的候诊阶段，营造整洁环境，候诊区免费提供饮用水、手机充电、便民箱等一系列便民服务，候诊叫号系统落实患者姓名隐私保护，提升了患者的就医体验。

（四）急诊

立足百姓急需，整合学科优势，发挥特长特色，医院加强对急诊急救系统的建设，形成胸痛中心、卒中中心、创伤中心、危重孕产妇救治中心、危重儿童和新生儿救治中心五大中心，开展分级诊疗，使医院服务水平提高，救治能力整体提升。

（五）就诊、检查、取药

通过医院整体的信息化，优化医院诊室的导航，科学引导就诊的目标，部分科室在门诊实行了分层精准预约；高效便捷的自动配药系统可完成精准快捷司药服务，加上专业临床药师的用药咨询和指导，科学高效的中药代煎服务，能使患者放心、安全、高效、愉悦地离开医院；医院实施临床检查一站式预约，缩短患者检查预约周期，提高就诊效率。通过全流程改造，提升了医疗质量安全，并减少患者的滞留时间。

（六）离院后

作为海淀区医联体主体建设单位，北医三院用 6 年时间带领海淀区 41 家医联体单位，实现有限医疗资源效用最大化，并开展了医联体慢病管理项目，充分发挥了北医三院专家领衔社区家庭医生团队作用，进一步提高了社区团队的慢病管理能力，为深入开展分级诊疗工作奠定了基础。这有效推动了区域医疗水平的高质量发展，将患者留在社区，极大节约了医疗相关费用及医保费用支出，减轻了患者的就医负担。

三、管理模式

北医三院的医院管理模式从以领导意志为中心转变到以员工参与为中心。

医院管理采用了学科调研，院科联动，深入摸底调研，把脉学科发展的新思路。2018年 9 月至 2019 年 1 月历时 5 个月，共计 40 场调研会，探索学科发展机制。深入 40 个临床医技科室摸底调研，近 750 位副高级以上科室核心及骨干人员发表学科建设意见；所有医院党政领导牵头，挖掘学科潜力，把脉发展方向，凝练顶层设计，优化学科结构，破除发展瓶颈；医、教、研、财务、经营、信息、总务等 16 个相关管理部门共同参与，各职能部门负责人对接，模式探索，资源共享，协作攻关；科室老、中、青三代齐聚一堂，献计献策，科室核心组带头，老专家、青年医师共同参与，共谋发展。

医院管理开展医务讲堂，请拥有丰富临床一线工作经验的医护人员、参与管理工作的临床人员、拥有丰富经验的职能处室管理人员开讲。课程内容通过前期调研问卷，充分了解目标人群需求后制定，并邀请老教授和管理专家参与集体备课，反复校准课件内容，通过临床人员和管理者对制度的不同视角解读，使培训对象深入、透彻理解制度内涵，并知悉如何有效执行。

四、医患模式

医院的医患模式开始从以医生主导方式到以患者参与方式转变，医患间实现有效的人文沟通。医院重视并积极在教学和医疗活动中开展叙事医学培训，使医护在医患交往中，提升人文关怀，提升叙事能力，展现共情能力，使患者积极参与医疗活动，增加救治效果，增加医生的职业满足感。在医学实践中，使医护关注患者情感，使患者的痛苦、愤怒、沮丧、困惑、恐惧、无助等负面情感得以疏导和化解。医生还可以通过倾听患者的叙事，进行自我反思，和同事交流，增加医者对患者的综合把握能力，增加同事之间的凝聚力。这都有助于构建良好的同事和医患关系。

总之，医院从管理高度，以参与医疗过程中的人（患者、医者、管理者、参与者等）为中心，聚焦医生和患者日常不良情绪所产生的矛盾源头，围绕解决矛盾实施工作。从医院管理层面，通过诊疗流程的科学管理，精简流程，提高效率，减少不必要的工作程序，为医务工作者和患者的诊疗，提供便捷、高效、低耗的工作流程，减少不良情绪的产生，使医务工作者和患者在医院工作和就医过程中有更好的获得感！

第三节　把情绪管理作为解决医患矛盾的重要方法

解决医患矛盾，实施有情绪管理的医疗活动是关键。因为医疗活动中如果重点把握住了有着丰富思想活动人的情绪，就会对患者有更完整的理解，理解患者疾病"社会 - 心理 - 生物"的情绪起源，就会更容易理解患者的困境，客观地指导患者有效化解矛盾，恰当地回应患者的心理诉求，选择最适宜的医疗干预措施，最终给患者最优化的系统解决方案。这样处理，医生就和患者站在了同样立场——面对疾病，患者在做出临床选择时，获取了有着丰富经验的专业人员的协助，医生和患者成为医疗活动的共同参与者和亲密合作者。

一、单纯以治疗技术为中心而忽视情绪管理，是医患矛盾的重要起因

医生在医疗活动中单纯以患者身上的疾病为中心，忽略了患者本身，对治疗疾病的技术倾注大量精力，专注于获取疾病的生理病理证据，热衷于采集、分析、关注患者的生物学数据，而忽略患者产生疾病的社会、心理起因，忽视患者的疾苦和疾痛背后的社会心理故事，从而把医生同患者的交流、相处放到次要位置，造成医生与患者的距离越来越疏远，医生在医疗过程中缺乏同类之间应该有的关心和同情，患者感觉到冷漠和不被尊重，为医患矛盾埋下伏笔。

例如在内科医生诊治临床常见疾病——单纯高血压患者时，按常规首先给予患者相关物理和化学检查，排除其他疾病原因导致高血压；其次是监测患者 24 小时动态血压，寻找规律；再次，明确诊断后根据患者的血压特点给予针对性的降压药物治疗，指导患者规

律服药，同时给予患者低盐低脂的饮食指导。但是如果实施情绪管理，就要关注患者高血压的情绪、心理、社会起源——患者可能是与单位领导因为待遇问题矛盾冲突不断；也可能是家中老人重病需要人照护；也可能是子女沉迷游戏荒废学业，相互怨恨……由此产生不满情绪，肝火上炎，导致血压升高，出现头晕头痛等症状。如果医生忽略患者的情绪，可能就会不理解患者无意间流露出的不良情绪甚至被其激惹；作为回应，患者可能也会因医生轻微的不满态度而把自己社会生活中的不良情绪"移怒""迁怒"于医生，最终导致医患矛盾冲突。这种情景同样还会发生在医生身上——医生的社会、心理不平衡，将产生的不满情绪"移怒""迁怒"于患者，产生医患矛盾冲突。

二、以患者为中心，重视情绪管理，是解决医患矛盾的根本方法

医生重视患者的社会心理状态，认识到坐在面前的患者，是有着丰富社会经历和饱满情感的人，在诊治患者疾病的过程中，以患者为中心，重视患者情绪，就会把医生同患者的交流、相处放到首要位置，尊重患者，主动倾听患者讲述和疾病有关的故事，能充分理解患者疾病的社会、心理起源，也更容易换位思考，做到这样，医生与患者的距离自然就缩短了，医生就更容易对患者的病痛自然地流露出应有的关心和同情，在给予专业诊断和救治的过程中，更容易达成共识；医生还可以在诊疗之余，根据自己的社会经验给予患者关于其社会矛盾的指导和不良情绪的疏导，患者必然能感觉到医疗服务的亲切和温度。

仍以上述的高血压患者为例，在诊断疾病之时，如果医生关注到患者疾病的社会心理起源，能理解患者就诊时流露出的不满的情绪，就会在给予患者药物和饮食指导之余，给予患者同类间的同情和包容；还可以建议患者放松心情、积极调整角色，化解处理矛盾。我们临床观察到，这样处理，帮助患者明确角色、调整情绪、适应环境，比单纯的降压药调整，对疾病的治疗更为重要，而且很少出现医患矛盾，患者更多地会把医生当做朋友，坦诚交流，甚至说出隐藏在内心多年的心声。毕竟，患者需要释放自己的不良情绪，寻求专业救助，而医生也需要了解完整的患者，更好地理解疾病的成因，疏导患者的不良情绪，达成高效治疗。

医生和患者，在有了情绪管理之后，更容易关系融洽，也更容易达成一致，在疾病防治中形成共同参与、亲密合作的良性关系。

三、忽略情志致病因素，导致诊疗活动不完整，容易导致医患矛盾

在综合医院里观察到，中医科的医患关系更容易融洽，医患矛盾相对较少，这是因为：中医把"情志致病"看作重要病因，所以临床中医大夫，常常有意无意之间，都会关注患者不良情绪，把不良情绪作为致病因素，给予患者专业的诊断、治疗，并将医学知识直白告知，使患者能够理解，减少对疾病和诊疗信息的未知和担忧。因此中医在临床医疗活动中的医患矛盾相对少。而现代医学伴随医学的进步，虽然医生有了更先进的设备、更

多的诊疗方法，解决了更多的临床问题，但是如果忽略了患者情绪起源，忽略了患者的社会和心理诉求；外加现代医学术语复杂、艰涩，在医疗活动中医生与患者再没有良好沟通，也没能针对患者的病情和社会经济情况给予恰当的医疗处理，就容易使医疗效果不完美，从而为医患矛盾的发生埋下伏笔。

四、情绪管理的实施，可以降低医疗成本，减少医患矛盾的发生

医疗成本的居高不下，是产生医患矛盾的原因之一。情绪管理的实施，抓住了导致疾病的重要病因，使疾病治疗更为高效；患者与家属了解情绪管理，患者积极参与到自我情绪管理之中，加上家属配合其情绪管理，能改善家庭和谐程度，有效地减少情绪致病的家庭因素，减轻疾病的发病程度；当疾病出现反复时，患者也会第一时间寻找自我管理的疏漏，有效规避、预防疾病发生。这样，整个疾病诊疗过程，患者可以全程参与、综合受益，医疗发挥最大效益，医患矛盾自然减少。

总之，情绪管理的实施，可以使医生更大程度地关注和了解有着"社会 - 心理 - 生物"的完整而立体的患者，保证医患有效沟通，提高医生的医疗技术，完美医生的医疗人格，降低日益增长的医疗成本，优化医院管理，减少医患矛盾发生。

第四节　智慧医院建设，科技助力人文，提升患者就诊舒适度

智慧医院的建设，是医院运用先进的信息技术，提升医院服务能力，提升患者就诊舒适度的信息化建设。2020 年 9 月，北医三院在智慧医院建设中表现突出，在由国家卫生健康委员会医政医管局指导、人民网和浙江省卫生健康委员会主办的全国智慧医院建设与发展大会中，入选"2020 全国智慧医院建设优秀案例"。

一、智慧抗疫

在医院统一部署下，信息管理与大数据中心积极利用互联网、大数据、云计算、人工智能等信息技术改善医疗服务、建设智慧医院，在新冠肺炎疫情期间开展"智慧抗疫"；推广互联网诊疗和门诊住院全流程服务，满足患者就医需求，改善就医体验，增强群众获得感；创新临床诊疗智能应用，加强疫情防控信息支持，保障医疗安全，提升诊疗能力；通过信息协同云平台促进共同抗疫，提高工作效率，利用大数据分析辅助管理决策。

二、门诊全流程微信服务号

包括流病调查、预约挂号、室内导诊、预问诊、门诊缴费、检验检查。医院开展微信门诊全流程服务，上线以来累计注册 157.8 万人，预约挂号 343 万人次，门诊缴

费 25.2 万人次。

三、住院一站式服务

包括入院登记、预交金充值、住院订餐、住院费用清单、出院带药、病案复印。累计入院登记 14 万人次，住院预交金 5.9 万人次。

四、构建互联网诊疗一体化服务

患者在线图文问诊，医生贴心语音回复，专业药师线上审核，慢病复诊药品配送，患者亦可线下自助取药。患者如若还需面诊，医生线上复诊预约，患者线下取号就诊。自开通服务以来，患者累计注册数量 45 万，图文问诊订单 11.5 万次，在线服务医生 716 名。

五、电子就医卡支持就诊全流程

包括检查、检验、取药、分诊、就医、缴费，全程信息高效识别，快速安全确认身份。

六、多渠道共享获取电子票据

包括线上医疗 App 取票、微信服务号取票、自助机取票、电子票夹小程序取票、财政官网查验真伪，日均开具票据 1.4 万张，建立院内电子票据管理平台，实时上传财政部监管平台，多渠道共享便捷查看，减少近 40% 纸质票换开。

总之，通过智慧医院建设，可以科技助力人文，跨越地域和出诊时间的限制，使医疗就诊更方便、快捷、高效，特别是疫情期间，可以使医患沟通借力科技平台，传递医学温度。由此，患者有时间讲清楚自己的病情，医生利用碎片时间服务患者，最大程度满足更多的患者，落实了以患者为中心、及时有效回应患者痛苦的医学初衷。

第五节　建设优质、健康、和谐的医院文化

习近平总书记指出："文化是一个国家、一个民族的灵魂。文化兴国运兴，文化强民族强"。医院文化作为医院的灵魂，在医院建设和发展中发挥着重要的作用。应用好的文化能够调整大家情绪，凝聚大家力量，振奋大家精神，因此各个医院非常重视医院文化的作用，积极开展医院文化建设。

一、优质、健康、和谐的医院文化，是情绪的统帅

医院是医治患者身心疾苦的地方，医生这个职业不但有道德的光辉，还有责任的重负、精神的磨难，甚至体力的考验，建设优秀的医院需要大量有担当、肯钻研、爱岗、敬业、善良的医务工作者不懈努力的参与。因此医院需要以优质、健康、和谐的文化为灵魂，统帅员工情绪，激发积极情绪，化解消极情绪，提高职工的职业道德精神，增强职业

归属感，改善工作态度。最终形成尊重人、爱护人、帮助人、成就人的医院氛围，落实以人为中心的医院文化，使医院在技术和人文的建设中，更好地为民众服务，并求得长足发展。

二、优质的医院文化，是积极情绪的源泉

优秀文化造就优秀人才，优秀文化鼓舞优秀人才苗壮成长。医院引导员工传播、践行优质的医院文化，就会给员工带来积极情绪，造就优秀人才，鼓舞大家努力奋进，为医院建设添砖加瓦。北医三院党委书记金昌晓在校友论坛座谈会中谈到："文化建设是医院发展的重要组成部分，是凝聚力和持续进步的思想动力。"拥有 60 余年历史的北医三院，就是因为有了多年优质文化的积淀，才充满朝气与活力，影响和造就了一批批杰出的北医三院人，如今他们遍布全国乃至世界各地，成为以医疗为主的各大领域的杰出人才和中坚力量，他们是北医三院优质文化孕育的果实。在北医三院建院 60 周年之际，他们又回到北医三院分享自己的成长故事，讲述自己的行医经验，凝练自己的医学思考……传承这些优质的医院文化。这些优质的医院文化，又可以作为积极情绪的源泉，滋养更多的普通人，走向优秀，孕育更多的优秀人才，在健康事业中施展才华，服务民众。

三、健康的医院文化，是不良情绪的出口

医院要发展，个体要成长，工作要突破，集体要团结，任务要完成，环境要适应，矛盾要化解，每个阶段，每个问题，都需要健康的医院文化疏导不良情绪，调节个体波动的情绪，使不良情绪能有适宜的出口，能合理地宣泄和转化，维持积极工作状态。医院的文化建设需要不断积累：通过学习前辈人的苦难经历，找到当前的幸福所在；学习优秀人才成长的智慧，找到自我前进的方向；学习同事化解矛盾的方法，找到自己解决当前问题的启示。大家总在一起工作、生活，共同面对困难，在面对困难时，您帮我一下，我助您一下，共同迎接挑战，慢慢就有了情感和包容，相互间就有了沟通的默契，相互间就会多些互助、互谅，少些猜疑和指责，最终形成相互间以信任和帮扶为主导的合作关系，不良情绪得以化解，减少医院工作内耗，提高医院工作效率。

四、和谐的医院文化，是情绪的稳定器

习近平总书记说："中华文化崇尚和谐，中国'和'文化源远流长，蕴涵着天人合一的宇宙观、协和万邦的国际观、和而不同的社会观、人心和善的道德观。"和谐，是中国文化独特的价值追求。中华民族的文化素来以"和谐"为贵，儒家倡导"中和"，道家倡导"冲和"。《尚书》中就写道"协和万邦"。和谐的医院文化，是情绪的稳定器，使人与人关系上能够和而不同，寻求人与人之间在保持差异的基础上达成大局的统一与和谐。和谐医院使医院职工以及来院就诊的患者，各得其所，各依其序，各尽其能，各享其用，是科技与人文的统一，是公平与效率的统一，是活力与秩序的统一，是医学标准和医学关怀

的统一，是人与社会、自然的统一。有了和谐的医院文化，在矛盾和冲突面前，情绪就有了内在的稳定性，调节和均衡就有了内在驱动力。

五、为患者提供有益于快乐的医疗服务

医院通过聘请专业情绪管理人员，培训医务工作者，使其掌握情绪管理的方法和技巧，合理管理自身和患者的不良情绪，协助患者与家庭成员进行情感沟通，获得家庭支持。同时也鼓励患者积极接受专业的心理治疗，注意与患者的情感沟通，定期提供心理咨询服务和个性化指导，增强患者信心，降低重症患者的恐惧、绝望心理。而针对出现严重心理情绪问题的确诊患者，还会将其纳入重点关注名单，防止其出现过激行为，协助其疾病康复。

总之，历史积淀、传承和培育的优质健康和谐的医院文化，包括价值观念、基本信念、管理制度、行为准则、工作作风、人文环境以及与此相适应的思维方式和行为方式是推动医院建设发展的核心源泉，是情绪管理的文化保障。在笔者工作的医院，医院文化建设从多个多层面开展：在医院层面上，开展以"家文化""分享文化""叙事医学文化"为主题的多种形式的文化建设；在个人层面上，开展包括才艺展示、户外郊游、电影赏析、好书荐读、体育比赛、摄影比赛、演讲比赛等不同的主题活动，构建优质、健康、和谐的医院文化，提升医务人员文化素养，活跃职工生活，提高职工素养，疏陶职工情绪。

第六节　为患者提供健康怡情的医疗环境

随着社会进步和经济发展，人们的生活质量普遍提高，消费观念也逐渐升级；相应地，在就医体验方面，人们也趋向追求高质量、健康愉悦的医疗环境。个体一旦患病，则希望获得更好的专业救助和贴心专业服务，也希望在更加安全、舒适、美观、优雅的环境中接受诊疗。医院需要以患者为中心，最大程度地按照患者疾病康复的客观需求，营造好物理和人文环境，使患者的就医体验不断提升，提高满意度。

一、安全舒适的医院物理环境

医院的物理环境是影响患者身心舒适的重要因素。住院患者疾病的痊愈与健康的恢复，必须在卫生健康的环境下才能获得。环境性质可以影响患者的心理状态，关系着治疗效果及疾病的转归。医院物理环境通常包括室内温度、湿度、光线、声音及空气质量等。因为医院室内的温度、湿度、安静、通风等并非患者自身所能控制，而且疾病康复的需求不同，所以对环境的要求又与日常要求有所不同。因此合理地调节环境，保持整齐、舒适、安全、安静、健康的环境，是医院的重要职责。

室内环境可以直接对人体健康与舒适产生作用，如室内良好的照明，特别是利用自然光可以促进人们的健康；人们喜欢的室内布局和色彩可以缓解由工作和生活压力所产生的紧张情绪；室内适宜的温、湿度和清新的空气能提高人们的工作效率等。还可以通过环境氛围

营造，间接调整人的心理状态，如情绪稳定时适宜的环境使人精神振奋，萎靡不振时不适宜的环境使人更加烦躁不安等。由此可见，提高室内环境品质，可以增加室内人员的舒适度及健康保障，从生理和心理两方面满足人的要求，改善患者情绪状态，促使疾病康复。

（一）空间

为了保证患者有相对的活动空间，每个病区设 30 ~ 40 张病床为宜，每间病室设 2 ~ 4 张病床或单床，尽量配有卫生间，病床之间的距离不得少于 1 米。根据条件可以考虑病房外的公共走廊，作为读书交流空间等。

（二）温度

一般室温保持在 18 ~ 22℃ 为宜，新生儿及老年患者室温保持在 22 ~ 24℃ 为宜。室温过高会使神经系统受到抑制，干扰消化和呼吸功能，不利于体热的散发，影响体力恢复；室温过低则冷的刺激会使人畏缩，缺乏动力，肌肉紧张而产生不安，也会使患者受凉。

（三）湿度

病室的湿度以 50% ~ 60% 为宜。湿度过高或过低都会给患者带来不适感。当湿度过高时，蒸发作用减弱，可抑制出汗，患者气闷，尿液排出量增加，加重肾脏负担；湿度过低时，空气干燥，人体蒸发大量水分，引起口干舌燥。

（四）通风

一般病室要求每日通风达到 30 分钟即可。

（五）声音

病房要避免噪声，总的来讲，要以安静为主。长时间处于噪声环境，可以导致耳鸣、血压升高、血管收缩、肌肉紧张，以及出现焦躁、易怒、头痛、失眠等症状。为减少噪声，工作人员在说话、行动与工作时应尽可能做到"四轻"：说话轻、走路轻、操作轻、关门轻。还可以在合适的小环境，配合舒缓放松的背景音乐，结合中医的"五音"音乐疗法，调整患者情绪。

（六）光线

阳光是大自然给人类最好的礼物。给予人温暖和活力，还给予人康复的希望。现代研究表明，适量的日光照射能使照射部位温度升高、血管扩张、血流增快，改善皮肤的营养状况，使人食欲增加。紫外线的杀菌作用还可促进人体内维生素 D 的生成。因此，病室内经常打开门窗，让阳光直接射入，或协助患者到户外接受阳光照射，可有利于疾病的恢复。

（七）色彩

中国传统的"五色"与"情志"调节情绪理论，可以结合现代生活特点，在病房安排适宜的色彩来点缀，来调整患者情绪。例如白色属金，营造肃敛氛围；绿色属木，营造升发氛围；红色属火，营造积极氛围；黑色属水，营造神秘谨慎氛围；黄色属土，营造安详氛围。儿科病室可以用绿色、红色点缀，以色彩鲜明的暖色调为主，使人感到活泼而温馨；老年科的色彩则以黄色和白色来点缀，使人感到厚重安定。可见医院环境的颜色如调配得当，不仅可使患者身心舒适，还可产生积极的医疗效果。

当然，自然环境还包括医院所在地的地形、气候、植被、交通和城市空间及配套的公共设施，医院周边的空气质量、医院建筑物出入口设计、室内外联系、建筑物供电、供水排水设备等等，一个细节安排不周到，都可能会影响患者的就医体验，影响患者情绪，影响疾病康复。因此，在医院建设规划之时，宏观的整体设计，也是极其必要的内容，这些构成了医院的整体硬件设施，为医院开展医疗服务提供客观的物质支持。

二、和谐温暖的人文环境

在医院的硬件条件准备充分后，医务工作者的技术和服务态度，就构成了医院的软条件。而医务工作者的工作状态，对医院的人文环境营造至关重要。

（一）人文需要尊重

天地间最为尊贵的，就是人的生命，对人的尊重，是为医最基本的要求。《素问·宝命全形论》："天覆地载，万物悉备，莫贵于人，人以天地之气生，四时之法成，君王众庶，尽欲全形。"孔子则倡导学生尊亲事兄，亲仁爱众。《论语·学而》："弟子入则孝，出则悌，谨而信，泛爱众，而亲仁。"唐朝孙思邈在《千金要方》中更是强调："人命至重，有贵千金，一方济之，德逾于此，故以为名也。"《西氏内科学》卷首讲："医学是一门需要博学的人道主义事业。"人道主义的本意是对人的尊重，对人性的尊重。第二次世界大战后为战争伤病员制定的"日内瓦公约"，提出医疗活动必须坚守人道原则，坚持人性优先，拒绝经济优先、种族优先、科技优先，体现了人类在医学领域里对尊重的基本需求，这也成为战后生命伦理学与职业精神建构的基石。对患者的尊重，能够体现医者对患者现状、价值观、人格和权益的接纳、关注和爱护。同时意味着医生在价值、尊严、人格等方面平等对待患者，把患者作为有思想感情、内心体验、生活追求和独特个性与生命尊严的鲜活的人去对待，这样还可以激活患者自我康复的勇气和活力。

（二）人文需要智慧

救治患者，需要慈爱的仁心，更需要智慧的仁术。医学实践也说明，爱是一种情怀，爱更是一种能力，医学的人文需要智慧，需要对"天文、地理、人情"的洞见，才可以给患者需要的关怀和语言。《素问·气交变大论》："夫道者，上知天文，下知地理，中知人事。"中国最早的医学的产生，是智慧的集大成者的总结和编创。《素问·疏五过论》："闵闵乎若视深渊，若迎浮云，视深渊尚可测，迎浮云莫知其际。圣人之术，为万民式，论裁志意，必有法则，循经守数，按循医事，为万民副。"《素问·气穴论》："窘乎哉问也！其非圣帝，孰能穷其道焉，因请溢意尽言其处。帝捧手逡巡而却曰：夫子之开余道也，目未见其处，耳未闻其数，而目以明，耳以聪矣。岐伯曰：此所谓圣人易语，良马易御也。"《千金方·大医精诚》讲："世有愚者，读方三年，便谓天下无病可治；及治病三年，乃知天下无方可用。故学者必须博极医源，精勤不倦，不得道听途说，而言医道已了，深自误哉。"明代龚廷贤《万病回春·云林暇笔》中的"医家十要"云："一存仁心，二通儒道，三精脉理，四识病原，五知气运，六明经络，七识药性，八会炮制，九莫嫉妒，十勿重利。"明代裴一中《言医·序》中说："学不贯今古，识不通天人，才不近仙，心不近佛者，宁耕田织布取衣食耳，断不可作医以误世！医，固神圣之业，非后世读书未成，生计未就，择术而居之具也。是必慧有夙因，念有专习，穷致天人之理，精思竭虑于古今之书，而后可言医。"在当代社会，无论中医西医，都需要医者静下心来，把这门技术用心来学习和实践，用生命来领悟和体验，才能娴熟地运用，自由地驾驭，道术相合，医道精良。

（三）人文需要耐心

对待患者，耐心是最好的关怀。耐心是对患者的时间投入、情感投入、专业投入。尽管医生工作任务繁重，工作压力巨大，但是因为患者是"性命相托"，生命又系统而复杂，我们需要耐下心来，做到细心问、用心听，从社会 - 心理 - 生物角度全面地审视患者整个人，为其健康做出最佳决策。

耐心是医生主导下的耐心。首先，耐心寻找患者身心的痛点。《素问·方盛衰论》："诊有大方，坐起有常，出入有行，以转神明，必清必净，上观下观，司八正邪，别五中部，按脉动静，循尺滑涩，寒温之意，视其大小，合之病能，逆从以得，复知病名，诊可十全，不失人情，故诊之或视息视意，故不失条理，道甚明察，故能长久。"其次，耐心给予患者健康引导和教育。孔子《论语·述而》："学而不厌，诲人不倦。"孔子的耐心，是顺天地之序，合人伦之情；柏拉图讲，耐心是一切聪明才智的基础，这也与诸葛亮的"非宁静无以致远"同义；谚语中也讲，常常是最后一把钥匙打开了门。耐心之重要，是医家之必须。临床中有了对患者的耐心，人文就在其中了。细心地多问几下，多探查几下，自己心中有数，也让患者更加安心信任。

（四）人文需要包容

《尚书·周书·君陈》："必有忍，其乃有济；有容，德乃大。"《说文》："恕，仁也。"医生这个职业，因为面对的是形形色色的患者，要从容应对，耐心处置，包容是职业的基本要求。《淮南子》："宽而栗，严而温。"因为医生的职业与天地好生之德相合，包容也是职业的必备精神。明代李东阳有诗云："草木有情皆长养，乾坤无地不包容。"元代王好古的《此事难知·后序》中有言："盖医之为道，所以续斯人之命，而与天地生生之德，不可一朝泯也。"患者所忍受的病苦可能是我们无法感受的，但我们可以对其病痛给予专业的理解，可以用医术和爱心尽最大努力去帮助他们走出困境，而这个过程离不开宽容。

面对患者，如同面对自己的父母、兄弟、儿女一般，包容就容易实施。临床医生需要包容患者的各种情况。包容患者对疾病的无知，包容患者用网络获取的片段知识和医者探讨，包容患者对医生的猜疑和不信任，包容患者对疾病的恐惧和担心，包容患者情绪失控的冲动甚至无理取闹，包容患者的丑陋或者残疾，包容患者疾病本身的不堪入目的惨痛和臭秽。孙思邈《备急千金要方·大医精诚》有详细论述："若有疾厄来求救者，不得问其贵贱贫富，长幼妍媸，怨亲善友，华夷愚智，普同一等，皆如至亲之想。亦不得瞻前顾后，自虑吉凶，护惜身命。见彼苦恼，若己有之，深心凄怆。勿避险巇、昼夜、寒暑、饥渴、疲劳，一心赴救，无作功夫形迹之心。如此可为苍生大医，反此则是含灵巨贼……其有患疮痍下痢，臭秽不可瞻视，人所恶见者，但发惭愧、凄怜、忧恤之意，不得起一念蒂芥之心，是吾之志也。"

作为医生，包容是理解他人、建立信任的医患关系的基础。适度包容患者不当的行为和言语，因为患者是有疾病的，他们因疾病而失控。而包容是让患者逐步安静下来，逐步恢复自控，逐步认知病情，使疾病更好地疗愈的前提。不同的患者在不同程度上都需要这个过程。叔本华讲："为了能同所有的男男女女和睦相处，我们必须允许每一个人保持其个性。"清代金缨所编《格言联璧·持躬类》中讲："度量如海涵春育，应接如流水行云。"对于医生，包容是一种对自己学识的自信，包容是一种善良，是人最珍贵的美德，只有包容的胸怀，才能从容驾驭临床工作。

总之，医者有了对患者的尊重、智慧、耐心、包容，医学就有了人文气息，患者就医的环境就变得有温度，有了同类间传递善意的温度。这种温度并不特殊，它就是每个医者曾经感受到的父母的爱，也是每个医者对其家人和子女的爱。孙思邈面对患者的大医心法"皆如至亲之想""不得起一念蒂芥之心"，亦是每个从医者的志向！每一位医者，都在努力用医学人文思想点亮医学探索之路，使医学成为以人为中心的医学，我们相信爱可以在温暖他人的同时，还可以温暖自己，相信爱可以传递，医学的温度也将绵绵不断地持续传承！

第七节　倾听患者对医院情绪管理的建议和评价

随着医院的管理工作由以医院职能为导向到以患者需求为导向转变，建立医院优质服务体系，倾听患者的建议和评价就显得尤为重要。医院要进一步提高医疗服务质量和水平，就需要及时发现、解决患者情绪反应激烈的矛盾，理顺情绪，倾听建议，解决问题，从多个方面努力，重视医患间的情绪管理，构建和谐的医患关系。办医院就是办服务，为患者提供满意、优质的服务，是政府的要求、医院的责任、人民的期盼。

一、倾听患者建议和评价，是解决医患矛盾，医院改进服务的方向

"问渠那得清如许，为有源头活水来。"只有在医院管理层面重视患者的建议和评价，尤其重视患者情绪反应强烈的矛盾，医院在"人民满意医院"的道路上才会少走弯路。医疗服务质量好不好，群众满意不满意，患者最有发言权。患者的就医体验，是检验医院管理和建设成效的试金石，患者发现问题，医院改进就有了行动的方向和工作的具体内容。

二、倾听患者建议和评价，需要给患者情绪合理疏导提供开放和畅通渠道

医院需要多渠道倾听患者的建议和评价，形成固定的模式和制度，这也保证了患者

情绪不被激化。《管子·君臣上》:"夫民别而听之则愚,合而听之则圣。"《资治通鉴·唐纪八》:"兼听则明,偏信则暗。"为能更好地与患者及家属进行沟通了解,同时也为了疏导患者情绪,倾听患者内心最真实的声音,医院需要开放多种沟通渠道和方式,如邀请住院患者与临床科室定期开座谈会、电话回访、患者满意度调查、设立意见箱、官网留言区留言等,多种途径收集整理患者及家属对医院的意见建议,及时发现、解决群众关心的问题,将隐患消灭在萌芽状态。同时通过医患双方沟通、交流,能够拉近医患之间的距离,增强患者的信任度和安全感,促进医院服务能力提升,提高群众满意度。

三、倾听患者建议和评价,需要领导重视,聚焦痛点、重在落实

医院的相关领导重视,可以调动整个医院的工作系统重视和落实工作。紧紧围绕以患者为中心的主线,从制度建设上保障,从组织系统上解决,制定并实施行之有效的工作方案。院领导与各职能科室负责人能聚焦痛点、耐心倾听,就容易汇集民意、聚集民智,切实重视患者情绪关注的焦点,为医院的诊疗水平、护理服务、医德医风、后勤服务、便民服务等医院服务的关键问题寻找答案,聚焦痛点、重在落实,从而改善医患关系。同时也使医疗管理决策更具前瞻性、科学性、客观性,使医疗服务更加贴近群众、贴近社会。

2019 年改善医疗服务行动全国医院擂台赛中,北医三院选送的案例"全程全方位撬动患者满意度"获得华北赛区"全面提升患者满意度"主题第一名及该主题全国十大价值案例。北医三院紧紧围绕以患者为中心的主线,从"缺陷管理"和"服务创新"两个维度,持续将医疗服务的改善落实在医院管理当中。其核心内容包括:(1)建立了"六口归一"的投诉管理体系,成立院级投诉管理领导小组,对重点投诉进行申诉的同时,对投诉内容进行分析、监测、持续改进、总结和反馈。(2)与院长对话"零距离"。对于来访、来信、院长信箱、12320、医院意见箱的信访件,采取专人管理,件件登记,快速回复,及时汇总整理、分析,上报领导,反馈相应部门,共同制定持续改进措施。(3)组建了医院服务管理巡查小组,围绕医院中心工作及主题和每月满意度调查高频问题检查,促进全院服务品质,推进缺陷管理。(4)请第三方满意度调查,保障数据的客观性。同时对医务人员、后勤及行政人员进行满意度调查,找出短板,持续改进。(5)根据满意度、重要度对各指标进行分析,强调首要改善的指标。

总之,倾听患者对医院情绪管理的建议和评价,围绕患者情绪关注焦点,聚焦问题和矛盾的痛点,开展情绪管理的内容贯穿医院管理的方方面面。强调以患者为中心的医疗服务,重视医患情绪,就容易抓住主要矛盾。因此医院管理部门,尤其是医院领导,应该认真关注患者对医院管理的建议和评价,重视患者内心诉求,及时总结发现医疗服务中的不足,高度重视并及时改进。

第八章

重视情绪管理，推进医学模式转变

第一节　重视人文精神是我国医学的优良传统

人文精神是一种普遍的人类自我关怀，表现为对人的尊严、价值、命运的维护、追求和关切，对人类遗留下来的各种精神文化现象的高度珍视，对一种全面发展的理想人格的肯定和塑造。其集中体现是：重视人，尊重人，关心人，爱护人。我国传统文化孕育着丰富的人文精神。习近平总书记指出："世世代代的中华儿女培育和发展了独具特色、博大精深的中华文化，为中华民族克服困难、生生不息提供了强大精神支撑。"2018 年 8 月习近平总书记在全国宣传思想工作会议上指出："中华优秀传统文化是中华民族的文化根脉，其蕴含的思想观念、人文精神、道德规范，不仅是我们中国人思想和精神的内核，对解决人类问题也有重要价值"[1]。《易·贲》："观乎天文以察时变，观乎人文以化成天下。"中国医学源远流长，中医药学是中华民族的瑰宝，是打开中华文明宝库的钥匙[2]。中医药学作为中国传统文化的重要组成部分，自诞生之时起，就蕴含着丰富的人文精神。传承和弘扬中医药文化中的医学人文精神，是培养医务工作者医学人文精神、实现中国医药事业的发展和"健康中国"战略的必然要求[3]。

一、《黄帝内经》对中医学的重要贡献是奠定了医学人文精神

《黄帝内经》（以下也简称《内经》）是我国现存最早的医学经典著作[4]。其学术内容和思想方法，博大精深，涵盖先秦道、儒、墨、法、农、兵、阴阳等各家对宇宙及生命哲学认识的精华，全面总结秦汉以前医学成就，创立了中医药学理论体系，奠定中医药学发展的基础，对中医药事业有着深远影响。后世诸多中医学术体系及学术流派的建立和发展，许多核心思想都可以从《内经》中追溯到渊源。历史上朝鲜、日本，都曾经把《内经》作为医学教科书，其中部分内容被翻译成英、德、日、法等语言，流传至世界。当代医学发展至今，诸多的健康、养生、治病、防病的新观点、新思想，也可以从《内经》中找到古老智慧的启发。《内经》的历史虽然久远，但是对具体疾病的治疗原则和操作方法，对当代的临床工作依然有着非常实用而有效的指导意义，其先进的思想

依然活跃在每个优秀中医大夫的思维中，其实用高效的治疗理念和方法依然在临床充满生命力。

《内经》是关于健康维护和疾病调控的深度思考，是医学技术和医学人文统一的经典示范，是临床医生理论和实践的行动指南。因此，我们在研究情绪管理和健康的关系时，也受到《内经》思想的深刻影响，前文散在的引用，此处整体进行梳理，以明确《内经》思想对情绪管理的重视。

（一）《内经》尊重生命、尊重医学知识，构成医学人文的基石

1.《内经》认为天地间最为贵重的是人的生命

《内经》中非常重视人的生命，在《素问·宝命全形论》中讲："天覆地载，万物悉备，莫贵于人，人以天地之气生，四时之法成，君王众庶，尽欲全形。"《内经》肯定人之常情，乐生而恶死。《灵枢·师传》："人之情，莫不恶死而乐生。"《内经》中阐述医者情怀，是庇佑苍生，《素问·刺法论》："圣念慈悯，欲济群生。"《内经》的尊生贵命思想对中医历代医家影响颇深。汉朝张仲景在《伤寒论·序》表达了对不尊重生命的哀伤："赍百年之寿命，持至贵之重器，委付凡医……痛夫！举世昏迷，莫能觉悟，不惜其命，若是轻生，彼何荣势之云哉？"唐朝孙思邈《备急千金要方》中则提出"人命至重，有贵千金"，强调尊重生命，爱惜生命的思想。《内经》为中医学的源头典籍，认识到生命的宝贵和神圣，必然奠定了中医学尊重生命、珍爱生命的医学人文基石。

2.《内经》十分尊重和珍爱医学知识

《内经》记载了黄帝和岐伯等在进行医学知识的学习、交流过程中的虔诚、认真态度，体现出古人对医学知识的珍重，体现出对人体生命的尊重。《素问·著至教论》："医道论篇，可传后世，可以为宝。"《灵枢·禁服》："黄帝曰：善乎哉问也！此先师之所禁，坐私传之也，割臂歃血之盟也，子若欲得之，何不斋乎。雷公再拜而起曰：请闻命于是也。乃斋宿三日而请曰：敢问今日正阳，细子愿以受盟。黄帝乃与俱入斋室，割臂歃血。黄帝亲祝曰：今日正阳，歃血传方，有敢背此言者，反受其殃。雷公再拜曰：细子受之。黄帝乃左握其手，右授之书，曰：慎之慎之，吾为子言之。"《素问·气交变大论》："岐伯稽首再拜对曰：昭乎哉问也！是明道也。此上帝所贵，先师传之，臣虽不敏，往闻其旨。帝曰：余闻得其人不教，是谓失道，传非其人，慢泄天宝。余诚菲德，未足以受至道；然而众子哀其不终，愿夫子保于无穷，流于无极，余司其事，则而行之奈何？"《灵枢·玉版》："……著之玉版，以为重宝，传之后世，以为刺禁，令民勿敢犯也。"可见在《内经》时代，重要的医学知识著之于玉版，通过择日、斋戒、祭拜、歃血、宣誓等郑重形式才可以传授，充分体现了对有关生命知识的尊重。

《内经》以人为重，注重医学知识的思想，充分体现了《内经》中尊重生命、尊重生命知识的思想的先进性。历代医者在这些宝贵的医学人文思想影响下，获取了丰富的营养，并逐步成长为仁爱和医术齐名的医学大家，同时还留下了浩瀚而丰富的珍贵的医学资料，点亮了历代中华医史，构成了中国医学的人文基石。

（二）《内经》天人合一、天人相应思想，是医学人文的起源

天人合一、天人相应思想是中医学的理论基础，揭示了人类对世界认识的基本规律。人源于自然，属于自然的一部分，人与自然遵循共同的规律（气、阴阳、五行），人与自然有着密不可分的联系，因此人要养生祛病，就要掌握和适应自然环境变化的规律，主动调整个体身心状态，使其保持自身机体与外部环境的协调统一，这是医学人文所有认知的源头。

1. 天人合一思想，体现在人与自然的同源性

人类是宇宙万物之一，是自然的产物，人与天地万物有着共同的生成本原。《内经》认为，宇宙万物是由"气"产生的，以"气"作为宇宙万物初始本原，气分阴阳，二气交感，五行相和，万物化生。正如《素问·天元纪大论》所述："太虚廖廓，肇基化元，万物资始，五运终天，布气真灵，总统坤元，九星悬朗，七曜周旋，曰阴曰阳，曰柔曰刚，幽显既位，寒暑弛张，生生化化，品物咸章。"《素问·宝命全形论》曰："夫人生于地，悬命于天，天地合气，命之曰人。"《素问·五常政大论》云："气始而生化，气散而有形，气布而蕃育，气终而象变。"

2. 天人合一思想，体现在人与自然密切相连

《素问·生气通天论》："夫自古通天者生之本，本于阴阳。天地之间，六合之内，其气九州九窍、五脏、十二节，皆通乎天气。"《灵枢·岁露论》言："人与天地相参也，与日月相应也。"《素问·金匮真言论》："五脏应四时，各有收受乎？岐伯曰：有。东方青色，入通于肝……南方赤色，入通于心……中央黄色，入通于脾……西方白色，入通于肺……北方黑色，入通于肾……"《素问·阴阳应象大论》："天气通于肺，地气通于嗌，风气通于肝，雷气通于心，谷气通于脾，雨气通于肾。六经为川，肠胃为海，九窍为水注之气。"

3. 天人相应思想，体现在人主动适应自然环境

人类认识掌握自然规律，就要主动去适应规律，人的精神思想行为要主动适应自然气候的变化，以祛病养生。《素问·至真要大论》云："天地之大纪，人神之通应也"。《素问·离合真邪论》："夫圣人之起度数，必应于天地。"《素问·上古天真论》："上古之人，其知道者，法于阴阳，和于术数……虚邪贼风，避之有时。"甚至具体到如何适应四季来养生（上文四季养生部分有详细论述）。《灵枢·顺气一日分为四时》曰："春生、夏长、秋收、冬藏，是气之常也。人亦应之。"《素问·四气调神大论》："夫四时阴阳者，万物之根本也，所以圣人春夏养阳，秋冬养阴，以从其根，故与万物沉浮于生长之门。逆其根，则伐其本，坏其真矣。阴阳四时者，万物之终使也，死生之本也，逆之则灾害生，从之则苛疾不起。"《灵枢·本神》曰："智者之养生也，必顺四时而适寒暑，和喜怒而安居处，节阴阳而调刚柔。"因为对自然规律认识和适应的状态不同，古人把得道之人分为"真人、至人、圣人、贤人"四个层次，每个层次的得道之人又有不同的健康状态和寿命。

4. 天人相应思想，体现在人主动适应社会环境

人类自身组成的社会，也是作为自然的人，组成的既具有自然生物规律、又具有人类特有社会规律的人的社会。作为社会的人，社会的礼仪、规范、制度、法律，《内经》中

多称为后天"人事"，成为人要遵守和适应的规律，从而保证个体身心健康。延年益寿需要通"人事"，遵守社会道德。《素问·气交变大论》："夫道者，上知天文，下知地理，中知人事，可以长久。此之谓也。帝曰：何谓也？岐伯曰：本气位也，位天者，天文也，位地者，地理也，通于人气之变化者，人事也。故太过者，先天，不及者，后天，所谓治化而人应之也。"《素问·上古天真论》："志闲而少欲，心安而不惧，形劳而不倦，气从以顺，各从其欲，皆得所愿。故美其食，任其服，乐其俗，高下不相慕，其民故曰朴。是以嗜欲不能劳其目，淫邪不能惑其心，愚智贤不肖，不惧于物，故合于道，所以能年皆度百岁，而动作不衰者，以其德全不危也。"另外，作为医者，医学知识的精通也需要明了患者的人事情况。《素问·疏五过论》："凡此五者，皆受术不通，人事不明也。"

总之，《内经》中天人合一、天人相应思想，是中医学独特的、系统的、宏观的对自然、社会、自身规律的认识，人们的生活思维方式也在天人合一、天人相应理论指导下，主动适应环境的变化，并主动做出相应的调整，以维护个体的健康和寿命，这些核心内容构成了医学人文的起源。我们应当注意，在天人关系中，天处于主导地位，人是天的产物，人应该主动适应规律，并积极主动地改造和建设自然、社会环境，使人群能更好地适应自然、社会环境。

（三）《内经》形神合一思想，是医学人文的核心

关于患者内在精神和外在形体的健康之间的关系，《内经》形神统一的相关论述，详细阐述了精神与形体之间的辩证关系。一方面，人的精神依赖于形体而存在；另一方面，人的形体也需要精神来调控和驾驭。只注重生理健康，忽视心理健康，生理健康必定流于空谈；只重视精神调摄，不尊重生理规律，精神健康也难以实现。只有形神并重，以养形来全神，以调神来安形，形神彼此促进，才能最终达到《素问·上古天真论》中所说的"形与神俱，而尽终其天年"的健康理想状态。

1. 形为神之房舍，形病损神

《内经》认为人的精神寄居在人体五脏之中，是五脏生理功能的具体体现。《灵枢·天年》："何者为神？岐伯曰：血气已和，营卫已通，五脏已成，神气舍心，魂魄毕具，乃为成人。"《素问·八正神明论》："血气者，人之神，不可不谨养。"《灵枢·本脏》曰："五脏者，所以藏精神血气魂魄者也。"《素问·宣明五气》言"心藏神，肺藏魄，肝藏魂，脾藏意，肾藏志"，说明人的精神思维活动的神、魄、魂、意、志分别藏存在心、肺、肝、脾、肾五脏中。而《素问·六节藏象论》曰："心者，生之本，神之变也……肺者，气之本，魄之处也……肝者，罢极之本，魂之居也……"《灵枢·本神》中"肝藏血，血舍魂""脾藏营，营舍意""心藏脉，脉舍神""肺藏气，气舍魄""肾藏精，精舍志"明确表示五脏是通过血、营、脉、气、精等载体来藏存神、魄、魂、意、志等五神。

2. 神为形之主人，神病伤形

精神作为人体的主导者，对人体形体健康有着深刻的影响，神的紊乱，会扰乱生理功能，甚至影响生命的生死。《素问·灵兰秘典》："心者，君主之官也，神明出焉。肺者，

相傅之官，治节出焉。肝者，将军之官，谋虑出焉……凡此十二官者，不得相失也。故主明则下安，以此养生则寿，殁世不殆，以为天下则大昌。主不明则十二官危，使道闭塞而不通，形乃大伤，以此养生则殃，以为天下者，其宗大危，戒之戒之。"《灵枢·本神》："心怵惕思虑则伤神，神伤则恐惧自失，破䐃脱肉，毛悴色夭，死于冬。脾愁忧而不解则伤意，意伤则悗乱，四肢不举，毛悴色夭，死于春。肝悲哀动中则伤魂，魂伤则狂忘不精，不精则不正，当人阴缩而挛筋，两胁骨不举，毛悴色夭，死于秋。肺喜乐无极则伤魄，魄伤则狂，狂者意不存人，皮革焦，毛悴色夭，死于夏。肾盛怒而不止则伤志，志伤则喜忘其前言，腰脊不可以俯仰屈伸，毛悴色夭，死于季夏。恐惧而不解则伤精，精伤则骨酸痿厥，精时自下。"《素问·汤液醪醴论》："嗜欲无穷，而忧患不止，精气弛坏，荣泣卫除，故神去之而病不愈也。"《素问·汤液醪醴论篇》："针石，道也。精神不进，志意不治，故病不可愈。"可见在疾病的治疗和调养阶段，精神的内在稳定，是疾病康复的关键。

3. 治神以养形，神全形健

《内经》中非常重视治疗中治理精神的重要作用，通过精神调摄，促进形体健康。《素问·宝命全形论》曰："一曰治神，二曰知养身，三曰知毒药为真……"因为精神意志对形体有统帅作用，正如《素问·调经论》所述："志意通，内连骨髓，而成身形五脏。"因此通过治神，即通过对精神活动的调节，可以提升人体的健康程度。《灵枢·本脏》曰："志意者，所以御精神，收魂魄，适寒温，和喜怒者也……志意和，则精神专直，魂魄不散，悔怒不起，五脏不受邪矣"。《素问·生气通天论》："苍天之气，清净则志意治，顺之则阳气固。虽有贼邪，弗能害也。"《灵枢·本神》"故智者之养生也，必顺四时而适寒暑，和喜怒而安居处，节阴阳而调刚柔，如是则僻邪不至，长生久视。"

4. 治形以安神，形健神足

健康的形体、调和的气血，为人的精神提供生理稳定的基础，精神依附于健康的形体。《灵枢·邪客》："心者，五脏六腑之大主也，精神之所舍也，其脏坚固，邪弗能容也。容之则心伤，心伤则神去，神去则死矣。"《灵枢·平人绝谷》："气得上下，五脏安定，血脉和利，精神乃居。"《素问·上古天真论》中所言："形体不敝，精神不散。"《素问·六节藏象论》："气和而生，津液相成，神乃自生。"健康的形体，是人体长寿的基础，形神相和，才能够健康长寿。《灵枢·天年》："岐伯曰：使道隧以长，基墙高以方，通调营卫，三部三里起，骨高肉满，百岁乃得终……百岁，五脏皆虚，神气皆去，形骸独居而终矣。"

总之，中医心神合一的理论，在疾病调养过程中，逐步形成中医的形神共养理念，指导医患养病、治病、防病。形为神之体，神为形之用，形、神在治疗中的分量，《内经》把对神的调摄和养护，放在了更为重要的位置，认为精神状态是决定个体生死的关键。《灵枢·天年》："失神者死，得神者生也。"因此，中医学的形神合一理论，必然会充分重视个体的精神，这些也构成了医学人文的核心内容。

（四）《内经》阴阳、五行整体理论，是医学人文的工具

人生活在天地间，干扰因素数不胜数，临床中人的生理和疾病状态变化万端，采集的临床数据也是千头万绪，如何做好健康的顶层设计；如何面对众多临床信息取舍得当；如何在治疗中整体、综合判断病势；如何多个医学专科整体协作做出最佳决策；如何使采取的医疗促进和干预措施对患者整体受益；如何避免盲目的、局部的医疗行动；如何避免拆东墙、补西墙的医疗决策，避免疾病状态"按倒葫芦浮起瓢"；如何从外部不相关联的事物寻找到其内部撬动的规律。面对这些复杂的生命问题，一定需要运用系统的、整体的思维，来审视和思考临床问题，解释纷繁的疾病临床表象，找到疾病的切实源头，实施有效的治疗方案。

《内经》中古人运用阴阳、五行的整体思维，阐释了结构上不可分割，功能上相互协调、相互为用，病理上相互影响的一个由多层次结构构成的有机整体的人，有着自然和社会生活的丰富的人。在人体各个部分之间，各个脏腑形体官窍之间，人体的生理功能和病理变化引发的正气和邪气之间，人与生活的自然和社会环境之间，运用阴阳五行理论的思维工具，建立了理论上的关系，并且结合多种具体的药物、穴位等治疗措施，指导临床实践。阴阳五行思维，对人的生命做了哲学思考，对健康和疾病规律给予了高度概括，不但对疾病的防治方法做了完善的规律总结，而且可以具体地指导医学人文的临床实践。使人类在适应和改造自然与社会环境的过程中，维持机体充分的生命活力。

1. 阴阳整体观

阴阳整体观认为，世界是物质的，世界是阴阳二气对立统一的整体。阴阳二气的相互作用，促成了事物的发生并推动着事物的发展和变化。《素问·阴阳应象大论》说："阴阳者，天地之道也，万物之纲纪，变化之父母，生杀之本始，神明之府也。"阴阳整体观作为中医学特有的思维方法，广泛用于阐释自然环境的时间、空间、性质和状态，人体内部的生命活动、疾病的发生原因和病理变化规律，并指导着疾病的诊断和防治的具体方法，成为中医学理论体系中的重要组成部分。《素问·阴阳别论》："所谓阴阳者，去者为阴，至者为阳；静者为阴，动者为阳；迟者为阴，数者为阳。"《素问·阴阳应象大论》："善诊者，察色按脉，先别阴阳。"人体做为一个有机整体，人体所有的脏腑经络形体组织，都可以根据其所在部位、功能特点划分为相互对立的阴阳两部分。《素问·宝命全形论》说："人生有形，不离阴阳。"《素问·五运行大论》："夫阴阳者，数之可十，推之可百，数之可千，推之可万。天地阴阳者，不以数推以象之谓也。"

（1）阴阳整体观解读自然事物

《素问·阴阳应象大论》："故积阳为天，积阴为地。阴静阳躁，阳生阴长，阳杀阴藏。阳化气，阴成形。寒极生热，热极生寒。寒气生浊，热气生清。清气在下，则生飧泄；浊气在上，则生䐜胀。此阴阳反作，病之逆从也。故清阳为天，浊阴为地；地气上为云，天气下为雨；雨出地气，云出天气。故清阳出上窍，浊阴出下窍；清阳发腠理，浊阴走五脏；清阳实四肢，浊阴归六腑。"

自然事物阴阳属性归类表

属性	空间（方位）					时间	季节	温度	湿度	重量	性状	亮度	事物运动状态				
阳	上	外	左	南	天	昼	春夏	温热	干燥	轻	清	明亮	化气	上升	动	兴奋	亢进
阴	下	内	右	北	地	夜	秋冬	寒凉	湿润	重	浊	晦暗	成形	下降	静	抑制	衰退

（2）阴阳整体观解读药物药性

《素问·阴阳应象大论》："水为阴，火为阳。阳为气，阴为味。味归形，形归气，气归精，精归化。精食气，形食味。化生精，气生形。味伤形，气伤精。精化为气，气伤于味。阴味出下窍，阳气出上窍。味厚者为阴，薄为阴之阳。气厚者为阳，薄为阳之阴。味厚则泄，薄则通。气薄则发泄，厚则发热。壮火之气衰，少火之气壮。壮火食气，气食少火。壮火散气，少火生气。气味辛甘发散为阳，酸苦涌泄为阴。"

药物阴阳属性归类表

属性	气味	味	气	药性	药味	升降浮沉	走势
阳	气	薄	厚	热、温	辛、甘、淡	升、浮	出上窍
阴	味	厚	薄	寒、凉	酸、苦、咸	沉、降	出下窍

总之，阴阳整体观贯穿在中医学理论体系的方方面面，广泛用来说明人体的组织结构、生理功能、病理变化，并指导养生保健以及疾病的诊断和治疗。对医生和患者智慧地面对疾病具有重要的指导作用。在养生防病方面，须根据自然环境四时阴阳的变化情况"法于阴阳"，主动顺应自然变化；在治疗疾病方面，则要根据个体的体质和病证的阴阳偏盛偏衰等情况，确定优化的治疗原则；在药物选择方面，根据药物四气五味和升降浮沉的阴阳属性，选择最适宜患者状态的药物；最终通过多种手段，从多个角度，多个层面，调动可以调动的因素，调整疾病过程中的阴阳失调，使诊疗全过程，充满人文化的治疗，充满个性化的关爱，使疾病向恢复平衡方面发展，从而达到治愈疾病和减缓病情之目的。

2. 五行整体观

五行整体观，是运用木火土金水五行的概念、特性、生克制化乘侮规律，阐释宇宙万物的发生、发展、变化及相互关系的古代哲学方法。五行学说认为，宇宙间的一切事物都是由木、火、土、金、水五种基本物质所构成的，自然界各种事物和现象的发展变化，都是这五种物质不断运动和相互作用的结果。《素问·天元纪大论》："天有五行，御五位，以生寒暑燥湿风，人有五脏，化五气，以生喜怒思忧恐。"《素问·脏气法时论》："五行者，金木水火土也，更贵更贱，以知死生，以决成败，而定五脏之气，间甚之时，死生之期也。"

《内经》在天人相应思想指导下，运用五行整体观，以五行为中心，以空间结构的五方，时间结构的五季，以社会关系的德、化、政，人体结构的五脏为基本框架，将自然、社会中的各种事物和现象以及人体的生理病理现象，按其属性进行归纳，从而将人体的生命活动与自然、社会的事物或现象联系起来，形成了联系人体内外环境的五行结构系统，用以说明人体以及人与自然环境、社会环境的统一。

自然					社会			五行	人体					
五色	五味	五气	五方	五季	德	化	政		五脏	五腑	五官	五体	五志	五声
青	酸	风	东	春	敷和	生荣	舒启	木	肝	胆	目	筋	怒	呼
赤	苦	暑	南	夏	彰显	蕃茂	明曜	火	心	小肠	舌	脉	喜	笑
黄	甘	湿	中	长夏	溽蒸	丰备	安静	土	脾	胃	口	肉	思	歌
白	辛	燥	西	秋	清洁	紧敛	劲切	金	肺	大肠	鼻	皮	悲	哭
黑	咸	寒	北	冬	凄沧	清谧	凝肃	水	肾	膀胱	耳	骨	恐	呻

（1）五行整体观解读自然、社会、身体之间联系

《素问·五运行大论》："东方生风，风生木，木生酸，酸生肝，肝生筋，筋生心。其在天为玄，在人为道，在地为化。化生五味，道生智，玄生神，化生气。神在天为风，在地为木，在体为筋，在气为柔，在脏为肝。其性为暄，其德为和，其用为动，其色为苍，其化为荣，其虫毛，其政为散，其令宣发，其变摧拉，其眚为陨，其味为酸，其志为怒。怒伤肝，悲胜怒；风伤肝，燥胜风；酸伤筋，辛胜酸。南方生热，热生火，火生苦，苦生心，心生血，血生脾。其在天为热，在地为火，在体为脉，在气为息，在脏为心。其性为暑，其德为显，其用为躁，其色为赤，其化为茂，其虫羽，其政为明，其令郁蒸，其变炎烁，其眚燔焫，其味为苦，其志为喜。喜伤心，恐胜喜；热伤气，寒胜热；苦伤气，咸胜苦。中央生湿……西方生燥……北方生寒……"

（2）五行整体观解读疾病的临床表现和五行之间联系

《素问·气交变大论》："五运之化，太过何如？岐伯曰：岁木太过，风气流行，脾土受邪，民病飧泄，食减，体重，烦冤，肠鸣腹支满，上应岁星。甚则忽忽善怒，眩冒巅疾。化气不政，生气独治，云物飞动，草木不宁，甚而摇落，反胁痛而吐甚，冲阳绝者，死不治，上应太白星。岁火太过，炎暑流行，肺金受邪，民病疟，少气咳喘，血溢血泄注下，嗌燥耳聋，中热肩背热，上应荧惑星。甚则胸中痛，胁支满胁痛，膺背肩胛间痛，两臂内痛，身热骨痛而为浸淫。收气不行，长气独明，雨水霜寒，上应辰星，上临少阴少阳，火燔焫，冰泉涸，物焦槁，病反谵妄狂越，咳喘息鸣，下甚血溢泄不已，太渊绝者死不治，上应荧惑星。岁土太过……岁金太过……岁水太过……帝曰：善。其不及何如？岐伯曰：悉乎哉问也！岁木不及……"

总之，运用五行整体观，系统阐述了人体脏腑经络等各系统之间以及人与外界环境之间的统一性，天地万物的运动；人体脏腑、组织、器官的功能状态，都可以运用五行生克制化胜复的理论。运用五行的整体观，就更容易理解人的社会 - 心理 - 生物的系统性和统一性。临床五行学说的结构观点，以五行生克规律阐释疾病的发生和治疗，确实具有一定的实用价值，但是并非所有疾病的治疗都能用五行生克规律来解释。临床上既要正确地掌握五行生克规律，又要根据具体病情进行辨证论治。

（五）重视情绪问题是《内经》人文精神的突出特点

情绪是人区别于物的主要特征。西医重视运用物理、化学、生物科学等自然科学原理研究人的疾病，这是必要的。但是，对人的疾病的研究不能仅仅局限于运用这些自然科学原理，还必须从人文精神的角度研究人的情绪问题。《内经》全书对人的情绪问题的研究内容极其丰富，论述极其深刻，它像一根红线一样贯穿全书各篇。《内经》把不良情绪作为导致疾病的重要原因，把调理患者情绪作为重要的治疗目标，把对患者情绪的理解能力作为评价医者诊疗水平的重要标志，这突出体现了《内经》的人文精神。

《素问·调经论》讲："夫邪之生也，或生于阴，或生于阳。其生于阳者，得之风雨寒暑。其生于阴者，得之饮食居处，阴阳喜怒。"意思是讲，疾病的病因，有发生于阴，有发生于阳。疾病生于阳，是感受了风雨寒暑等自然气候的侵袭；疾病生于阴，是由饮食不节、起居失常、房事过度、喜怒无常所致。《素问·五脏别论》讲："凡治病，必察其下，适其脉，观其志意，与其病也。"意思是讲，凡是治病，必须要观察患者上下变化，审视患者脉象虚实，查看患者情志精神状态以及疾病局部表现。《素问·徵四失论》又讲："所以不十全者，精神不专，志意不理，外内相失，故时疑殆。"意思是讲，疾病之所以不能收到完满的疗效，是由于没有专注于患者精神，没有管理患者志意，不能将内外病因综合分析，所以时常出现疑惑和危机。《素问·疏五过论》曰"凡此五者，皆受术不通，人事不明也"，再次强调，在医疗中犯的五种错误，都是医学知识没有掌握精通，对人情世故不够明了的表现。可见《内经》对人的情绪之重视。

本书第一章至第七章从不同角度分析了《内经》对情绪问题的论述。现在我们列出其中论述情绪的几篇重要文献做一些分析，从整体上审视《内经》对情绪问题的总体论述。

1.《素问·上古天真论》从养生的角度论述了情绪与长寿的关系

《素问·上古天真论》是中医的重要文献，唐代医家王冰在整理《黄帝内经》时，把其列为书的首篇，突出其重要性，也是开篇让中医的学习者对中医学的背景有个初步了解，概括介绍了中医的核心健康观。

《素问·上古天真论》通过古今寿命比较，提出对人的衰老和长寿的思考。"余闻上古之人，春秋皆度百岁，而动作不衰；今时之人，年半百而动作皆衰者，时世异耶？人将失之耶？"

《素问·上古天真论》阐述衰老和长寿问题，揭示健康养生的规律。强调人的"社会-心理-生物"状态，决定健康。阐释了涵养道德的养生原则，指出道能却老全形，淳德全道，德全不危的养生思想。《素问·上古天真论》论述了人的衰老和长寿与以下四个方面直接相关：

第一，衰老和长寿与自身的生理功能有关。

人体的衰老和长寿的关键，在于先天的肾气盛衰有无（天癸），也体现在人的生殖能力。肾气的强弱，决定了人的生长发育，衰老进程。

女子生长壮老的节律：女子七岁，肾气盛，齿更发长。二七而天癸至，任脉通，太冲脉盛，月事以时下，故有子。三七，肾气平均，故真牙生而长极。四七，筋骨坚，发长极，身体盛壮。五七，阳明脉衰，面始焦，发始堕。六七，三阳脉衰于上，面皆焦，发始白。七七，任脉虚，太冲脉衰少，天癸竭，地道不通，故形坏而无子也。

男子生长壮老的节律：丈夫八岁，肾气实，发长齿更。二八，肾气盛，天癸至，精气溢泻，阴阳和，故能有子。三八，肾气平均，筋骨劲强，故真牙生而长极。四八，筋骨隆盛，肌肉满壮。五八，肾气衰，发堕齿槁。六八，阳气衰竭于上，面焦，发鬓颁白。七八，肝气衰，筋不能动，天癸竭，精少，肾脏衰，形体皆极。八八，则齿发去。肾者主水，受五脏六腑之精而藏之，故五脏盛乃能泻。今五脏皆衰，筋骨解惰，天癸尽矣。故发鬓白，身体重，行步不正，而无子耳。

人体长寿和保持生殖能力的规律：此其天寿过度，气脉常通，而肾气有余也。此虽有子，男不过尽八八，女不过尽七七，而天地之精气皆竭矣。帝曰：夫道者年皆百数，能有子乎？岐伯曰：夫道者能却老而全形，身年虽寿，能生子也。

第二，衰老和长寿与人的自然适应能力有关。

长寿的方法：（上古知道者）法于阴阳，和于术数，食饮有节，起居有常，不妄作劳，（上古圣人教民）虚邪贼风，避之有时，（上古真人）提挈天地，把握阴阳，（中古至人）淳德全道，和于阴阳，调于四时，（圣人）处天地之和，从八风之理，（贤人）法则天地，象似日月，辩列星辰，逆从阴阳，分别四时。

早衰的原因：（今时之人）起居无节，饮食无度，以酒为浆，以妄为常。

第三，衰老和长寿与社会适应能力有关。

长寿的方法：（上古圣人之教下）志闲而少欲，心安而不惧，形劳而不倦，气从以顺，各从其欲，皆得所愿。故美其食，任其服，乐其俗，高下不相慕，其民故曰朴。是以嗜欲不能劳其目，淫邪不能惑其心，愚智贤不肖，不惧于物，故合于道，所以能年皆度百岁，而动作不衰者。（中古至人）去世离俗，积精全神，游行天地之间，视听八达之外。（圣人）适嗜欲于世俗之间，无恚嗔之心，行不欲离于世，被服章，举不欲观于俗，外不劳形于事，内无思想之患。

早衰的原因：（今时之人）醉以入房，以欲竭其精，以耗散其真，不知持满。

第四，衰老和长寿与心理状态有关。

长寿的方法：（上古知道者）形与神俱，（上古圣人之教下）恬憺虚无，真气从之，精神内守，病安从来？以其德全不危也。（上古真人）呼吸精气，独立守神，肌肉若一，积精全神。（圣人）以恬愉为务，以自得为功，形体不敝，精神不散。

早衰的原因：（今时之人）不时御神，务快其心，逆于生乐。

这第四个方面，是与前面讲的三个方面紧密相连的。总之，《内经》中保持健康长寿，延缓衰老的重要内容，就是人需要适应天地自然社会，人需要维持自身心理平衡，人需要保持内在精力充足。纵观全文，核心是保精养精神，这是健康长寿的基石。而保养精神，一方面需要起居劳役有度，一方面需要节欲保精，还需要减少不良情绪的内耗，因为《内经》认为，情绪活动会消耗人体的精气，《灵枢·九针论》："精气并肝则忧，并心则喜，并肺则悲，并肾则恐，并脾则畏，是谓五精之气并于脏也。"再者情绪还会直接耗散人的神气，《素问·灵兰秘典论》："故主明则下安，以此养生则寿，殁世不殆，以为天下则大昌。主不明则十二官危，使道闭塞而不通，形乃大伤，以此养生则殃，以为天下者，其宗大危，戒之戒之。"因此情绪管理与人体的衰老和寿命息息相关，养生祛病，延年益寿，必须重视情绪管理。

2.《素问·四气调神大论》论述了一年四季气候变化与情绪调节的规律

这方面的内容本书第五章第六节做了详细分析，此处不再重复。

3.《素问·生气通天论》论述了人与自然统一条件下情绪调节的重要意义

本篇在天人相应的大背景下，重点考察人的情绪对阳气的影响，从四个层面论述了作为社会、心理、生理的人，如何调节好自己的情绪，使之和天地自然一体并能和谐相处。

(1) 提出从古至今人的寿命之本就是处理好人与自然环境之间的关系，使身体达到阴阳平衡："夫自古通天者生之本，本于阴阳。天地之间，六合之内，其气九州九窍、五脏、十二节，皆通乎天气。其生五，其气三，数犯此者，则邪气伤人，此寿命之本也。"意思是说，自古以来，人与自然密切联系是生命的根本，这个根本就在于阴阳二气的平衡。天地之间，六合之内，大到九州之域，小至人体九窍、五脏、十二节，都与天气相通。如果经常违背五行、阴阳之气的变化规律，那么邪气就会伤害人体。因此适应这个规律是维持寿命的根本。

(2) 指出阳气对健康的重要作用：

第一，阳气固密可以抵御外邪气："阳气固，虽有贼邪，弗能害也。""阳者，卫外而为固也。"也就是说：如果人体的阳气密固，即使外界有邪气干扰，也不会对人体造成伤害，阳气是人体防御的基本防线。

第二，阳气可以养人体精神和筋脉："阳气者，精则养神，柔则养筋。"意思是说，阳气既可以滋养人的精神，还可以柔韧人的筋脉。

第三，阳气可以濡养人体五官九窍肌肉："失之则内闭九窍，外壅肌肉，卫气散解，此谓自伤，气之削也。"也就是说：人体阳气失常，就会内使九窍闭塞，外使肌肉壅塞，卫气涣散不固，这是由于人们不能适应自然变化所致，称为自伤，阳气会因此而受到削弱。

第四，阳气维护人的基本生命活动："阳气者若天与日，失其所则折寿而不彰，故天运当以日光明，是故阳因而上卫外者也。"也就是说：人身的阳气，如天上的太阳一样重要，假若阳气失却了正常的功能而不能发挥其重要作用，人就会减损寿命或夭折，生命机能亦暗弱不足。

(3) 指出外部不良环境和内在不良情绪是阳气损耗的原因：

第一，寒、暑、湿、气等外部不良环境和内在不良情绪会损耗阳气："因于寒，欲如运枢，起居如惊，神气乃浮。因于暑，汗烦则喘喝，静则多言，体若燔炭，汗出而散。因于湿，首如裹，湿热不攘，大筋緛短，小筋弛长，緛短为拘，弛长为痿。因于气，为肿。四维相代，阳气乃竭。"意思是说，外界由于寒邪侵袭，体内由于像门轴一样不间断的欲望，使生活起居惊扰而不规律，导致神气浮散。外界由于暑邪侵袭，导致人体汗多烦躁，气喘多饮，安静时则多言语。身体高热像烧灼的炭火一样，阳气随着汗出而耗散。外界由于湿邪侵袭，人体头部像有物蒙裹一样沉重。若湿热得不到排除，则伤害大小诸筋，而出现短缩或弛纵，短缩则造成拘挛，弛张则造成痿弱。外界由于风邪侵袭，导致人体浮肿。

以上四种邪气维系缠绵不离，相互更代伤人，就会使人体阳气耗竭。

《素问·生气通天论》说："阳气者，烦劳则张，精绝，辟积于夏，使人煎厥。目盲不可以视，耳闭不可以听，溃溃乎若坏都，汩汩乎不可止。阳气者，大怒则形气绝而血菀于上，使人薄厥。有伤于筋，纵，其若不容，汗出偏沮，使人偏枯。汗出见湿，乃生痤痱。高梁之变，足生大丁，受如持虚。劳汗当风，寒薄为皶，郁乃痤。"意思是说，阳气在人体烦躁而过度劳累时就会逐步耗散，导致精气耗竭。如果在夏季暑热之时多次重复，便易使人发生煎厥病，发作的时候眼睛昏蒙看不见东西，耳朵闭塞听不到声音，身体溃败就像城池崩溃一般，急流奔泻而不可收拾。人的阳气，在大怒时就会使气血失和，血瘀于上逆，使人发生薄厥。若伤及诸筋，使筋弛纵不收，而不能随意运动。经常半身出汗，可以演变为半身不遂。出汗的时候，遇到湿邪阻遏就容易发生小的痤疮和痱子。经常吃肥甘厚味，足以导致发生疔疮，感受疾病就像以空虚的容器接收东西一样容易。在劳累时汗出遇到风邪，寒气聚于皮肤形成粉刺，郁积化热而成疮疖。

阳气"开阖不得，寒气从之，乃生大偻。陷脉为瘘，留连肉腠。俞气化薄，传为善畏，及为惊骇。营气不从，逆于肉理，乃生痈肿。魄汗未尽，形弱而气烁，穴俞以闭，发为风疟"。也就是说，人体阳气开合失常，寒气就会侵入，造成身体俯曲不伸。寒气深陷脉中，留连肉腠之间，气血不通而郁积，久而成为疮瘘。寒气由腧穴内传，就会出现恐惧和惊骇的症象。营血不能顺利运行，阻逆于肌肉之间，就会发生痈肿。汗出未止的时候，形体虚弱而阳气被消铄，若风寒内侵，腧穴闭阻，就会发生风疟。

(4) 指出内心清净，志意调和，情绪稳定，是养护阳气、阴阳平衡的关键：

第一，内心清净，可以固护阳气，可以更好地顺应自然。

"苍天之气，清净则志意治，顺之则阳气固，虽有贼邪，弗能害也，此因时之序。故圣人传精神，服天气，而通神明。""故风者，百病之始也，清净则肉腠闭拒，虽有大风苛毒，弗之能害，此因时之序也。"意思是说，人的健康相若苍天之气，内心清净，则志意调畅，顺应天气的变化，就会阳气固密，即使有贼风邪气，也不能加伤害于人，这是适应时序阴阳变化的结果。所以圣人能够积聚精神，顺应天气，而通达阴阳变化之理。风邪是导致许多疾病的开始，人的内心清净，则皮肤腠理阳气固密，即使有严重的病邪，也不会对人体造成伤害，这都是因为顺应自然规律的结果。

第二，顺应自然环境，可以更好地保养阳气。

"故阳气者，一日而主外，平旦人气生，日中而阳气隆，日西而阳气已虚，气门乃闭。是故暮而收拒，无扰筋骨，无见雾露，反此三时，形乃困薄。"也就是说，人身的阳气，主导人的白天活动，清晨时阳气开始活跃，中午时，阳气达到隆盛阶段，太阳西落时，阳气逐渐虚少，孔窍也开始闭合。所以到了傍晚需要收敛神气，拒绝户外活动，不要扰动人体筋骨，也不要接近户外雾露。如果违反了这三个规律，形体则会困倦乏力。

第三，阴阳平衡，可以保养精神。

"凡阴阳之要，阳密乃固，两者不和，若春无秋，若冬无夏，因而和之，是谓圣度。

故阳强不能密，阴气乃绝，阴平阳秘，精神乃治。阴阳离决，精气乃绝。""是以圣人陈阴阳，筋脉和同，骨髓坚固，气血皆从。如是则内外调和，邪不能害，耳目聪明，气立如故。"意思是说，阴阳的关键，以阳气固密最为重要。阴阳二者不平衡，就像一年之中，只有春天而没有秋天，只有冬天而没有夏天一样。因此，阴阳平衡，相互为用，是维持正常生理状态的最高标准。所以阳气亢盛，不能固密，阴气就会耗绝。阴气和平，阳气固密，人的精神才会平稳。如果阴阳分离决绝，人的精气就会随之而竭绝。

本篇通过这四个层面的分析，一步一步地揭示了外部环境变化和人的不良情绪对人的身体健康的重要影响，强调人的精神稳定，顺应自然，克服不良情绪影响，人就容易保持阳气密固，身体健康，反之，烦劳、大怒等原因，则会耗散人体阳气，导致身体失衡，产生疾病。

4. 《素问·阴阳应象大论》论述了四时五行与人情绪的内在联系以及致病原理

(1) 人的情绪，如同自然界的气候，可以导致疾病。

《素问·阴阳应象大论》说："天有四时五行，以生长收藏，以生寒暑燥湿风。人有五脏化五气，以生喜怒悲忧恐。故喜怒伤气，寒暑伤形。暴怒伤阴，暴喜伤阳。厥气上行，满脉去形。喜怒不节，寒暑过度，生乃不固。"

意思讲，大自然的变化，有春、夏、秋、冬四时的交替，有木、火、土、金、水五行的变化，因此，产生了寒、暑、燥、湿、风的气候，它影响了自然界的万物，形成了生、长、化、收、藏的规律。人有肝、心、脾、肺、肾五脏，五脏之气化生五志，产生了喜、怒、悲、忧、恐五种不同的情志活动。喜怒等情志变化，可以扰乱人的气机，寒暑外侵，可以损伤人的形体。突然大怒，会损伤阴气，突然大喜，会损伤阳气。气逆上行，充满经脉，则神气浮越，离去形体了。所以喜怒不加以节制，寒暑不善于调适，生命就不能牢固。

(2) 人的情绪通过五行系统，和自然五方、五气、五色、五味以及人体五脏六腑生理活动等建立关联。

《素问·阴阳应象大论》通过中医特有的取类比象的思维方式，把自然和人体，在五行哲学层面，建立了系统性联系，为情绪管理的诊断、治疗、养护建立了基本模型。

《素问·阴阳应象大论》说，"东方生风，风生木，木生酸，酸生肝，肝生筋，筋生心，肝主目。其在天为玄，在人为道，在地为化，化生五味，道生智，玄生神，神在天为风，在地为木，在体为筋，在脏为肝，在色为苍，在音为角，在声为呼，在变动为握，在窍为目，在味为酸，在志为怒。怒伤肝，悲胜怒；风伤筋，燥胜风；酸伤筋，辛胜酸。"意思讲，东方应春，阳生而日暖风和，草木生发，木气能生酸味，酸味能滋养肝气，肝气又能滋养于筋，筋膜柔和则又能生养于心，肝气关联于目。它在自然界是深远微妙而无穷的，在人能够知道自然界变化的道理，在地为生化万物。大地有生化，所以能产生一切生物；人能知道自然界变化的道理，就能产生一切智慧；宇宙间的深远微妙，是变化莫测的。变化在天空中为风气，在地面上为木气，在人体为筋，在五脏为肝，在五色为苍，在五音为角，在五声为呼，在病变的表现为握，在官窍为目，在五味为酸，在情志的变动为怒。

情绪和外部自然、人体生命活动内部的系统联系

情志	自 然 界						人 体						
	五方	五气	五味	五色	五行	五音	形体	五脏	五声	变动	五官	五伤	克制
怒	东	风	酸	青	木	角	筋	肝	呼	握	目	伤肝	悲胜怒
喜	南	热	苦	赤	火	徵	脉	心	笑	忧	舌	伤心	恐胜喜
思	中	湿	甘	黄	土	宫	肉	脾	歌	哕	口	伤脾	怒胜思
悲	西	燥	辛	白	金	商	皮	肺	哭	咳	鼻	伤肺	喜胜忧
恐	北	寒	咸	黑	水	羽	骨	肾	呻	栗	耳	伤肾	思胜恐

怒气能伤肝，悲能够抑制怒；风气能伤筋，燥能够抑制风；过食酸味能伤筋，辛味能抑制酸味。

《素问·阴阳应象大论》接着说，"南方生热，热生火，火生苦，苦生心，心生血，血生脾，心主舌。其在天为热，在地为火，在体为脉，在脏为心，在色为赤，在音为徵，在声为笑，在变动为忧，在窍为舌，在味为苦，在志为喜。喜伤心，恐胜喜；热伤气，寒胜热；苦伤气，咸胜苦。"意思讲，南方应夏，阳气盛而生热，热甚则生火，火气能产生苦味，苦味能滋长心气，心气能化生血气，血气充足，则又能生脾，心气关联于舌。它的变化在天为热气，在地为火气，在人体为血脉，在五脏为心，在五色为赤，在五音为徵，在五声为笑，在病变的表现为忧，在窍为舌，在五味为苦，在情志的变动为喜。喜能伤心，以恐惧抑制喜；热能伤气，以寒气抑制热；苦能伤气，咸味能抑制苦味。

《素问·阴阳应象大论》接着说，"中央生湿，湿生土，土生甘，甘生脾，脾生肉，肉生肺，脾主口。其在天为湿，在地为土，在体为肉，在脏为脾，在色为黄，在音为宫，在声为歌，在变动为哕，在窍为口，在味为甘，在志为思。思伤脾，怒胜思；湿伤肉，风胜湿；甘伤肉，酸胜甘。"意思讲，中央应长夏，长夏生湿，湿与土气相应，土气能产生甘味，甘味能滋养脾气，脾气能滋养肌肉，肌肉丰满，则又能养肺，脾气关联于口。它的变化在天为湿气，在地为土气，在人体为肌肉，在五脏为脾，在五色为黄，在五音为宫，在五声为歌，在病变的表现为哕，在窍为口，在五味为甘，在情志的变动为思。思虑伤脾，以怒气抑制思虑；湿气能伤肌肉，以风气抑制湿气，甘味能伤肌肉，酸味能抑制甘味。

《素问·阴阳应象大论》接着说，"西方生燥，燥生金，金生辛，辛生肺，肺生皮毛，皮毛生肾，肺主鼻。其在天为燥，在地为金，在体为皮毛，在脏为肺，在色为白，在音为商，在声为哭，在变动为咳，在窍为鼻，在味为辛，在志为忧。忧伤肺，喜胜忧；热伤皮毛，寒胜热；辛伤皮毛，苦胜辛。"意思讲，西方应秋，秋天天气急而生燥，燥与金气相应，金能产生辛味，辛味能滋养肺气，肺气能滋养皮毛，皮毛润泽则又能养肾，肺气关联于鼻。它的变化在天为燥气，在地为金气，在人体为皮毛，在五脏为肺，在五色为白，在五音为商，在五声为哭，在病变的表现为咳，在窍为鼻，在五味为辛，在情志的变动为忧。忧能伤肺，以喜抑制忧；热能伤皮毛，寒能抑制热；辛味能伤皮毛，苦味能抑制辛味。

《素问·阴阳应象大论》接着说，"北方生寒，寒生水，水生咸，咸生肾，肾生骨髓，髓生肝，肾主耳。其在天为寒，在地为水，在体为骨，在脏为肾，在色为黑，在音为羽，在声为呻，在变动为栗，在窍为耳，在味为咸，在志为恐。恐伤肾，思胜恐；寒伤血，燥胜寒；咸伤血，甘胜咸。"意思讲，北方应冬，冬天生寒，寒气与水气相应，水气能产生咸味，咸味能滋养肾气，肾气能滋长骨髓，骨髓充实，则又能养肝，肾气关联于耳。它的变化在天为寒气，在地为水气，在人体为骨髓，在五脏为肾，在五色为黑，在五音为羽，在五声为呻，在病变的表现为战栗，在窍为耳，在五味为咸，在情志的变动为恐。恐能伤肾，思能够抑制恐；寒能伤血，燥能够抑制寒；咸能伤血，甘味能抑制咸味。

(3) 按照自然和人体的自身规律，顺应自然，调摄情绪，是养生的关键。

《素问·阴阳应象大论》说，"知之则强，不知则老，故同出而名异耳。智者察同，愚者察异，愚者不足，智者有余，有余则耳目聪明，身体轻强，老者复壮，壮者益治。是以圣人为无为之事，乐恬愉之能，从欲快志于虚无之守，故寿命无穷，与天地终，此圣人之治身也。"意思是说，知道摄生的人身体就强健，不知道摄生的人身体就容易衰老；本来是同样的身体，结果却出现了强弱不同的两种情况。智慧的人，能够注意到健康的共性；愚鲁的人，只知道身体强弱的不同。不善于调摄的人身体常虚弱不足，而重视调摄的人身体就常能强健有余；有余则耳目聪明，身体轻盈强壮，即使已经年老，亦可以身体强壮，壮年时治理更为有序。所以圣人以自然无为的状态而做事，以恬淡虚无的旨趣为自己的喜好和志向，常使自己心旷神怡，保持安宁的生活，所以能够寿命无穷，尽享天年。这是圣人保养身体的方法。

《素问·阴阳应象大论》说，"故天有精，地有形。天有八纪，地有五里。故能为万物之父母。清阳上天，浊阴归地，是故天地之动静，神明为之纲纪。故能以生长收藏，终而复始。唯贤人上配天以养头，下象地以养足，中傍人事以养五脏。天气通于肺，地气通于嗌，风气通于肝，雷气通于心，谷气通于脾，雨气通于肾。六经为川，肠胃为海，九窍为水注之气。以天地为之阴阳，阳之汗，以天地之雨名之；阳之气，以天地之疾风名之。暴气象雷，逆气象阳，故治不法天之纪，不用地之理，则灾害至矣。"意思是讲：天有精气，地有形体；天有八节之纲纪，地有五方的道理，因此天地是万物生长的根本。无形的清阳上生于天，有形的浊阴下归于地，所以天地的动与静，是由阴阳的神妙变化为纲纪，而能使万物春生、夏长、秋收、冬藏，终而复始，循环不休。懂得这些道理的贤人，在上按照天的清明之象来养人体的头目，在下按照大地厚重之象来养人体脚足，中部以人事间的喜怒悲恐来调养五脏。天的轻清之气通于肺，地的水谷之气通于嗌，风木之气通于肝，雷火之气通于心，溪谷之气通于脾，雨水之气通于肾。六经犹如河流，肠胃犹如大海，上下九窍以水津之气贯注。如以天地来比类人体的阴阳，则阳气发泄的汗，像天的下雨；人身的阳气，像天地疾风。人的暴怒之气，像天有雷霆；逆上之气，像阳热的火。所以调养身体而不取法于自然的道理，那么疾病就要发生了。

总之，《素问·阴阳应象大论》全篇重点阐述了疾病的产生，源于自然的气候和内在的情绪，并且通过五行整体的思维，把情绪和人体的五脏、六腑、五官、五体、五声，以及情绪和自然界的五气、五方、五色、五位、五音，建立了密切联系，通过五行生克制化的原理，为情绪治理提供了多角度、多层面的丰富治疗思路和方法。最后还举例圣人治身、贤人养生之要领，需要外在顺应自然、内在精神放松，管理好情绪，处理好人情世故，才可获取身体的健康长寿。

5.《素问·灵兰秘典论》论述了人的精神如何调控人体五脏六腑

"灵兰"，即灵台兰室之简称，是黄帝藏书之所，"秘典"即秘藏之典籍[5]。本篇内容以取类比象的方法，来阐明整体的生命活动，是在心的主导作用下的五脏六腑协调合作的功能。心统帅全身脏腑、经络、形体、官窍的生理活动，同时心又主司精神、意识、思维、情志等心理活动。心为君主之官，五脏六腑之大主，心神正常，则人体各脏腑的功能互相协调，彼此协同，周身安泰。如若心神为情志所扰，就会首先伤及心神，其次伤及相应脏腑，导致脏腑气机紊乱，扰乱生理功能，产生疾病。因此做好情绪管理，抓住心神活动的主线，就会更为有效地调整健康状态。

《素问·灵兰秘典论》指出：脏腑功能，各司其职。而最重要的是"心"。"心者，君主之官也，神明出焉。肺者，相傅之官，治节出焉。肝者，将军之官，谋虑出焉。胆者，中正之官，决断出焉。膻中者，臣使之官，喜乐出焉。脾胃者，仓廪之官，五味出焉。大肠者，传道之官，变化出焉。小肠者，受盛之官，化物出焉。肾者，作强之官，伎巧出焉。三焦者，决渎之官，水道出焉。膀胱者，州都之官，津液藏焉，气化则能出矣。凡此十二官者，不得相失也。"

《素问·灵兰秘典论》强调："故主明则下安，以此养生则寿，殁世不殆，以为天下则大昌。主不明则十二官危，使道闭塞而不通，形乃大伤，以此养生则殃，以为天下者，其宗大危，戒之戒之。"所以，心神总统其他脏腑，作为身体世界的主导。

人身体自身的组织、结构、器官如何自我管理，自我运行？我们通过《内经》的描述，认识和了解到人的生命活动，是在心神的主导下，各个脏腑各就其位，各司其职，整体有序的生命活动。《灵枢·邪客》也说："心者，五脏六腑之大主也，精神之所舍也。"清代医家徐灵胎在《内经诠释》中曰："心为一身之主，脏腑百骸皆听命于心，故为君主。心藏神，而主神明之用。"人的一切精神意识和生理功能活动，都是在心"君主"之官的统领下进行生命活动。同样人的情绪活动，喜怒忧思悲恐惊，也是在心神主导下活动，同时这些情绪也影响人的心神。因此，中国的文字，七情的字中都带有"忄"或者"心"偏旁，也都提示情绪离不开心神的主导作用。

《素问·灵兰秘典论》强调："至道在微，变化无穷，孰知其原？窘乎哉，消者瞿瞿，孰知其要？闵闵之当，孰者为良？恍惚之数，生于毫牦，毫牦之数，起于度量，千之万之，可以益大，推之大之，其形乃制。黄帝曰：善哉，余闻精光之道，大圣之业，而宣明大道，非斋戒择吉日，不敢受也。黄帝乃择吉日良兆，而藏灵兰之室，以传保焉。"这些话都意在强调以上医学原理的精微和珍贵。

6.《素问·疏五过论》讲解医者临床容易犯的五种错误和需要注意的四方面医学修养
这篇一开始就提出：医术精微，医者要重视"五过"和"四德"。
"黄帝曰：呜呼远哉！闵闵乎若视深渊，若迎浮云，视深渊尚可测，迎浮云莫知其际。

圣人之术，为万民式，论裁志意，必有法则，循经守数，按循医事，为万民副，故事有五过四德，汝知之乎？雷公避席再拜曰：臣年幼小，蒙愚以惑，不闻五过与四德，比类形名，虚引其经，心无所对。"

意思是说：医术非常精深啊！深邃好像探察深渊，高远又好像迎看浮云，但水渊虽深，尚可以测量，迎看浮云，却寻不到其边际。圣人所创立的医术，是万民学习的榜样，品评教导人的思想，必有法则，遵循医学的常规和法则，实施医疗，为万民健康服务，所以医事有五过和四德，你知道吗？雷公离开席位再拜回答说：我年纪幼小，蒙昧无知，不曾听说过五过和四德，虽然也能从疾病的形象和名目上来比类，但也只是简单地引用经典而已，心中还不甚明了。

接着，具体论述了医者可能出现的五种过错：

第一过是医者诊治疾病之前不问清患者的社会背景与情绪背景，会使诊治发生失误。

"帝曰：凡未诊病者，必问尝贵后贱，虽不中邪，病从内生，名曰脱营。尝富后贫，名曰失精，五气留连，病有所并。医工诊之，不在脏腑，不变躯形，诊之而疑，不知病名；身体日减，气虚无精，病深无气，洒洒然时惊，病深者，以其外耗于卫，内夺于荣。良工所失，不知病情，此亦治之一过也。"

意思是说：在诊病前，应问患者的社会背景，如果是先贵后贱，虽然没有感受外邪，也会生病，这种病叫"脱营"。如果是先富后贫，发病叫做"失精"，由于五脏之气留滞不通，与邪气合而为病。医生诊察这种病，病的初期，由于病位不在脏腑，躯干的形体也没有发生改变，医生诊断就会产生疑虑，不知是什么病。日久则身体逐渐消瘦，气虚而精无以生，病势深重则真气被耗，阳气日虚，因洒洒恶寒而心怯时惊，其所以病势日益深重，是因为在外耗损了卫气，在内劫夺了营血。这种病即便是技术高明的医生，若不问明患者的情绪起源，不知其致病的社会原因，诊治也会发生失误，这是诊治上的第一个过失。

第二过是医者在开始诊治疾病时不问清患者饮食居处和情绪状况，不能恰当地运用补泻原则。

"凡欲诊病者，必问饮食居处，暴乐暴苦，始乐后苦，皆伤精气，精气竭绝，形体毁沮。暴怒伤阴，暴喜伤阳，厥气上行，满脉去形。愚医治之，不知补泻，不知病情，精华日脱，邪气乃并，此治之二过也。"

意思是说，凡欲诊治疾病时，一定要问患者的饮食和居住环境，情绪上苦与乐的剧烈波动，或苦和乐的情绪变迁，都会损伤精气，遏绝精气，败坏形体。暴怒则伤阴，暴喜则伤阳，使逆乱之气上行，充满于经脉，神亦浮越，离于形体。医术不精的医生，在诊治这种疾病时，既不能恰当地运用补和泻，又不了解真实疾病的情绪背景，致使患者精气日渐耗散，邪气得以侵扰形体，这是诊治上的第二个过失。

第三过是医者不善于通过诊脉比较患者的常态与病变，因而不能把握疾病发展规律。

"善为脉者，必以比类奇恒从容知之，为工而不知道，此诊之不足贵，此治之三过也。"

意思是说，善于诊脉的医生，必将患者之常与变，比类辨别，从容分析，得知其病情，如果医生不懂得这个道理，他的诊治技术就没有那么完善，这是诊病上的第三个过失。

第四过是医者不能把握患者社会地位的变化和情绪变化与疾病的联系，会导致没有疗效。

"诊有三常，必问贵贱，封君败伤，及欲侯王。故贵脱势，虽不中邪，精神内伤，身必败亡。始富后贫，虽不伤邪，皮焦筋屈，痿躄为挛。医不能严，不能动神，外为柔弱，乱至失常，病不能移，则医事不行，此治之四过也。"

意思是说，诊病时须注意三种情况，即必须问其社会地位的贵贱，及是否有想做将相王侯而失势之事，以及个人想称王侯于一方。因为原来地位高贵，失势以后，虽然没有感受外来邪气，精神如若内伤，身体必然败亡。先富后贫的人，虽未伤于外来邪气，也会发生皮毛憔枯，筋脉拘屈，足痿弱拘挛不能行走。对这类患者，医生如果不能严格审查病情，发现问题，不能改变其思想精神状态，对外在的疾病柔弱而无力度阻止，任其发展，则必然导致身体紊乱而健康失常，疾病不能移除，医疗没有效果，这是诊治上的第四个过失。

第五过是医者不能结合患者男女生理和情绪变化对症治疗，致使病情加重。

"凡诊者，必知终始，有知余绪。切脉问名，当合男女，离绝菀结，忧恐喜怒，五脏空虚，血气离守，工不能知，何术之语。尝富大伤，斩筋绝脉，身体复行，令泽不息。故伤败结，留薄归阳，脓积寒炅。粗工治之，亟刺阴阳，身体解散，四支转筋，死日有期，医不能明，不问所发，唯言死日，亦为粗工。此治之五过也。"

意思是说，凡诊治疾病，必须了解其发病的关键起因和终末结果，又要知其病之诱发因素，在诊脉问证时，应结合男女在生理及脉证上的特点。如因亲人分离或绝别，致情志郁结难解，及忧恐喜怒等，都可使五脏空虚，血气离守，医生如不知道这些道理，还有什么诊治技术可言。尝富之人，一旦失去财势，必大伤其心神，致筋脉严重损伤，形体虽然依然能够行动，但津液已不再滋生了。若旧伤败结，致血气留聚不散，郁而化热，归于阳分，久则成脓，脓血蓄积，使人寒热交作。粗心的医生治疗这种病，由于他不了解病系劳伤脓积，而多次刺其阴阳经脉，使其气血更虚，致身体懈怠散乱，四肢筋挛，死期已不远了，医生对此既不能明辨，又不问其发病原因，只是说病已危重，这是粗心的医生，此为诊治上的第五个过失。

最后，在总结"五过"的基础上提出"四德"：

《素问·疏五过论》在具体分析医者五种过错之后，总结出这样一条法则："凡此五者，皆受术不通，人事不明也。"意思是说，上述的五种过失，都是由于医生的学术不精，人情事理不明所造成的。

《素问·疏五过论》接着说："圣人之治病也，必知天地阴阳，四时经纪，五脏六腑，雌雄表里，刺灸砭石，毒药所主，从容人事，以明经道，贵贱贫富，各异品理，问年少长，勇怯之理，审于分部，知病本始，八正九候，诊必副矣。"

意思是说，圣人治病，必知自然界阴阳的变化，四时寒暑的规律，五脏六腑之间的关系，男女表里气血差异，刺灸、砭石、毒药治病之所宜，能周密详审人情事理，以明了诊治之常道，从患者的社会贵贱贫富考虑，区分其体质及发病的各自特点，问询其年龄之长幼，以及其性情勇怯的道理，审察病色出现的部位，以知其病之根本和原由所在，并结合四时八风正气及三部九候脉象进行分析，所以他的诊疗技术一定是全备的。

笔者理解，这里说的"知天地阴阳，四时经纪""五脏六腑，雌雄表里""刺灸砭石，毒药所主"和"从容人事，以明经道，贵贱贫富，各异品理，问年少长，勇怯之理"，就是前面所说的**"四德"**，即**天道、人道、药事、人事**。从医把握了这"四德"，就掌握了完备的医术。

最后，《素问·疏五过论》再次强调医者重视患者元气的重要性。《素问·疏五过论》说："治病之道，气内为宝，循求其理，求之不得，过在表里。守数据治，无失俞理，能行此术，终身不殆。不知俞理，五脏菀熟，痈发六腑。诊病不审，是谓失常，谨守此治，与经相明，《上经》《下经》，揆度阴阳，奇恒五中，决以明堂，审于终始，可以横行。"

意思是说：治病的道理，应重视患者体内的元气，从其元气虚实变化之中，探求治病的道理，如果没有找到答案，就在阴阳表里之间寻找。治病时应遵守腧穴深浅循行规律，不要失去取穴的理法，能这样进行医疗，则终生不易发生差错。如果不知腧穴的规律，而妄施针石，可使五脏积热，六腑发痈。若诊病不能详审周密，便是失常，若能遵守这些诊治法则，与经旨相照，能通晓《上经》《下经》之义，及如何揆测度量阴阳的变化，诊察奇恒之疾和五脏之病，通过观察明堂气色来判断疾病的发生、发展、变化等规律，便可临证随心而从容。

总之，《内经》在本篇，通过对"五过、四德"的讲解，阐释医者在诊治疾病过程中，只有从患者的"社会 - 心理 - 生物"视角审视疾病，避免五种错误和重视四种从医修养，才算是掌握了完备的医学技术，才会正确判断疾病发生、发展、变化规律，给予正确诊断，减少诊治失误，临证随心从容。

小结：

通过对《内经》的核心思想的梳理，我们发现中医学能沿着"重视人，尊重人、服务人"的人文医学的脉络发展并且源远流长，与《内经》尊重生命、重视医学，是分不开的。《内经》中天人合一、天人相应、形神统一的优秀思想和阴阳五行理论，奠定了医学人文精神的基础，对当代医学的理论和实践依然有着启发和补充作用。中医学的整体观念，主要体现于人体自身的整体性和人与自然、社会环境的统一性两个方面。天人合一、形神统一思想是中国古代哲学思想和方法在中医学中的具体应用，是同源异构及普遍联系思维方法的具体表达。当代医学技术飞速发展，更需要人们在观察、分析、认识和处理有关生命、健康和疾病等问题时，必须注重人体自身的完整性及人与自然社会环境之间的统一性和联系性。运用整体观念贯穿于医学的生理、病理、诊法、辨证、养生、防治等各个方面，丰富医学人文内容，是中医学对当代医学的重要贡献。

二、重视人文精神成为中医的优良传统

中医的人文精神，从中医理论创立之初，就与中医学学科本身浑然一体。中医学是中

华民族在长期的生产与生活实践中认识生命、维护健康、战胜疾病的宝贵经验总结，是以自然科学知识为主体、与人文社会科学知识相交融的科学知识体系。它具有独特的阴阳、五行、精气神理论，丰富的中药、针灸、导引吐纳等治疗方法，和浩瀚的中医临床经验典籍，在当代社会，依然还充满着活力，为广大的人民群众健康提供保健养生服务。因为人不仅具有自然物质（生物）属性，还具有社会属性，所以人生活在社会中，必然受到社会环境的影响，由此引起一系列有关健康和疾病的医学人文问题。社会环境的变更，人的社会地位、经济条件的变化，对人体的身心健康常产生较大影响。因而作为研究健康与疾病的中医学具有明显的社会科学属性。中医学术体系历来重视人文精神，这作为中医的优良传统，代代传承。

（一）中医重视人文精神，把医德修养作为基本职业素养

中医的经典非常重视道德对健康的作用。认为道德是生命基石。《灵枢·本神》："岐伯答曰：天之在我者德也，地之在我者气也，德流气薄而生者也。"后世个体的健康，需要用药物、针艾，这些治疗手段和方法都是来弥补道德的衰微。《素问·汤液醪醴论》："自古圣人之作汤液醪醴者，以为备耳，夫上古作汤液，故为而弗服也。中古之世，道德稍衰，邪气时至，服之万全。帝曰：今之世不必已何也？岐伯曰：当今之世，必齐毒药攻其中，镵石针艾治其外也。"

东汉时期医圣张仲景更是强调，为人要避免竞逐荣势，追求名利；当留神医药，爱己救人。《伤寒论》序曰："怪当今居世之士，曾不留神医药，精究方术，上以疗君亲之疾，下以救贫贱之厄，中以保身长全，以养其生，但竞逐荣势，企踵权豪，孜孜汲汲，惟名利是务，崇饰其末，忽弃其本，华其外，而悴其内，皮之不存，毛将安附焉……举世昏迷，莫能觉悟，不惜其命，若是轻生，彼何荣势之云哉！而进不能爱人知人，退不能爱身知己，遇灾值祸，身居厄地，蒙蒙昧昧，蠢若游魂。哀乎！趋世之士，驰竞浮华，不固根本，忘躯徇物，危若冰谷，至于是也。"

唐朝药王孙思邈在《备急千金要方·大医精诚》全文首卷，论述医德，为后世医家列为习医必读。该篇论述了有关医德的三个主要问题：第一是医者自心要"安神定志，一心赴救"，待患者当"普同一等，皆如至亲"；第二是临证要"详察形候，临事不惑"，避免"自逞俊快，邀射名誉"；第三是为医当"志存救济"，不可"道说是非，议论人物，炫耀声名，訾毁诸医，自矜己德"，不可"恃己所长，经略财物"。全篇内容可以称为医德修学之典范，故录《大医精诚》全文如下：

"凡大医治病，必当安神定志，无欲无求，先发大慈恻隐之心，誓愿普救含灵之苦。若有疾厄来求救者，不得问其贵贱贫富，长幼妍蚩，怨亲善友，华夷愚智，普同一等，皆如至亲之想。亦不得瞻前顾后，自虑吉凶，护惜身命。见彼苦恼，若己有之，深心凄怆，勿避险巇、昼夜、寒暑、饥渴、疲劳，一心赴救，无作功夫形迹之心。如此可为苍生大医，反此则是含灵巨贼。自古名贤治病，多用生命以济危急，虽曰贱畜贵人，至于爱命，人畜一也。损彼益己，物情同患，况于人乎？夫杀生求生，去生更远。吾今此方所以不用

生命为药者，良由此也。其虻虫、水蛭之属，市有先死者，则市而用之，不在此例。只如鸡卵一物，以其混沌未分，必有大段要急之处，不得已隐忍而用之。能不用者，斯为大哲，亦所不及也。其有患疮痍下痢，臭秽不可瞻视，人所恶见者，但发惭愧、凄怜、忧恤之意，不得起一念蒂芥之心，是吾之志也。

夫大医之体，欲得澄神内视，望之俨然；宽裕汪汪，不皎不昧；省病诊疾，至意深心；详察形候，纤毫勿失；处判针药，无得参差。虽曰病宜速救，要须临事不惑。唯当审谛覃思，不得于性命之上，率尔自逞俊快，邀射名誉，甚不仁矣。又到病家，纵绮罗满目，勿左右顾眄；丝竹凑耳，无得似有所娱；珍馐迭荐，食如无味；醽醁兼陈，看有若无。所以尔者，夫一人向隅，满堂不乐，而况患者苦楚，不离斯须，而医者安然欢娱，傲然自得，兹乃人神之所共耻，至人之所不为，斯盖医之本意也。

夫为医之法，不得多语调笑，谈谑喧哗，道说是非，议论人物，炫耀声名，訾毁诸医，自矜己德。偶然治瘥一病，则昂头戴面，而有自许之貌，谓天下无双。此医人之膏肓也。老君曰：人行阳德，人自报之；人行阴德，鬼神报之。人行阳恶，人自报之；人行阴恶，鬼神害之。寻此贰途，阴阳报施，岂诬也哉？所以医人不得恃己所长，专心经略财物，但作救苦之心，于冥运道中，自感多福者耳。又不得以彼富贵，处以珍贵之药，令彼难求，自衒功能，谅非忠恕之道。志存救济，故亦曲碎论之，学者不可耻言之鄙俚也。"

总之，医生要做好自己的职业，就需要重视人文精神，把医德修养作为基本职业素养，也才能有医术上的精进和突破。正如明朝王绍隆《医灯续焰·医范·袁氏医家十事》所论："医虽小道，实具甚深三昧。须收摄心体，涵泳性灵，动中习存，忙中习定。外则四体常和，内则元神常寂。然后望色闻声，问病切脉，自然得其精，而施治得宜也。"强调为医者道德修养的重要性，德艺双馨，方为大医。

（二）中医重视人文精神，中医理念处处体现人文情怀

中医重视人文精神，因为人体的健康与疾病，直接受到四时气候、地理环境以及社会政治经济地位等方面的影响。重视人文，核心是在中医的医疗活动中，顺应患者的社会、心理、生理状态，重点把握患者情绪状态，针对患者特点因时、因情、因人制宜，才能作出适宜的诊断和治疗。《内经》还对如何顺应患者做出了纲领性的指导，如在《灵枢·师传》："顺之奈何？岐伯曰：入国问俗，入家问讳，上堂问礼，临患者问所便。"

历代中医都以此为医学实践的基本内容，其中，明清名医李中梓，特意以《素问·方盛衰论》中的"不失人情"四字为纲并加以发挥，撰写《不失人情论》，其对"患者之情""他人之情""医人之情"做了详细的阐述，是作者对医疗实践中的患者之情和医生之情在临证多年经验中的深刻感悟和体会，我们节选其"患者之情""医人之情"录之于下，方便我们体会中医学的人文精神：

"所谓患者之情者，五藏各有所偏，七情各有所胜。阳藏者宜凉，阴藏者宜热；耐毒者缓剂无功，不耐毒者峻剂有害。此藏气之不同也。动静各有欣厌，饮食各有爱憎；性好吉者危言见非，意多忧者慰安云伪；未信者忠告难行，善疑者深言则忌。此好恶之不同也。富

者多任性而禁戒勿遵，贵者多自尊而骄恣悖理。此交际之不同也。贫者衣食不周，况乎药饵？贱者焦劳不适，怀抱可知。此调治之不同也。有良言甫信，谬说更新，多歧亡羊，终成画饼。此无主之为害也。有最畏出奇，惟求稳当，车薪杯水，难免败亡。此过慎之为害也。有境遇不偶，营求未遂，深情牵挂，良药难医。此得失之为害也。有性急者遭迟病，更医而致杂投；有性缓者遭急病，濡滞而成难挽。此缓急之为害也。有参术沾唇惧补，心先痞塞；硝黄入口畏攻，神即飘扬。此成心之为害也。有讳疾不言，有隐情难告，甚而故隐病状，试医以脉。不知自古神圣，未有舍望、闻、问，而独凭一脉者。且如气口脉盛，则知伤食，至于何日受伤，所伤何物，岂能以脉知哉？此皆患者之情，不可不察者也。"

"所谓医人之情者，或巧语诳人，或甘言悦听，或强辩相欺，或危言相恐。此便佞之流也。或结纳亲知，或修好僮仆，或求营上荐，或不邀自赴。此阿谄之流也。有腹无藏墨，诡言神授，目不识丁，假托秘传。此欺诈之流也。有望闻问切，漫不关心，枳朴归芩，到手便摄，妄谓人愚我明，人生我熟。此孟浪之流也。有嫉妒性成，排挤为事，阳若同心，阴为浸润，是非颠倒，朱紫混淆。此谗妒之流也。有贪得无知，轻忽人命，如病在危疑，良医难必，极其详慎，犹冀回春；若辈贪功，妄轻投剂，至于败坏，嫁谤自文。此贪幸之流也。有意见各持，异同不决，曲高者和寡，道高者谤多，一齐之傅几何？众楚之咻易乱。此肤浅之流也。有素所相知，苟且图功；有素不相识，遇延辨证，病家既不识医，则倏赵倏钱，医家莫肯任怨，则惟芩惟梗。或延医众多，互为观望；或利害攸系，彼此避嫌。惟求免怨，诚然得矣；坐失机宜，谁之咎乎？此由知医不真，任医不专也。"

（三）中医重视人文精神，医疗实践充分体现对患者关爱

因为中医的情怀，是家国情怀，在"不为良相，则为名医"的文化熏陶下，对患者有着厚重的仁爱。晋代杨泉《论医》曰："夫医者非仁爱之士，不可托也；非聪明理达，不可任也；非廉洁淳良，不可信也。"指出作为一个医生，真正需要有慈爱智慧，廉洁淳朴，能洞悉患者"社会 - 心理 - 生物"状态，不记个人得失，有保一方民众健康的仁心。古代医案有许多这样的医案故事，记录着一个个闪亮的人性，节选两例，摘录如下：

【案例一】

罗知悌治病僧案："罗先生治一病僧，黄瘦倦怠，罗公诊其病，因乃蜀人，出家时其母在堂，及游浙右经七年。忽一日，念母之心不可遏，欲归无腰缠，徒而朝夕西望而泣，以是得病。时僧二十五岁，罗令其隔壁泊宿，每日以牛肉、猪肚、甘肥等，煮糜烂与之。凡经半月余，且时以慰谕之言劳之。又曰：'我与钞十锭作路费，我不望报，但欲救汝之死命尔。'察其形稍苏，与桃仁承气，一日三帖下之，皆是血块痰积方止。次日只与熟菜、稀粥，将息又半月，其人遂如故。又半月余，与钞十锭遂行。因大悟攻击之法，必其人充实，禀质本壮，乃可行也。否则邪去而正气伤，小病必重，重病必死。"（选自金元朱丹溪《格致余论》里"张子和攻击注论"所举的医案。罗知悌是宋末元初医学家，为金元名医朱丹溪的老师。）

按：此案患者因居他乡思念母亲，又穷困无能归乡，悲伤思虑，导致气血虚弱，瘀血内存虚实兼挟。医生不但好言语宽慰，而且赠予其牛肉猪肚滋补之品缓补；等待其身体强壮后，再给予"桃仁承气汤"攻其瘀血，药后再配合熟菜稀粥调养；临行之时，又资助其路费"钞十锭"归乡探母，还告知患者"我不望报，但欲救汝之死命尔"。罗先生经过此番精心调养、好言安慰，加美食救助、资金资助，再加良药救治，历时1月余，才把一个困顿病僧治好，使其复原归乡。详读此案，才知良医宅心仁厚，与父母之心无二，同道可以为榜样！

【案例二】

唐介庵"银袖治疾"：一邻人手艺营生，积银十两，常置卧所。一日忽不见，遂病，医药终无效。先生（唐介庵——笔者按）知其情，袖银如数，诊脉时潜置于枕席间。患者一旦复得，喜悦而病瘳。后皆知先生所为，纠而还之，终无德色。（选自清朝黄凯钧《友渔斋医话》。）

按：清代乾嘉年间，浙江嘉善县名医唐介庵，胸怀仁慈，性情厚道。此案例中的患者是其邻居，手艺谋生，因积攒的十两银子丢失而卧病在床。请医用药，心病不除，终无效果。然而唐介庵先洞悉疾病隐情，在衣袖间藏十两银子，悄然留在患者枕间。患者失而复得，心病除，病痊愈。后来知道是先生做的好事，还钱给他，而他始终没有以己高尚自居。此案例可见唐介庵之为医行事，舍钱治心病，济苦助贫穷，确实医术精湛，医德高尚，乃医林人文典范！

总之，在中医学先进的人文理念下，继承中医学学术思想的一代代医生，在医疗实践中，充满了医学人文精神，其仁爱思想与精湛技术浑然一体，形成了中医特色的人文内容，正是这种优良的人文传统，一代代的传承，保佑着一代代中华儿女的健康，撰写着医者仁心的感人故事。

三、韩启德等当代医学名家对医学人文精神的继承与发展

（一）韩启德院士

第十二届全国政协副主席、中国科学技术协会名誉主席、北京大学前沿学科交叉研究院院长、中国科学院院士韩启德认为，医学是一种回应他人痛苦的努力，它闪烁着人性的光芒[6]。韩启德认为，医学具有科学属性、人文属性和社会属性三个方面。现代技术与医学的结合，让人类寿命大大延长。但与此同时，"技术至上"的观念不断蔓延，人们过度相信技术，常常忘记患者心理上的苦楚以及对医者关怀的期盼。我们不能忘记医学的初心，医学是情感和人性的表达。它在于维系人类自身的价值，保护自身生产能力。

韩启德[7]指出，医学应当回归以患者为中心的价值医疗。医学的价值既有客观标准又有主观标准，医生既要治病又要治心。心理因素对人的健康有非常重要的影响。疾病的根本危害在于伤痛，而伤痛都只是主观的感觉，心灵是我们的归宿，所以患者最需要的永远是关爱和照护。他强调医生要会和患者沟通，并引用一位西方的医生所说："如果你不

会沟通，也不注意去沟通的话，你知道的一切都无关紧要。"他在多次讲话中引用特鲁多医生的名言"有时去治疗，常常去帮助，总是去安慰"。他回忆其在基层农村当医生时说："当时医疗条件很差，但患者就诊的效果不错，很多患者是我安慰好的。我从不会看病到会看病，再到越来越受大家欢迎，技术提高是一个因素，但与我越来越注重安慰患者，知道如何去安慰患者，有很大的关系。"

韩启德院士在 2018 年 8 月第二届中国医学人文大会上，建议推动叙事医学，让医学人文走向临床。叙事医学，是训练医生如何见证患者的苦难。他认为疾病是一个故事，同样的疾病，不同的患者，衍生出不同的故事。医生撰写两份病历：一份是冰冷的科研病历，一份是温暖的叙事医学病历，又称"平行病历"或"影子病历"，类似于"临床札记"，将"找证据"与"讲故事"结合起来。医务人员首先应学会倾听患者的故事，见证患者的苦难，融入患者的生命，同患者产生共情和共鸣，将患者的感受转化成自己的表述，并再次转化到患者心中 [8]。临床上每位患者都是不同的，这不仅是因为生理和病理上的不同，还因为人们的心理素质、经济条件、社会地位、家庭关系等方面存在差别。医者需要具备叙事能力：了解患者完整的、细致的、独特的故事，然后解开隐喻的部分，从中梳理出合理的结构，分析得到关键的、决定故事走向的节点。重点要关注患者的内心活动，关注他们内心的悲痛。因此患者的自由倾诉和医生的专业倾听在临床有着非常重要的意义。

韩启德 [9] 院士非常重视中医。他认为中医传承着"医乃仁术"的人文传统，中医的诊疗体系本身就具备叙事特征。他强调中医是中国文化的重要组成部分，中医的原理和精神与中国传统的宇宙观、生命观、人生观一脉相承。中医的价值不但包括几千年积累下的医药经验和知识，还体现在对生命的认知和以人为本的医学根本见解。他认为中医强调医生与患者的沟通，望闻问切就是医生与患者的真诚交流和情感对话，它在诊治中也特别注意人的心理活动，关切人的内心感受，而这又与中医仁爱救人的准则始终相随。因此在中国传统中，尊重生命、关爱患者是医生的基本道德。最好的医生并不一定是诊疗技术最高明的，但必然具备高度的仁爱精神和高尚的道德人格。

韩启德院士指出："历史告诉我们，一个伟大的民族，必然是善于传承和发展自己优秀的主流传统文化的。对于中医，我们应该深入地去了解它，应该对它怀有温情与敬意。我们要清楚，西医和中医的区别不是简单的新旧之别，更不是先进和落后能一言以蔽之的，它们是两种文化、两种哲学的差别。发展中医，并不是医学的一个流派对另一个流派的反抗和复辟，而是使相异的医学传统在交流中共同推动整个人类医学的进步。"

我们从韩启德院士的多篇论述中感觉到，这些内容就是我们在努力做的传统中医的情绪管理。患者的痛苦是情绪的生理、心理根源；患者疾病背后的故事，是患者情绪的社会根源；患者的自由倾诉和医生的专业倾听，是情绪的合理宣泄和专业采集分析的必须环节。情绪管理的过程，就是了解疾病的生理、心理、社会根源，运用专业技术，寻找决定健康转折的情绪关键点，给予患者生理、心理、社会的帮助，这是回应患者痛苦的有效方法。我们本书中所记录的医案，就是我们开展叙事医学对患者进行生理治疗、心理疏导、社会指导的内容，是中医的情绪管理在叙事医学上的探索。

（二）姜良铎教授

国家第五、第六批名老中医，首都国医名师，第四届国之大医，也是笔者师承导师姜良铎教授，临诊时经常反复强调，患者要想疾病快速康复，就要多想好事，少生闲气，管理好自我情绪。导师认为在社会生活中，健康容易受社会心理因素的影响，人们因生活事件而引发情志刺激，会导致脏腑气机紊乱，产生疾病。《素问·举痛论》："百病生于气也，怒则气上，喜则气缓……"所以在疾病治疗期间，患者要规避不良的情绪刺激，即在社会活动中保持乐观豁达的态度，使内心保持平和的状态，有利于疾病康复。

老师在临证50余年的基础上，最终提出的"从状态论治"理论[10]，更是强调情绪管理的重要意义。该理论引入系统学"状态"概念来描述复杂、立体、系统、多因素的生命状态，核心理念就是融入"社会-心理-生物"医学模式，提出临床医生要针对疾病状态进行多因素调控，即患者在药物综合治疗下，配合对其开展有针对性的心理疏导、心理调摄。患者则配合行为管理，包括生活起居、饮食养护、运动康复、综合养护、预防复发，来达到对疾病的有效控制和治疗。

老师擅长运用"从态论治"之思想，开展综合治理，解决内科复杂、疑难病症[11]。笔者从情绪管理治疗疾病，受到老师学术思想的深刻影响，是老师从状态论治思想的一个分支，是继承和发扬老师学术思想，经过临床实践后的一个系统整理。

（三）董建华院士

我国著名老中医、中国工程院院士、北京中医药大学董建华教授认为[12]，"七情内伤"是中医病因学的重要内容，它与"外邪致病"构成中医病因学的两大基本支柱。中医学的诊疗体系建立在"形神一体""心身一元"的心身医学模式之上。1987年，董教授与马朋人先生合著的《实用中医心理学》问世，是当时为数不多的中医心理学与中医心身医学之奠基专著。

董建华教授临床论治疾病重视整体气机[13]，董老认为，人身内外上下无不存在着气机活动，表现为升、降、出、入四种形式。这不仅是脏腑的功能活动，也是病理的表现形式，同时也是情绪运动变化的物质基础。百病生于气，因此辨证注意分析气机，立法重视调畅气机，用药谨防阻遏气机，从而形成了系统的条畅气机理论。气机是人体功能状态的整体描述，把握住事物的气机变化，也就把握住了事物的整体状态。

我们的情绪管理的临床治疗内容，是医生通过药物的升降沉浮的性能，调整患者身体气机的运动状态，从而管理患者情绪的过程。此思路，深深地受到董建华教授的学术思想的影响。

（四）邓铁涛教授

我国首届国医大师、广州中医药大学终身教授，活了104岁的邓铁涛教授认为，"人若想健康长寿，除了要有健康的体魄外，还要有一个好的精神。"[14]同时认为医学要以养生、保健为中心，使人人生活过得更愉快、舒适、潇洒。

邓铁涛教授平日喜爱读经典，常常品读《论语》《孟子》《庄子》《道德经》等，认为经典可以怡情养性；闲暇时常常练习书法，邓老体会："书法能养神，养神能练意，习练书法可使一切杂念全抛之九霄云外，这种全身心的投入，有益于健康长寿。"故邓老每当遇到心情不适时，便会持笔写字而令自己安静下来[15]。邓老设想把人们的健康要求上升到精神世界，利用气功、武功、文学、美术、音乐、歌舞、美食、药膳等一系列行为方式成为身心康健的"保健园"。正是重视人与自然的和谐，重视心身同治，把这些中医经典理念融入到养生实践中，才使得邓老能度百岁而去。

我们也可以透过邓老的养生理念，找到其情绪管理的切实内容，无论是对患者还是自身的情绪管理。通过情绪管理模式的实施，医学模式会从疾病医学向健康医学转变，从重治疗向重预防转变，从重视对局部病灶的改善向重视人体整体环境的改善转变，从生物治疗向心身综合治疗转变，从强调医师作用向重视患者的自我保健作用发展，从以疾病为中心向以患者为中心转变等。

（五）樊代明院士

第十三届全国人大教科文卫委员会委员、中国工程院院士、空军军医大学西京消化病医院院长、肿瘤生物学国家重点实验室主任、国家消化疾病临床医学研究中心主任樊代明院士指出：医学具有科学、社会、人文三大属性[16]，健康与人文有关；医学人文把握医学发展的正确方向，是医生必有的素质，医学实践离不开医学人文。医学面临的人体世界十分复杂，一是因素无限多（diversity），二是变化无穷大（dynamic），两者相互交织，加之人有内在心理和社会活动，所以难以用简单量化方法描述。因此医生的培养过程或成熟度要求从线性思维（1 维）到平面思维（2 维）再到立体思维（3 维），乃至更高维度的思维。思维简单，忽视医学的社会属性和人文属性，医学就会走向片面。特别是在当代社会，疾病谱发生了改变，临床患者的病情受生理、心理、社会多种因素的共同影响，所以不同患者疾病发病的证据间存在很大差异，因此针对慢性病单纯的线性研究，很难找到最佳科学证据，临床医生需要在更高的维度考察疾病，需要重视人文的治疗作用。人文医学就像手术刀和药片一样，是疾病诊治和防控的重要工具，是医生必备的本领。循证医学以技术为基础，是医学实践中的"硬"范例，而人文医学是以语言和感性思维为基础，它的发声正是对硬科学的"软"补充。

樊代明院士指出，当代临床实践模式以症状为基础，辅助诊断检查，特别是影像技术盛行，临床实践越来越不重视口头交流（话疗），甚至完全忽视了临床实践中本应具有的叙事特点。言语在诊疗中的价值被贬低，就诊时医生倾听患者的倾诉越来越少，患者在诊疗过程中处于弱势，属于他们的自由空间越来越狭小。因此，行为必须关注医生经验和病患意愿，才能实现医学的真正目的，将理性思维和感性思维二者整合起来，逐渐走向整体整合医学[17]。

我们从樊院士学术思想的学习中得到启发，情绪是人们在社会活动中，生理、心理、社会综合作用的结果，对情绪的管理，就需要医学研究者，站在更高的维度，采取多因素的研究方法，在对疾病病理生理研究的基础上，借鉴社会和人文的研究成果，关注与疾病相关的情绪，对疾病展开综合治理。这也就是樊代明院士实施医学人文、开展整合医学的有效途径之一。

综上所引，无论是中医界的传统名家，还是现代医学的学术泰斗，其理论认知和临床实践，与情绪管理的核心理念高度契合，对情绪管理的学术发展有着非常明确的指导作用。我们的情绪管理的临床探索，也正是是沿着这条学术路径，深入实践，服务临床医疗实践和社会公共卫生事业的。

第二节　当代医学模式的重要转变

医学模式是指在不同历史阶段和科学发展水平条件下，人类为维护自身健康，缓解和祛除疾病，规避导致疾病产生的病因，所采用的观察、分析和处理各种问题的标准形式和方法。医学发展大体经历了巫医模式、自然哲学医学模式、机械医学模式、生物医学模式、生物 - 心理 - 社会医学模式的 5 个阶段。

一、医学模式的变迁

最初的医学，由于认识的蒙昧，生产力的低下，人们对生命和健康的认识充满神秘色彩，认为生命与健康是神灵所赐，疾病和灾祸是天谴神罚，人们对健康的保护和疾病的防治主要依赖求神、问卜、画符、念咒祈祷等，以求神灵的宽恕与保佑，医疗从业者多为巫医或者以神使自称，这个阶段我们称为**巫医模式**，又称神灵主义医学模式[18]。随着生产发展和科技水平提高，医疗活动也丰富起来，公元前 5 世纪~公元前 4 世纪以古希腊医学鼻祖希波克拉底提出的"四体液"学说为代表，对人的生命过程和疾病发生有了初步了解和概括，将健康和疾病与自然现象、人的心理活动联系起来，形成了**自然哲学医学模式**。此后相当长的时间内，宗教和科学长期共存，巫医和朴素医学相互较量，直到 14~17 世纪欧洲的文艺复兴运动，近代自然科学研究逐步兴起，对人体解剖结构有了初步了解，以物理研究为基础的医学探索取得了巨大进步，科学显示其强大生命力，产生了**机械医学模式**。这个时期，以法国物理学家、哲学家笛卡儿为代表，用机械定律解释生命现象，其"动物是机器"观点认为"生物体只不过是精密的机器零件"。法国哲学家、医学家拉美特利在《人是机器》一书中，认为人体"是自己发动自己的机器""疾病是机器某部分零件发生故障，需修补、完善""保护健康就像维护机器一样"等观点，虽然此时的医学研究是头痛医头、脚痛医脚，其片面性与机械性忽视了人体的社会性和生物复杂性，但也使医学逐步脱离宗教，逐步走向科学，开启现代医学。

二、现代医学模式的开启

18 世纪到 20 世纪，工业革命转向高潮，自然科学和医学高度发展并深度交叉融合，现代医学迎来了突破性发展。由于这个时期传染病、寄生虫病大面积流行严重威胁人类健康，相应地这一时期生物学家、医学家提出了进化论、细胞学说，发现了微生物等致病因子，明确了病原微生物是传染病性疾病的根本原因，同时针对病原微生物开展杀菌灭虫、预防接种、抗菌药物措施，在传染病防治方面取得了重大进展。1895 年伦琴（Wilhelm Konrad Rontgen）发现 X 线，成为透视研究活体生命活动的有效工具，后世在此基础上衍生出造影术、计算机断层扫描、磁共振影像、三维立体成像，以及现代新科技研发的大大小小的内窥镜和显微镜，来窥探生命活动的"黑箱"，建立了以现代解剖学和生物学为基础的现代医学。医学研究彻底摆脱了宗教和神学的束缚，完全以"自然"科学形态屹立于医学发展史，研究人体的真实结构、器官功能与工作机制，探寻病变的器质性因素和外界的生物因素的相互关系，并采取对症的治疗方法，形成了**生物医学模式**，使得现代生物医学高速发展。

随着社会的全面进步，科技的高速发展，生物医学科学有了更大的进步，人们对一些由生物因素例如细菌、病毒、寄生虫等所导致的疾病，有了很好的治疗和控制能力，生物医学为健康作出重大贡献。伴随社会进步，人类衣食住行的质量显著提升，人们对以前面对的主要健康挑战，如寒冷、饥饿、感染、创伤、战争等，都有了很好的对抗或适应力。然而由社会发展带来的新问题、新矛盾，例如因为人与人之间的联系变得频繁而不确定产生的交际压力和竞争恐慌，因信息知识的急剧膨胀和新技术的快速更新带来的学习焦虑，以及因社会的快速发展和变迁带给参与者的适应挑战，使人的身心健康面临巨大挑战。同时另一类伴随人们生存寿命的延长和生活方式的变化而产生的慢性病，如心脑血管疾病、肿瘤、糖尿病、精神病等成为危害人类健康的主流。为应对这类疾病，起初人们对生物医学继续寄予厚望，然而结果并不理想，伴随而来的却是巨额财政支出和不断加重的医患矛盾。

随着对疾病研究的深入，人们发现这类疾病的发生原因主要不是生物学因素，而是社会因素或（和）心理因素。此时单纯以技术为主的治疗，已经不能满足疾病治疗的需求，医学模式需要进一步完善和发展，需要新的医学实践内容来补充。1977 年美国纽约州罗彻斯特大学精神和内科教授恩格尔（Engel）在《科学》杂志上发文，提倡以生物 - 心理 - 社会医学模式取代生物医学模式，指出"为理解疾病的决定因素，以及达到合理的治疗和卫生保健模式，医学模式必须考虑到患者、患者生活在其中的环境以及由社会设计来对付疾病的破坏作用的补充系统，即医生的作用和卫生保健制度"。恩格尔教授的观点很快就得到了医学界的广泛认同和响应。生物 - 心理 - 社会医学模式的提出，进一步完善了现代医学模式。

三、现代医学模式的完善和叙事医学的产生

（一）叙事医学是实现生物-心理-社会医学模式的有效手段

然而如何在医疗中体现生物 - 心理 - 社会医学模式，一直是众多医家所探索和实践的

焦点，直到 2001 年美国哥伦比亚大学内科医生丽塔·卡伦（Rita Charon）[19] 提出**叙事医学**。丽塔·卡伦认为叙事医学是"由叙事能力所实践的医学"，而叙事能力指的是"认识、吸收、解释并被疾病的故事所感动的能力"。2011 年北京大学医学人文研究院郭莉萍教授将叙事医学概念引入国内，并指出叙事的实质就是把患者当成一个"人"，叙事医学核心强调的是关系，包括医生和患者、自我、同事、社会的关系，在医疗过程中关注患者的情感，着重关注患者和疾病相关的负面情绪，通过医生的共情，实施对患者的帮助。叙事医学补充了生物医学对患者社会心理状态关注的不足，通过描述、记录决定疾病走向和过程的重要参与者，即患者和医生的社会、心理状态，配合患者的生物学病例，完善了患者发病的"生物 - 心理 - 社会"记录。叙事医学使患者和医务人员合理沟通，充分理解，相互尊重，把医学的人文精神和技术能力在叙事的实践中统一起来，改善医患关系，提高医学的救助能力，缓解和治愈患者病痛，同时还提高和完善主导治疗的医生的人性和技术。叙事医学一经出现就充满了活力，是实现生物 - 心理 - 社会医学模式的有效手段。

（二）叙事医学全面深化了情绪管理的内容

随着叙事医学的推广和普及，越来越多的临床专业把叙事医学引入医疗，全面深化了情绪管理的内容。郭莉萍[20] 教授认为，叙事医学的精髓在于愿意去倾听患者的叙事，并为之采取各样的行动，产生对医患都有益的结果。

1. 叙事医学引发医患对生命故事的关注

美国哈佛公共健康学院、哈佛医学院教授，世界卫生组织全球病患安全挑战项目负责人阿图·葛文德的《最好的告别》[21]，是一本结合其多年的外科医生经验，讲述的关于生命衰老与死亡的故事。书中讲述了在生命的最后时刻把命运交由医学、技术和陌生人来掌控的无奈和医学的局限，也阐述了如何自主、快乐、拥有尊严地活到生命的终点的路径，告诉我们可以做什么、应该做什么才能使生命最后的岁月有意义。书中"善终服务""辅助生活""生前预嘱"等一系列理念，都穿插在故事中作出了详尽的说明，同时梳理了美国社会养老的当下状态和发展历程，对医生和患者面对人生的终点都有智慧的启迪。贺劭丹等 [22] 以阿图·葛文德《最好的告别》为例，与传统医学模式比较，认为叙事医学模式下的临终关怀能够引导医护人员和患者正确对待衰老与死亡、促进医护人员叙事能力的提高、鼓励患者自我需求的叙事表达、关注家属面对亲人离世时的心理护理、改善家属在医疗决策中的辅助作用，提出叙事医学对临终关怀的发展具有指导意义。

2. 叙事医学提升医者人文素养

由于医疗过程的复杂和多变，患者生命的脆弱和珍贵，客观上医者既需要科学的规范指导医疗实践，又需要人文素养来关爱生命健康。叙事医学能使医者尊重患者，敬畏生命，提升医者人文素养。因为急诊患者病情急迫、变化迅速，患者期望值高，而急诊医师工作强度高、节奏快、压力大，这就导致急诊医患关系脆弱和矛盾重重，大夫面对急危重症诊治工作的挑战，急需提升医学人文素养应对复杂的临床问题。高明等 [23] 医师探索了应用叙事医学模式对临床急诊医师素养提升的促进作用，其在 2017—2019 年间对供职于急诊科的 30 位临床医师，随机分为 2 组，每组 15 例。对照组行常规培训，观察组在常规培训的基础上推行叙事医学模式。6 个月后，结果显示观察组急诊医师的专业能力评分、工作成绩评分、工作满意度较高，投诉发生数较少。与对照组相比，差异具有统计学意义。可见叙事医学模式正在探索应用于临床急诊医师专业水平的提高，有助于医学人文素养提升及医患关系的改善和临床急诊医师工作满意度的优化。

3. 叙事医学可以提升医疗效果

由于人的复杂性和系统性，人的健康受到多因素的影响，因此任何单一的医学模式都难以独自承担维护健康的使命。叙事医学可以多角度、多层次地实现对患者的社会、心理的系统照护和治疗，因此掌握叙事技术，可以提升医者的救助能力。王金龙等[24]通过临床研究发现患者的心理状态与医疗效果和疾病转归密切相关，认为叙事医学是一种新的人性化医疗模式，通过医患之间的"故事"情节，拉近医患距离，建立信任关系。手术前叙事干预，可以降低麻醉前患者的心理应激状态；诱导前个体化叙事，可以提高麻醉依从性与安全。让患者感受到尊重与关怀，舒缓心理情绪、释放精神压力，这对提高麻醉质量、促进疾病康复均具有积极作用。良好的围术期叙事麻醉对手术患者的身心状态具有积极作用，"叙事"作为临床医疗的重要工具也是当今医学发展的必然趋势。杨建英等[25]探索在叙事医学模式下的肿瘤康复俱乐部有计划、有目的、有参与地开展各类活动，发现能够影响和改变患者的不良心态和不健康的生活习惯，充分调节身心状态，提高患者治疗康复的依从性和满意度，逐步康复，重返家庭和社会。

总之，医者通过对患者情绪的关注，以患者独特疾病故事作为回应患者和治愈患者的重要途径，使患者得到整体和全面的治疗，形成医患积极配合、医患积极参与的局面。医疗对患者的疾病不再是单纯用技术治疗，而是以人文关怀和专业关爱统帅下的技术服务。医者真正能从人的需求出发，立足人的根本利益，通过尊重患者故事、倾听患者故事、理解患者故事、运用专业知识关注并解释患者的疾病故事，再通过共情慰抚和引导患者的不良情绪，辅以医疗技术手段调理患者的不良情绪，实现对患者内心的治疗。医患间建立了良性沟通和充分信任的关系，使医者在治疗过程中发挥主导作用，患者积极参与到治疗中，积极自我调整，获取社会的有效支持。医者在治疗中如同一味重要的药物——"君药"协同患者共同参与治疗，配合其他治疗措施，针对患者的不良情绪的生理、心理和社会根源，积极影响患者的生命活动，实施对患者有益的医疗支持，最终满足患者的现实需求和促进疾病的整体康复。

（三）叙事医学在我国的推广促进了我国医学模式的转变

叙事医学自 2011 年被北京大学郭莉萍教授引入国内后，此概念很快就被医院管理者、医疗工作者和社会工作者，乃至文学家、艺术家广泛认同。2018 年 7 月出版《叙事医学》杂志，韩启德院士接受了题为"始于医者仁心的叙事医学"的开篇访谈[26]。2019 年召开了叙事医学首届学科发展论坛，2020 年 4 月出版了《叙事医学》教材，大家以维护人的尊严和健康为目标，推动医学的人文和技术最大程度地充分融合，用患者和医者共同与疾病抗争的故事，触动和感染所有关注健康的人们。叙事医学成为当代医学当前所需要的补充内容，完善生物医学模式给患者和医者带来的困惑。在叙事医学实施的过程中，围绕患者为中心，积极关注患者内在的情绪感受，患者和医生共同积极参与，在生物 - 心理 - 社会多个层面给予患者支持和治疗。由此，患者得到尊重和理解，不良情绪得以舒缓，医生得到感动和升华，人性价值得以唤醒，医患矛盾得以改善，医疗效率得到提高，医疗支出得以减少。这符合我国"健康中国"所倡导的"坚持以人民为中心，坚持以基层为重点、预防为主、中西医并重，坚持全民参与、共建共享，坚持改革创新，加强顶层设计与尊重基层实践相结合，覆盖全民的基本医疗卫生制度"，弥补生物医学模式单纯研究疾病，忽视外界环境对人体健康作用的不足。

当前我国的医疗政策是中西医并重，叙事医学的推广和普及有利于整合东西方传统和当代医学成果，形成我国特有的医学模式。我国传统中医提倡以"医乃仁术"作为医者的精神内核，对疾病的研究聚焦于患者的精神和情绪状态，要求医生既要拥有治病愈人的技术知识，更需要具备济世救人的人文素养。中医学对病因、病理、诊断、预防、治疗、养生、康复等有关人体健康的问题，在生命哲学层面给予系统的人文思考。因此我国的叙事医学推广和发展，可以融入传统的中医学系统思维和技术，结合当代高度发达的生物医学技术，在医疗卫生工作中形成我国特有的，有中国原创内容，并吸收现代文明和技术的创新型的医学模式，即中西医融合的生物 - 心理 - 社会医学模式，为全球健康治理提供中国方案。

第三节　重视情绪管理是医学模式转变的核心内容

一、医学需要科技与人文结合，需要中西医达成更多共识

医学实践，科技与人文都不可或缺。医学研究聚焦情绪，医学实践就会关注鲜活的生命，技术和人文的融合就会变为必然。新中国成立 70 年来，中医与西医经历了团结中医、西医学习中医、中西医结合、中西医并重的发展历程[27]。2015 年屠呦呦教授因发现青蒿素获得 2015 年诺贝尔生理学或医学奖，是中医西医结合的重大成果。但是因为中西医发展历史不同，理论体系各有特色，实践方法各有路径，以局部形态结构研究为主的西医学和以宏观系统关系研究为主的中医学，在面对疾病的诊疗时，共同关注的话题并不多，直至医学发展到需要技术和人文的结合，讨论到在生物 - 心理 - 社会医学模式下对患者实施有温度的关怀——叙事医学的出现。

当中医和西医都把治疗的焦点聚焦在有血有肉有情感的整体的人，关注如何理解患者的不良情绪，如何理解和回应患者的病痛，如何与患者共情，帮助和安慰患者脆弱的心灵，如何考察患者的社会经历对他的疾病的影响，如何预防、调养以及康复等问题时，中医与西医之间在面对整体的人时，就有了更多的共同话题。2020 年 12 月，第二届叙事医学学科发展论坛的北京香山会议，就是中西医亲密对话的范例。医学发展至今，更多的中

西医医学专家意识到，人是社会和自然环境下生活的人，人的疾病是社会和自然环境共同作用的结果，因此，单纯以科技救治疾病缺乏温度，需要科技和人文的融合，需要有温度的医学来实现人对人的救助。医疗的实质，是医疗技术对人的应用，更是医务工作者对人的服务，因此在这个层面上，中西医达成共识，医学实践中科技与人文都不可或缺。中医学自然与社会统一，科技与人文"共轭"的医学理念，也必然为当代医学的科技人文融合发展提供借鉴与启示[28]。

二、传统中医情绪管理内容，给医学模式转变提供启发和参考

传统的中医诊疗模式非常重视情绪和情绪管理，重视精神对身体健康的影响，并且在临床中引导患者积极参与情绪管理。中医在天人整体观、形神统一健康观的指导下，认为许多疾病源于情绪，"百病皆生于气"，情志失调是重要病因。因此中医的医疗过程更多是强调保养精神，维护正气，祛病强身。《黄帝内经》指出"得神者昌，失神者亡""正气存内，邪不可干，邪之所凑，其气必虚"。唐朝名医孙思邈讲"高医导以药石，救以砭剂；圣人和以至德，辅以人事，故体有可愈之疾，天有可赈之灾"。

患者就诊中医时，医生会通过望闻问切的方法，省疾问病，判断疾病与不良情绪状态之关联；然后运用中药、针刺等技术对病痛和不良情绪给予治疗；同时引导患者对照社会伦理和行为规范，自我检查、自我调整、自我修正，控制不良情绪，建议患者日常生活实践"静坐常思己过，闲谈莫论人非""日三省吾身"等"治气修身"的情绪管理方式，调养精神、调摄起居，建议患者学习运动康复、导引吐纳等放松健身手段，促进疾病康复。在这种综合治疗下，医患共同参与，重点聚焦精神调摄，使疾病得到很好的康复。

三、重视人的情绪和情绪管理是医学模式转变的核心内容

国务院于2019年6月24日印发的《国务院关于实施健康中国行动的意见》（以下简称《意见》），强调**加快推动从以治病为中心转变为以人民健康为中心，动员全社会落实预防为主方针**，实施健康中国行动，提高全民健康水平。《意见》指出，我国居民生产生活方式和疾病谱不断发生变化。心脑血管疾病、癌症、慢性呼吸系统疾病、糖尿病等慢性非传染性疾病导致的死亡人数占总死亡人数的88%，导致的疾病负担占疾病总负担的70%以上。落实《"健康中国2030"规划纲要》需要"全生命周期健康管理"，将"预防为主，减少疾病发生"置于优先地位。要积极有效地应对当前突出的健康问题，则必须关口前移，采取有效干预措施，实施疾病预防和健康促进的中长期行动，健全全社会落实预防为主的制度体系，持之以恒加以推进，建立健全健康教育体系，普及健康知识，引导群众建立正确的健康观，加强早期干预，形成有利于健康的生活方式、生态环境和社会环境，延长健康寿命。此外，还要全方位干预健康影响因素，实施心理健康促进行动，包括通过心理健康教育、咨询、治疗、危机干预等方式，引导公众科学缓解压力，正确认识和应对常见精神障碍及心理行为问题。

如何落实"以治病为中心转变为以人民健康为中心，动员全社会落实预防为主方针"？

（一）社会高速发展带来的社会压力增加对疾病的发生产生深刻的影响

社会高速发展带来的社会压力增加，个体的心理、情绪及其关联的生活方式、行为习惯产生巨大变化，对疾病的发生也产生深刻的影响，但现代医学对其明显关注不够[29]。当代社会个体的营养不良和医疗匮乏等因素已不再构成健康的主要威胁；而由留守、单亲、隔代抚养、校园欺凌等因素带来的社会心理风险，则成为疾病发病风险的主要形式[30]。还有更多的社会心理问题例如家庭暴力、夫妻离异、子女教育和就业、家庭住房、老人赡养等等诸多问题和矛盾，是产生心理冲突、扰乱个体情绪、导致疾病的重要诱因。传统医学"情志致病"理论把情志失调作为疾病发病的重要原因，积累了针对情绪相关疾病丰富的治疗经验。因此，医学模式一旦重视"情志致病"并实施情绪管理，医疗就会关注情绪产生的社会-心理-生物根源，现有的生物医学模式就会从专注疾病和技术模式转变为以人民健康为中心，补充和完善其社会心理的内容。这样全社会就会明确工作任务的健康价值，政府、社会、医疗、家庭、个人都可以参与进来，在社会-心理-生物不同层面，解决矛盾，管理情绪，使群众不生病、少生病，提高生活质量和幸福感。

现代医学模式最重要的创新，就是发现疾病的产生，不仅是患者的生理方面的问题，而是有着丰富心理活动、有着多彩社会经历的人的问题。现代医学研究揭示，社会心理因素可以叠加作用于各种生物、化学、物理病因，使之趋于活跃或抑制，由此影响人的健康长寿或疾病的发生发展和转归；疾病是否发生，与社会适应、心理状态、个人行为等密切相关，而患者的情绪是其社会、心理、生理状态的直接反应和表现。因此，医学通过对患者的情绪关注，医疗中实施情绪管理，就能整体把握和理解患者的社会、心理、生理内容，情绪管理内容成为医学模式转变的核心技术。

（二）患者的心理、社会状态需要医生对患者不良情绪的关注

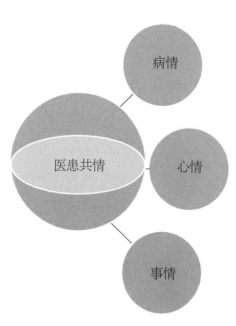

现如今，以"社会-心理-生物"模式发病的人群已成为当前临床疾病群体的重要部分。特别是在当代医学强调技术为主的时代，忙碌的医生无暇对患者的社会心理状态给予关注，患者的情绪管理处于严重空白状态。患者的疾病、心理、社会状态，都需要医者通过对患者不良情绪的关注，深入理解患者的病情、心情、事情，需要医者通过医患共情，结合医学技术，来实施完整而有效的治疗。患者的病情、心情、事情，都包括两部分，一部分是患者的疾病和心理、社会状态，一部分是患者伴随产生的情绪，二者密不可分，相互影响。社会事件影响情绪，心理状态影响情绪，疾病影响情绪。反过来，情绪也会影响社会、心理和疾病状态。医生和患者之间的共情，就是医患之间通过分享情绪变化，彼此影响，使患者的社会适应、心理状态以及病情产生积极变化，促进疾病康复，使治疗取得显著效果，还拓展了医者对复杂、疑难、慢性疾病的临床救治和管理能力，也使医生的技术和人格同步成长和完善。

（三）重视情绪管理特别有助于解决慢病治理

当代社会，慢病成为困扰大众健康的主要问题。作为临床医生，如何在临床实践中防控、管理慢病？通过医疗实践发现，进行情绪管理是开展慢病管理的捷径。针对高血压、冠心病、脑血管病等慢病，临床医生在了解患者脏腑器官的病理生理状态后，可以再考量患者的社会、心理因素，最后运用情绪管理技术，引导患者积极参与实施自我情绪管理，再辅以药物、针灸治疗。长期的临床实践不断证实，情绪管理是实施慢病管理的重要工具和手段，可以极大地提高临床治疗效果。同样的慢病，同样的药物和治疗方案，也会因为情绪管理能力的不同，临床治疗的效果产生很大差别。

例如最常见的高血压病，中医学认为这类患者多为心肝火旺、肝阳上亢的状态，医生告知患者注意避免脾气暴躁，这样会导致血压升高。患者一旦认同血压升高还同自己的情绪相关，就会像配合"低盐、禁烟"一样，积极管控好自己的情绪，保持稳定心态，尽力化解生活矛盾，减少生活压力，减少脾气被激惹的过程，使自我能把控情绪，就能保持血压稳定状态，就可以减少使用降心率、扩血管的药物，减少甚至摆脱对药物的依赖。而同样的病情，一个没有良好情绪管理能力的患者，在其治疗中，一方面心理焦虑而紧张，在争执和喧哗中生活，导致生理功能紊乱；另一方面，紊乱的身体状态，以及不得不到拥挤的医院复诊、检验、检查等，占用患者正常工作和生活时间，减弱了其社会角色能力，最终患者需要更多的药物来控制血压，生命活动放弃了自我主动调控，健康状态陷入被动，需要外界持续干预和支持。

（四）重视情绪管理特别有利于患者有效参与疾病防治

临床中，越来越多的患者希望能了解病情和疾病的相关知识，以便自己能采取积极的行动，采取有效的措施参与到疾病防治中，以利于疾病快速康复。多数患者不希望消极等待医生的治疗，但患者如何参与疾病的治疗？从哪里入手？还是需要寻找方便操作并且有效的路径。

选择一：按照生物医学模式，学习疾病的生物学知识，积极配合疾病治疗。学习与疾病相关的生理病理、诊断治疗等知识，对于多数患者来说，是陌生的领域和全新的挑战。临床中我们常常会遇到这类患者，他们满腔热情，小心翼翼，认真学习，虚心请教；并且为了学习这些知识，投入大量的精力和时间查阅期刊，翻阅书籍，浏览网页，电视传媒……甚至专业教材。但是由于患者所学习的医学知识缺乏系统性，也缺乏医生的临床经验的变通性，常常导致其理解的内容支离破碎，其应用也常常是断章取义。由于其理解的知识与临床医生传递的知识常有不一致，这样常常会破坏医患的信任关系；还有部分患者把学习到的医学知识生活化，则又会破坏其轻松自然的生活状态。总之患者要熟练掌握和变通应用复杂而系统的医学知识，是个艰难的过程，常常使其投入和收获不成比例。我们临床不推荐患者致力于生物模式参与疾病治疗，毕竟，活着的意义并不是全部为了防治疾病，还需要时间和精力实现自我价值，享受幸福的人生，并且给他人带来幸福。

选择二： 按照社会 - 心理 - 生物医学模式，学习疾病的社会心理知识，实施情绪管理，应对疾病。患者认识到人的健康是社会、心理、生物多个层面、多个角度交互作用的结果。人体的健康是形神统一下的，以精神为主导，精神依托健康并且还可以促进健康，有了这样的认识理念，患者就会积极配合医务工作者的生物医疗内容，同时积极学习，武装自己，掌握调摄精神、管理情绪的方法，调整心态，调整角色，提高精神的自我调控能力和社会适应能力，促进健康。这样操作，患者疾病的治疗就有了整体规划，一方面获取医疗专业者的生物学支持，以更好的心理和社会状态配合医疗；另一方面强化自身的社会心理适应能力，以健康积极的精神状态，促进疾病康复。这样患者在治疗疾病的同时，还提高了自我心理素质和社会生活质量，人在维护健康的努力过程中还使自己变得更加幸福，同时还可以给他人带来幸福。可以看到，这种参与医疗的方式，操作起来实用而有效，也不背离生活和社会，因此我们更为推荐。

总之，由于生命活动的复杂性和医学技术的局限性，医患都应该明确自身才是健康的第一责任人，每个患者都应该积极参与自己疾病的调治和养护。每个个体要从社会心理层面，统帅精神，管理好自我情绪，再以良好心态配合医疗救助，才能更好地维护健康。毕竟每个人来到这个世界，身体没有带着任何外来的药物和健康辅助设备，生命的活力仅仅需要最基本的食物、水、空气和自我精神来维持，每个人靠着自我精神驾驭着自己的生命。食物、水、空气，我们现在不缺乏；而我们每个人的精神，需要情绪管理，来保持其饱满的状态，维护健康。一旦精神失去对形体的驾驭和调控能力，就会导致脏腑功能失调，产生疾病。

所以，当医疗聚焦情绪管理，临床诊疗活动自然就会以患者为中心，也有利于建立良好的医患关系，有利于疾病的诊断和治疗，有益于患者积极有效地参与疾病的康复，最终有益于患者的整体健康。因此重视情绪管理，切实推动现代医学模式的转变，意义重大！

四、情绪管理正在逐步引入当代医疗实践

随着现代医学对人类疾病认识的深入，医生和护理人员正在逐步引入情绪管理来参与慢病的治理。现代诸多研究揭示，情绪是一个生理、心理、社会诸多因素相互作用的产物，既是诸多慢病的诱因，又是多许慢病的产物[31]。由于情绪与慢病的复杂双向关系，在医学实践中，发现越来越多与情绪有着密切联系的慢病，例如冠心病、高血压、脑血管病、慢性胃肠道疾病等，被越来越多的慢性病专业研究者所关注，他们在治疗和护理中关注患者的情绪管理，并通过运用情绪管理，改变疾病的情绪发生基础，促进健康。随着叙事医学学科的兴起，越来越多的学者开展在叙事技术指导下的叙事治疗，切实关注患者的情绪，在疾病中专注患者情绪、倾听患者故事、与患者共情，可以说是情绪管理技术的深化应用。

1. 情绪管理在冠心病领域的应用

1985《美国心身医学杂志》发表 *Psychocardiology：Meeting place of heart and mind*，首先提出 Psychocardiacology 一词；国内胡大一教授 1995 年提出"双心医学"，即生理心脏病学或精神心脏病学。2014 年《中华心血管病杂志》发布了"心血管病患者精神心理处方中国专家共识"。"双心医学"关注"健康从心做起"，包括两方面含义，一是作为生理器官的心脏，一是心理状态的心脏。这指出在目前强大社会压力和现代医学模式的环境中，必须保证心理健康才能更好地面对躯体疾病。双心研究重点关注心理疾患与心脏病的关联，包括人的情绪与心血管系统之间的深层联系。目前已有证据表明[32]，心理因素不但是一种重要的致病因素，还是一种诱导器质性疾病发生的重要因素，在临床治疗中还会对心血管疾病的转归和预后产生直接的影响。庄晓赛等应用"双心"理论干预，可明显改善经皮介入治疗术后青年冠心病患者的心理障碍，并降低术后不良临床事件的发生率[33]。张润峰研究结果说明双心诊疗模式的应用可以改善急性心肌梗死患者预后[34]。刘萍等应用"双心护理"，发现可明显改善冠心病患者的焦虑和抑郁情绪，并显著提高患者病情管理能力及生活质量[35]。

2. 情绪管理在高血压领域的应用

患者血压高低的状态明显受到情绪的影响，管理好情绪，有利于血压的控制。梁卉薇通过社区原发性高血压病患者研究发现，高血压人群情绪障碍患病率较高，且与 D 型人格行为模式存在显著相关性，锻炼可一定程度改善情绪障碍，稳定血压[36]。姜秀香运用心理健康护理干预，临床证实心理健康护理在妊娠高血压护理中的实施，可以提高护理效果，缓解产妇产生的不良情绪，提高自然分娩率和妊娠质量，从而改善母婴结局[37]。

3. 情绪管理在脑血管病领域的应用

脑血管疾病因为致残率、致死率、治疗成本高，治疗技术具有复杂性，治疗效果局限，日益受到社会各界关注。如何提升脑血管病患者的治疗效果和就医体验，在临床中情绪管理日益受到重视。胡英等研究发现，卒中后抑郁发生显著[38]。吴丽雅等研究发现，Roy 适应模式对不同时期脑卒中后抑郁（post-stroke depression，PSD）患者情绪管理取得良好的作用，并对卒中患者疾病康复产生积极作用[39]。刘杰元研究显示，早期情志康复综合干预可改善老年脑梗死患者的治疗效果[40]。

4. 情绪管理在消化疾病领域的应用

现代医学发现，在肠壁黏膜下及肌间两个神经丛，能独立地控制和调节胃肠消化和吸收功能，称为机体第二脑（the second brain）或肠脑（gut brain）[41]。肠神经功能异常引起的胃肠功能紊乱导致消化功能异常，引起内脏痛及情绪和行为异常。苗继文等回顾了脑肠轴现代研究，认为脑肠轴是肠神经系统和中枢神经系统之间的双向信息交流通路，肠道功能障碍可增加神经退行性疾病、神经精神疾病等中枢神经系统疾病的患病风险，改善肠道功能可减轻中枢神经系统疾病的症状[42]。临床可见消化系统疾病引起的抑郁、焦虑和一些消化系统疾病共同存在。胡祥鹏研究表明，重叠消化不良的胃食管反流病患者焦虑、抑郁评分均显著高于单纯胃食管反流病患者，提示焦虑、抑郁可能是导致胃食管反流病重叠消化不良患者治疗效果不佳的重要因素[43]。欧阳华认为精神紧张是胃潴留和继发上消化道症状的重要原因，精神紧张或抑郁状态下，胃的运动与分泌减弱，甚至可能停止，在抑郁、灰心时，肠蠕动呈抑制状态[44]。曹京梅运用系统化针对性的护理措施，与患者及其家属建立良好的护患关系，同时给予患者有效的心理支持，发现能够有效改善功能性消化不良（functional dyspepsia，FD）患者焦虑抑郁的心理，降低患者的临床症状严重程度，促进胃肠激素的分泌[45]。

参考文献

[1] https://baijiahao.baidu.com/s?id=1609510818643417757&wfr=spider&for=pc

[2] 新华网. 习近平致中国中医科学院成立 60 周年贺信 [EB/OL]（2015-12-18）[2020-9-22].http://www.xinhuanet.com/politics/2015-12/22/c_1117546203.htm.

[3] 李恺，马小真，崔瑞兰. 论中医药文化中的医学人文精神 [J]. 湖南中医药大学学报，2018(A01)：564.

[4] 王洪图. 黄帝内经研究大成 [M]. 北京：中国电影出版社，1987：20.

[5] 柴瑞震. 柴浩然讲解《素问·灵兰秘典论》[J]. 中医学报，2012,27(08)：938-940.

[6] 韩启德. 医学的温度 [M]. 北京：商务印书馆，2020：5-6.

[7] 韩启德. 医学是什么 [J]. 民主与科学，2017(04)：4-9.

[8] 韩启德. 叙事医学让医学人文走向临床 [J]. 中国医学人文，2018,4(09)：10.

[9] 韩启德，序《中国医史》再版 [J]. 民主与科学 .2009(04)：58-59.

[10] 姜良铎，魏文浩. 从状态辨治疑难病心法 [J]. 环球中医药，2012,5(02)：122-123.

[11] 姜良铎，魏文浩. 论状态辨治方法与思路 [J]. 环球中医药，2011,4(04)：281-282.

[12] 董昭宇. 董建华教授脾胃"心身论"学术思想的继承与发扬 [J]. 中国中西医结合消化杂志，2018,26(12)：978-980.

[13] 王长洪，陈光新. 董建华调畅气机的学术思想 [J]. 江苏中医，1998,19(1)：9-10.

[14] 邹旭，吴焕林. 寿而康——邓铁涛谈养生 [M]. 广州：羊城晚报出版社，2007(12)：10-23.

[15] 陈瑞芳，邓铁涛. 国医大师邓铁涛养生理念析要 [J]. 广州中医药大学学报，2014,31(06)：999-1001.

[16] 樊代明. 试论医学的正确实践（三）——临床思维的转变与循证医学的完善 [J]. 医学争鸣，2020,11(03)：1-10.

[17] 樊代明. 试论医学的正确实践（四）——医学人文与人文医学 . 医学争鸣，2020,11(04)：1-8.

[18] 郭莉萍. 叙事医学 [M]. 北京：人民卫生出版社，2020：2-3.

[19] CHARON R.The patient-physician relationship. Narrative medicine：a model for empathy, reflection,profession,and trust[J].JAMA,2001,286(15)：1897-1902.

[20] 郭莉萍. 叙事医学在中国：现状与未来 [J]. 医学与哲学，2020,41(10)：4-8.

[21]（美）阿图·葛文德，最好的告别 [M]. 彭小华译. 浙江：浙江人民出版社 .2015-08.

[22] 贺劭丹，林慧娴. 叙事医学模式下的临终关怀——以阿图·葛文德《最好的告别》为例 [J]. 医学与哲学，2020,41(03)：39-42.

[23] 高明，尹梅. 叙事医学模式在急诊医师人文教育中的应用价值 [J]. 中国医学人文，2020,6(05)：32-35.

[24] 王金龙，王昊，张锦英. 叙事医学理念在麻醉人文实践中的应用探讨 [J], 锦州医科大学学报（社会科学

版),2020,18(05):31-34.

[25] 杨建英,林丽珠,曹洋,等. 叙事医学模式下的肿瘤康复俱乐部运作研究——以广州中医药大学第一附属医院肿瘤康复俱乐部为例 [J]. 中国医学人文,2020,6(11):20-24.

[26] 郭莉萍. 始于医者仁心的叙事医学 [J]. 叙事医学,2018,1(1):1-7.

[27] 张婷婷. 新中国成立以来《人民日报》关于中医药事业报道论述 [J]. 中医药文化,2019,14(06):34-41.

[28] 李如辉,王静波. 中医学科技人文"共轭"思想探讨 [J/OL]. 中国中医基础医学杂志:1-6[2020-12-21]. https://kns.cnki.net/kcms/detail/11.3554.R. 20200710. 1550.004.html.

[29] GBD Risk Factor Collaborators.Global,Regional,and National Comparative Risk Assessment of 84 Behavioral,Environmental and Occupational,and Metabolic Risks of Clusters of Risks for 195 Countries and Territories,1990-2017:A Systematic Analysis for the Global Burden of Disease Study 2017.The Lancet,2018,vol.392,no.10159.pp.1923-1994.

[30] 高明华. 早期社会心理风险对健康的影响效应——基于中国健康与养老追踪调查数据 [J]. 中国社会科学,2020(09):93-116+206.

[31] 孟昭兰. 情绪心理学 [M]. 北京:北京大学出版社,2005(3):300-317.

[32] 胡大一. 说说"双心医学" [J]. 慢性病学杂志,2019,20(04):479-480.

[33] 庄晓赛,葛慧娟,王洪旗,等."双心"干预在青年冠心病患者经皮介入治疗术后的应用效果分析 [J]. 中国循证心血管医学杂志,2019,11(09):1115-1117.

[34] 张润峰,胡大一,高文根,等. 双心诊疗模式对急性心肌梗死患者预后的影响 [J]. 中国当代医药,2011,18(25):15-17.

[35] 刘萍,刘明,黄丽芬,等."双心护理"对冠心病患者病情管理能力及生活质量的影响 [J]. 西南军医,2016,18(02):187-188.

[36] 梁卉薇,叶碧瑜,钟潇琦,等. 社区医院原发性高血压病患者合并情绪障碍与行为模式的相关性分析 [J]. 新医学,2020,51(03):180-184.

[37] 姜秀香. 心理健康护理在妊娠高血压护理中的实施效果观察 [J]. 心理月刊,2020,15(10):91.

[38] 胡英,李丽. 预测卒中后抑郁发生的相关临床研究 [J]. 中国医药指南,2019,17(02):1+3.

[39] 吴丽雅,马芳勤. Roy 适应模式对脑卒中后抑郁患者情绪管理的纵向研究 [J]. 中外医学研究,2019,17(31):174-176.

[40] 刘杰元. 早期情志康复综合干预对老年脑梗死患者的治疗效果影响 [J]. 心理月刊,2020,15(08):91.

[41] 李军华,段睿,李俍,等. 特立独行的第二脑——肠神经系统 [J]. 生理学报,2020,72(03):382-390.

[42] 苗继文,程波,李娜,等. 脑肠轴调节机制的研究进展 [J]. 中华神经医学杂志,2020,19(04):422-426.

[43] 胡祥鹏,张深深,王乔,等. 胃食管反流病重叠消化不良的临床及精神心理特征研究 [J]. 中华全科医学,2019,17(09):1447-1449+1550.

[44] 欧阳华,姜红建,李强. 功能性消化不良的抗抑郁焦虑药物治疗研究 [J]. 山西医药杂志,2019,48(21):2634-2635.

[45] 曹京梅,官莉. 心理干预改善功能性消化不良患者焦虑、抑郁状态的效果观察 [J]. 心理月刊,2019,14(13):62.

第二部分

临床医案录

薪火传医道，医案恒久远。中医医案，是中医临床治病的第一手资料。历代医学大家，都很注重医案。医案对医道之传承有着深刻的价值。历史中最早有翔实内容的医案，首推《史记·扁鹊仓公列传》。东汉张仲景在《伤寒论》序言中论曰："余每览越人入虢之诊，望齐侯之色，未尝不慨然叹其才秀也。"可见扁鹊的治疗经验对仲景也是有着深刻的影响！唐朝药王孙思邈《千金要方》中所载的生动、朴实之案例，亦为后世留下经典。金元时期的张子和，通过《儒门事亲》医案200余例，把其攻邪为主的学术特点呈现得淋漓尽致。明代江瓘编著的第一部医案类书《名医类案》开我国医案类书之先河。清朝魏之琇之《续名医类案》、叶天士之《临证医案指南》、吴鞠通之《吴鞠通医案》、近现代的《丁甘仁医案》和《蒲辅周医案》等等，都为中医之传承，起到了"宣明往范，昭示来学，既不诡于圣经，复易通乎时俗"之效。

后学学习先贤之医案，犹如侍诊先贤于案旁。恩师姜良铎教授讲，学好中医比较难，但是学习医案是捷径。在笔者学习中医的过程中，历代医家经典案例，尤其是明师的临床案例，对领会经典本意、参悟疾病本源，起到了非常重要的示范作用，使笔者临证有了更多把握。亦如章太炎先生所讲："中医之成绩，医案最著。欲求前人之经验心得，医案最有线索可寻，循此钻研，事半功倍。"如果把医生治病比作是与疾病之间的一场场战争，医案就好比历史战情战况的完整记录，观摩医案会为后学临床实战提供非常翔实的借鉴。医案充满活力，医案充满故事，医案是有血有肉的临床工作标本，所以笔者不避学识浅薄，在学习的过程中也记录下了自己临床中一些真实而有价值的案例。

医者阅读本书之医案，犹如患者应诊于眼前。医生如何围绕情绪解决临床复杂问题？患者是医者最好的老师。医案中患者讲的许多话，有着相当的分量和价值。许多患者讲给笔者："我一生，这些话就给您听过，也就您知道我心里的声音"。一花一世界，一人一乾坤。患者的病症，气象万千，医生的治疗，亦各有千秋。案例中有病症、有诊断、有方药、有治疗，还有更多的是患者的喜怒哀乐、无奈和沮丧、困境和希望。病由心生，病随境起。患者的言语、处境、心绪作为本书医案的核心内容，笔者将之客观记录下来，是笔者在当代叙事医学的研究背景下，聚焦于患者发病的社会家庭状态，探索患者生病和医者治病之关键环节，实施"社会-心理-生物"之治疗的初步尝试。特别是患者的肺腑之言，是患者内心深处的切实诉求，也是疾病向愈之关键枢机！医者和患者，无论在治病、养病、防病等各个方面，都需要关注这些隐藏在灵魂深处的声音。这些内容，构成了本书与历代医案不同之处。

患者品读本书之医案，可以查照自身如镜鉴。患者如何调整情绪促进疾病康复？一方面品读本书之医案，可使有相似病痛的患者，反思自己的社会生活状态；另一方面，医案记载的有效治疗，亦可作为读者疗愈其疾病的借鉴和参考。病者最大的惶恐常常来自对健康的失控和对疾病的陌生。本书可以帮助读者系统理解疾病，丰富应对疾病方案，智慧面对疾病！患者通过医案的阅读，如果能理解情绪致病和情绪治病之理，就可从中举一反三，自己主动参与到疾病的疗愈中。积极地调动自我精神之能动，矫正内心情绪之偏颇；主动调整人际之关系，努力营造愈病之环境。同时再借助医者技术、草木针石药力，内外兼治，使邪归正化，复本归元，身心疾病得以全面康复！

希望，阅读此案集，医者启思路，患者燃希望，疾病化无形！

第九章

呼吸系统疾病

一、咳　嗽

案例 001 恼火自伤肺脏，导致咳嗽

男，58岁，退休职工。

【主　诉】 咳嗽、咳痰1月余就诊。

【现病史】 面苍黄，咳嗽1月余，痰黄，夜间咳嗽明显，难以睡眠。舌红，脉弦数。

【中医处置】

中医诊断：肺热肝火咳嗽（肝火克肺）。

中医治疗：舒肝下气，清肺泻火。

中药药物：柴胡　葛根　金银花　杏仁　甘草　黄芩　薄荷　鱼腥草　桔梗　连翘。

疗效反馈：暂无。

《素问·移精变气论》论述古代"祝由"方法，"岐伯曰：闭户塞牖，系之病者，数问其情，以从其意，得神者昌，失神者亡。"实为笔者下述之对答。患者得神，再服以上药物，疾病一定就恢复得容易了。患者无复诊，推测当愈。

【疾病背景】

医生：您有何操劳恼火之事？

患者：的确，我要照顾80余岁的老父亲，老人脾气暴躁，经常无故骂人，我们做儿女照顾得甚是苦恼。母亲脾气还好，就是老父亲，让大家都很厌烦。

医生：您这样不对，我们不能心存老人的不是，要是这样想，会头晕、胃痛的。

患者：正是这样。我自己还真是经常眩晕、胃痛。这是为什么呢？

医生：《弟子规》言，"亲爱我，孝何难，亲憎我，孝方贤"。老人老了，常常会管不住自己的脾气，我们做儿女的，也有自己的儿女，将心比心，用我们对儿女的心，比比我们对老人的心。老人很是可怜啊，我们应当理解和原谅老人，万万不能怨恨老人，要是怨恨老人，就是我们对不住老人，对老人有亏欠啊！

再说，生气就会生病，心存老人的不是，就很难做到心平气和。如果再生恼怒之心，

怒则肝气上逆，上扰清窍，头必晕，怒则肝气横逆犯脾胃，则胃胀胃痛。头为诸阳之会，其象法天，脾胃属土，其象法地，脑窍、脾胃、肺脏都是老人在自身对应的关联部位。就算老人真的有错，我们能管住自己，不起怨恨恼怒之心，如《弟子规》所言"怡吾色，柔吾声"，才能保护好自己的身体，这才是真正的修行，更何况是对待自己 80 多岁的老父亲呢？

恪守孝道，另一方面还可以言传身教自己的孩子，教会他对自己的亲人有爱心和耐心，孩子日后在社会生活中也会很受益的，这就叫德遗子孙。

患者听了深表赞同，自己也很欢喜找到了病因，并且他感觉到病能好了，走的时候还真诚地给笔者鞠了一躬，让笔者也深感惭愧。

【医生建议】

心存父亲的不是，肝火又比较大的患者，容易导致头晕、咳嗽、胃痛。相关疾病包括脑血管病、高血压、气管炎、肺炎，甚者哮喘、慢性胃炎、胃溃疡等。

我们要修行，无论别人对与错，自己不能错，依照自己本分行事说话，才算合道。

人生如戏，戏如人生，人生好比舞台，有不同角色。有唱花脸、唱青衣、唱小生的，我们是小生，上台后，只能扮小生，依小生装扮来应答唱念，万不可因花脸唱错了，我们小生唱花脸的戏。如果这样，自己唱得累，花脸也不乐意，观众也没办法看。我们每个人在社会的角色不同，如儿子、女儿、父亲、母亲、爷爷、奶奶、丈夫、妻子，各个角色都有其相应的戏份，万不可随意上台，越理犯分，任性而为。

案例 002　婆媳不睦，媳妇咳嗽，孩子发热

女，30 岁，某研究所博士后。

【主　诉】　咳嗽，咽喉嘶哑 1 周就诊。

【现病史】　患者于 1 周前出现咳嗽及咽喉嘶哑。因哺乳，不能吃抗生素，转求中医调理。近日孩子也咳嗽、鼻塞、流清涕、发热，高热不退，服用"泰诺林"退热。

【中医处置】

中医诊断：肺热肝火咳嗽。

中医治疗：清肺疏肝。

中医处方：小柴胡合止嗽散加减。

中药药物：柴胡　黄芩　炙甘草　半夏　紫苑　陈皮　桔梗　前胡　百部。

【疾病背景】

医生：您最近着急了吧？是不是工作太忙了，谁帮您看孩子？

患者：婆婆看孩子。

医生：那您跟婆婆生气了吗？（**探寻病源**）

患者：大夫，您怎么知道的，我们之间这些日子的确有好些矛盾。我每天在研究室工

作轻松快乐，但是回家就很不开心，得了产后抑郁。我孩子9个月了，平日对婆婆心中不满，有些小矛盾，但跟我先生说，他又护着自己妈妈，不许说他妈妈的不是。（丈夫没有及时洞察和化解婆媳间的矛盾，以至于积怨日久，蓄积待发）

患者：我就跟我先生说离婚。我们两个人吵架，不是我提离婚就是他提离婚，生活真的没有意义，真想从18楼跳下去。（患者的不满和诉求没有得到丈夫的合理回应，所以婆媳矛盾常常转化成夫妻冲突）

患者说着说着就哭了。（不良情绪得到疏解）

医生：您说得对，您是搞科学研究的，在实验室工作很快乐，是因为您的研究工作搞了很多年，不算小学、初中、高中，从大学到研究生，到博士，再读博士后，花费了十多年的功夫，您对您的工作对象很熟悉，出现问题您还有应对方法，有老师、有同学，还可以查文献寻求帮助。但是，您结婚前，对婚姻生活是否了解？如何能过得快乐？如何能把孩子养得健康？如何能同婆婆、丈夫、小姑等人和睦相处？这些内容您却毫无所知，怎么可能处理得好家庭关系呢？（《黄帝内经·师传》："告之以其败，语之以其善。"）

生活也是一门学问，中医称之为人事。《黄帝内经》要求医生要通晓人事。如《素问·疏五过论篇》讲："凡此五者（指人情世故不通晓），皆受术不通，人事不明也。"大家不会处理，又没有学习过，又没有参考文献，自己由着性格处理，如何处理得好？对吧，您说怎能不生气？

患者：是的，我结婚也是因为到了结婚的年龄才结的婚。哪里知道结婚后还有这么多是非，特别是有了孩子之后。平时就和婆婆生活不太习惯，孩子出生46天时家中发生一件事儿，就激化了矛盾。那天，婆婆清扫房间，我闻到自己房间经婆婆擦拭后有异味，到客厅去，发现也是婆婆擦的，却并没有味道，我就问婆婆。婆婆很生气，说了些气话。当时吓得我直哆嗦，抱着孩子，不可言语，哽咽委屈地打电话给在老远上班的先生："你快打车回来吧，我们没办法活下去了。"就挂了电话。我先生放下工作，急急忙忙从30多公里外打车回家，他到家后，我就下了最后通牒："给你妈买回老家的车票，没有坐票买卧铺，没有卧铺买软卧，必须尽快回老家。"我先生无奈，只得让婆婆返回老家。（丈夫后院起火，怎能安心工作？婆婆被迫返乡，母子痛心，媳妇何曾察觉？日后夫妻干戈，此处必是伏因）

我还在偶然的机会中看到我先生手机中小姑发给他的短信："妈很爱你，我也很关心你，你的媳妇怎么可以这样对待妈……？"心中恨小姑，不该插手兄嫂家的事情。（姑嫂因此结怨）

休完产假，不得已要上班，没有合适人选看孩子，便又想起了婆婆。我先生让我打电话给婆婆，邀请她来。我坚持没有打，最后先生打的电话。婆婆还是来了，帮助照看孩子。婆媳同住一家，彼此却不说话。（可怜天下老人心！）

对于婆婆，我再也开不了口叫妈。（孩子母亲心中对老人积怨，易伤孩子胃口，孩子没有食欲，城市孩子多发的自闭症亦多因此处种因）

上周北京变天，孩子发热 39.5℃，吃了药才好一些。我下班回家，看到婆婆和孩子在阳台上开着窗户玩耍，我担心孩子被风吹着，一下子就又忍不住发火了。随后嗓子就沙哑得说不出话来，咳嗽不停，心中苦闷难解。（欲加之罪何患无辞？矛盾没有化解，早晚一定要爆发，伤人伤己）

医生：您是博士后，只研究专业知识了，没研究如何过日子。过日子也有学问。首先，您满眼看到的、满心想到的都是婆婆的不是，那您怎能不生气？不上火？再说，您婆婆也是那么大岁数的人了，您怎能那样对待她呢？您也有儿子，以后也要当婆婆，今后儿媳也这样待您，怎么办？您儿子怎么办？这些日子您着这么大急，还能不病？（让她意识到自己的过错，正是消她的气火，消病气呢）

医生：您这样待您婆婆，您丈夫心里不恨您吗？您要知道，婆婆放弃自己熟悉平静的生活，背井离乡地来到大城市，住在您们家，算是寄人篱下了。岁数大了，有很多不适应的地方，也算是弱势群体了，今后可能还要依靠您们养老呢。您好好待她，她还可能不习惯呢，更何况您把人家撵跑了？（继续消气，患者静静听着，心生悔意）

医生：婆婆如此年龄，您撵走了老人，老人也不记恨您，您上班需要人照顾小孩，婆婆还是义不容辞地来。我们也是父母，由此可见父母对儿女的心了！再者，老人给您们打扫卫生，您就该知足啊，老人还能够帮助您们。当您见到老人卧病在床，需要儿女照顾时，您就知道老人健康对儿女多重要了！老人岁数大，眼睛、鼻子不好用，干活不对您的心，将就才好。还要心存老人的好，想着老人家这么大年纪，还要帮我们年轻人料理家务。心存感激，心里就不烦恼了，不但您的病能好，孩子也不会生病，老人心情愉快，我们还可以多享老人的福气。（找好处是暖心丸，找到婆婆好处，正是给她培正气呢）

患者此刻已然停止了流泪，神情好了许多，言语不再沙哑，说："是我不对，婆婆的确也是真心为我们好，我当时真的处理得不对啊！"

医生：您就是聪明，不愧是博士后！脑子很好用，一说就明白。过日子是有规矩的，如同我们工作有流程。人生好比是戏台，先贤们把每个人的角色如何上台、如何言语对答、待人接物，都规定好了。好女人旺三代。媳妇在家，性属水，就是要知足常乐，不怨人，不抱屈，心里常存一家人的好处，使全家欢喜，一团和气，自己才能身心愉悦，身体好。这就是孔子说的"己欲达而达人"。过日子要是真能这样唱戏，您家过得准好，孩子不但身体好，长大也必定贤孝。如果不会当媳妇，就算是博士后，工作做得好，生活也一定不好。婆婆不乐，丈夫不安，孩子多病，您自己能过得好吗？孩子长大结婚，儿媳妇再像您对待婆婆这样对您，那才是真苦呢。建议有机会学学中国传统的和谐文化。患者欣然接受。（《黄帝内经·师传》："导之以其所便。"）

【情绪分析】

患者为知识女性，身形苗条，面白颧红，唇薄齿利，性情发动，面色潮红，为火金性。以阴面为用就会导致生气生病，分辨心多，以阴金性为主，克后天，伤儿女，儿女多病。以阴火性为主，多是非，伤夫，心神不宁。女性本为水性，入金火居，自性相克，自伤肺、伤心。然火金性，对外应对灵活、守理，主职业有成。当代知性女子，多在外求学工作，忙于应对外缘，家中乃至自心，少于关照。然家庭和谐与自身健康有其自然规则，与当代竞争、紧张、直白的社会多不合拍。当代女性要获得真正的幸福，需要放下自我，使家庭回归自然的和谐状态，要明了安老是将来归宿，事业是当下的前程，儿女是希望工程，这三项工程的轻重缓急，内心要有合理安排。

此例患者爱子心切，以爱子之心思老人之心，找到自己不对，找到老人好处，气消火散；同时，引导其用心学习齐家之道、经营家庭，完善其文化人生之重要内容；兼以用中药除其余火，疏其逆气，令其心安病除。

【医生建议】

1. 人生的学问要圆满。一处行不通，就受一处的苦。即便我们在某个行业做得很成功，也不可忽视居家过日子的学问。家庭是我们生活、修学的重要场所。家庭之和谐，关乎全家健康、家风传承、晚年安危、儿女前程，不可忽视。多少英雄豪杰，败家多由家事不和！不可不慎！

2. 婚姻矛盾客观存在。人是社会的人，两个人的婚姻，最后发生摩擦的原因源于两个不同的成长空间形成两个不同人格的矛盾。英雄各有出处，不同的家庭背景、社会背景、教育背景、经济背景、乃至不同的遭遇和见闻造就了不同的人，这些多重背景所造就的形形色色的人，结婚后近距离接触时，就会产生矛盾。这种矛盾其实是两个家庭、两个人格近距离磨合的必然结果，是两个人成长背景的冲突，这才是婚姻间矛盾的根本原因。如若这种矛盾不经合理引导，每人但觉己苦，不见人恩，矛盾必然爆发、激化，最终导致身病家败。

3. 矛盾的解决。人是充满灵性的复杂动物，人有习气、有秉性、有天性。我们常常由于内在的秉性和脾气，为外在的人物环境所激触，使自身脱离本位，丧失本性，夫失刚，妻失柔，老不安，少不敬，互相嫌怨，导致家庭失和。如人体，心不主神、胃不纳食、足不任身、手不持物，身心家国危已！然人的天性都是相容的、至善的，没有矛盾，是每个家庭角色的自然本位。父亲有父亲的天性，母亲有母亲的天性，老人、丈夫、妻子、儿女，皆有其角色的天性，我们要克除不良的习气和秉性，圆满天性。立定本位，各行其道，矛盾自解。身心健康，家道自昌！

4. 原生态家庭角色本性。在家庭中，夫妻为一天地阴阳。丈夫为天，自强不息，以火性为用，光明豁达，领导全家尽忠行孝；妻子为地，厚德载物，以水性为用，智慧柔和，能找到一家人好处，时时快乐；得此天地之气，老人自然土气安稳，元气充足；长子自然木性仁爱能立；儿童自然金性活泼情圆。此为家庭和乐之美图，我们修身齐家之目标！

案例 003　咳嗽患者的烦恼

女，46 岁。

【主　诉】　咳嗽 1 周就诊。

【现病史】　患者近 1 周来白天、夜间均咳嗽，影响睡眠，时有胸闷心悸，咽喉不利。有少量痰，痰色黄白，不容易咳出，吃抗菌消炎止嗽药 1 周未愈。患者为中年女性，形体微胖敦实，面色红光灿灿，大便微秘，小便黄，脉滑数。

【中医处置】

中医诊断：肺热咳嗽（心火克肺金）。

中医治疗：清肺泻火止嗽。

中医处方：肺力咳合剂。

疗效反馈：问诊 5 天后相遇，见患者辛勤工作，告知服药后咳嗽已愈。

【疾病背景】

此患者为医者家属区周边外来务工人员，偶遇谈及咳嗽 1 周难愈，求病因及药方。

患者：大夫，我这整天咳嗽，吃药也不好，是不是得什么大病了？

医生：您发病前可有操劳上火的事情？

患者：您说得对，我才从老家回来，儿子今年高考，可是孩子考试当天发热了，39.4℃。

医生：高热坚持考试？

患者：是啊，您说急不急。

医生：作为父母，必定着急啊，您这咳嗽就是这个火所致，操心心火灼肺。

患者：还就是从那时开始咳嗽的，我还以为自己得了什么大病，我知道了。谢谢您大夫。

【经典回顾】

《黄帝内经·咳论》：人与天地相参，故五脏各以治时感于寒则受病，微则为咳，甚者为泄为痛。乘秋则肺先受邪，乘春则肝先受之，乘夏则心先受之，乘至阴则脾先受之，乘冬则肾先受之。帝曰：何以异之？岐伯曰：肺咳之状，咳而喘息有音，甚则唾血。心咳之状，咳则心痛，喉中介介如梗状，甚则咽肿喉痹。肝咳之状，咳则两胁下痛，甚则不可以转，转则两胠下满。脾咳之状，咳则右胁下痛阴阴引肩背，甚则不可以动，动则咳剧。肾咳之状，咳则腰背相引而痛，甚则咳涎。

《黄帝内经·九针论》：五脏气：心主噫，肺主咳，肝主语，脾主吞，肾主欠。

《黄帝内经·移精变气论》：黄帝问曰：余闻古之治病，惟其移精变气，可祝由而已。

【医生建议】

1. 孩子考试期间，妈妈、孩子们感冒、咳嗽多与此类似，注意妥善处理好自身状态。

2. 患病后莫要惶恐，患者静心自我梳理检点，医者明示疾病起因，有利患者康复。

3. 治疗时医者身心并调，疾病康复多会事半功倍。

女，57岁。

【**主 诉**】 反复咳嗽两个月就诊。

【**现病史**】 患者近两个月反复咳嗽，咳痰，咳痰不利，痰黄白黏不易咳出。胸闷，气短，心悸，伴腰痛，纳差。查患者面苍黄微暗，舌苔黄，舌边尖红，脉弦滑。

既往病史：乳腺癌肝转移、骨转移、肺转移。右眼视力下降，高度近视。

【**中医处置**】

中医诊断：咳嗽（肝火乘肺，木火刑金）。

中医治疗：清肝泻肺，化痰止咳。

【**疾病背景**】

患者：大夫，我都看了三次了，吃了二十一剂药了，怎么还那么咳嗽？

医生：这也是我想问您的原因，您为什么这么咳嗽呀？有什么让您操心上火的事儿吗？老人或是儿孙有操心的事儿吗？

患者：大夫，我觉得没什么事呀，自从我这个乳腺癌转移了，这两年我什么都不干了，老人也早过世了，外孙女也是她奶奶看。

医生：那还真是任务不重了。

患者：是呀，我现在也挺轻松的。

医生：那您的咳嗽应该好得快呀，咳嗽不好说明您心里还操心儿孙。您这个人性格直，有什么事儿还忍着不爱说，所以这个火出不去。

患者：要说也没什么事儿，但是呢，也还真是不少生气。就说2015年我做乳腺癌手术，刚做完手术三周，小外孙女就出生了，我就带病为女儿伺候月子，给他们做饭。有一天我看病回来特别累，懒得动，我就问女婿："中午咱们吃什么饭呀？要不你做饭吧！"女婿正在低头玩手机呢，说："我现在正忙着呢！"他就不理我了。他妈妈就在旁边，按说该说说他儿子，或者帮着做点什么，结果在旁边也不说话，最后还是我做的饭，我就特生气。

医生：他妈妈在旁边确实不应该不说话——是不是以前积累的矛盾多，您太强势了？坐月子住哪？住在您们家吗？

患者：可不！他不住我们家住哪儿呀！他也买不起房。

医生：那您和亲家一起伺候月子，您们怎么分工呀？

患者：我管吃喝做饭，亲家管小孩的洗涮。

医生：其实过日子不能分那么细，互相体谅才好。

患者：我也是这么想，但是他们家人总是骗我们。他是外地的户口，在北京没有房子，我在他们结婚前说："咱们住郊区，你买不了城里的房；咱们能不能把户口办在海淀，日后有了孩子上学方便。如果能办咱们就结婚。"那时说这个事儿的时候，女婿他舅舅也在场，他舅舅说他在海淀有一个没有落户的房，可以给办，我才同意他们领的结婚证。结果才结婚一个月，就告诉我们，国家有政策，办不了了。这不是明摆着骗我们嘛！

医生：是这个情况，国家政策是不允许这么办了，他不一定是骗您。

患者：那不是骗咋地？人到手了，就不认账了。我女婿 2017 年说要在外地办个幼儿园，说雇人的工资和租用的场地都便宜，折腾了两年多，到现在也没办成啥。

医生：现在哪那么容易做事儿呀！您这个女婿还惦记着做点事儿，挺好的。

患者：好什么好？他在外工作常年不回家，一个月挣几千块钱，孩子都是我们带。就说我外孙女小的时候，一发热就痉挛抽搐，吓得我不知所措，我就给他打电话让他快回来。他当时说话就特别冲，也不着急回来看孩子，不紧不慢地坐公交车来，我们都急死了。

医生：孩子发热抽搐，就说明孩子的妈妈脾气太直太急，影响孩子，您这闺女也有她自身的问题。您说这么多女婿家人的不是，我看您自身的问题也很大。按照中医的逻辑，您闺女的问题，跟您教育有关系。您不但生气，还一定跟女儿有意无意地唠叨不满，其实这就是教唆女儿跟着您生气，那外孙女儿还能不病？我看您这个妈，是有点糊涂，您别介意我这么批评您。

患者：不介意，你说得有道理，我倒觉得身体舒服些了。

医生：您既然能听进去，我就多说几句。您作为家里的老人，不能看家人的不是，您总是看人家不对，就是搅家不宁。生活就是要让孩子们两人一块奔，不怕现在没有房子，没有资源，一家人和和气气，好多资源都可以创造出来。我想您是觉着自己有一套房子，人家寄居在您家，您就特委屈，平日您也会不给他们好言语。本来人家寄人篱下就不好意思，您再这么一弄，就为矛盾埋下了伏笔。亲家母也生闷气，女婿也郁闷，女儿也不高兴——孩子就容易生病了。您觉得自己养个女儿嫁给人家，人家条件配不上您们家，而且还欺骗了您们；可是您想过没有，人家养个儿子也是含辛茹苦，养大了也不容易，还没能孝养自己，就跟您女儿过家。您仔细想想人家背井离乡地寄您户下，还受您气，人家是不是也挺委屈？

患者：（一小时后取药回来，脸上带着笑容）大夫，我今天跟你说完了之后怎么这么痛快呀！

医生：是呀，您这么多心事、这么多委屈、这么多不满，都是垃圾，也没地儿排解，您说完了可不舒服了嘛！自己平日傻生气，就觉得自己养女儿委屈，女婿骗您、住您的房子，您委屈。孟子说"父子不责善，责善则离"，父子间尚且不能求全责备，何况女婿也不是您养的，您这样待人家，您说人家能对您女儿好吗？再说，您整天在女儿面前说女婿的不好，他们真离婚了，您就能高兴了么？您自己帮着女儿带孩子，您也就满意了？

患者：我是劝他们离婚，他是没有好处。

医生：您这是气话，不理智了。做父母的哪里有您这样的？他是有好处您没看到，要是真离婚了，您女儿一个人带着孩子跟您过，您就知道了！您真是糊涂老太太，要不一身病呢，我还是要批评您！我说话不好听，您别介意。

患者：（脸上明显放松、快乐）谢谢大夫，我特别感激您，没人这么批评我。

医生：那看来您还不算太糊涂。回去想办法让女儿、女婿过好了，试着多找人家的优点，您才能少生气，病才能好得快一点，可以少吃一点药。您吃药效果不好，一方面是我们治疗的原因，还没有完全对症，另一方面也和您自己有关系，您吃的药不如您生气的力量大，所以您不容易好。

患者：您说得有道理，我回去试试啊。

患者欢喜而去。

【经典回顾】

《黄帝内经·五脏生成》：咳嗽上气，厥在胸中，过在手阳明、太阴。

《黄帝内经·阴阳应象大论》：西方生燥，燥生金，金生辛，辛生肺，肺生皮毛，皮毛生肾，肺主鼻。其在天为燥，在地为金，在体为皮毛，在脏为肺，在色为白，在音为商，在声为哭，在变动为咳，在窍为鼻，在味为辛，在志为忧。忧伤肺，喜胜忧；热伤皮毛，寒胜热；辛伤皮毛，苦胜辛。

【医生建议】

1. 和睦的家庭需要家人之间讲包容、讲互助、讲感化，应该依照自己的角色做事、说话，不可意气用事、牢骚满腹，搅家不宁！

2. 生气就会生病，家人离得最近，对个体的影响最大。大病、慢病的患者除医学检查外，自身不可不自查。

3. 过日子，要把人看重，把财物看轻，日子才容易健康幸福。若把人看轻，把物看重，家中将多苦恼疾病！

二、肺　癌

案例 005　肺部肿瘤患者的纠结

男，63岁。

【主　诉】　咳嗽1个月，加重伴胸痛2周，活动后气短1周入院。

【现病史】　患者1个月前无明显诱因出现咳嗽，为干咳，无胸痛、呼吸困难，未处理。3周前于患者家附近社区医院查血象正常，胸部X线示肺斑片影，给予抗感染治疗未好转。1周前双侧季肋区隐痛，就诊某三甲医院，查CEA：12.3ng/ml，CA199＞1200U/ml，CYFRA21-1：14.14ng/ml，胸部CT检查示左下肺占位阻塞改变，纵隔淋巴结肿大，考虑肺癌，遂入院。患者家属要求中医会诊，辅助治疗。查看患者，平卧吸氧状态，形体营养适中，面色苍暗，口唇暗黑，近日来咳嗽加重，轻微活动后气短，吸氧后气短改善，干咳无痰，食欲差，睡眠可，时有右下肢酸痛。舌体暗红，舌苔薄白，脉弦。

【辅助检查】

PET：左肺下叶巨大肿块，考虑恶性肿瘤，肺癌可能性大。并①右肺多发转移瘤；

②右侧额叶转移瘤；③肝内多发转移瘤；④纵隔、双肺门、双侧锁骨上多发淋巴结转移；⑤全身骨多发转移瘤；⑥右侧第5，左侧第4、6肋腋段合并病理性骨折；⑦左肺下叶后基底段阻塞性炎症，双侧胸腔及心包少量积液。

既往史：既往体健，未规律查体。

家族史：其亲兄长2年前因肺癌去世。母亲90岁，患老年痴呆；父亲已故。

【中医处置】

中医诊断：胸痹（气滞痰凝）。

中医治疗：健脾理气、化痰散结。

中医处方：茯苓杏仁甘草汤、橘枳姜汤加减。

中药药物：茯苓　杏仁　甘草　枳实　陈皮　生姜　红景天　桑叶　桑白皮　鱼腥草　浙贝母　木瓜　牛膝。

【疾病背景】

医生病房会诊，患者妻子照顾于床旁，患者侄子亦来探望。患者正在打电话，听口气像是给女儿，叮咛千万不让其带外孙女来医院探望。

医生：您抽烟吗？

患者：发病以后就不抽了。

医生：每日抽多少啊？抽了多少年？

患者：每日半盒左右吧，抽了四十多年。

医生离开病房，通过患者妻子侧面了解患者部分社会背景。

医生：患者是肺病，患者和家中老人是否有不和谐处？比如您父母或者他自己父母？

患者妻子：（妻子没有太多思考就回答）他和他父亲多少年就不和，我先生这个人，谁的话也听不进去。本来他家兄弟姐妹数他最聪明，早年他父亲最重视他，重点培养他。他上学成绩最优秀，还是北京四中的学生呢。他父亲给他找了一份工作，那时找工作还要求人，可是他死活不同意，不爱干，后来还辞职了。为此他父亲和他生气，俩人多少年都不来往，他也不去看他父亲。

医生：患者父母现在怎样了？

患者妻子：老爷子去世有几年了，现在就剩下老太太，有老年痴呆，也什么都不知道了。我爱人这大半辈子，其实也很不容易，早些年，没听他父亲的话，错过了一份好工作，我们有时聊天，想想老人的安排挺适合他的，可他就是倔强，不听劝。他喜欢开车，那个年代开车吃香，但后来是个人就会开车，司机的境况越来越差。随后自己开出租，阴天下雨还不出车，胆子小，怕出事儿，也没怎么挣到钱。再后来去驾校开车，人家给交保险，好不容易熬到退休，拿养老金才三年，就得这个病。

患者妻子：他们家挺怪的，兄弟姐妹很少往来，刚才病房遇到的那个侄子，一般也不往来。也就是有大病，听说了，才来一次。他哥哥前年也是肺癌去世的，他也就是病重时，我们去探望过几次。

医生：那您先生同你们家关系如何啊？

患者妻子：他对我们家挺好的，对我父母很有耐心，也体贴。还常跟我父母聊天。您想，跟八九十岁的老人聊天、做饭，他能不嫌烦，就真算是不错了，我父母也挺喜欢他的。

患者妻子：我哥哥给我们经济上支持，在我爱人生病后，我哥哥对我说，人家对咱父母都挺好的，人家生病咱们不能不管，能用的治疗措施咱们都用上，不要心疼钱。

患者妻子：大夫说这病就剩下三个月的时间了，您说还能救吗？

医生：不一定就是这个结果啊，人身体一方面受制于疾病，另一方面还要看患者心理的强大程度，还有家庭的支持状态。他本人知道病情了吗？

患者妻子：他都知道。他挺坚强的，还总安慰我（患者妻子声音哽咽），说"我身体这样好，不会就这样结束的"。

医生：（沉默不语，心想：生病时人的健康常常不是自己可以控制的。）

患者妻子：自从我们认识以来，他从来没有进过医院，也不做任何检查，这次生病还是我强迫来检查的。

医生：咱们治疗看看，我想会有帮助。您跟他聊聊与其父亲的矛盾，他能释然，能找到老人的好处，对疾病大有好处。我们中医讲，老人五行属土，土（脾）可以生（资助）金（肺）。我们给他用的药物也是健脾散结的，咱们一起帮助他，密切观察，我想他会受益的。

【经典回顾】

《黄帝内经·上古天真论》：是以志闲而少欲，心安而不惧，形劳而不倦，气从以顺，各从其欲，皆得所愿。故美其食，任其服，乐其俗，高下不相慕，其民故曰朴。是以嗜欲不能劳其目，淫邪不能惑其心，愚智贤不肖不惧于物，故合于道。所以能年皆度百岁而动作不衰者，以其德全不危也。

《黄帝内经·五脏生成》：咳嗽上气，厥在胸中，过在手阳明、太阴。

《孟子·离娄上》：父子之间不责善，责善则离，离则不祥莫大焉。

【医生建议】

1. 定期查体，是对健康的一种重视，也是在提醒自己，生命需要日常谨慎地呵护。

2. 家庭成员之间的和睦团结，是家庭个体健康的重要保证，也是成员遭遇意外风险时的最后一道社会支持。

3. 亲人之间相处，包括夫妻、父子、母子之间，不可用脾气秉性管辖，只可用德行、天性感化，才可德全不危。

第十章

心脑血管疾病

一、胸　痹

案例 006　**心脏是如何用坏的——养心要领**

女，40岁。

【**主　诉**】　胸闷、气短 1 月余，加重 2 周后就诊。

【**现病史**】　患者近 1 个月情绪波动大，间断出现胸闷、气短，自服舒肝丸效果不佳。近 10 天出现胸痛，为针刺样感觉，深深吸气时明显，持续 3 小时，伴发热，最高体温 38℃，无咳嗽、咳痰、咽痛、鼻塞、流涕，无乏力、头晕、头痛、肌肉痛、关节痛、畏寒、寒战、盗汗，无恶心、呕吐，无腹痛、腹泻，无尿频、尿急、尿痛，无皮疹，无其他不适。就诊于北京某郊区医院，查心电图 Ⅱ、Ⅲ、AVF 导联、V_4-V_5 导联 ST 段压低，后患者就诊于我院发热门诊，考虑无新冠肺炎证据，后辗转我院急诊内科、心内科。查体：无咽充血，无扁桃体肿大，双肺呼吸音清，心律齐，未及杂音，腹软，无压痛。化验结果未见肌钙蛋白、心肌酶明显异常，心肌梗死证据不足，进一步预约冠脉 CT 检查。服用复方丹参滴丸效果不明显，近日体温正常，遂中医诊治。

查看患者神智清楚，面色苍黄，自述胸闷气短，乏力，困倦。偶有胸痛，喜深吸气，眠差多梦，舌体胖大有齿痕，色暗红，脉弦。

流行病学史：否认类似患者接触史、否认不洁饮食史、否认其他流行病学史。一直居家，家人无发热。

既往史：体健。否认药物过敏史。

体格检查：T：36.6℃，P：89 次 / 分，BP：128/81mmHg，SaO_2：98%。

【**中医处置**】

中医诊断：胸痹（肝郁气滞）。

西医诊断：胸痛待查。

中医治疗：疏肝理气。

中医处方：逍遥颗粒配合乐脉颗粒。

【疾病背景】

患者：大夫，快帮帮我吧，我的心脏是不是坏了？我觉得总是气短，吸不深，气不够用，要使劲深吸一口气才舒服，胸也闷得厉害，看了急诊科、心内科，还是难受。

医生：那您想想，是不是总生气啊！有什么生气的事儿啊？

患者：大夫您说对了，我是总生气，特别是现在疫情期间，我家两个孩子最近在家上网课，不好好学习，我就打了他。

医生：孩子多大了？还真打啊！

患者：大的13岁，小的5岁半。两个孩子平时总是打闹，我每天都在生气、着急、焦虑中度过。我也是真打，拿那个扫床的笤帚打他屁股。

医生：打完是不是更痛了？

患者：是的，打完就胸闷、憋气、难受，两三天以后就开始心痛。

医生：两个孩子都打吗？

患者：就打那个大的，大的不学习啊。

医生：您这是亲妈啊，希望他能好好学习（微笑）。那打完了有用吗？他学习了吗？

患者：没效果，他更不学习了，而且还反抗。他可气人了，让他背单词，背完再玩。说得好着呢，说是背完了，就溜出去打篮球了，结果回来我一抽查，都不会，气得我就打了他一通，而且第二天就不让他出去玩了，打完我就开始难受了。

医生：可不能打，越打越反抗！正因为是亲生的，您真动气，所以才得病。

患者：是啊，第二天一回家可好，家中的墙上、天花板上，哪哪都是篮球印，不让他出去玩，他就在家拍球，故意气你，我就又拿起笤帚给他打了一顿，打完就真病了。以前也打，但身体都没事儿，这次真不行了，在疫情期间，还冒着传染的风险来医院，花了好几千元了，也没看好！

医生：您这是恨铁不成钢啊！自己的孩子，希望他好，但是又不会管教。您别介意我这么说您，自己一身病，孩子也没管过来，这叫"逆子锥心"啊。孩子大了，现在常说到了叛逆期，他违逆了您的心愿，所以您真生气！您要明白孩子毕竟是孩子，他也不知道好坏，您用脾气管他，他也只会用脾气回您！

患者：您说得对，我是不会管，也是真生气！孩子也总打嗝，一个接一个。

医生：孩子打嗝，他也是郁闷，您生气，他也生气，所以一家人都生病。看病养病是学问，教育孩子更是学问，都需要专业知识，认真对待。以前发脾气都没事儿是没动真气，这次动真气了，发了大脾气，身体过度使用，才会导致疾病。教育孩子，总用脾气激惹孩子，孩子不仅会生病，而且叛逆也是从这里开始的，所以要注意啊！

患者：您也给孩子开点儿药吧！

医生：到底是母亲，孩子气您，您还是会给他开药，希望他好！但是如何真正能帮助孩子，使他们接受，还是要学习一下当母亲的知识才好！

患者：好的，一定！否则我都快活不了了！

【经典回顾】

《黄帝内经·杂病》：心痛，但短气不足以息，刺手太阴。

《黄帝内经·癫狂》：少气，身漯漯也，言吸吸也，骨酸体重，懈惰不能动，补足少阴。

《黄帝内经·胀论》：岐伯曰：夫心胀者，烦心短气，卧不安。

【医生建议】

1. 疾病发作，情绪是重要诱因。

2. 不良情绪是对社会、家庭生活中发生的事件处理不良的伴随产物。

3. 人们在生活中不可能不闹情绪，如何驾驭自己的情绪才是健康的关键。

4. 要想驾驭情绪，接受现实、积极面对、智慧应答是核心。

5. 面对事实，如果实在是难以接受，进退两难，那就只能暂停应对，静观其变，方为上策。

案例 007　姐姐纠结，导致胸中滞闷

女，35岁。

【主　诉】患者胸中滞闷憋气6天就诊。

【现病史】患者6天前出现胸中滞闷感，自觉胸闷，憋气，运动后憋气有所减轻，安静时症状加重，喜叹息，得息则舒，失眠，入睡困难，饮食二便调。查患者形体瘦，面色苍，舌红，苔薄白，脉弦细。

【中医处置】

中医诊断：胸痹（肝郁气滞）。

中医治疗：疏肝理气，开胸顺气。

针灸治疗：针刺内关。

疗效反馈：针入，胸中滞闷则缓解，留针1小时胸闷改善大半。

【疾病背景】

患者：我最近总感觉胸闷憋气，觉得胸部阻塞感，说话多了就感觉气短，气不够用。

医生：您是做什么工作的呀？平时说话多不多呀？

患者：我也是自己开诊所，给小动物看病。可能是我前几天开了一个线上视频会议，一个多小时，全程都是我一个人在讲，说的话有点多了。（患者寻找自身不适的理由）

医生：说话多了是耗气，但您这么年轻，也不至于呀！

患者：对了，我开会那天还穿了一个紧身的裤子，勒着我的肚子，就有点喘不上来气。晚上我又用茶水泡咖啡喝，是不是跟这个也有关系？（患者的确仔细查找自己的病因）

医生：我看和这些关系都不大。您最近有什么堵心的事吗？

患者：没有。

（患者摇头，大夫诚恳地看着患者。）

患者：借钱，算吗？

医生：是谁问你借钱呀？（这是可以影响患者情绪的重要线索）

患者：我弟弟。（说到这里，患者声音哽塞了，眼睛此时就有些潮红和湿润，像是有委屈，却又欲言又止）

医生：（小心而轻声地询问，生怕患者停止吐露心声）向您借多少钱呀？

患者：又要借10万。（说着就流泪了，忍着没有哭出声，从兜里抽出纸巾，敷在面部，不能自已）

医生：（这才是患者心中的痛，也应该是真正的病因，应该鼓励她疏解出来）他为啥要借这些钱？要做什么呢？

患者：（用纸巾盖着眼睛，不愿意在陌生人前失态）不好意思啊，我不是有意的。

医生：没事儿，这应该才是您胸闷憋气的原因，您说说身体就会好得快，您也是真不容易。（鼓励患者继续讲下去）

患者：（患者情绪稍微平静些）他是开饭店的，今年受疫情影响，饭店都快经营不下去了。

医生：是，今年疫情对餐饮冲击是挺大的。（沿着患者思路，继续引导）

患者：主要是这些年他每年都在我这拿三四万的，加起来也有十多万了，这些也就算是给他了。我现在想，要不然就一次性给他十万块钱，算是给他投资了，让他干点别的，别开饭店了，干点其他什么的。但是我又担心他干不好，怕这十万又打水漂了。

医生：您这人真好，对自己兄弟真是很好了，兄弟姐妹之间是应该这样，互相帮扶（肯定患者的家庭角色）。但是中国传统说"救急不救穷"，您的钱可以帮助他活着，但帮不了他富裕，他要真正能致富，还需要他自己（释然其纠结）。您们兄弟姐妹几个呀？

患者：三个，我还有一个哥哥。

医生：您这个当姐姐的是个靠谱的人。您弟弟平时开销大吗？

患者：他平时开销还挺大的，单纯生活的开销一个月就得一万左右，他那个饭店，一个月盈利也就两万块钱，还要付房租，给别人发工资，根本就剩不下什么，上几个月的房租也都是我替他交的。

医生：那他成家了吗？

患者：成家了。他生活是挺难的，有两个小孩，一个两岁，一个四岁，他还要交房租，他比我难。不像我，我就一个人，没有房，也没有车，也没有房贷，也没有特殊开销，没有那么大的压力。

医生：您这姐姐真好，自己这么简朴，有能力就帮助弟弟，知道弟弟不容易。但是站在我的角度看您，年龄也不小了，也该考虑考虑自己的生活了，也省得您父母挂念。您帮助弟弟是对的，但不能单纯给他钱，而是要给他分享您赚钱的道理，一定是勤劳、和气，这是根本。靠您给他钱帮他，太有限了，再说您也不宽裕，您要是真关心他，也只能在他最难的时候，保证他基本生活就很好了。

患者：大夫您说得是，我这几天还用西洋参泡水喝，您觉得这个管不管用呀？还有我朋友给我的艾灸贴，让我贴肚脐上，还有用艾草泡脚，都管不管用呀？（患者也是尝试了许多方法自我调整，但关键是不得要领，空费财物和精力）

医生：这些都不是治疗的关键，情绪是最关键的。把您现在这些问题都处理好是关键。您干了您力所不及之事，虽然您做的是好事，但是没有把握好度，自己为难生病，他也不一定有收获。兄弟姐妹之间也是有边界的，不是无尺度的！您现在好多了吧？

（针刺内关，缓解胸中郁结速度最快。而且患者也说出了所纠结的事情，落了眼泪，压抑在心头的不良情绪得到了有效的释放，并且得到了医生对其在家庭角色的定位尺度建议，这些都会有助于患者疾病康复。）

患者：（患者深吸一口气，面露惊喜）是好多了！胸部不堵着了！感谢您！

【经典回顾】

《黄帝内经·经脉》：肺手太阴之脉……是动则病肺胀满膨膨而喘咳，缺盆中痛，甚则交两手而瞀，此为臂厥。是主肺所生病者，咳，上气喘渴，烦心胸满，臑臂内前廉痛厥，掌中热。气盛有余，则肩背痛风寒，汗出中风，小便数而欠。气虚则肩背痛寒，少气不足以息，溺色变。

内关穴：络穴，八脉交会穴——通阴维脉，位置在掌后去腕二寸。《八脉八穴症治歌》："中满心胸痞胀，肠鸣泄泻脱肛，食难下膈酒来伤，积块坚横胁抢；妇女胁疼心痛，结胸里急难当，伤寒不解结胸膛，疟疾内关独当。"

《拦江赋》：胸中之病内关担。

《标幽赋》：胸腹满痛刺内关。

《杂病穴法歌》：舌裂出血寻内关。

《四总穴歌》：心胸内关应。

【医生建议】

1. 凡是做事，过犹不及，只有站在整体的角度，才好把握做事的边界。

2. 凡是生病，首要检点自我，先省察自我行为和情绪，才是疾病疗愈的关键！

3. 生活不容易，活到老，学到老。每个人都需要终身学习，向纠结的事学习，解决纠结，增长智慧。

案例 008 **提心吊胆——自伤心脏，导致心悬痛**

女，46岁。

【主　诉】心悬痛、心悸半年余就诊。

【现病史】患者近半年出现心脏处揪心一样的疼痛（自觉心脏从咽喉内部向上悬提，俗语说心脏提到嗓子眼儿了），伴有心悸。患者周身肿胀，近一年余体重增加了8公斤，压之无凹陷，下肢沉重无力如灌铅（西医诊断为甲状腺功能减退，给予"优甲乐"补充治疗），兼见周身恶寒、无汗、乏力。舌体胖大，脉沉。

【中医处置】

中医诊断： 心悬痛（痰饮气逆）。

中医治疗： 通阳下气，降气化饮。

中医处方： 桂枝生姜枳实汤。

中药药物： 桂枝　枳实　生姜。

疗效反馈： 1剂悬痛消除，3剂而安。继续甲状腺功能减退治疗。

【疾病背景】

患者儿子今年参加中考，患者整日陪同儿子复习，作为母亲，自然希望孩子上个好的高中，有个好的未来。北京孩子的学习竞争压力大，儿子学习成绩却是中等，因此患者甚是担心，内心焦躁。

【中医解读】

悬者，自上引下也；痛者，气机不畅，郁滞则痛也。心悬痛，就是俗语所说的担心导致心脏提到嗓子眼儿，患者自觉心脏自咽喉处向上悬提疼痛之病证。治疗药以桂枝辛温通阳降气，枳实辛苦泄痞散结，生姜辛温降逆化饮，三药合用，到达通阳下气，理气化饮，悬痛消除。

【情绪管理】

母亲家庭五行配属于水，儿子家庭五行配属于木，作为母亲，要心存智慧，以柔和耐心之态度培养孩子的自立自强之精神，孩子得到母亲柔和智慧水的滋养，必然木性能自立，自强不息，日后成为栋梁，为水生木顺运。此例患者形体偏胖，面型圆满，色暗微黑，为阴水性，少智慧，多烦躁，过度参与孩子的学习、成长，导致孩子缺乏一定的自立性，母亲亦难能安心，为孩子一时的成绩而急躁、揪心，精力耗泄过度，从而形成了子盗母气的局面，主母亲生病，心气受伤，下肢痿软无力。

【经典回顾】

《黄帝内经·经脉》：肾足少阴之脉……是动则病饥不欲食，面如漆柴，咳唾则有血，喝喝而喘，坐而欲起，目肮肮如无所见，心如悬若饥状，气不足则善恐，心惕惕如人将捕之，是为骨厥。是主肾所生病者，口热舌干，咽肿上气，嗌干及痛，烦心心痛，黄疸肠澼，脊股内后廉痛，痿厥嗜卧，足下热而痛。

《金匮要略·胸痹心痛短气病脉并治》：心中痞，诸逆心悬痛，桂枝生姜枳实汤主之。

《诸病源候论·心悬急懊痛候》：其痛悬急懊者，是邪迫于阳气，不得宣畅，壅瘀生热，故心如悬而急烦懊痛也。

【医生建议】

1. 儿孙自有儿孙福，孩子的命运老天自有安排，母亲要安然！

2. 母亲是孩子最有力的支持者，母亲安然，有利于孩子自立！

男，36岁。

【**主　诉**】 患者心中刺痛 1 天就诊。

【**现病史**】 患者心中刺痛 1 天，自觉心中阵发性刺痛，2 ~ 3 小时疼痛一次，与运动无关。四肢乏力困倦，无心悸气短，无大汗憋气。纳谷不香，睡眠差，二便调，形体敦厚，面色潮红，舌尖红，舌质暗，苔白腻，脉弦。

【**既往史**】体健。

【**中医处置**】

中医诊断：胸痹（气滞血郁型）。

中医治疗：理气疏肝，活血止痛。

中药药物：三七　川芎　木香　山楂　炒栀子　酸枣仁　神曲　半夏　白蒺藜。

疗效反馈：暂无。

【**疾病背景**】

医生：您怎么不舒服？

患者：我心痛。最近因为心脏猝死的人挺多的，所以我有点紧张，赶紧来看看，还挂了一个心内科的号。

医生：对，现在人压力大，还熬夜，有时脾气也大，所以身体容易被用坏。中医说身体都是被过度用坏的，称为"病起于过用"。西医检查通常判定心脏形态和电生理上有没有问题，而看中医就要找找自己的原因，为什么会痛？说说您最近有什么着急的事情吗？

患者：还真是有点着急的事情。

医生：讲讲看，中医叫"急火攻心"，是什么事情让您这样了？

患者：最近着急的原因，是因为最近才发现，我媳妇每个月把我信用卡的钱都转出七八千元，也没说干什么了。我上班，还炒股票和期货，这都赚着钱呢，可是我卡里的钱总是不够，我爱人还总让我还钱。我就纳闷，去银行打流水单子出来，一看才知道，她每个月都要划走好多钱，而且她打车，吃饭，都从我这个卡上消费，从来不花自己的钱。我问她干什么了，她也不跟我说。

医生：您们结婚多少年了？有孩子了吗？

患者：我们结婚都四五年了，孩子今年两岁多，岳父岳母帮看着。家里买米面油蔬菜水果，基本都是我开销，还不时地要给孩子姥姥姥爷五千、一万的，人家帮我们看孩子，也不容易。就这样，她还嫌我不挣钱，她自己挣的钱我也看不到！

医生：人家孩子都给您生了，父母还帮您看孩子，应该问题不大。但是花这些钱，也不给您说说去向，不太应该，也许有隐情，不好说。

患者：这也就是我着急处，不到一年，她划走我卡上 15 万多，她的钱我一点也看不到，还嫌我赚钱少，我就特生气。

医生：您也不用太着急。您这人性格太实诚，心里急，又说不出来，生点闷气。再和她着急上火，又有些怨恨她不跟您说清楚这些事情，所以才出现心痛和全身乏力的症状。加上您工作忙，炒期货和股票可能很消耗心神，另有这个闹心事，所以睡不好，睡不好也容易伤心脏，所以心痛。

患者：（不住点头）我是这样的人。

医生：所以要想好病，改善心脏不舒服，除了我给您开点药，帮您疏通气血，还要您自己省点心。早点睡觉，别着急，慢慢问问她具体情况。再说呢，她父母在，还可以请她父母帮着问问，他们自己的女儿，总要给个说法吧！

患者：您说得对，我心脏没大事就好！

医生：大事都是小事积累来的，您注意放松心情。痛不通，气血壅。这个事太走心了，再和她着急，所以心脏气血就不通畅了，就会出现疼痛。有病不可太紧张，也不可不在意，适度关注健康才好！

患者：（表情轻松了）谢谢您！

【经典回顾】

《黄帝内经·生气通天论》："凡阴阳之要，阳密乃固，两者不和，若春无秋，若冬无夏。因而和之，是谓圣度。故阳强不能密，阴气乃绝。阴平阳秘，精神乃治；阴阳离决，精气乃绝。"

《黄帝内经·阴阳应象大论》："故曰：天地者，万物之上下也；阴阳者，血气之男女也；左右者，阴阳之道路也；水火者，阴阳之征兆也；阴阳者，万物之能始也。故曰：阴在内，阳之守也，阳在外，阴之使也。"

《黄帝内经·邪气藏府病形》："岐伯曰：臣请言五脏之病变也。心脉急甚者，为瘈疭；微急，为心痛引背，食不下。缓甚，为狂笑；微缓，为伏梁，在心下，上下行，时唾血。大甚，为喉吤；微大，为心痹引背，善泪出。小甚为善哕；微小为消瘅。滑甚为善渴；微滑为心疝，引脐，小腹鸣。涩甚为瘖；微涩为血溢，维厥，耳鸣，颠疾。"

【医生建议】

1. 病由心生，心由事起。心胸要豁达，经得起事情考验，才可心安身健。

2. 夫妻之间，要互敬互爱，相互理解，才是阴平阳秘，气血相和，水火既济。

3. 疾病的社会心理根源，是许多生理疾病的长期诱因。以好的心态去适应社会，是恒久健康的基石。

案例 010 愤恨郁怒伤心，导致胸痛

女，77岁。

【**主　诉**】胸痛 3 天就诊。

【**现病史**】患者无明显原因，出现胸部刺痛，引发后背疼痛。为针刺样疼痛，每分

钟窜痛、刺痛数下，不间断，疼痛难忍，已经 2 日难以入睡。无心悸气短，无大汗淋漓，腹胀便秘，大便干结，排便不畅，小便调。舌苔黄白腻，舌尖红，脉弦数。

心电图：窦性心律，ST-T 改变。

【中医处置】

中医诊断：胸痹证（气滞血瘀）。

中医治疗：开胸通痹，行气活血。

中医处方：心脑宁胶囊配合乐脉颗粒。

中药药物：薤白　黄杨宁　银杏叶　红花　香附　丹参　川芎　木香　山楂　赤芍　大果木姜子。

疗效反馈：暂无。

【疾病背景】

患者为老年女性，有二儿三女，此次长子和大女儿伴随就诊。

问及患者有无着急生气之事时，女儿开口就说是被小儿媳妇气的。老人讲，一周前，小儿媳妇和 17 岁的孙子从欧洲旅游回来，在家吃饭聊天，聊到在国外，花了 600 多元钱吃了豆芽和茄子的中餐炒菜，老太太心说，去国外吃西餐就好，到那里吃中餐这么贵，太糟蹋钱。

又不经意间听小儿子与儿媳妇聊天，儿子说媳妇把他的钱都搜刮干净了，老人就生气，心里既心疼钱，又心疼小儿子。小儿媳妇平素吃喝都在老太太家，还不让老太太说，一说就给甩脸子；老人不能说，便只能心里愤恨儿媳。

老人就诊时说完这些，面部就见了笑容。医者告诉老人，去欧美国家旅游，饮食习惯与国内差异巨大，西方人多吃生冷肉食，中国游客很难适应。然而中式餐饮，因为稀少，所以价高。儿媳妇此间的隐情，老人不知道，所以才多心生瞋，做老人的还是少管为佳。言罢，患者欣然接受，自觉畅快许多而去。

【情绪解读】

患者老年女性，形体厚实，面色黄，微青黑，两颧微红，为木土性火逆之象，说明患者肝火旺盛，脾土壅滞，操劳不宁。木火急躁，气郁心胸，不可言语，郁而化热，则为胸痛。土实木直，郁阻气机，则腹胀便秘。治疗当疏肝活血，散结郁热，则气血流通，疼痛自解。

【经典回顾】

《黄帝内经·六元正纪大论》：木郁之发，太虚埃昏，云物以扰，大风乃至，屋发折木，木有变。故民病胃脘当心而痛，上肢两胁，膈咽不通，食饮不下，甚则耳鸣眩转，目不识人，善暴僵仆。太虚苍埃，天山一色，或气浊色，黄黑郁若，横云不起雨，而乃发也，其气无常。长川草偃，柔叶呈阴，松吟高山，虎啸岩岫，怫之先兆也。火郁之发，太虚肿翳，大明不彰，炎火行，大暑至，山泽燔燎，材木流津，广厦腾烟，土浮霜卤，止水乃减，蔓草焦黄，风行惑言，湿化乃后。故民病少气，疮疡痈肿，胁腹胸背，面首四肢，膜愤胕胀，疡痱呕逆，瘈疭骨痛，节乃有动，注下温疟，腹中暴痛，血溢流注，精液乃少，目赤心熱，甚则瞀闷懊憹，善暴死。刻终大温，汗濡玄府，其乃发也，其气四。动复则静，阳极反阴，湿令乃化乃成，华发水凝，山川冰雪，焰阳午泽，怫之先兆也。

…………

帝曰：善。郁之甚者治之奈何？岐伯曰：木郁达之，火郁发之，土郁夺之，金郁泄之，水郁折之，然调其气……

【医生建议】

1. 老年温和性如灰，家务皆宜推。家中老人，能够少管家事，少做家务，自然身心清净自在，少气少火。身心健康，少拖累子女，就是帮助子女。

2. 老人宜闲暇时，养心性，讲道德，莫说是和非。老人管得多，必生是非，自己受累生气，儿女还不喜欢，家庭少和顺，自身多疾病，儿女亦受累。

3. 做女儿的要注意，在母亲面前，多替嫂子或弟妹圆情，多找嫂子或弟妹好处，让老人宽解心情，自然心情和乐。女儿在母亲面前，万万不可添油加醋地诉说嫂子或弟妹的是非，一方面嫂子或弟妹听了心中恼火，增加婆媳矛盾，另一方面老人心中更加不满，愤恨更大，导致老人气火伤身更重。此间角色，为女儿的不可不谨慎，禁忌随心泄愤，加重老人气火！

4. 生活中的人事，影响着我们的情绪。过于在意外来的言语，会影响自己的心境，为外事所累，为言语所激，为别人所病，惜哉！

案例 011 **儿子他乡求学，母亲心痛乏力**

女，49岁。

【主　诉】 反复胸痛2周就诊。

【现病史】 患者2周前自觉胸部阵发疼痛，痛如针刺，可自行缓解，无心悸出汗，自觉胸闷气短，下肢无力。睡眠差，入睡困难，醒后难以再次入睡。舌苔薄白，舌体淡红，脉细涩。

【既往史】 抑郁病史，调理1年余明显改善；冠心病病史，2年前冠脉造影示狭窄<70%，具体情况不详。

【中医处置】

中医诊断： 胸痹（气虚血瘀）。

中医治疗： 益气养心，活血止痛。

中医处方： 心通口服液、心脑宁胶囊、心神宁片。

中药药物：

心通口服液： 黄芪　党参　麦冬　何首乌　淫羊藿　葛根　当归　丹参　皂角刺海藻　昆布　牡蛎　枳实。

心脑宁胶囊： 银杏叶　小叶黄杨　丹参　大果木姜子　薤白。

心神宁片： 酸枣仁（炒） 远志 茯苓 栀子 六神曲 甘草。

疗效反馈： 暂无，期待向好。

【疾病背景】

该患者有抑郁病史，调理1年多后大有改观，气血渐旺，精神安顿，睡眠香甜。2年前曾因胸痛，做冠脉造影，显示狭窄＜70%，已经稳定。此次发病，详问患者发病原因，初问还很茫然，没有想到具体诱因。沉思良久，忽而想起来最近让其特别痛心的一件事情。

患者有一个独生儿子，今年23岁，8月初刚去国外攻读为期2年的硕士研究生。患者讲：自己就这么一个儿子，远走他乡，不能再照顾孩子，为其做香喷喷的可口饭菜，想到这些，就会情不自禁地心痛，想起来就痛哭一场。孩子刚走的头几天尤其如此，最近还好些，但是想起这件事来就很痛心。

【情绪解读】

患者形体胖，面色暗，微黑，粗眉大眼，喜烦心，情绪低落，为阴水性。阴水性不善变通，沉闷呆板，遇事想不开。

儿子游学于他乡，母亲牵挂于心中，何况母亲年近半百，气血已衰，再因悲伤耗气，心失所养，故而痛心。患者不知起因，再因心痛而生患病之忧，遂烦恼丛生，难以安眠，心神再度损耗。

治疗当循其病因，解其困惑，配合药物益气养心、活血止痛之品，补其衰少、耗损之心气，再给予好言劝慰，安顿心身，其病向愈可期。

【经典回顾】

《黄帝内经·本神》：心藏脉，脉舍神，心气虚则悲，实则笑不休。

《黄帝内经·至真要大论》：诸禁鼓栗，如丧神守，皆属于火。

《黄帝内经·五邪》：邪在心，则病心痛喜悲，时眩仆，视有余不足而调之其输也。

《论语·里仁》：子曰：父母在，不远游，游必有方。

【医生建议】

1.慈母手中线，游子身上衣。母爱是厚重而温暖的，做母亲的要常想孩子长大了以后，能自我独立、快乐，才是母亲真心所愿。若是儿女软弱，难以自立，尽管常常偎依在母亲膝下，但是那时母亲心里的痛才真的是难以平消。

2.儿行千里母担忧，母痛儿乐心不觉。母亲的忧虑惆怅，作为儿女，要内心知晓，多给母亲些关照，多给母亲些开怀，儿女是母亲心灵寄居的房舍，要在自己忙碌的空间里给母亲保留一个重要的席位。

3.母子连心，这种联系是维系人类传承的自然情感。母亲要放得开，养好自己的心脏和身体，给孩子更长久的爱；儿女要懂得反哺，养好自己的福地家园，回家的时候还有暖光、热饭在等待！

谨以此篇，献给天下所有学子的母亲！

二、心　悸

案例 012 惊恐多汗，失眠心悸

女，64岁。

【主　诉】 患者间断心悸眩晕，加重2天，伴失眠多汗就诊。

【现病史】 患者既往就有心悸眩晕，近2日心悸加重，且伴随失眠、入睡困难、早醒，每日零点入睡，凌晨一点多醒来。醒后自汗、燥热，汗出不畏寒，汗落后可复睡，凌晨四点多又醒，每日睡眠不足四小时。时有眩晕，走路急迫则眩晕加重，如晕车感觉，微有恶心，无呕吐。后背酸疼，好像压着一口气。自觉口水收敛不住，常常自己流出。形体敦厚，面色潮红，夜间时有大便，小便调。舌尖红，脉细数。

【既往史】 既往否认高血压、糖尿病、冠心病等慢性病病史。

【中医处置】

中医诊断：心阴不足，肝阳上亢。

中医治疗：滋阴安神，潜阳活血。

中医处方：参松养心胶囊、丹灯通脑胶囊、知柏地黄丸、心神宁片。

疗效反馈：暂无。

【疾病背景】

患者：大夫，我这两天总心悸，夜里一点多就醒了，然后浑身冒汗。还总是流口水，口水多，收不住。是不是得了脑血管病？

医生：出汗后怕冷吗？（辨别疾病阴阳性质）

患者：不怕冷，出汗后燥热。（阴虚阳亢的通常表现）

医生：早上几点醒呀？

患者：早上四点多醒，一共也就睡四个多小时。夜里还会大便。

医生：夜里醒，是不是有什么闹心的事儿呀？晚间大便，也多是受过惊吓。

患者：您说的还真是这样！这个月先是儿子和儿媳妇吵架，然后再是我和老伴吵架。

医生：为什么吵架呀？

患者：都是一些鸡毛蒜皮的小事儿。（患者欲言又止，多认为是家丑，未意识到与疾病的关系）

医生：都是什么事儿呀？说一说吧，这些和疾病都有关系。说出来心里可能会舒服一些。

患者：事情是这样的，这个月初，儿子和儿媳妇在我家吃饭，儿媳妇要用公筷，我觉得一家人没有必要，儿媳妇可能就挑我的理了。当时在我家没发作，后来回到他们自己家，儿子和儿媳妇就因为这个事儿争执起来，儿子觉得他媳妇不尊重我。

医生：儿子肯定向着自己妈，那后来呢？（鼓励患者继续倾诉）

患者：当时都夜里十点多了，儿媳妇给我打电话，说他们吵架了，让我去他们家一

趑。当时我心里一惊，特别害怕，就怕他们干出过头事儿来（这就是心悸出汗，夜间大便的诱因）。后来半路上得知我亲家他们也去了，我心里就踏实了。从此后，一听到电话铃声响，就开始心慌。

医生：哦，那两个孩子还挺智慧的，吵架了还知道请求外援。

患者：是，我儿子也给媳妇的母亲打电话，后来他们就没事儿了。我生气主要也不是跟儿子，主要是跟老伴儿。

医生：（微笑地看着患者，鼓励她继续倾诉）和老伴怎么了？

患者：和老伴吵架是因为做饭的事儿，我做完了，他嫌我做得不好。

医生：怎么嫌你做得不好？

患者：我前几天牙疼，吃不了东西，就想煮点粥喝。我没找到熬粥的那个小焖罐，就用那个小盆煮的，那个小盆底有点薄，把粥煮糊了。那天我都吃完了，他回来了张嘴就骂我，声音特别大，吓了我一大跳。我也不敢吱声，吓得我手都抖了。（这还是眩晕心悸的诱因）

医生：他动手了吗？

患者：这次没动手，但是以前动过手。他经常骂人，打人，我总是让着他。

医生：哦，您的病就是这些事情导致的。注意处理好这些关系，配合吃药，病情就能稳定。

患者：我这是不是脑子有事儿了？要不要查个 CT？

医生：这个的确需要配合检查，来排除其他因素。但您也更需要调整好自己。

患者：我怕脑出血，自己受罪啊！

医生：怕就要改脾气，您脾气大，太倔，也不灵活，才没处理好这些事情，也不能全怨老伴。

患者：您说得对！我是不灵活，他生气，我就更生气！

医生：好好调整，才能少生病！这是关键。（门外的患者反复敲门，等候得已经不耐烦了，患者关键问题已经找到，快速结束诊疗和疏导工作）

【经典回顾】

《黄帝内经·宣明五气》：五脏化液：心为汗，肺为涕，肝为泪，脾为涎，肾为唾，是谓五液。

《黄帝内经·经脉别论》：诊病之道，观人勇怯，骨肉皮肤，能知其情，以为诊法也。故饮食饱甚，汗出于胃。惊而夺精，汗出于心。持重远行，汗出于肾。疾走恐惧，汗出于肝。摇体劳苦，汗出于脾。故春秋冬夏，四时阴阳，生病起于过用，此为常也。

【医生建议】

1. 许多疾病都是因为过度的情绪反应，养病尤其要重视。
2. 出现家庭矛盾，能找到合适的外援，有助于事件化解。
3. 家中老人处理儿女家庭矛盾，采取息事宁人的态度，是家庭和睦的关键。

案例 013 儿子要离婚，母亲心慌慌

女，59岁。

【主　诉】 患者心悸气短半年余就诊。

【现病史】 近半年来患者由于儿子闹离婚，逐步开始出现心慌心悸，气短伴周身乏力，头昏沉，失眠，入睡困难，常常半夜两三点钟醒来，醒后难以继续入睡。自觉心中空乏无力，胃中饥饿感。查看患者形体消瘦，面色苍黄。舌体胖大，舌尖红，苔薄白腻，脉弦细。

【中医处置】

中医诊断：肝郁脾虚，心神失养。

中医治疗：活血养心，疏肝健脾。

中医处方：逍遥散配合生脉饮加减。

中药药物：柴胡　当归　白芍　茯苓　白术　枣仁　党参　麦冬　五味子　黄连　生姜　大枣。

【西医辅助检查】

血管 B 超：颈动脉、椎动脉、锁骨下动脉阴性。

头颅 CT 平扫：脑白质脱髓鞘变性。

心电图：大致正常。

【疾病背景】

医生：您最近是不是有什么闹心的事儿呀？

患者：大夫您说对了，我这儿子瞎折腾，最近在跟儿媳妇闹离婚呢！我那小孙女都四岁了，是我从小把她带大的，可怜我这小孙女了，我们老两口整晚睡不着觉，你说能不闹心嘛？

医生：为什么呀？

患者：还是我那儿子有问题呗，但也说不好。我这儿子爱玩，常常晚上打篮球、健身。

医生：爱好体育运动不算错，是个好习惯啊。

患者：他有时候回来晚，媳妇要看他手机，他也不让。也不知道他们两个为什么，问他们，还不让我们管。

医生：是啊，现在孩子的生活，他们不让管，老人也不好管。

患者：只是可怜我这小孙女了。我这小孙女从出生时我就一手带着，我儿子可喜欢了，整天爱不释手，现在他们闹离婚，也都半年多不回来看了。

医生：您们家什么情况啊？

患者：现在我儿子和他爸爸一块住，照顾他患老年痴呆的奶奶，我和儿媳妇一块住，照顾小孙女。我这儿媳妇挺好的，知书达理，也顾家。

医生：那您们这个时候可要和儿媳妇一个立场啊。

患者：是啊，现在我和他爸都生我这儿子气，我们谁都不理他。我这儿子不知怎么了，非要离婚，说我们不理解他的痛苦。早先他们两口子吵架，儿媳妇总说要离婚，那都

是气话。现在儿子真离婚，她也不同意。要说离婚的理由呢？儿子也说不出来啥，也没发现他外面有人。

医生： 既然是这么个情况，您这当婆婆的就更要坚定地和儿媳站同一个立场，维护这个家的稳定和完整。他要是听不进去您们的话，您可以试着找一个他能听得进去的人去劝劝他。生气也不对，还要讲道理，不可硬来。

患者： 他的两个舅舅都劝过他好多次了，他就是油盐不进。跟他一块玩篮球的好朋友，可能有一个离了婚的，这个事可能没起太好的作用。

医生： 您说得对，交朋友也很重要，朋友之间有很大的影响力。您再劝劝他，他要是不听，您就先不要理他，让他冷静冷静。他也是成年人了，人都有糊涂的时候，会有明白的那天。您现在要把儿媳妇团结好，安抚好，这样大局坏不了。

患者： 我这儿子就是太倔，钻牛角尖，谁的话都听不进去。

医生： 这也不能全怨儿子，他这脾气应该是和您一样吧？性格直硬。但这会儿就不说这个了。您们要全家团结一致渡过难关，我这之前也有这样的病例，虽然孩子闹腾，但老人能沉得住气，稳住家里的局面，孩子慢慢就好起来了，关键是您们不跟他闹心。吃点药，您踏踏实实地睡好觉，心安稳了，也就能有智慧把这个事儿处理好了。

患者： 点头欣然。

【经典回顾】

《黄帝内经·本病论》：厥阴未迁正，则少阴未得升天，水运以至其中者，君火欲升，而中水运抑之，升之不前，即清寒复作，冷生旦暮。民病伏阳，而内生烦热，心神惊悸，寒热间作；日久成郁，即暴热乃至，赤风瞳翳，化疫，温疠暖作，赤气彰而化火疫，皆烦而燥渴，渴甚，治之以泄之可止。

《黄帝内经·经脉》：黄帝曰：经脉者，所以能决死生，处百病，调虚实，不可不通。肺手太阴之脉……是动则病肺胀满膨膨而喘咳，缺盆中痛，甚则交两手而瞀，此为臂厥。是主肺所生病者，咳，上气喘渴，烦心胸满，臑臂内前廉痛厥，掌中热。气盛有余，则肩背痛风寒，汗出中风，小便数而欠。气虚则肩背痛寒，少气不足以息，溺色变。为此诸病，盛则泻之，虚则补之，热则疾之，寒则留之，陷下则灸之，不盛不虚，以经取之。盛者寸口大三倍于人迎，虚者则寸口反小于人迎也。

【医生建议】

1. 生病的患者常常像迷路的人，不知朝哪个方向走，心里才慌。

2. 大夫有时就像指路的人，给迷路的患者开出一张方子，指出健康的方向。

3. 好的朋友，好的老师，有时也如指路的向导，给您引向一条健康的道路，导向美好的前程。

4. 迷路的人，在路上再给别人指路，如同盲人指路，听者前程可忧。

5. 怎么知道我们在正确的路上？有重大事情时，要多听听良友的话语、师长父母的教导、同事的劝慰，他们是我们人生道路上的安全标志。

案例 014　遭遇辱骂，愤恨无言，导致心悸、肢颤

男，40岁。

【主　诉】　心悸、四肢颤抖 2 天就诊。

【现病史】　患者 2 天前无明显原因，遭遇同事辱骂，随后出现心悸、四肢颤抖不安，恶饮水，饮水后心悸明显加重，用力后心悸亦加重，兼见胸闷，眩晕，乏力，睡眠不安，无口苦，食欲尚可。大便调，小便畅。舌苔薄白，舌体胖大、有齿痕，脉弦。

【中医处置】

中医诊断：心悸（水气凌心型），震颤（肝风内动型）。

中医治疗：平肝疏风，温阳化饮。

中医处方：四逆散加桂枝。

中药药物：柴胡　枳实　白芍　甘草　桂枝。4 剂。

疗效反馈：服药后 4 天患者复诊。药后第一天，当夜睡眠安然，心悸明显改善。至复诊前，心悸、肢体颤抖明显缓解，恶饮水消失。复诊前夜有一次梦遗（恨人伤心，内生淫邪，导致梦遗），四肢困乏无力。上方加五味子、琥珀。继续服用 1 周。

【疾病背景】

患者为社会上某保健中心按摩师，与同事共同居住在宿舍，2 天前晚间，同事饮酒大醉，在宿舍对其莫名横加辱骂，言语不逊，遂深受其辱。然而患者口讷，不善言语，内心愤恨、郁闷、恐惧，但又无从反击，内心憋闷，遂生此病。

【情绪解读】

患者形体瘦高，面色阴沉晦暗，浓眉微锁，唇厚色暗而微开。为木性人走水运，主其逆运，生活中多受气，自心郁闷内怨，烦躁，伤及脾土、肾精，精神萎靡不振。性好阴沉，容易遭遇欺辱。然受辱骂后，自然反应，心生愤恨，恨气伤心，心神受扰，导致心悸不安。肝怒随恨而升，肝风内起，遂导致肢体颤抖。肝风上扰，导致眩晕。然肝旺脾土必弱，郁气不化，水湿运化不及，则怕饮水，饮水多水气不化，水气凌心，所以多饮则心悸加重。脾虚四肢失养，则乏力。舌体胖大、有齿痕，脉弦，为脾虚肝郁之象。

【经典回顾】

《伤寒论》第 318 条：少阴病，四逆，其人或咳，或悸，或小便不利，或腹中痛，或泄利下重者，四逆散主之。

四逆散方：

甘草（炙）　枳实（破，水渍炙干）　柴胡　芍药

上四味，各十分，捣筛，白饮和，服方寸匕，日三服。

咳者，加五味子、干姜各五分，并主下痢。

悸者，加桂枝五分。

小便不利者，加茯苓五分。

腹中痛者，加附子一枚，炮令坼。

泄利下重者，先以水五升，煮薤白三升，煮取三升，去滓，以散三方寸匕，内汤中，煮取一升半，分温再服。

【医生建议】

1. 内有何情，外招何事。内心阴沉，最易招致外界辱骂，如若面部常挂笑容，必定感召祥和之事！

2. 恨人伤心，怒气伤肝。遭遇不公正待遇时，愤恨毫无益处，如若自我不能释然，很容易给自己带来二次伤害。

3. 前贤告诉我们，不受魔，难成佛。真正的修行人，在遭遇不公正待遇时，内心需明了受辱受屈之时，正是用功克念之刻。此时不但不可妄生外怨，还要感激对方如此费心用力，助我成就，定心神，安气血！

案例 015 孙女生病，奶奶着急心悸

女，56岁。

【主　诉】 心悸 1 周就诊。

【现病史】 患者近 1 周出现心悸不安，入睡困难。伴消化不良，心下痞满，胃胀嗳气。面色黄白，两颧潮红，二便调，舌苔白厚微腻，脉浮数。

【既往史】 慢性胃炎病史多年。

【中医处置】

中医诊断： 心悸（脾虚火扰型）。

中医治疗： 健脾安神定悸。

中医处方： 苓桂术甘汤加味。

中药药物： 琥珀　丹参　茯苓　桂枝　白术　甘草　苏梗　鸡内金　神曲　白前。

【疾病背景】

详细询问患者近期是否有急躁的事情刺激，患者一开始回答没有，随后想起 2 周前两岁孙女生病，发热持续约 1 周，一直高热不退，1 周前才疹出热退。孩子生病，老人最为心痛，内心焦躁不安，由于儿童发热多在夜间加重，孩子父母连续四个晚上在半夜两三点，带着孩子到医院就诊，老人提心吊胆地在家等待，难以安睡。如此持续约 1 周时间，孩子热退病愈后，老人自此而发心悸、失眠、多汗诸症。

【中医解读】

患者中老年女性，素来脾虚，又因忧思惊恐，精神情绪过度紧张，心火妄动，扰乱心神，导致心血虚少，心失所养，神不潜藏，引起脾虚火扰心悸症。治疗以琥珀、丹参养血安神定悸，茯苓、桂枝健脾温阳定悸，白术、甘草、苏梗、鸡内金、神曲、白前健脾助消化以安神定悸。全方共同完成健脾安神定悸之效。

【情绪解读】

患者中老年女性，形体敦厚，为土性，面色黄白，为土生金之象。我生者为子，子盗母气，为金（孙女）盗土（老人）气。两颧潮红，主操心费力，心血暗耗。因其素来脾胃多病，胃胀，喜好嗳气，内心好怨，中气不足，土气不壮，不能养心；又因操心费力，心血暗耗，土气又不能充足滋补心血，故而出现心悸表现。治疗时医者道破病情，使患者内心安然，土气自旺，嘱其为儿孙要少操劳，不急躁，少怨气，才可保全其身体健康，儿孙才可多享其关爱照顾。遇事着急，身体患病，于己于人更是不利。患者苦于病苦不知所由，担心病患难祛，听病起原委，内心安然，释然而去。

【经典回顾】

《黄帝内经·本神》：心怵惕思虑则伤神，神伤则恐惧自失。

《黄帝内经·口问》：岐伯答曰：夫百病之始生也，皆生于风雨寒暑，阴阳喜怒，饮食居处，大惊卒恐。则血气分离，阴阳破败，经络厥绝，脉道不通，阴阳相逆，卫气稽留，经脉虚空，血气不次，乃失其常。

《黄帝阴符经》：天地，万物之盗。万物，人之盗。人，万物之盗。

《老子》：是故甚爱必大费，多藏必厚亡。

【医生建议】

1. 努力做道德家庭：老人作为一家的元气，应当自尊自爱，提倡道德，主动推却家务才算合道。这样不但可以减少自己因劳苦产生的怨气，身心健康，还可以锻炼儿女的生活能力。如此身心安康，家道必昌！

2. 不做背道家庭：临床中见到更多的是病患家庭，一面是苦劳苦做、怨气满腹、体弱多病的老人，另一面是不通晓人情世故、任性而为、身体强壮的儿女。如此背离人道，身心难康，家道难和。

3. 甚爱必大费：由于老人对儿孙的关爱，临床常常见到孩子先病，随后老人跟着病，发病原因多数患者归结为病菌交叉感染，中医认为情绪干扰因素更为重要，关爱何物，情由此生，精为此费，神为所盗！

案例 016 **面对风烛残年的老人，要处处小心**

女，90岁。

【主　诉】 心悸、失眠 3 个月就诊。

【现病史】 患者近 3 个月来，时有心悸，睡眠差，反复就诊，多科检查，没有发现明显异常，遂就诊中医科。患者坐轮椅就诊，查看患者，形体敦厚，面色黄，神智清楚，自诉心悸，心里冷，后背寒，失眠，时常担心害怕。听到突然的开门声、电话铃声更为明显，内心烦闷，纳差，食少，周身乏力。舌体胖大有齿痕，脉沉弦。

【既往史】 否认糖尿病；高血压病史 20 年，血压控制良好。

【中医处置】

中医诊断： 心悸（心胆气虚）。

中医治疗： 健脾养心化痰安神。

中医处方： 苓桂术甘汤配合温胆汤。

中药药物： 桂枝　茯苓　白术　炙甘草　半夏　枳实　陈皮　竹茹　生姜　大枣。

针灸治疗： 安神定悸，选内关、大陵、神门。

疗效反馈： 针刺后心悸改善，拍诊桌，不觉悸动。

【疾病背景】

患者： 大夫，我得什么病了？心里看什么都郁闷，但是一检查什么都正常。

医生： 没查出有病是好事儿，说明您的零件没有大的损伤。您受到什么惊吓了吧，您想想在发病前受过什么惊吓吗？

患者儿子： 大夫，您说对了，老太太就是过年前打了个电话，受到点惊吓。

患者： 是从那个时候开始不舒服的。

医生： 怎么打电话还受惊吓了？您能讲讲吗？

患者儿子： 大夫，您既然问了，又不嫌我们啰唆，我就给您讲讲大概。我母亲有三个儿子，我是最小的，父亲过世多年，母亲和我住在一起。每年春节，老人都要自己出钱请一家人吃个团圆饭，这次又到春节，老人与我们计划今年春节一起吃饭的事儿。给我大哥打电话，聊得不高兴，我大嫂就接过了电话，结果谈着谈着，就突然把电话给挂了，老太太受了点儿惊吓。

医生： 挂老人电话，是不应该，为什么呢？（看着患者儿子）

患者： 不怨他们，我老了，太不经事儿了。

患者儿子： 就是吃饭的事儿，她们打电话时，我女儿说，这次由三个孙子辈分着买单（两个哥哥家各有一个孙子），不让奶奶花钱了，我嫂子可能嫌她插嘴了，但是不高兴也不该摔电话啊，还让老太太受惊吓。

患者： 我这一辈子，都是顾全大局，哪怕自己吃点亏也没事儿，所以每年年夜饭都是我请他们来吃一顿团圆饭。就是我胆子小，不能怪人家。他那里还有一家子人呢。

患者儿子： 那也不该这样对待老太太啊，吃完年夜饭，到现在老太太病成这样，他们都没有来看看。虽然现在是疫情防控期间，不能来回串门，但也该打个电话吧！电话都不打，老太太最疼爱的大孙子，也没来看看。

医生： 老人最心疼自己的大孙子和老儿子了，老人家忍着不让说谁不好，这种做法是对的，老人要是找家人不对，就是搅得家不安宁。

患者： 可不，他们也都是不容易，大儿子也都快七十了，也有一大家子，我也不知自己胆子怎么这么小了。

患者儿子： 我嫂子那个人吧，说话阴阳怪气的，就是假知识分子，您懂吧，假假的！

医生： 您不能这样说啊，您看老太太多明白，这个事儿，说是您嫂子不对，但是您女儿也的确不应该掺和长辈的事儿，您说对吧。您越说您哥嫂不对，老人心里越不高兴，所以在家庭中要找自己的问题，才容易处理好矛盾。要多提家人的好处才对，老人心里也舒服，当然，您也是为您妈妈着急啊。

患者儿子：您说得对啊，我就是心疼我妈！老人也是怕儿女有矛盾，自己有病也忍着。

医生：好了，这些事情说开了，老人病情也容易好了，有机会您和您哥哥好好沟通一下，抚慰老人家一下，会好得快些，老人一生不容易，不能让老人寒心，良言一句三冬暖啊！

患者：谢谢大夫！

【经典回顾】

《黄帝内经·疏五过论》：凡欲诊病者，必问饮食居处。暴乐暴苦，始乐后苦，皆伤精气，精气竭绝，形体毁沮。暴怒伤阴，暴喜伤阳，厥气上行，满脉去形。愚医治之，不知补泻，不知病情，精华日脱，邪气乃并，此治之二过也。

《黄帝内经·疏五过论》：凡诊者，必知终始，有知余绪，切脉问名，当合男女。离绝菀结，忧恐喜怒，五脏空虚，血气离守，工不能知，何术之语。

《黄帝内经·疏五过论》：圣人之治病也，必知天地阴阳，四时经纪，五脏六腑，雌雄表里，刺灸砭石、毒药所主，从容人事，以明经道，贵贱贫富，各异品理，问年少长，勇惧之理，审于分部，知病本始，八正九候，诊必副矣。

【医生建议】

1. 获得尊重是每一位风烛残年的老人身体健康的基本需求，同时也是我们教化自己儿女的真实行动，毕竟每个人都会老的。

2. 兄弟姐妹之间，要以一种友好的方式沟通，抱怨只会加重老人的心理和身体负担。

3. 引导患者倾诉内心故事，耐心倾听患者的痛苦，其实也是有效治疗的一部分。

案例 017 伤心事——伤透心

女，51岁。

【主　诉】心悸、恐惧间断发作10余年，加重3个月就诊。

【现病史】患者近10年间断发作心悸、恐惧，近3个月加重。发作时不可安卧，伴有出汗，周身乏力，时有寒热，伴心烦意乱，头重脚轻，日暮则恐惧不敢出户。面色暗红，食欲差，睡眠差。大便可，小便调。舌体暗红，脉细弱。

【心脏超声心动检查】

一：先天性心脏病，房间隔缺损（中央型）。① 室间隔运动振幅减低并欠协调；② 右心增大；③ 少量心包积液；④ 肺动脉压增高；⑤ 主动脉硬化；⑥ 三尖瓣中度关闭不全，二尖瓣轻度关闭不全。

二：左心收缩功能正常。

【处置】

西医诊断： 先天性心脏病，房间隔缺损。

西医治疗： 房间隔缺损修补术。

中医诊断： 怔忡（血虚神伤）。

中医治疗： 养血安神。

中医处方： 炙甘草汤。

中药药物： 炙甘草　生姜　党参　生地黄　桂枝　阿胶　麦门冬　麻子仁　大枣。

疗效反馈： 患者术前服用 1 周中药，心悸、恐惧、乏力感觉改善，术后心脏不适感觉明显改善，唯有乏力，时有心悸，嘱其继续服药 2 周，诸症改善。

【疾病背景】

患者为乡下来城里务工人员，为人善良、勤劳。

医生： 您过去受过什么刺激吧，是否有大的伤心事？

患者： 有许多年了，是有好多伤心事。

医生： 能讲讲吗？和疾病有关。说说疾病会好得快些。

患者： 我原本有两个儿子，一个女儿，大儿子他们挺好，现在孙女都 6 岁了，对我也很好。小儿子长得特别好看，特别有眼力见儿，也特别会照顾人，白白净净，结果 10 岁时游泳溺水，就没了。当时特别伤心，都 10 多年了，也难以忘记。

医生： 真是让人难以接受。我见过好多中年母亲痛失爱子，有些更伤心，就唯一一个儿子也没了，有的才刚上大一，有的大学五年级（医学），而且都找好工作单位了，还有高三的孩子，也特别优秀，说没就没了，这真是让人难以接受。还好您还有一儿一女。

患者： 我们小儿子特别招人喜欢，比老大会关心人。要是现在活着也快能娶媳妇了（低头擦眼）。

医生： 有一种说法，我觉得有些道理。传说这些没长成的孩子中途离开，前生多是修行人，由于以前修得好，但是又欠人情债，来人间还完人情债就会继续修行走了。所以您也不必太牵挂他，他们的命运就是这样。（好的故事是可以慰藉人的心灵的）

患者： 我们二孩（小儿子）真的很招人喜欢……

患者 1 周后复诊，症状有所缓解。仍然时有心悸、心痛。

医生： 您还恨过谁吗？

患者： 就我们家先生。

医生： 他怎么了？

患者： 哎，没法说啊。说不好他怎么想的，办的事儿没法说。

医生： 让人恨吧。

患者： 可不。他是个煤矿工人，常年在井下工作，我们以前生活的时候，我知道他外面有个相好的，我也没太在意。结果一天他在井下出工伤到了头部，成植物人了。我一把屎一把尿，就如同照顾小孩子一样，喂饭、擦洗，后来陪他康复锻炼，经过两年多，好了，结果又跑去跟人家过去了。那个女人也是跟前夫离了婚，还带着个儿子，既没有房子，也没有钱，穷得很，租人家的房子住，做一个小买卖，他还愿意跟人家受罪。

医生： 还有这样的事儿。

患者： 我看他可怜，也不希望他过得不好，过年过节我还让孩子给他买些衣物去看他。他要和我离婚，但是我没有跟他办手续，前一段一个很熟悉的朋友碰到我，说他给人家说我们离婚了，我就特别生气，他怎么能这样啊。

医生： 您的命真苦。还好，孩子们都很懂事，他们都很关心您。而且您教育得好，孩子性格都很好，所以工作也干得不错，让您省心。

患者： 那不是没有办法嘛！

【经典回顾】

《黄帝内经·四气调神大论》：夏三月，此谓蕃秀，天地气交，万物华实，夜卧早起，无厌于日，使志无怒，使华英成秀，使气得泄，若所爱在外，此夏气之应，养长之道也。逆之则伤心，秋为痎疟，奉收者少，冬至重病。（患者发病为冬季）

《黄帝内经·邪气脏腑病形》：黄帝曰：邪之中人脏奈何？岐伯曰：愁忧恐惧则伤心。形寒寒饮则伤肺，以其两寒相感，中外皆伤，故气逆而上行。

【医生建议】

1. 在中国看病，不仅有针对疾病的中医系统调整，还有针对病灶的西医局部治疗，确实中西医协同治疗，患者受益。

2. 德润身。无论事情好坏，都要看淡人生，争取做到宠辱不惊才好。事坏，人也随着坏了，是普通人；事坏，人能不坏，就是有修养的人。

3. 生活的苦难，别人的错误，不要作为自己伤心的理由。

4. 人生不易，患者的身心健康需要医生用精良的医术、仁心的医道来调养。

三、眩　晕

案例 018 怒则气上 —— 自伤头目，导致头眩

女，44岁。

【主　诉】 眩晕、呕吐 1 天就诊。

【现病史】 患者初春三月发病，无明显原因，晨起做一噩梦，惊醒，随后开始打喷嚏，自觉天旋地转，眩晕头痛，恶心呕吐，干呕，吐涎沫，输液未见改善遂就诊中医。查患者面色灰白，体瘦，纳差，自述眩晕呕吐，闭目旋转明显。小便调，大便秘结不畅。舌白腻，脉弦。

辅助检查：磁共振：脑白质小缺血灶，垂体增大，伴陈旧出血。血生化和血常规正常。

【既往史】 既往体健，血压、血糖正常。

【中医处置】

中医诊断： 眩晕证（肝胃不和，肝火上炎）。

中医治疗： 疏肝和胃，清肝定眩。

中医处方： 小柴胡片加眩晕宁片。

疗效反馈： 患者服药后3天，症状缓解。1周后恢复工作。虽然治疗后病症很快改善，但是由于其内心郁怒难解，后续又有头疼间断发作，间断跟踪治疗1年余。

【疾病背景】

患者为人处世，情义圆到，上有多位兄姐，其排行最末，平素友爱兄嫂、和睦姐妹，所以众多兄、姐团结在其周围，练就圆融金性，在单位能和睦亲近同事。患者以教师为业，自身热爱教育，又调教有方，教学成绩优良，深得学生、家长敬重。只是生活中与爱人脾气秉性不和，嫌怨对方社会生活能力不及自己，对自己关心不够，并且对方可能还有婚外情嫌疑，长期内心郁怒，导致疾病间断发作。

【情绪解读】

家庭之内，男法乾道如天，女法坤道如地，夫妻共同构成一天地小环境。人自身头配天，足配地，亦构成一独立小天地。男女不和，形气相感，就会扰乱各自阴阳气血。女不敬夫，情同伤天，会自伤头目，导致头眩、头痛。

此患者身材苗条，唇薄齿利，处世情圆，为金性；然处事刚强，外柔内躁，做事直硬不服人，性中阴木、阴火内存，主暗伤夫性，男精神萎靡。丈夫精神不振，处事不当，又增其内心郁怨。再值春季，万事万物升发启陈，或有外事拂逆诱发，肝木升发过盛，导致金木相战，肝气逆乱、横伤脾胃、逆伤脑窍，导致眩晕、呕吐。

《黄帝内经·至真要大论》：诸风掉眩，皆属于肝。患者平素外表柔静，然内在性格刚强，遇环境、事件激触，肝气上逆，上扰清窍，导致眩晕、头痛，肝气横逆犯脾胃，导致恶心、呕吐。治疗以小柴胡和眩晕宁方，清肝火，降逆气，和脾胃，其病愈。然外界刺激不除，病仍有反复。

"怒"字解：

① 《说文》："怒，恚也。"心头为不满所压迫的状态。

② 奋起，奋发意。如《庄子·逍遥游》（鹏）怒而飞，其翼若垂天之云。

③ 怒字，从字形态解，上为奴，下为心，描述心为奴役，不能自主的状态。

在中医里，怒是描述一股强大的向上和向外的气机冲撞力。描述人体内由失常情绪带动逆乱气血，形成的过度、过量的能量宣泄。如心花怒放、怒潮澎湃等都是此意。

【经典回顾】

《黄帝内经·玉机真脏论》：岐伯对曰：春脉者肝也，东方木也，万物之所以始生也，故其气来，软弱轻虚而滑，端直以长，故曰弦，反此者病。帝曰：何如而反？岐伯曰：其气来实而强，此谓太过，病在外；其气来不实而微，此谓不及，病在中。帝曰：春脉太过与不及，其病皆何如？岐伯曰：太过则令人善忘，忽忽眩冒而巅疾；其不及则令人胸痛引背，下则两胁胠满。

《黄帝内经·气交变大论》：岐伯曰：岁木太过，风气流行，脾土受邪。民病飧泄食减，体重烦冤，肠鸣腹支满，上应岁星。甚则忽忽善怒，眩冒巅疾，化气不政，生气独治，云物飞动，草木不宁，甚而摇落，反胁痛而吐甚，冲阳绝者死不治，上应太白星。

《黄帝内经·五常政大论》：发生之纪，是为启陈。土疏泄，苍气达，阳和布化，阴气乃随，生气淳化，万物以荣。其化生，其气美，其政散，其令条舒，其动掉眩巅疾，其德鸣靡启坼，其变振拉摧拔，其谷麻稻，其畜鸡犬，其果李桃，其色青黄白，其味酸甘辛，其象春，其经足厥阴少阳，其脏肝脾，其虫毛介，其物中坚外坚，其病怒，太角与上商同，上征则其气逆，其病吐利，不务其德则收气复，秋气劲切，甚则肃杀，清气大至，草木凋零，邪乃伤肝。

经典大意：春天生机旺盛，但是气机柔弱，如春之芽草，不可以暴怒相加，否则伤肝导致眩晕、胸痛、吐利等病。

【医生建议】

1. 夫妻当相敬如宾，互相尊重，是保全自身和家庭天地之安宁的基础。

2. 贤女敬夫，尊敬丈夫，从管理自己入手。尊重自己的婚姻，尊重命运的安排，把自己的丈夫协助起来，就是关爱自身！

3. 疾病反复者，多是性情反复。莫到病卧床间才生悔意！戒之！！

案例 019　郁怒烦恼不安，导致血压升高

女，27岁，博士。

【主　诉】　眩晕乏力半月余就诊。

【现病史】　患者近半月来心悸、失眠，入睡困难，噩梦纷纭。自述情绪紧张、急躁，思绪杂乱，腰膝酸软，四肢乏力，左侧肢体时有异常感觉，时而麻木，时有恶心，遇冷空气明显。舌体胖大有齿痕，脉弦。血压升高，晨起 140/90mmHg，情绪稍有波动，血压就会升高，最高到达 155/100mmHg。

【既往史】　半年前因发热、不明原因疱疹就医，未明确诊断，现已康复，当时测量血压正常。

【中医处置】

中医诊断：眩晕证（肝脾郁热，肝火上炎型）。

中医治疗：疏肝安神，平肝清热。

中医处方：天麻钩藤配血府逐瘀加减（中成药组合）。

中药药物：天麻　杜仲　菊花　杜仲叶　川芎　当归　白芍　熟地黄　钩藤　鸡血藤夏枯草　决明子　珍珠母　延胡索　细辛　柴胡　红花　桃仁　枣仁等。

疗效反馈：患者治疗 2 个月，睡眠改善，噩梦明显减少，血压多数 120/80mmHg，

自测血压，收缩压在 135mmHg 以上的情况基本消失。

【疾病背景】

患者既往为某科研院所博士，工作、实验、学习状态紧张。自我反思紧张之情绪来源：

1. 14 岁时目睹父亲去世，痛苦场面难以表述，常常不自觉地回忆、联想，特别是当自己有身体不适时。

2. 奶奶患有精神疾患，自杀身亡，在奶奶离世前期，有所预感不妙，然回天无力，内心常常因此而愧疚，夜间多梦而不安。

3. 母亲之后重组家庭，与继父相处内心不快。

4. 前期忙于自己结婚，组建家庭，被家乡亲戚强要红包，后又帮助丈夫的父母购房，母亲替自己鸣不平。

5. 因科研院所工作繁忙、压力过大而辞职，此事不被家人及亲戚理解，饱受埋怨，之后找工作亦多波折。

多头并举，苦恼、烦躁、郁闷异常。

【中医解读】

高血压患者，常常因异常身心压力所致，这种压力长期得不到宣泄，血管长期紧张、心率搏动过快，多余水分滞留在血中，遂导致疾病长期存在。

现代医学常选用松弛血管药物（增大血管容量和弹性）、减慢心率药物（减少血液搏出量）、利尿药（减少血液内在容量），配合低盐低脂饮食以控制血压，使血压在规范用药的基础上，控制在合理范围。

由于患者的情绪和社会生存状态没有合理有效指导矫正，患者既往的压力没有得到释放，新的压力又没有有效化解，患者不得已长期服用药物，平衡身体，维持血压。

然中医天然的"社会 - 心理 - 生物"调控模式，重视患者的社会、心理、生理状态，给予患者合理的开解、疏导，再配合中药平肝、疏肝、安神、清热之品，调畅气血，调和血脉，安顿心神，使患者血压短期内得以平复。

【情绪解读】

患者毕竟为接受过博士教育的高知，能够客观、翔实、全面地把自己前期不平静的生活，完整地写在一张就诊纸上，以供医者参考（书写，或者是倾诉，本身就是对不良情绪的宣泄）。其也意识到科研院所工作压力之大，就诊前就已经找到一个相对轻松的工作，也为疾病的康复提供了良好的环境基础。

笔者肯定患者年轻时心灵中的不快，是扰乱神志的重要因素。告诉患者要客观认知生活，每个人都会面对这些无奈。人生无常，每个生命都有自身运转的规律，最好的方式就是用包容的心态接受、接纳生活中所遇到的一切，从圣贤经典中汲取精神食粮，用更积极的方式改造命运，过好未来的生活。

至于苦恼于母亲"认钱为亲"的思想，要理解母亲的思想源于她个人的生命体验，知道母亲是为了她的生活有保障才如此。对老人多一分理解和体谅，少一分厌烦和抵触，老人反而容易安顿。同时肯定其对夫家作为的正确性。虽然开局艰难，但这是为自己夫妻二人美好生活打下的良好基础。患者眼泪溢出，面色潮红，不良情绪慢慢释放。

【经典回顾】

《黄帝内经·至真要大论》：诸风掉眩，皆属于肝。

《黄帝内经·生气通天论》：阳气者，大怒则形气绝，而血菀于上，使人薄厥。

《黄帝内经·移精变气论》：岐伯曰：闭户塞牖，系之病者，数问其情，以从其意，得神者昌，失神者亡。

【医生建议】

1. 人是"社会 - 心理 - 生物"多维度的人，疾病也是源于患者感受到多方面的刺激。因此欲要好病，医生、患者需要充分配合，综合治理，以期短期康复、长期稳定之疗效。

2. 中药平肝、疏肝、安神是治疗源于压力过重导致人体应激之高血压有效的治疗方法。

3. 患者早睡早起放松精神、书写日记（或者舒缓倾诉）以减少压力、合理的有氧运动、清淡饮食等对高血压的辅助治疗也是非常有裨益的。

4. 客观上生病的患者都会对自我在一定程度上做出有效的"社会 - 心理 - 生物"调整，不过有些时候会犹豫或者不坚定自己的作为，医生要给予必要的肯定和客观的指导，使其生出"平和之气"。

案例 020　耳石症眩晕的发病背景

女，73岁。

【主　诉】 反复眩晕，加重半年余就诊。

【现病史】 患者平日素有眩晕，近半年加重就诊。患者形体敦厚饱满，颧骨高起，面色潮红，微笑面容，饮食可，睡眠差，多梦。大便秘结，小便调。舌尖红、薄白，苔少津，脉弦。

【既往史】 高血压、糖尿病病史 10 余年，血压、血糖控制尚可。

【中医处置】

中医诊断： 眩晕证（肝阳上亢，火扰清窍）。

中医治疗： 平肝潜阳清火。

中医处方： 强力定眩片配合安脑丸。

中医中药： 菊花　杜仲　川芎　人工牛黄　猪胆汁粉　朱砂　冰片　水牛角浓缩粉珍珠　黄芩　黄连　栀子　雄黄　郁金　石膏　赭石　珍珠母　薄荷脑等。

疗效反馈： 患者欢喜而去，暂无反馈。

【耳石症】

又称为良性阵发性位置性眩晕，是指头部迅速运动至某一特定头位时出现的短暂阵发性发作的眩晕和眼震。正常情况下耳石是附着于耳石膜上的,当一些致病因素导致耳石脱离,这些脱落的耳石就会在内耳内被称作为内淋巴的液体里游动,当人体头位变化时,这些半规管亦随之发生位置变化,沉伏的耳石就会随着液体的流动而运动,从而刺激半规管毛细胞,导致机体发生强烈性眩晕,时间一般较短,数秒至数分钟,可周期性加重或缓解。病程时间长短不一。

【发病背景】

患者讲,自己的老伴属于老知识分子,顽固自我,自以为是,生活事情全靠她来照顾。自己与老伴斗争了几十年,从心里不佩服他。还有个患结肠癌的婆婆,出身成分不好,属于落魄地主。以前婆婆看不上她,她也看不上婆婆。患者年轻时对领导也不满意,常和领导生气。患者老了,看儿子、女婿也来气,对他们有意见。患者觉得自己工资也不比丈夫少,能力不比丈夫差,哪里都不比人家差,却受苦受难50多年,一生多磨难。想想这些真生气,细想想有时都不想活了。

医生:您老伴有这么多缺点,有优点吗?

患者:他不花心,对生活知足。挣的钱都交回家了,知道照顾家。

医生:过日子不讲理,讲理气死您。您是女人本分,帮助丈夫,尊重对方是本分。您虽然帮助丈夫,但是心里有怨气,还常常看丈夫的不是,内心不会真正敬爱丈夫,自然肝气上逆,肝阳上扰,火扰清窍,必定眩晕。

婆婆是老人,即便待您不公正,但您要念她一生辛苦,真心待她,才算以德报怨,有这样的胸怀,您儿女准好。

您跟领导较劲,那更是不明智,领导既然有领导的名分,您作为下级,把人家助起来,才算有德有量,只是因为您有肝火、脾气,所以才对领导不满意。

中医认为,人是个小宇宙,头属于天,足属于地。这个小环境又无时无刻不受大环境的影响。在社会层面,老人、丈夫、单位领导属天,我们对这些人不满意,容易引动肝火,导致头晕。我们尊敬这些人,自然会心安体泰,肝火自降,脑自清明。

【经典回顾】

《黄帝内经·阴阳应象大论》:黄帝曰:阴阳者,天地之道也,万物之纲纪,变化之父母,生杀之本始,神明之府也,治病必求于本。

《黄帝内经·阴阳应象大论》:故曰:天地者,万物之上下也;阴阳者,血气之男女也;左右者,阴阳之道路也;水火者,阴阳之征兆也;阴阳者,万物之能始也。故曰:阴在内,阳之守也;阳在外,阴之使也。

《黄帝内经·五运行大论》:夫阴阳者,数之可十,推之可百,数之可千,推之可万。天地阴阳者,不以数推以象之谓也。

《黄帝内经·五色》:此五脏六腑肢节之部也,各有部分。有部分,用阴和阳,用阳和阴,当明部分,万举万当,能别左右,是谓大道,男女异位,故曰阴阳,审察泽天,谓之良工。

【医生建议】

1. 夫妻是个阴阳关，和谐相处最可贵。

2. 心里存的都是不高兴怎能不病？存在心里的不高兴就是疾病的沃土。

3. 医生的言语就是一种治疗，这个治疗工具临床不可忽视。

案例 021 血压升高是为何

女，49岁。

【主　诉】 眩晕，伴血压升高 2 周就诊。

【现病史】 患者近 2 周开始出现眩晕。查看患者，形体敦厚，面色潮红，伴有失眠，心悸，胸闷，饮食尚可。大便调。舌苔薄白，有齿痕，舌尖红，脉弦数。就诊当时血压：157/90mmHg，心率 99 次 / 分。

【中医处置】

中医诊断： 眩晕证（肝阳上亢型）。

中医治疗： 平肝潜阳，疏肝下气。

中药药物： 天麻 菊花 杜仲 川芎 丹参 三七 炒栀子 酸枣仁 半夏 刺五加 贯叶金丝桃。

疗效反馈： 暂无。

【疾病背景】

医生： 最近跟谁生过气啊？

患者： 大夫，我这人挺好的，很少跟人生气。

医生： 不生气，又没有别的因素，不会突然发病的，您再想想，近一个月都算。头部眩晕，是不是对领导不满意？家里的老人，自己的先生，单位的领导，都是天，对天不满意，就容易头晕。

患者： 您说得对，2 周前我们单位领导竟然出口骂人，他怎么可以骂我呢？我也没反应过来，当时没还上口。我直接就去找我们上一级领导，结果上一级领导还包庇他，说什么"当时话赶话"。当天晚上我一夜没睡好，真是气死我了。

医生： 您是个厚道人，就不会骂人，再说得远点，您家里就没有教过您骂人。

患者： 您说得太对了，我这一辈子都没骂过人，也没有被人骂过，我们家庭环境特别好，就没有这个条件。但是我真生气，同事们都说他做得不对，当时就应该动手，气得我没办法。

医生： 是啊，什么人，说什么话，办什么事儿。说话伤人损禄，他也有他的困难。您这样善良，是有天理的，远的不说，您儿女准让您放心，不给您惹事儿。

患者： 您说得对，我孩子特别省心。

医生： 您最近还有些火，他骂您，也是有原因的。您虽然厚道，但也固执，总看不起领导，领导就会找机会释放一下他对您的不满。

患者：他比我小，能力也一般，我是看不上他，做得不对，我就直说，所以他对我有意见。而且最近孩子要高考，我也是有些着急。

医生（笑着说）：那您还不该挨骂，对领导不满意，就是犯上啊。再说您好人要坚持做到底，不要因为有人骂您，您就骂他，您的人格也就低落了。他既然是领导，您就应该尊重人家在先，越是水平不高的领导，越看重别人的态度，这一点您要知道。当然，您挨骂，也有您的错。您是下属，虽然年长，也要尊重人家，领导不容易，特别是经验不足的领导，更需要老同志呵护才对，您这样待他，才算有度量。别人劝您去打他，但您不会这样做，所以就会更生气，血压更高，这些朋友看起来是向着您，其实是害您啊！还有您孩子高考，内心着急，也容易被激惹。

患者：是啊，大夫，我这一生也就太顺，没有遇到什么挫折。这的确是我的不足。

【经典回顾】

《黄帝内经·气交变大论》：岐伯曰：岁木太过，风气流行，脾土受邪。民病飧泄食减，体重烦冤，肠鸣腹支满，上应岁星。甚则忽忽善怒，眩冒巅疾。化气不政，生气独治，云物飞动，草木不宁，甚而摇落，反胁痛而吐甚，冲阳绝者死不治，上应太白星。

《黄帝内经·五乱》：黄帝曰：何谓逆而乱？岐伯曰：清气在阴，浊气在阳，营气顺脉，卫气逆行，清浊相干，乱于胸中，是谓大悗。故气乱于心，则烦心密嘿，俯首静伏；乱于肺，则俯仰喘喝，接手以呼；乱于肠胃，则为霍乱；乱于臂胫，则为四厥；乱于头，则为厥逆，头重眩仆。

【医生建议】

1. 身体有病时，反观自己本分，找找自己缺点，努力完善自己，这才是人生的良药。

2. 人生是道场，修炼好自己，少生气，少生病，才是人生关键。

3. 考察不同家族中个体的兴旺和衰败，才会相信老人说的"吃亏是福"，才会坚持自己的善良。

案例 022 眩晕、胃胀是为何

女，61岁。

【主　诉】 患者反复眩晕、胃胀2年余，加重2周就诊。

【现病史】 患者近2年来，反复出现眩晕，头自觉旋转，伴有恶心、胃胀、反酸，得嗳气则舒，畏寒，胃痛，食欲差，失眠，多梦，入睡困难。查患者面部丰盈，面色红润，大便秘结，便前腹痛，小便调，舌形尖，舌尖红，苔白腻，脉滑数。

辅助检查：慢性胃炎，胃下垂。

【既往史】 2008年因患乳腺癌，术后。

【中医处置】

中医诊断：眩晕、胃胀（心火旺，肝气郁）。

中医治疗：清火降气，和胃理气。

中医处方：小陷胸汤加减。

中药药物：黄连　瓜蒌　半夏　厚朴　枳实　大黄。

疗效反馈：暂无。

【疾病背景】

（此案例为医生在内蒙古巡诊期间诊治的患者）

医生：眩晕、胃胀，您是爱生气吧？中医讲"诸风吊眩，皆属于肝"。

患者：我还挺好的，别人都说我幸福，我也不爱生气。

医生：不是这样的，不生气的人就不爱生病。您眩晕、胃胀，多是和您家先生生闷气吧！

患者：实不相瞒，我家先生病逝都两年多了。

医生：那您这是天塌了。

患者：大夫，您这么年轻，怎么知道这种感觉呢？真是有像天塌了一般的感觉，还是北京来的大夫厉害！

医生：中医讲天人相应，家庭也是个小天地。男人属阳法天，女人属阴法地。家中男人就是像家中的天一样。当他在的时候常常不觉得，失去了才知道他重要。就如同健康的胃，不觉得它的重要性，但是胃一旦生病，不能吃饭了，就知道胃对生命有多重要啊！

患者：您说得对，我以前以为只有在农村里，女人依靠男人，才把男人比作天。这次我可知道了，男人真是家中的天啊！我们家条件还好，我自己也很有能力赚钱，女儿也大了，工作生活都很满意。之前觉得他没那么重要，自从他走了以后，虽然我的生活很好，女儿对我照顾得也很是周到，但是感觉就是不一样了——天塌的感觉！

医生：是啊，人在的时候，都意识不到；人走了，才知道您们是密切联系的一家人，老伴是您生命中的一部分啊！所以要珍惜您现在拥有的，好好锻炼身体，好好照顾家人，少生气。等老了少给女儿添麻烦，自己也少受罪，也别太要强，太要强自己受苦。

患者：我是脾气不好，性格要强。我妈也这样说我，我努力改。

医生：必须改啊！虽然改也不容易。您爱人先走了，您是不是也对他不满意啊？因为动肝气，气冲头就爱头眩，爱生闷气人就容易肝气犯胃导致胃胀，您要少生气，学会自我开解才好啊！

患者：仔细想想我是这样。他留下我一个人，我是对他有意见、生闷气，但也不能给谁说！您猜得真准！

医生：这哪里是猜啊？这里面是有医疗规律的。咱们中国不仅有着悠久历史文化，还有着充满智慧的言语文字。这其中蕴藏着好多健康道理，是先人对生命现象的客观解读。您平日多听听别人劝导，多自我开解，走好自己未来人生才好！

患者： 谢谢您，我一定注意！

【经典回顾】

《黄帝内经·太阴阳明论》：岐伯对曰：阴阳异位，更虚更实，更逆更从，或从内，或从外，所从不同，故病异名也。帝曰：愿闻其异状也。岐伯曰：阳者，天气也，主外；阴者，地气也，主内。故阳道实，阴道虚。故犯贼风虚邪者，阳受之；食饮不节起居不时者，阴受之。阳受之则入六腑，阴受之则入五脏。入六腑则身热不时卧，上为喘呼；入五脏则䐜满闭塞，下为飧泄，久为肠澼。

《黄帝内经·阴阳应象大论》：审其阴阳，以别柔刚，阳病治阴，阴病治阳，定其血气，各守其乡，血实宜决之，气虚宜掣引之。

《黄帝内经·天元纪大论》：太虚廖廓，肇基化元，万物资始，五运终天，布气真灵，总统坤元，九星悬朗，七曜周旋，曰阴曰阳，曰柔曰刚，幽显既位，寒暑弛张，生生化化，品物咸章。臣斯十世，此之谓也。

【医生建议】

1. 阴阳、天地、水火、左右、男女、气血等等宇宙万物，是一个密切关联的生命大系统。大家要学会运用中医智慧，整体把握和理解生命与健康。

2. 健康状态，是动态的平衡；疾病状态，是动态的失衡。每个患者，都要立足现有的身体状态，用心来主动适应、用药来辅助调整，使失衡趋向平衡，使疾病转向健康。

3. 男刚女柔，是人生理状态在社会角色中的自然呈现；阴阳异位，是人心理状态在社会角色的主观异化。疾病是生理和心理冲突的结果，健康是生理与心理协调的产物。使自己更像自然而然的自己，身心调和，顺势而为，是中医调整的目标和手段。

案例 023 晕厥、眩晕、头痛、呕吐是为何

女，63岁。

【主　诉】 突发晕厥后反复眩晕、头痛2个月就诊。

【现病史】 患者2个月前生气后突发晕厥，约5分钟后自我醒来，没有抽搐，没有心悸大汗，但伴有眩晕、头痛，头顶胀痛如裂。后出现一次呕吐，呕吐物为胃内食物，吐后头痛缓解，但依然眩晕。患者平素胃部畏寒，喜热饮，晕厥后伴有一次腹泻，泻下稀溏。舌淡红，苔薄白，脉弦。

【既往史】 否认高血压、糖尿病病史，血压正常，120/80mmHg。

【辅助检查】 肿瘤标志物未见异常，甲状腺功能未见异常，甘油三酯：3.08mmol/L（0.78～2.08mmol/L），总胆固醇5.78mmol/L（2.9～5.7mmol/L）。

头颅磁共振： 大脑未见异常，空泡蝶鞍，鼻窦炎。

颈部磁共振： 颈椎退变，颈椎反弓。颈3～6椎间盘后突，颈3～5椎间盘水平椎管狭窄、颈髓受压。

【中医处置】

中医诊断：晕厥、眩晕（脾虚肝寒）。

中医治疗：驱寒降气健脾治眩。

中医方剂：吴茱萸汤。

中药药物：吴茱萸　党参　大枣　生姜。

疗效反馈：暂无。

【疾病背景】

医生：您眩晕、晕厥，一定是和家中老人或者单位领导生大气了。

患者：大夫，您说对了，我们家老太太，真是把我气晕过去了。

医生：您都 60 多了，那您母亲高寿啊，讲讲为什么生气吧。

患者：我母亲今年都 90 多岁了，我有一姐一妹，还有一个弟弟，平日里我妈住在我弟弟家。这不疫情嘛，我好心让我妈来我这里住一段时间，我给她弄点儿可口饭菜，想吃什么我就给做什么，照顾照顾她。可是她不讲理，您知道吗？三月底的一天，姐姐来我家，结果我妈一下子跪在地上，给我姐告状，说她受气，我没给她好气，我当时就气晕过去。后来自己醒过来，就开始头晕头痛，头像爆炸了一般。

医生：老人是为什么呢？我观察您人也挺好的，你们家是怎么个情况？

患者：我妈那人就是这样，我们家两室一厅，儿子成家搬走了，我爱人睡觉打呼噜，我觉轻，所以我和我爱人晚上就分开睡，我和我妈一起在大床的房间。那天我妈睡觉总翻身，我睡不着，就悄悄拿着枕头去客厅了，心里说睡个好觉，可能我妈感觉我们讨厌她了。第二天我姐姐来家里，结果我妈就跪在地上，告我一状，说在我这受气，其实我姐姐这么多年也知道我妈什么样子，就没说我什么，可这就把我给气晕过去了。

医生：老太太这样怎么可能不让您头痛呢！（疏导患者情绪）

患者：我妈在我弟弟家，还给我弟弟洗衣服、做饭呢。那是儿子，她愿意，还高兴。来我这了，什么也不用干，想吃什么我就给做什么，她还不高兴。

医生：但是不管老太太有多糊涂，您也不应该真生气，不但把自己气坏了，还增加老太太的罪过，您生病您母亲也着急啊！再者说，老太太知道是自己的姑娘，所以才不忍着，随性发脾气，她知道自己姑娘不能怎么着她！（开解患者，并引导患者思考，排解不良情绪）

患者：您说得对，我不舒服，她也跟着着急。我们兄弟姐妹里面我妈最信任我。前一段她牙疼，我不在，一直忍了一个月，等我回来才让我带着她去治疗，别人她都不信任。她其实也愿意住在我这里，就是她脾气不好。

医生：其实老太太知道谁对她好，所以跟女儿不客气！您也是气量小点（微笑）。说实话，您也真不容易。您这是第一次犯病吗？

患者：这是第二次了，十多年前我犯过一次，那是让我儿子气的，他养了条狗，我不同意，我嫌它不干净，狗毛也脏，但是我儿子非要养，说话还呛人，说我多管闲事，还有好多难听的话，那时在加拿大，我当场就晕过去了。幸好一会儿就醒过来了，否则叫救护车可了不得，来一趟就一万多人民币！

医生：真是气大伤身啊，您不该生气啊！只是您这个人性格有些直爽，不耐激触。毕竟孩子是您培养的，另一方面也说明您没有教育好啊（微笑）。

患者：是啊，我这个人简单。

医生：您脾气必须改改，岁数大了，再这样生气，身体也受不了。气多伤身，还好血管没事儿，要是血管脆点，破了，或者是有个斑块脱落了，那事情就大了，中医称为"大怒则形气绝，而血菀于上，使人薄厥"，真的是能气死人的啊。

【经典回顾】

《黄帝内经·生气通天论》：阳气者，烦劳则张，精绝辟积，于夏使人煎厥。目盲不可以视，耳闭不可以听，溃溃乎若坏都，汩汩乎不可止。阳气者，大怒则形气绝，而血菀于上，使人薄厥。

《黄帝内经·玉机真脏论》：或其传化有不以次，不以次入者，忧恐悲喜怒，令不得以其次，故令人有大病矣。因而喜大虚则肾气乘矣，怒则肝气乘矣，悲则肺气乘矣，恐则脾气乘矣，忧则心气乘矣，此其道也。故病有五，五五二十五变，及其传化。传，乘之名也。

《黄帝内经·脏气法时论》：肝病者，两胁下痛引少腹，令人善怒。虚则目䀮䀮无所见，耳无所闻，善恐如人将捕之，取其经，厥阴与少阳，气逆，则头痛耳聋不聪颊肿。

【医生建议】

1. 天下没有老人的不是，老人错了，我们也要包容理解，不可意气用事！

2. 老人是天，老人要体恤儿女不易，要给儿女晴朗的天空，让儿女脑清目明！

3. 人和自然、社会是相通的，只有自身、自然、社会三方面和谐，才能拥有健康的身体。

四、头　痛

案例 024 尊师重道，脑清神明——偏头痛的人文解读

男，16岁，高中学生。

【主　诉】 头痛、恶心3天就诊。

【现病史】 患者3天前无明显诱因出现左侧偏头痛，疼痛为胀痛，时有针刺感。食欲差，时有恶心。二便调，睡眠可。脉弦，舌苔白腻，不恶风，情绪急躁易怒。

【既往史】 既往体健。

【中医处置】

中医诊断：头痛（肝火上扰清阳）。

中医治疗：疏肝清火，降逆止痛。

中医处方：芎菊上清加天麻加减。

中药药物：川芎　天麻　菊花　黄芩　栀子　蔓荆子（炒）　黄连　薄荷　连翘

桔梗　防风　甘草　柴胡。

疗效反馈：此患者既往头痛来此就诊，服用此类方剂短期即愈，时隔数月再犯，可见性情感召之重要，患者需留意！

【疾病背景】

患者为高中学生，军训期间，大家出操，其中一同学说笑，教官老师误认为是他所为，随之加以批评，虽然他尽力辩解，最终还是没能获得谅解，心生怨气，对老师愤愤不平肝火上逆，这是其一。其二，老师安排其值夜班，因自觉身体不适，向老师请假，老师不同意，只得勉强应付差事，心中不满，认为老师故意为难他。两件不愉快的事情，萦绕在心头。笔者提示患者病因起于男性师长，患者考虑片刻就道出以上积在心中的不满。

【情绪解读】

语之其善

此学生长得厚实、强壮，形体高大，面色苍，微黄，为木土性人。其性格厚道，心地善良，只是有些固执，爱不服人，才有如此境遇。三国·李康《运命论》曰"故木秀于林，风必摧之"，讲的是在一个树林里，如果有一棵树特别清秀挺拔，有大风，一定就会先遭到折杀。我们百姓俗语"枪打出头鸟"就是这个道理。其母陪其就诊，同样认同孩子这样下去在学校会吃亏，今后进入社会，也难能合群。谈到此处，母子频频点头认可。

告之以败

老师是学校生活的主导者，学生是学校生活的接受者。老师在组织学生出操期间，他考虑的不是谁在说笑，批评谁不重要，重要的是大家能有序地完成训练。而这名学生，被老师误批评，为了说清楚自己的无辜，当场与老师努力辩解，对老师的批评指责内心充满愤怒，虽然尽力辩解，却没能奏效，随后激起更大的不满，导致自身肝火上逆，邪犯清阳，导致头部疼痛。

释其所怨

作为学生要知道老师批评某个人，不是针对这个人，而是要排除内在干扰，维持训练秩序。尽管老师对其有不公正的指责，课后找老师和气解释才是正确的选择，若当着众多同学，忙于辩解自我，再没有好的态度，既影响大家训练，又挑战老师尊严，我想老师不接受其辩解也是可以理解的。同理，老师安排的工作，也当尽心尽力完成才合乎情理，如若把老师的安排作为对自我的锻炼，主动面对困难，也就容易对老师生出感激之心，怎还会有愤怒，产生头痛？

导其所便

传统礼仪中，孩童在家庭和社会当中，属于金性、水性，心存一家师长的好处，顺从师长。孩子自幼心存长幼尊卑之理，在家能做到守礼尊亲，顺从家庭整体安排，到学校中，也自然能做到尊师重道，顺从学校整体安排，将来到社会上，也自然能尊敬长上，顺应社会整体需求。这样就会与师长相处得融洽和谐，自然能学到应学的内容，到社会上也容易被任用。考查历史，诸多学子怀才不遇，多因其不通人情，性格木性过盛，不拘于束缚，常易损失机会。

导其母所便

因为孩子母亲也在身边，见其母面红赤，火性盛，知其母教有失。提醒其：孩子如此，母亲责任不可推卸，母亲当常反思。

当今社会，由于女性的社会地位提升，又因为多数家庭只有一个孩子，家中老人、夫妇都以孩子为中心，把孩子的位置摆得过重。此氛围下，自幼受到过分宠溺的孩子就会不自觉地过度自我，而忽视社会中他人感受，导致其自身角色定位不准，长无名烦恼。直至孩子长成，进入学校、社会，家长才会感受到自己努力给予孩子的溺爱，实是陷溺孩子，成为孩子烦恼之因。不但使孩子在社会活动中遭遇困惑，还会影响孩子的身心健康！

作为孩子的第一任老师，母亲要常提醒自我，在家中自己是否能做到敬丈夫、尊老人，在单位敬同事、尊领导？伟大的老师造就伟大的学生，给孩子做个好榜样。母亲气柔顺，孩子也必能学会柔顺。母亲气若乖张，孩子也难能平和智慧！

笔者自家亦有孩童，深知此中危害，常常提醒自我，立身行道，努力尊老尊亲，服务社会，努力用自己的身行以立家风，存微德以遗儿孙。

【经典回顾】

《黄帝内经》尊师重道篇：

《黄帝内经·禁服》：雷公问于黄帝曰：……士之才力，或有厚薄，智虑褊浅，不能博大深奥，自强于学若细子，细子恐其散于后世，绝于子孙，敢问约之奈何？黄帝曰：善乎哉问也！此先师之所禁，坐私传之也，割臂歃血之盟也，子若欲得之，何不斋乎。雷公再拜而起曰：请闻命于是也。乃斋宿三日而请曰：敢问今日正阳，细子愿以受盟。黄帝乃与俱入斋室，割臂歃血。黄帝亲祝曰：今日正阳，歃血传方，有敢背此言者，反受其殃。雷公再拜曰：细子受之。黄帝乃左握其手，右授之书，曰：慎之慎之，吾为子言之。凡刺之理……

《黄帝内经·官能》：黄帝问于岐伯曰：余闻九针于夫子，众多矣不可胜数，余推而论之，以为一纪。余司诵之，子听其理，非则语余，请正其道，令可久传，后世无患，得其人乃传，非其人勿言。岐伯稽首再拜曰：请听圣王之道。黄帝曰：用针之理，必知形气之所在，左右上下，阴阳表里，血气多少，行之逆顺，出入之合，谋伐有过……

《黄帝内经·气交变大论》：帝曰：善。所谓精光之论，大圣之业，宣明大道，通于无穷，究于无极也。余闻之，善言天者，必应于人，善言古者，必验于今，善言气者，必彰于物，善言应者，同天地之化，善言化言变者，通神明之理，非夫子孰能言至道欤！乃择良兆而藏之灵室，每旦读之，命曰《气交变》，非斋戒不敢发，慎传也。

【医生建议】

1. 师尊不可犯。老师是人类智慧的传递者，社会文明的传播者，又因其道业先行，后学自然应当恭敬、尊重。

2. 中国传统的圣贤文化是社会的稳定器，一旦其内化到身心家庭，自可令全家趋吉避凶，消灾止难，病苦皆除。文化从健康角度解读，更是自然无碍！

3. 习近平总书记曾讲："一个人遇到好老师是人生的幸运，一个学校拥有好老师是学校的光荣，一个民族源源不断涌现出一批又一批好老师则是民族的希望。自古以来，中华民族就有尊师重教、崇智尚学的优良传统。"老师要"学为人师，行为世范，做学生健康成长的指导者和引路人……根据少年儿童特点循循善诱、春风化雨，努力做到每一堂课不仅传播知识、而且传授美德，每一次活动不仅健康身心、而且陶冶性情。"

案例 025　偏头痛患者的头痛家事

女，66岁。

【**主　诉**】　左侧头痛 1 年余就诊。

【**现病史**】　患者左侧头痛，痛点固定，针刺样疼痛，眼睛干涩痒痛。患者面色微黄黑，右膝关节疼痛，腰酸痛，下肢水肿，饮食二便调，经常失眠，时有咳嗽，舌体胖大，脉弦。

【**既往史**】　既往高血压 10 余年，血压控制可。

【**中医处置**】

中医诊断：偏头痛（肝郁血瘀）。

中医治疗：疏肝活血止痛。

中医处方：血府逐瘀汤加减。

中药药物：柴胡　枳实　红花　川芎　白芍　炙甘草　桃仁　当归　生地　香附　牛膝。

【**疾病背景**】

医生：您怎么不舒服啊？

患者：大夫，我最近不知怎么了，总是左侧头痛，痛点固定，像针扎一样。

医生：您这样头痛，说明您脾气不好，您跟谁生气啊？

患者：大夫，您这样说可不对，我是我们家脾气最好的人，不好发脾气。

医生：您说得对，您这人一看就是厚道人，但是有时也难免会生气，您忍着不发作而已。您想想，您左侧头痛，腰也不好，多半是跟老伴生气。

患者：大夫，还真让您猜对了，我就不愿意听他说话，他总骂人，您说可气不可气？

医生：所以您就特别来气，烦得厉害！

患者：刚才我来医院看病，他要开车送我过来，磨磨唧唧的，我一听他说话就烦，都想跟他分开了。我儿子头发少，选个洗发水，老伴都会唠叨半天。

医生：人都不完美，他爱骂人肯定是不高兴了。您要这样想，他骂人出出气，就会少生病，一家人要多体谅。

患者：是啊，我也知道他不高兴。您不知我们家有多烦。我除了照顾一家人吃饭，还要照顾 6 岁的小孙女，整天看孩子。孩子她妈妈长得漂亮，一米七的个，可有了外遇，儿子发现就离婚了!

医生: 是啊,您儿子也会不痛快,最可怜的是小孙女,您老伴估计心里也烦。

患者: 您说得对啊,我知道他们都不痛快,所以我也就多干活、多忍让吧,但是他们不高兴都给我发,我也受不了了!

医生: 看来这个世界,都是善良人付出得多,考虑得全面。付出总会有回报啊,保全家庭的整体,减少伤害。小孩的妈妈,放着太平日子不过,年轻时不觉得,等到老年时就觉出来难过了。您不高兴,您也会病的,照您家庭这个情况,您的膝关节也不会好。

患者: 大夫,您怎么这么了解我呢,我还真是右膝关节肿痛,双下肢静脉曲张,下肢无力。

医生: 中医认为人的家庭是个整体,儿女让您操心,这叫膝下空虚啊,神气不足所以才会生病。

患者: 孩子她妈妈,我们还让她每周来看两次孩子,就是考虑到孩子的成长,也没有别的好办法。

医生: 是啊,孩子在这个世界,多一个人爱,也是很必要的! 也说明这个妈妈还不是太离谱,我见过有的妈妈生了孩子就扔给老人,自己从来不闻不问,也有生了孩子离婚,带走孩子,家里人看都不让看的,爷爷奶奶只能悄悄地塞点儿钱,可怜得很。这个妈妈看来心里还有孩子。

患者: 是啊,因为这个儿媳妇漂亮,总有人追,所以才出事儿。大夫,我的下肢您要帮我调理调理,下肢总没有力量。

医生: 一个巴掌拍不响,您儿子也有自己的问题。腿先放放,这个矛盾处理得慢,先给您治头痛吧。

患者: 好吧,多谢您!

【经典回顾】

《黄帝内经·五脏生成》:是以头痛巅疾,下虚上实,过在足少阴、巨阳,甚则入肾。

《黄帝内经·方盛衰论》:雷公请问:气之多少,何者为逆? 何者为从? 黄帝答曰:阳从左,阴从右,老从上,少从下,是以春夏归阳为生,归秋冬为死,反之,则归秋冬为生,是以气多少逆皆为厥。问曰:有余者厥耶? 答曰:一上不下,寒厥到膝,少者秋冬死,老者秋冬生。气上不下,头痛巅疾,求阳不得,求阴不审,五部隔无征,若居旷野,若伏空室,绵绵乎属不满日。

《黄帝内经·奇病论》:帝曰:人有病头痛以数岁不已,此安得之,名为何病? 岐伯曰:当有所犯大寒,内至骨髓,髓者以脑为主,脑逆故令头痛,齿亦痛,病名曰厥逆。帝曰:善。(看到别人缺点,正是寒自内生,有内寒,固外寒易感。)

【医生建议】

1. 家庭是个紧密联系的小宇宙,一家人要好好珍惜。爱家人,就是爱自己。

2. 男士选择伴侣,漂亮不是唯一理由。要知道婚姻是构建新家庭的开始,您父母的健康、子女的幸福都会受到这个家庭的深刻影响。

　　3. 人在生病的时候，最需要放下心理包袱和不良情绪，这是疾病的根源。

　　4. 看淡人生，人生需要乐观、轻装面对！

案例 026　过年之琐碎事，生头痛之疾苦

　　女，43 岁。

　　【**主　诉**】　右侧头痛 3 天就诊。

　　【**现病史**】　患者右侧头痛 3 天，伴恶风、头涨、鼻塞，汗出、微恶风。患者面白，色潮红，舌脉未查。

　　【**中医处置**】

　　中医诊断：头痛（风寒外感，肝火内扰型）。

　　中医治疗：祛风平肝止痛。

　　中医处方：川芎茶调加减。

　　中药药物：川芎　赤芍　天麻　白芷　羌活　细辛　防风　菊花　薄荷　甘草。

　　疗效反馈：患者 1 天后疼痛明显改善，3 天后痊愈，继续给予平肝潜阳药物调理。

　　【**疾病背景**】

　　患者家中有一老母亲，两个姐姐，一个弟弟。母亲独自生活。快要过年了，二姐找了个小时工，一起来母亲家帮助清扫，以迎接春节到来。

　　由于二姐工作繁忙，只能抽午休时间同保姆到母亲家。二姐出于一片好心，到家后却遇到母亲的冷脸，母亲背对着她躺在屋内。二姐不知母亲为何生气不理她，见状也很生气。其又想起前些日子还有一个让她生气的事，她给老太太买了一件内衣，很是舒适，老人嫌贵，认为浪费钱财，数落她半天，最后不欢而散。其后她打电话给小妹（患者）诉苦。

　　患者本身为某大医院的大夫，工作亦非常忙碌，闲暇之余还要调节姐姐与母亲间的矛盾，其劝慰姐姐说：可能母亲正逢午休时间，小时工和姐姐的到来，打扰了她老人家的固定午休时间，然姐姐气火却一时难消。

　　患者虽然这么劝慰，但自己也难免为此心中起火，因为母亲随着年龄的增长，脾气变得越发古怪，与姐弟间的矛盾常常发生。虽然这些事情不大，如鸡毛蒜皮一般，但是日积月累，让人不自觉地起火。此刻正值北京数九寒天，患者心中起火，导致其表气虚弱，遂外感风寒，而出现右部头痛之症。

　　【**情绪解读**】

　　患者为家中小女，处家庭人伦金位。其学业有成，面白，善言，形体灵巧，为金性使然。然其面色潮红，素有口腔溃疡，主其受火克制。

　　近日又患右侧偏头痛，虑其家庭，可能因其母亲性中有火，克其金位儿女。问其起

因，患者虽然未言其母不是，然其母之火蕴之征象，亦可间接而见。

因火性炎上，巅顶之上惟风可到，风邪与火邪最易侵袭人体头部。头居人体最高位，受脏腑清阳之气。然或有内火，或有外风，或二者相合，上犯而发为头痛病。治疗当道破患者疾病隐情，配以散火祛风之药物，患者身心安顿，头痛则愈。

【经典回顾】

《黄帝内经·风论》：首风之状，头面多汗恶风，当先风一日则病甚，头痛不可以出内，至其风日则病少愈。

《黄帝内经·骨空论》：岐伯对曰：风从外入，令人振寒，汗出头痛，身重恶寒，治在风府，调其阴阳，不足则补，有余则泻。

《黄帝内经·本病论（遗篇）》：君火欲降，水运承之，降而不下，即形云才见，黑气反生，暄暖如舒，寒常布雪，凛冽复作，天云惨凄。久而不降，伏之化郁，寒胜复热，赤风化疫，民病面赤心烦，头痛目眩也，赤气彰而温病欲作也。

【医生建议】

1. 在当代快节奏的生活中，儿女要耐心对待自家老人，此乃自保健康之基石，为自修心性之起始。

2. 孝亲之法，使老人身有所养、心有所安、性有所乐，三者具足尤为珍贵，尤以使老人心安性乐为重。

3. 老人要身心安顿，少挂念儿孙。谈道论德，心安神乐，自然少病而寿长，这也是对儿女最大的支持！

案例 027　怨天愤上，肝气上逆，导致眩晕头痛

男，46岁。

【主　诉】 眩晕头痛2个月，加重2天就诊。

【现病史】 患者2个月前出现眩晕头痛，近2天加重。头涨、头晕，时有两颞侧刺痛，无恶心、呕吐，无耳鸣、耳聋，兼见胸闷气短，血压正常，口苦，纳差，失眠，心情抑郁寡欢，言语絮叨重复，反复向医者强调其头部痛苦。舌体胖大，苔白腻，脉弦。

【既往史】 既往体健，否认高血压病史。

【中医处置】

中医诊断： 头痛（肝火上扰型）。

中医治疗： 清肝活血，散瘀止痛。

中医处方： 血府逐瘀汤加减。

中药药物： 白芍　赤芍　柴胡　枳实　桃仁　川芎　菊花　红花　牛膝　当归　生地黄　桔梗　甘草　丹参　香附　木香　山楂

【疾病背景】

患者为某企业老员工，工作多年，平日自觉工作尽职尽责，然而年终考核，却被上级领导考核为"不合格"，同时也意味着，与之相关的数万元年终奖金没有了，患者为此很是愤恨。自我反省，现在这个领导当年还在一起做过同事，也没有得罪对方处，自己工作也同其他同事无差别，自己年终考核"不合格"没有任何理由，因此怎么也想不通，心中郁闷，怒而无言。

【情绪解读】

人是社会的人，在每个人生存的社会环境中，单位的上级、家庭中的老人，宛如自然界的"天"一样；在人体，头部与之相应。尽管当今为民主社会，但上级领导或自家家长的意志，时常还左右着生活在这片天下的人们的命运，其对下级或者儿女还有着许多难以规避的影响。作为下属，抑或晚辈，需知时达务，以顺承为上策，找对方好处，认自己不是，方可气顺身安。

然天不能常清宁，人脑却需常清净。当外界有拂逆心愿之事发生，人会不自觉发动情绪，扰乱自身气血。逆心事发生，人心难自已，发动肝胆之火，逆经上炎，自伤上位，导致头痛之疾苦。治疗以药物清肝活血、散瘀止痛为主。嘱其作为下属，以顺承为佳，即便领导真是对自己不满，也当仔细查找自我平日状态，发现自我过失，及时修补。寻找合理时机，融洽沟通，轻财物利益，从全局出发，达成谅解为妙。

【经典回顾】

《黄帝内经·生气通天论》：黄帝曰：夫自古通天者生之本，本于阴阳。天地之间，六合之内，其气九州九窍、五脏、十二节，皆通乎天气。其生五，其气三，数犯此者，则邪气伤人，此寿命之本也。苍天之气，清净则志意治，顺之则阳气固，虽有贼邪，弗能害也，此因时之序。故圣人传精神，服天气，而通神明。失之则内闭九窍，外壅肌肉，卫气解散，此谓自伤，气之削也。

《黄帝内经·气交变大论》：岐伯曰：岁木太过，风气流行，脾土受邪。民病飧泄食减，体重烦冤，肠鸣腹支满，上应岁星。甚则忽忽善怒，眩冒巅疾。

《黄帝内经·脏气法时论》：肝病者，两胁下痛引少腹，令人善怒，虚则目䀮䀮无所见，耳无所闻，善恐如人将捕之，取其经，厥阴与少阳，气逆，则头痛耳聋不聪颊肿。

【医生建议】

1. 为什么要修行，修行就是要修正自己的错误言行，使自己无论在何种状态下，都能拥有"长乐无忧、怡然自得"的心理状态，使身体无有疾苦，圆满每个人对美好幸福生活的最基本追求。

2. 人在屋檐下，怎能不低头。该认的一定要认。修行修什么？吃了亏，还要乐，心里想，必是"欠他的"，才会坦然接受。老人说，吃亏是福，明明是吃了亏，为什么说是福呢？就是要认清因果，心中常乐，身心不受伤害。

3. 多数疾病，在发病时就会开启一条疾病通道，虽然通过吃药治疗，症状可以改善一时，但是如果性格没有转变，再有类似的事情发生，这条通道就会被再次激活，还会生同样的病。要做到"吃一堑，长一智"，不断地完善、修养身心，以便永久地关闭这条疾病通道。

4. 如果大家遇到这样的朋友或者家人，可以用言语开解其郁闷烦恼。一方面可以帮助患者，另一方面在自己为难时，给自己留一转机的思路。

五、不寐（失眠）

案例 028 他乡游子牵母心，导致心悸、失眠

女，48岁。

【主　诉】 近1个月心悸、失眠就诊。

【现病史】 患者近1个月间断出现心悸、气短，身体多汗，晚间入睡困难。睡后早醒，每晚一两点即醒，辗转反侧，难以入睡。查看患者，面色黄白，两颧潮红，双眉微蹙，苔薄白，舌边尖红，脉细数。兼见腰酸，饮食可，二便可，时有尿频，夜尿多，月经调。

【既往史】 既往体健。

【中医处置】

中医诊断：失眠怔忡（心火旺盛，肾阴不足）。

中医治疗：养心安神、补肾定悸。

中医处方：心可舒、心神宁、乌灵胶囊。

疗效反馈：服药1周，心悸改善明显，睡眠质量提高，唯有夜间两点还会醒，嘱其继续服药，放下牵挂。

【疾病背景】

（备注：本案例发生于全球新冠肺炎疫情期间）

患者：大夫，我这是怎么了？我是不是更年期了？总是心悸、失眠，出汗还多，每晚一两点就醒了。

医生：您心悸、失眠，特别是晚间两点醒，一定是有牵挂的人或事让您睡不着。中医认为心藏神，汗为心液，睡不着觉是心为外物所扰，心不能藏神了，心也敛不住汗了，所以就会心悸、失眠，多汗。您讲讲看，有什么事情？

患者：也没有太多的事情，就是孩子在外面读书嘛。

医生：那就别找别的原因了，可能这就是您心悸失眠的最主要原因。孩子在哪个国家？

患者：我们女儿24岁，在纽约读硕士，谁也没想到美国能变成这样。前一段时间着急回来，她预订的机票，订了四个都被取消了，没办法最后找的黄牛，买法航的高价机

票，单程就要 5 万元，还不能保证一定回来，而且代理费也不退，但是那也得订啊！

医生：作为家长您肯定睡不着觉，不心慌才怪呢！

患者：还好，她还算幸运，这个航班顺利出发，到巴黎中转，然后到上海落地，隔离 14 天。现在已经到上海一周了。

医生：那还真是不错，好多人都回不来。

患者：是啊，年满 18 岁的就需要自己想办法啦，她们好多同学还困在当地呢。据说飞机现在要先到亚特兰大，再经巴黎中转，更复杂了，而且还是一周一班。前期订的机票也不退款，只能按代金券来用。现在也顾不得这些了。

医生：还是回中国踏实，咱们中医、西医综合治疗，还是疗效好。到上海就算安全了，也能伸手够着了，所以您心悸会好些。但必定还是会惦记，夜里两点醒也可以理解的。现在外界刺激源消失了，我们继续用药给您清心安神，我想很快就好了。

患者：是比前期要好，但是回国来，又要考虑孩子今年毕业、复课，还有工作的事情，您说也的确操心。

医生：是啊，儿女的身子，老人的心。老人的心念都在儿女上，所以自觉不自觉，过度操劳，都会伤心。

患者：中国人真是智慧啊！我们中医太可爱了！我以后还真别太惦记孩子！

【经典回顾】

《黄帝内经·本脏》：心小则安，邪弗能伤，易伤以忧；心大则忧不能伤，易伤于邪。心高则满于肺中，悗而善忘，难开以言；心下则脏外，易伤于寒，易恐以言。心坚则脏安守固；心脆则善病消瘅热中。心端正则和利难伤；心偏倾则操持不一，无守司也。

《黄帝内经·本神》：故智者之养生也，必顺四时而适寒暑，和喜怒而安居处，节阴阳而调刚柔，如是则僻邪不至，长生久视。是故怵惕思虑者则伤神，神伤则恐惧流淫而不止。

《黄帝内经·病能论》：人有卧而有所不安者何也？岐伯曰：脏有所伤及，精有所之寄，则安，故人不能悬其病也。

【医生建议】

1. 孩子是父母的心念，儿女身安，父母心安。

2. 孩子是父母的遗德，父母心安，儿女身安。

3. 中国老话，儿孙自有儿孙福，莫为儿孙做马牛。欲要儿孙身形好，需要父母德行修，安心养身是关键。

案例 029 **急火自伤心脏，导致心悸、失眠**

女，52 岁。

【主 诉】心悸、失眠半年余就诊。

【现病史】 患者心悸、失眠半年余就诊。往来京津两地半年余诊治疗效不佳，普通心电图、24 小时动态心电图、甲状腺功能、激素水平、超声心动图、动脉血管 B 超等检查均无明显异常。就诊时兼见手足寒，初诊时患者在十月初的天气脚穿棉鞋厚袜（问其夏天亦是），但心中烦热，自述欲以心胸处卧地取凉；口不苦，无恶心。舌尖红，苔为薄黄苔，脉沉细。

【中医处置】

一诊：

处方小柴胡汤原方一剂。（方效：疏肝调气，解热和胃）

反馈：

服药后次日患者告知昨夜一夜未眠，在河边游走，不欲归家，心甚烦。

二诊：

闻其主诉，证与《伤寒论》记载"少阴病，得之二三日以上，心中烦，不得卧，黄连阿胶汤主之"相符，遂调整处方，给予：黄连　黄芩　芍药　鸡子黄（生用）　阿胶。

反馈：

患者服用，一剂心烦减，手足温，可换为凉鞋，夜间可得小睡；三剂心悸缓解，睡眠安稳，喜告知。后间断反复又有心悸发作，又用此方缓解。笔者日后在伤寒大家刘渡舟医案中发现有此类似医案，方知下肢足趾寒，为热格阳郁，此类病症临床真实存在，并不少见。另汉代张仲景的《伤寒论》，实为活人真经，业中医者，不可轻视。此案又一次见证经方"中药对证一口汤"之佳效，见证古圣先贤立法、立方之智慧！

【中医解读】

患者时年 52 岁，以心悸、失眠就诊，初诊时见患者阴阳之证不明显（2000 年时笔者中医技术还很稚嫩），发现患者郁滞证候明显，遂给予小柴胡汤一剂，患者服药后竟然失眠加重，一夜在河边游走，不欲归家，心烦亦加重。实为患者服用小柴胡汤后，药物疏通郁滞，使体内郁积之内火，得以发越，如郁火得风，风火相煽，火势内盛，扰乱心神，而导致"心中烦，不得卧"，整夜游走于河边。患者"心中烦，不得卧"主症随即明确，处方改用黄连阿胶汤方，方用大量黄连、黄芩，清心肝内火，阿胶、白芍、鸡子黄滋阴潜阳，养血安神，一剂火退脉通，阴阳格拒缓解，手足温。三剂心神交通，阴阳匹配，则眠安心悸减。后间断服用半年余，根除此难治之病。

【疾病背景】

患者为 52 岁女性，丧偶（丈夫亡于车祸），后再婚，初婚有两女，与后继之夫同住，常常怀念先夫勤劳能干，厌烦继夫懒惰，不思进取，日日郁郁寡欢，心中焦躁之心日重。

【情绪管理】

男为阳属火，女为阴属水。女子丧偶，多为女子性格逆行走火运，方为寡，此为一重火。婚后又嫌怨继夫不达己意，不如先夫，此为阴阳不济，又逆一重火。再又好强、爱好之心不熄，思想无穷，所愿不遂，又加一重火。三重火为焱，此火日日熏灼心神、煎熬肾阴，患者不知回头，岂能不病？所以女子顺运必以柔和水为用，顺遂安定而智慧内生，方可保全身家性命。此类患者欲要好病，需明理达时，火不妄动，立定主意，渐生柔和智慧，才可转逆为顺。此为火生木，木生水，女子以逆为顺之正道。

【女性健康禁忌】

笔者后又用此方，治疗离异女、改嫁女、丧夫女，以及夫妻不睦女（女汉子型）数人，此类患者多以心悸、失眠就诊，诊断抑郁、焦虑、神经官能症等病。疾病虽不要命，但患者痛苦异常。性情多犯此忌：急躁夸张、争强好胜、贪高爱好、喜虚荣爱面子，陷自身于苦海中，命比黄连还苦。中医治疗，给其服用大苦大寒之黄连、黄芩，正是吃苦了苦，祛其妄动之心火；服用血肉有情之阿胶、白芍、鸡子黄，正是补其不足之肾水，若是心念依然妄动，肾阴依然暗耗，病苦何时了，智慧何能生？

案例 030　老人操心卧难安

女，87岁。

【主　诉】 失眠，不能安卧半年就诊。

【现病史】 患者失眠，不能安卧半年就诊，兼见胸闷憋气，咽喉不利，烦躁，整日由家属推着轮椅在街边转悠。自述在家待不住，在家胸闷憋气加重，每至夜半子时（23点～次日1点）症状加重，自觉腰以上如有火灼，腰以下如有寒冰，双下肢承山穴不适，足心不适。查看患者，安坐轮椅，满头银发，面色白中透红，精神尚可，微有沮丧烦躁，食欲可，二便调。舌体绛红，脉细数。

【中医处置】

中医诊断： 失眠（阴虚火旺，阴阳失和）。

中医治疗： 清火滋阴，交通阴阳。

中医处方： 黄连阿胶鸡子黄汤。

中药药物： 黄连　黄芩　阿胶　白芍　鸡子黄。

疗效反馈：

一诊处方5剂，患者胸闷憋气改善，晚上较前安卧。

二诊改为调气开胸之品，患者服用5天后初诊诸证加重。

三诊主动要求改为一诊处方。

四诊复诊，自述胸闷憋气服药则改善，睡眠也较前改善，只是食欲较前变差了，自诉每天的重要营养靠两个鸡蛋黄维持。

【疾病背景】

患者每次坐轮椅由60多岁女儿推入门诊，日常由女儿照顾生活起居。老人每次就诊，诉说自己拖累了儿女，折腾儿女生活，使儿女不得安生，自己内心难安。女儿性情温和，耐心照顾，时有无奈表情。老人烦躁不能在家，女儿每日陪老人在街头巷尾，被蚊虫叮咬也是无奈。

【经典回顾】

《黄帝内经·逆调论》：黄帝问曰：人身非常温也，非常热也，为之热而烦满者何也？岐伯对曰：阴气少而阳气胜，故热而烦满也。帝曰：人身非衣寒也，中非有寒气也，寒从中生者何？岐伯曰：是人多痹气也，阳气少，阴气多，故身寒如从水中出。

《黄帝内经·胀论》：岐伯曰：夫心胀者，烦心短气，卧不安……凡此诸胀者，其道在一，明知逆顺，针数不失。泻虚补实，神去其室，致邪失正，真不可定，粗之所败，谓之夭命。补虚泻实，神归其室，久塞其空，谓之良工。

《黄帝内经·寿夭刚柔》：阴阳俱动，乍有形，乍无形，加以烦心，命曰阴胜其阳。

【医生建议】

1. 患者的不良情绪和不正常的生活状态，本身就是疾病，家人需要耐心呵护，及时医治。

2. 老年人爱上火，多是年轻时过度操劳，人到老年不舍心，心思妄动所致，老人不可不知。

3. 老人晚年操心，儿女难尽孝；老人安然不妄动心火，身体康健，儿孙元气足。

案例 031　担心儿女，失眠、气短，下肢无力

女，48岁。

【主　诉】 失眠、气短半年余就诊。

【现病史】 患者近半年来失眠，夜半 2 ~ 3 点醒来后，辗转反侧，难以入睡。白天没有精神，气短乏力，下肢无力，时有左侧膝关节活动不灵便，上下楼需要侧身缓行。舌体胖大有齿痕，脉细数。

【中医处置】

中医诊断： 失眠（心脾气虚，痰湿内阻）。

中医治疗： 补益心脾，祛痰安神。

中药药物： 枣仁　麦冬　丹参　半夏　炒栀子　黄芪　党参　何首乌　淫羊藿　葛根　当归　皂角刺　海藻　昆布　牡蛎等。

疗效反馈： 暂无。治疗结果还需要看孩子的表现。

【疾病背景】

患者夫妇为某企业中层干部，膝下有一个儿子，初中后便到美国读高中。转眼三年就要过去了，结果儿子托福成绩不理想。儿子希望在美国再读预科一年，然后再念大学，她觉得儿子不够努力，在美国三年都没把托福考好，便给儿子下了最后通牒，如果剩下的半年没有把托福成绩提上去，就回国上学。

儿子： 您两个都是有身份的人，我回来多没面子啊，希望在美国再努力一年。

母亲：该回来就回来，我们也无所谓。

但患者心里想，这个孩子，哪里都好，既孝敬父母，也善于和同学沟通，就是不太努力，有些事情，不逼他一下，他就还会瞎混。这次下狠心，逼迫他努力一把。

【情绪解读】

患者中年女性，形体敦厚，面色苍黄兼有红黑，为土性人有郁火和烦气之象。今年48岁，当行金运而见火色，主操劳，金运而见黑色，主泄气，主为儿女操劳。

【经典回顾】

《黄帝内经·邪客》：黄帝问于伯高曰：夫邪气之客人也，或令人目不瞑不卧出者，何气使然？伯高曰：五谷入于胃也，其糟粕、津液、宗气分为三隧。故宗气积于胸中，出于喉咙，以贯心脉，而行呼吸焉。营气者，泌其津液，注之于脉，化以为血，以荣四末，内注五脏六腑，以应刻数焉。卫气者，出其悍气之慓疾，而先行于四末分肉皮肤之间而不休者也。昼日行于阳，夜行于阴，常从足少阴之分间，行于五脏六腑。今厥气客于五脏六腑，则卫气独卫其外，行于阳，不得入于阴。行于阳则阳气盛，阳气盛则阳蹻陷；不得入于阴，阴虚，故目不瞑。

《黄帝内经·大惑论》：其肠胃大，皮肤滑以缓，分肉解利，卫气之留于阳也久，故少瞑焉。

【医生建议】

1. 家庭是个整体，牵一发而动全身。儿女是父母的心，儿女的状态会牵动父母的心神。

2. 孝敬父母是要让父母安心，让父母放心才是真孝，累父母心的儿女不算尽孝。

3. 父母心被牵动，神被耗散，不但无助儿女，自己还会生病。

4. 父母心若安然，神若稳固，不但自己不病，对儿女也会产生正向作用。

案例 032 问题孩子，妈妈失眠之主因

女，35岁。

【主　诉】 失眠、心悸半年就诊。

【现病史】 患者近半年来频繁失眠，伴有心悸，气短，下肢无力。形体瘦，面色苍。舌淡红，舌体胖大有齿痕，脉细数。

【既往史】 既往体健。

【发病背景】

当问及是什么原因导致患者睡眠障碍时，患者一开始难以启齿，最后说出痛处，都是因为自己的问题孩子。

原来这位患者有一个6岁的孩子，孩子在学校有暴力倾向，总打别的孩子，因此自己总是被班主任请过去给人家家长赔礼道歉。更有甚者，最近一次孩子和同学打闹，老师去

劝解，最后把老师都给抓坏了。

还有一次，姥姥陪着孩子学习，由于姥姥上学少，认字不多，辅导他功课有不认识的字，孩子马上就脾气暴躁，摔文具，老人无可适从。

患者每天白天都很揪心，就怕接到电话通知她去学校，晚上看到孩子，更是忧心忡忡，不知道孩子能否完成正常的校园生活，能否融入未来的社会。想着想着，就睡不着了。经常要找个理由说服自己，让自己放松下来，才能睡一觉，但是两三点就醒了，辗转反侧，难以入睡。虽然孩子的老师是个有经验的老教师，对孩子有耐心，但是她仍然不知道孩子的未来该怎么办。

【中医处置】

中医诊断：失眠（肝郁气滞型）。

中医治疗：疏肝解郁安神。

中医处方：四逆散加味。

中药药物：柴胡　枳实　白芍　炙甘草　合欢皮　郁金　远志　炒麦芽　炒枣仁　川芎　茯神。

疗效反馈：暂无。

【人文关怀】

以下为笔者对患者的部分劝勉。

1. 这个世界谁放弃您的孩子，母亲都不要放弃，无论是在什么情况下。我们见过孩子脑瘫，父母坚持陪伴和积极康复训练数年，孩子终于可以独立生活的。更何况您的孩子大脑发育正常，四肢体格健全。

2. 孩子为什么成为这样，必须要认清楚原因，找到真正原因，才有可能修正。中医认为孩子的这种状态，和妈妈孕期不安定的状态有关系。孩子胚胎时期母亲的情绪表达方式，决定孩子未来的情绪表达。如果母亲及时修正，言传身教，形气感应，孩子也会随之改变；如果母亲没有修正，单纯地对孩子说教，是不起作用的，12岁以前的孩子自我管理能力非常弱。

医生：您是否在孕期及做母亲后既往状态不佳？特别是在孕期？

患者：是的，我以前是有些蛮不讲理，但一般在外面还可以，对自己家人，特别是先生，才会有些小脾气，怀孕期间闹过几次。

医生：孩子其实是被我们习染坏了，也不怪我们，做母亲，就像我们干的任何职业一样，同样需要学习。初为人母，很难不犯错误，只要我们能修正，孩子慢慢就会好起来的。

3. 如何修正自我？做好自己！按照自己的社会家庭角色，做好自己。做好妻子，敬重丈夫。做好儿媳妇、做好女儿，尊重自己父母和公婆。这样不妄动脾气秉性，孩子不用管，一定会慢慢好起来。关键是注意力要放在自己的社会角色上，管理好自己，不管孩子，孩子就会变好。

患者点头认同。

【经典回顾】

《黄帝内经·气交变大论》：岐伯曰：请遂言之也。《上经》曰：夫道者，上知天文，下知地理，中知人事，可以长久。此之谓也。帝曰：何谓也？岐伯曰：本气位也。位天者，天文也。位地者，地理也。通于人气之变化者，人事也。故太过者先天，不及者后天，所谓治化而人应之也。

《黄帝内经·本病论》：愿闻气交，何名失守？岐伯曰：谓其上下升降，迁正退位，各有经论，上下各有不前，故名失守也。是故气交失易位，气交乃变，变易非常，即四失序，万化不安，变民病也。

【医生建议】

1. 失之毫厘，谬之千里。为人父母，居心不可错谬。

2. 逆子锥心，儿女是我们生命的复制和延续，我们的纠结、放恣，多年后还会刺痛我们的身体。

3. 母亲是世界的起源，母教立，则正本清源，身安体健，天下太平。

4. 人之常情：儿女连接父母心，欲要长久心安，儿女教育不可不察。

六、晕 厥

案例 033 郁怒上逆，导致晕厥

男，69 岁。

【主 诉】 晕厥待查就诊。

【现病史】 患者 1 周前在运动中突发晕厥，患者不自觉，约 15 分钟后（事后看表推算）自己醒来，发现双手在胸前、前扑摔倒在地，口唇、鼻头已经摔破，还流着血，意识恢复后活动没有障碍，二便无失禁，无其他不适，到路旁呼救寻求搭车。约半小时后，有好心人将其送往医院。检查头颅、心脏、血压、血糖，未发现明显异常，仅有颈部血管动脉硬化，就诊需要抗动脉硬化治疗。查患者形体饱满，面气充盈红润，面型消瘦，面色两颧潮红，饮食正常，二便调。舌质暗红，舌苔白厚腻，脉弦。

【中医处置】

中医诊断：厥症（肝郁化热，肝阳上亢）。

中医治疗：疏肝活血，平肝降火。

中医处方：强力定眩片配合安脑丸。

【中药药物】

强力定眩片：天麻 菊花 川芎 杜仲 杜仲叶

安脑丸：人工牛黄 猪胆汁粉 朱砂 冰片 水牛角浓缩粉 珍珠 黄芩 黄连 栀子 雄黄 郁金 石膏 赭石 珍珠母 薄荷脑。

疗效反馈：暂无，期待向好。

【疾病背景】

患者 69 岁，已退休多年。家中老伴多病，有一儿一女，但都工作忙碌。患者北京郊区的老家拆迁（自言没有任何麻烦和争执），仅需等候办理相关手续。于是一个人在郊区守候，连续 3 天独自煮些面条，配些野菜，对付饮食。

人闲则多虑，想想这一生老之将至，内心郁闷，儿女不关心自己，老伴多年来体弱多病，对自己也缺乏体贴。自己平素喜好长跑，多次跑马拉松比赛，常年以跑步为乐，一般跑步 21 公里，每次要跑约 2 小时。觉得跑步非要跑到一定程度，身体才能感觉舒服，跑短途找不到放松的感觉。晕厥当日，也是感觉郁闷，自觉没有人关心，就开启运动模式。老人说着说着落下泪来，自己也快 70 的人了，老伴生病时，自己早早去帮着挂号，陪伴着看病。自己这把年纪了，却无人关心，生病时还要自己早晨 4 点单独来挂号，莫名地伤感。孩子觉得他还很健康，他来郊区了，也没有太多关心。说着说着，头面部都潮红起来，落下伤心泪水，自言多年的心声，从未吐露过，今天凑巧聊到这些，不能自禁而潜然泪下。

【经典回顾】

《黄帝内经·生气通天论》：阳气者，烦劳则张，精绝辟积，于夏使人煎厥。目盲不可以视，耳闭不可以听，溃溃乎若坏都，汩汩乎不可止。阳气者，大怒则形气绝，而血菀于上，使人薄厥。

《黄帝内经·刺禁论》：无刺大醉，令人气乱。无刺大怒，令人气逆。无刺大劳人，无刺新饱人，无刺大饥人，无刺大渴人，无刺大惊人。

《黄帝内经·本神》：心藏脉，脉舍神，心气虚则悲，实则笑不休。

【医生建议】

1. 生过大气，不宜做针灸，也不宜做剧烈运动，宜缓慢运动舒缓气血。

2. 凡是人，皆须爱。不要忽视家中的每一个成员，更不要忽视家中默默付出的人。特别是老年人，气血衰弱，更需要多给予关心。

3. 不同的年龄阶段，需要不同的锻炼模式。过度、高强度运动不适于老年人。

4. 生活需要自得其乐。自己最了解自己，要学会爱惜自己，不要去期待别人关心，有期待，多有失落。不如合理安排自己的生活，谈道论德，怡情养性，自得其乐，安度晚年。

七、中风（脑卒中）

案例 034　急性脑卒中，针灸救治

前言： 脑血管病，疾病危害大，致残致死率高。患者多为肝火旺盛体质，脾气暴躁、耿直。因患者发病多病情危重，其社会、心理背景内容挖掘不深，但读者需知，中风患者病因，中医认为是外风与内风相合发病。该病预防，以管理情绪、规避内风为最要，治疗以祛风为法，也确有疗效。

男，80岁。

【主　诉】 突然言语不清，口中流涎就诊。

【现病史】 患者下午（就诊当日）突然四肢无力，言语不利，口齿不清，口中流涎于急诊就诊。患者3个月前便有类似情况发病，急诊就诊，诊断为脑卒中，治疗10余日康复出院。此次患者发病，见四肢无力，言语不利，口齿不清，口中流涎，舌苔白厚腻，流涎清稀。周身无大汗，呼吸、心跳平稳，二便调。脉细涩。

【既往史】 不详。

诊前简介： 患者大女儿用轮椅推其就诊，因就诊时仓促没带医保卡，患者小女儿返回家中取卡，大女儿在陪伴等待时，突然想起中医可否有帮助，便就诊中医科。

【处置】

西医诊断： 脑卒中。

中医诊断： 中风（中脏腑）。

中医治疗： 开窍通络。

中医处方： 安脑丸配合华佗再造丸。

针灸治疗： 十宣穴点刺放血，毫针刺百会、人中、承浆。

疗效反馈： 患者针刺结束后，出门就可言"谢谢大夫"，吐字明显清楚，言语稍有塞涩。笔者第二日又在医院门诊大厅碰到患者，想问问其昨日急诊的脑部检查结果，患者女儿说："我们昨天做完针灸治疗就回家了，父亲病情稳定，语言恢复如常，就没有在急诊继续检查和治疗。今天是来看消化科，父亲有些胃胀，吃不下。"患者在一旁言语清楚地说谢谢，口角也不再流涎。

【经典回顾】

《金匮要略·中风历节病脉证并治》：夫风之为病，当半身不遂，或但臂不遂者，此为痹。脉微而数，中风使然。寸口脉浮而紧，紧则为寒，浮则为虚，寒虚相搏，邪在皮肤。浮者血虚，络脉空虚，贼邪不泻，或左或右，邪气反缓，正气即急，正气引邪，喎僻不遂。邪在于络，肌肤不仁；邪在于经，即重不胜；邪入于腑，即不识人；邪入于脏，舌即难言，口吐涎。

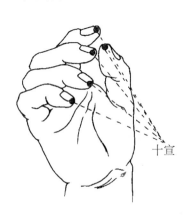

十宣

《备急千金要方》：邪病大唤，骂詈走，灸手十指端，去爪甲一分，一名鬼城（十宣）。

十宣穴

十宣为经外奇穴名。十宣穴位于人体十根手指尖，距离手指甲与手指肉边缘0.1寸，左右两边加起来共十个穴。

功效： 清热开窍。

主治： 昏迷，晕厥，癫痫，高热，中暑，咽喉肿痛，热病，小儿惊厥，手指麻木，指端麻木，癫狂，急性扁桃体炎，乳蛾等。

【医生建议】

1. 医生所忧，忧方法少，患者所忧，忧病苦多。

2. 中医方案，治疗疾病，需要勇于尝试，还需要研究、探索、总结。

3. 简、便、廉、效的中医，应该推广普及，一方可济危难之刻，救千金之躯。

4. 笔者非脑病专业医师，以此一案效验，叹我中华国粹！

案例 035 千年祛风古方，成功救治脑出血

此案例是一例急性重症脑出血患者，由于在第一时间得到急诊救护中心、急诊神经内科、神经外科、中医科等医院相关优势学科的及时救治，发挥多学科诊疗模式（MDT）综合诊治的优势，患者最终脱离生命危险，转危为安，不仅是 MDT 成功救治的案例，更是中西医协作救治的成果，是传统智慧融入并服务现代生活的生动案例。

男，81 岁。

【主　诉】 左侧肢体无力 1.5 小时急诊入院。

【现病史】 患者 2018 年 12 月 20 日晚间如厕后突然出现左侧肢体无力，站立不稳。当时说话清楚，言语利索，否认恶心呕吐，无视野缺失，视物黑矇。约 40 分钟后出现口角歪斜，言语不利，家属连忙呼叫 120，急诊入院。

入院头颅 CT 显示右侧基底节区，丘脑脑出血，破入右侧侧脑室，多发腔隙性梗死灶，脑白质脱髓鞘。当时神智清楚，言语不利，颈项软，双侧瞳孔不等大，左侧 d=4mm，右侧 d=2mm，右侧瞳孔对光反射不灵敏。口角右侧偏斜，伸舌左偏，左侧肢体未见自主活动，右侧肢体可见自主活动。

入院第二日下午患者出现发热、意识水平下降，嗜睡状态。中医十宣穴点刺放血（家属操作）。21、22 日复查头颅 CT，结果大致同前。22 日，日最高体温达到 40℃，给予怡万之（厄他培南）抗感染，后改为美平（美罗培南）、联合拜复乐（盐酸莫西沙星）抗感染治疗，同时每日一丸安宫牛黄丸，服用 6 丸，28 日患者仍旧高热不退，病情危重，浅昏迷，家属要求中医治疗。

中医查看患者为老年男性，形体壮实，昏睡状态，留置尿管、胃管、面罩吸氧，面色黄赤发暗，口唇暗红，舌苔不可见（后期清醒后见舌苔黄厚腻）。左侧肢体未见自主运动，皮肤温度高，无汗，温度波动在 39.5 ~ 40℃，瞳孔 d=3mm，对光反射存在，神昏嗜睡，呼之无应，右侧巴氏征阳性，腱反射未引出。小便黄，大便便秘。脉浮数。

【辅助检查】

2018.12.20：头颅 CT 显示右侧基底节区，丘脑脑出血，破入右侧侧脑室，多发腔隙性梗死灶，脑白质脱髓鞘。

12.21、12.22：结果大致同前。

2018.12.21：床旁胸片：双肺多发病变，较前进展，结合 CT 检查，双侧胸膜肥厚粘

连，纵隔增宽、心影饱满。

【既往史】 高血压 30 年。服用络活喜（氨氯地平），血压维持在 150 ～ 160/80 ～ 90mmHg，8 年前肺癌行手术治疗，6 年前肠癌行手术治疗，发现肺癌骨转移 2 年。

【处置】

西医诊断： ①脑出血；②重症肺炎；③高血压 2 级，很高危；④肺恶性肿瘤；⑤肠道恶性肿瘤。

西医治疗： 甘露醇降颅压，醒脑静改善循环，美平联合拜复乐抗感染，同时降压、补钾、护胃、化痰，预防坠积性肺炎、下肢静脉血栓。

中医诊断： 中风（中脏腑）。

中医治疗： 祛风开窍退热。

中医处方： 续命汤（《金匮要略》附《古今录验》原方）。

中药药物： 麻黄　桂枝　当归　人参　石膏　干姜　甘草　穹芎　杏仁。

【疗效反馈】

患者家属下午亲自熬药，保证最快时间就能服上药，当晚药后体温由 39.5℃降至 38.4℃，第二天体温 37.4℃，神智复苏，睁开眼睛，能与家人简单蹇涩言语交流。3 剂后，神智清爽，言语清楚，家属喂水可吞咽，自言头痛。中间又出现一次高热寒战，怀疑院内再次感染，中药调整为小柴胡 2 剂不效，后麻杏石甘汤 3 剂而退，后继续服用续命汤配合《千金》苇茎汤 14 剂，神智清楚，言语清晰，痊愈出院，回家安然过年。住院期间患者痰多，采用艾灸中脘、丰隆穴，化痰效果佳，下肢静脉血栓疼痛，针灸即刻缓解。

患者服用续命汤中药前后体温变化：

【经典回顾】

《金匮要略·中风历节病脉证并治》：夫风之为病，当半身不遂，或但臂不遂者，此为痹。脉微而数，中风使然。寸口脉浮而紧，紧则为寒，浮则为虚，寒虚相搏，邪在皮肤。浮者血虚，络脉空虚，贼邪不泻，或左或右，邪气反缓，正气即急，正气引邪，喎僻不遂。

《金匮要略·中风历节病脉证并治》：附方：《古今录验》[续命汤]治中风痱，身体不能自收，口不能言，冒昧不知痛处，或拘急不得转侧。（姚云：与大续命同。兼治妇人产后去血者，及老人小儿。）

麻黄　桂枝　当归　人参　石膏　干姜　甘草各三两　芎䓖　杏仁四十枚。

上九味，以水一斗，煮取四升，温服一升，当小汗，薄复脊，凭几坐，汗出则愈，不汗更服，无所禁，勿当风。并治但伏不得卧，咳逆上气，面目浮肿。

【医生建议】

1. 急性期十宣穴刺血，可以醒脑开窍、醒神，对脑出血、言语不利、口眼歪斜，甚至神昏患者有良效。

2. 安宫牛黄丸急救，神昏窍闭，便秘患者可以应用，有一定效果。

3. 急性脑出血伴有重症感染高热患者，对症中草药，这例患者应用"续命汤"治疗，疗效卓著，可以开窍醒神、退热抗感染，甚至可能对脑出血处的血液快速吸收有帮助。

4. 卧床感染患者，针灸、中药化痰也是很好的办法，可以减少气管切开和吸痰护理。

5. 下肢静脉血栓，针灸止痛效果非常好，能否溶解血栓，尚需深入实践研究。

6. 中风病，特别是出血性脑卒中，采用中药祛风药，效果卓然，反推脑出血病因，自唐宋以后被忽视多年的"风"看来是重要因素。

7. 现代医学保驾护航，中医积极参与救治，中西并重使患者受益良多，概括为多、快、好、省，即多学科、快见效、好效果、省医保。

【医者体会】

卒中患者，患者体质多是脾气耿直，中医称为肝火旺盛，肝风内动状态。医者应用东汉张仲景所撰《金匮要略·中风历节病脉证并治第五》中的附方《古今录验》所收录的续命汤祛风续命。此方源远流长，自汉至唐，常用于治疗脑血管急性发病。但自金元以后，中风病多以火热立论，此方少有应用，及至近现代，此方治疗脑梗死患者还常有报道，然而此用来治疗脑出血，特别是患者兼有高血压、肺癌骨转移的患者，应用麻黄、桂枝类药，更是少有报道。然此案例，患者病症与古方相合，应用古方后，效如桴鼓，患者在用药后神智状态、感染高热状态明显改善，疾病恶化态势得到快速扭转，使患者转危为安，化险为夷，不得不让我们感叹此方之功效。

就是这个沉睡在古籍中的千年古方，再次拯救垂危之患者于顷刻。感叹我们的先辈创立、收载，乃至传承下来此方。感谢患者家属支持患者服用此方。更感谢患者疾病好转，使我们重新掂量、思考，乃至重新认识我们祖先写在古籍中的那些沉睡多年的文字的价值。

"要系统梳理传统文化资源，让收藏在禁宫里的文物、陈列在广阔大地上的遗产、书写在古籍里的文字都活起来。"

我们的祖先凭借高超的智慧创造出一批又一批的文化遗产，我们的医书汗牛充栋，怎么让这些遗产活起来？

中西医并重，在当代尤为重要。作为中医医生，我想首先我们要对自己祖先留下的医学有充分的自信，要热爱她，学习她，相信我们的祖先留给我们的是珍贵遗产。其次我们自身要发挥工匠精神，长期浸染在这个行业中，精益求精，不断求索。更重要就是要有时代使命感，要敢于担当，对这些现代医学已经竭尽全力救治尚难以控制的病情，在患者及家属都在被疾病折磨、痛苦挣扎时，大胆而谨慎地尝试传统的救治方案，这就是守护，守护自己的学术阵地；同时也是传承，传承祖先的文明；更是创新，创造性地应用古代智慧于当代。以古人之规矩，开今人之生机。

我想这个病例的成功救治，还客观地诠释了我们传统医学的珍贵之处，告诉今人，在我们最危难之际，这些古方虽然历经千年，依然可以穿越时空，承载着祖先的智慧和其对子孙的关爱，再次拯救我们当代身陷囹圄的患者。

这门医学充满了艺术，因为患者疾病消除后，身上没有瘢痕，没有刀口，是无创修复，一点也没有伤害。这门医学，还有更广泛的社会价值，因为她的取材惠民，没有名贵奇异难取之品，每日花费不足10元，却能拯救千金之性命。我们怎能不感叹祖先的智慧和爱心！

第十一章

消化道疾病

一、胃　胀

案例 036 积怨自伤胃腑，导致慢性胃炎

男，33岁。

【主　诉】　胃脘饱胀感，食物不易消化2年余，加重2周就诊。

【现病史】　患者自幼脾胃虚弱，2年来进食后胃脘饱胀感，食物不易消化。近2周胃中饱胀、痞塞感加重，时有嗳气，兼纳差食少、四肢无力、情绪易怒，喜叹息，得叹气则舒。眠可，二便调。舌边红，苔黄腻，脉弦。

胃镜检查：慢性胃炎，幽门螺杆菌感染。

【中医治疗】

中医诊断：痞证（肝旺胃壅）。

中医治疗：疏肝和胃消痞。

中医处方：枳术丸加减。

疗效反馈：服药2周后痞满症状缓解，嘱其继续服药3个月。

【疾病背景】

患者自言，家中母亲为人很好。自幼就知道奶奶早年看不上母亲，对母亲也不好，且父亲脾气粗暴。尽管如此，母亲依然对奶奶很好。他很是同情、心疼母亲。母亲平日对奶奶、父亲很是迁就、忍让，但心中对奶奶和父亲不满。患者自己工作后，在单位也常常看不上单位领导。

【中医解读】

胃主受纳水谷，肝助胃之消化。肝气过旺，横逆犯胃，胃失和降，受纳消化失职，则食后胃脘饱胀感，食物不易消化。肝气不舒，则情绪易怒，喜叹息，得叹气则舒。舌边红，苔黄腻，脉弦，亦为肝旺胃壅之征象。治疗以疏肝和胃消痞为主，枳术丸加减，使肝气得舒，胃气得和，痞气得散，辅以言语疏导，而得效。然胃病病史多较长，病程多较久，所以治疗以耐心持久调养为宜。

【情绪解读】

患者形体瘦高，面色黄，为木土性人。其为人耿直，内存郁怨，自性相克，脾胃受伤。作为儿女，应心存老人好处，此乃存阳气，腹中温暖，脾胃健康。作为母亲，不拿老人优点教育儿女，就是背道；母亲心存一家人的好处，就是得道。母亲心存家人的不好，就是道不足，准有漏处，家中一定会有患者。

此例患者由于母亲对奶奶和父亲不满，虽然隐忍未发，但长期积怨在心，不可化解。母病及子，不良情绪在不知不觉中就会传递给儿女，或是无意流露、或是有意告知，孩子对母亲言语又深信不疑，自此生出偏颇情感，埋下郁怨的种子，日积月累，损伤脾胃。

母亲气逆，孩子习染，气必逆！母亲看不上丈夫，孩子看不上世界，所以孩子在单位也常常看不上领导。如若母亲贤惠，敬重老人和丈夫，无论老人和丈夫是否可敬，孩子皆会得中正平和之气，自会敬重整个世界；丈夫也会因此敬重而自勉，老人自会安详。正如《论语·学而》："其为人也孝弟，而好犯上者，鲜矣；不好犯上，而好作乱者，未之有也。"所以好女人不但自己好，而且可以旺三代，使老人心安、丈夫自强、儿女顺承，家道自昌。

孔子的得意门生闵子骞能够"单衣顺母"，虽身着寒衣毫无怨气，以父亲、兄弟为大局，为后母求情，其"母在一子寒，母去三子单"之孝行千古流传。

如若仔细思考闵子骞之心行，一个孩童，如果不是其生母天性纯真、心中无怨、德培儿女，孩子怎会有此心智和度量？可见孩子的怨气、不满等诸多不良情绪，不完全是环境造就。环境不好不是孩子生怨气的必然原因，真正原因是在孩子的内心早已存下了这个不快乐的种子，而母亲恰恰是这位播种人。日后能够享受快乐和幸福的孩子，多是因为母亲早年播下了乐观豁达的种子，这种快乐幸福的孩子就算日后遇到困境，由于其内心平和，没有不良情绪污染，自可从容应对，逢凶化吉。

【情绪疏导】

母亲对奶奶不满，是不对的，孩子只可听听，不可当真。做儿子的本分，当尊敬奶奶、父母，不可参与到长辈的是非中。若要参与，可以充当其间的调解员，补家人的不足，讲一家人的好，圆一家人的情，使家人和气同心，才算真孝顺。做到这些，内心无怨，脾胃自健。

【经典回顾】

疾病的发生，内因是发病的根本条件，外因是发病的诱发因素。

《黄帝内经·百病始生》：岐伯曰：风雨寒热，不得虚邪，不能独伤人。卒然逢疾风暴雨而不病者，盖无虚故邪不能独伤人，此必因虚邪之风，与其身形，两虚相得，乃客其形。

《金匮要略·水气病脉证并治》：心下坚，大如盘，边如旋盘，水饮所作，枳术汤主之。

枳术汤方：

枳实七枚　白术二两。

上二味，以水五升，煮取三升，分温三服，腹中软，即当散也。

【医生建议】

1. 脾胃病患者病愈捷径："明理火"生"信实土"。即达透天时，内心无怨，任劳任怨，深信因果。

2. 境由心生，心可转境。心生怨而病成，心无怨而德成，是以德报怨还是以怨报怨，身体自有验证。

3. 谚语云："孝顺还生孝顺子，忤逆必生忤逆儿。"母亲言行对孩子的身体健康、心理平衡、事业成就责任重大！

4. 脾主肌肉四肢，适当运动四肢、散步，可以增强脾胃运化功能，有助于胃病恢复。

案例 037 **郁怨气结，自伤脾胃，导致胃痞**

男，76岁。

【主　诉】 嗳气、胃中阻塞感数年，加重1个月就诊。

【现病史】 患者平素胃胀，胃中阻塞感。近1个月来，胃胀、胃堵感加重，兼见嗳气频频，虽然嗳气后胃胀、堵感暂时缓解，稍后又反复出现，伴有胁肋胀满疼痛。察患者面色暗黄无泽，五短身形，形体方厚，不善言语，其妻助其述病。兼见纳少，食差，睡眠不佳，入睡困难，早醒多梦，梦杂乱而忆其不清。大便不畅，小便调，舌苔白，舌体胖大，脉弦。

【中医处置】

中医诊断：胃痞（肝胃不和，气阻食滞）。

中医治疗：降气疏肝，理气和胃。

中医处方：旋复代赭汤和四逆散加减。

中药药物：旋复花　党参　生姜　代赭石　甘草　半夏　大枣（破）　柴胡　枳实　白芍。

水煎服。

疗效反馈：患者服用7剂后，诸证缓解。继续服药，2个月而愈。

【疾病背景】

患者为某著名高校教授，有高深学术造诣，在"文革"前及"文革"期间，因被认作"白专"人才（大跃进时期，不求政治进步、只求学业与科研之知识分子），受到波及，并遭遇1年半囚禁之苦，怀才不遇，内心积怨。虽然事过多年，内心自认释然，但是身体却留下时代的病痛。

【中医解读】

脾胃五行属土，土德主"化"。正常饮食之水谷入脾胃，经脾胃运化，转化为人体所需气血津液。然患者或因外界激触，或因己身虚弱，故虽饮食入胃，但脾胃运化失常，水谷壅滞中焦，气机不畅，而致胃中痞满，胃胀、胃堵。药用旋复花、代赭石、半夏、生姜以降气和胃，又用党参、甘草、大枣以健脾助运，再用柴胡、枳实、白芍以疏解肝气，全方协同，以使患者胃气降、肝气疏、痞气通。

【情绪分析】

患者面色暗黄不泽，五短身形，形体方厚，不善言语，纯为五行阴土为用。土性之人当认因果之道理，故能生出信实土，达天时生出明理火，怨气自然化解。再能找好处生出响亮金，土气壅滞得以疏泄，自然脾土不受伤害。然多数人，遇天时不利，或身处困境，难得解脱，故郁怨使脾胃壅滞，导致脾胃为病。虽事过多年，身处政通人和之时，然早年内伤已成，晚年气弱之时，即致伏邪病发。

【经典回顾】

《黄帝内经·口问》：

黄帝曰：人之噫者，何气使然？岐伯曰：寒气客于胃，厥逆从下上散，复出于胃，故为噫。补足太阴、阳明。一曰补眉本也。

《黄帝内经·经脉》：

脾足太阴之脉……是动则病舌本强，食则呕，胃脘痛，腹胀善噫，得后与气则快然如衰，身体皆重。

《黄帝内经·脉解》：

太阴所谓病胀者，太阴子也，十一月万物气皆藏于中，故曰病胀。所谓上走心为噫者，阴盛而上走于阳明，阳明络属心，故曰上走心为噫也。

《伤寒论》：

第161条：伤寒发汗、若吐若下，解后，心下痞硬，噫气不除者，旋覆代赭汤主之。

注解：噫：饱出息也。古汉语叹词，表示悲哀或叹息。《玉篇》痛伤之声也。《广韵》恨声。《集韵》亦叹声。《释文》噫，本又作意，於其反。

【医生建议】

1. 每个人的人生都会经历各种各样的苦痛，既然无法选择或回避，就应该坦然面对，欣然接受，至少可以拥有一个心安体泰的健康人生。

2. 有一分怨气，多一分病苦。凡事要认识因果，达透因果，才可不生丝毫怨气，此是修身必经之路。

3. "药物"虽可帮一时，"文化"却能救一世。在我们的人生道路上，我们要不断学习圣贤文化，借鉴古人智慧，圆满自我人生！

案例 038 内心怨烦，言语噎人，导致脾胃气塞

女，69岁。

【主　诉】 反酸、胃胀2月余，胃中痞塞，消化不利1周就诊。

【现病史】 患者2个月前自觉反酸，睡觉平卧时明显，微有胃胀，饮食可。电话咨

询，建议服用疏肝和胃类药物。服用舒肝片、疏肝和胃丸、枳术宽中胶囊 2 周，患者自查文献，发现小建中方剂有效，自服 1 周。服上述方后，反酸缓解，然胃中痞塞，消化不利时有发生，担心胃中长不良肿物，遂就诊。查患者身形厚实，面色微黄，自觉有时吞咽不利，已经无反酸，无打嗝嗳气。舌体胖大，边有齿痕，舌色微暗，舌苔薄白，脉弦。

检查：幽门螺杆菌阳性，消化科建议胃镜诊断，暂时不予干预。患者未做胃镜检查。

【既往史】 既往体健，无胃病史。

【中医处置】

中医诊断：胃痞（肝胃不和）。

中医治疗：疏肝和胃，降气消痞。

中医处方：金匮枳术汤加减。

中药药物：枳实　白术　焦槟榔　炒麦芽。

疗效反馈：患者服用 1 剂后，进食吞咽不利感明显缓解。服用 2 周，诸证消除，自食老玉米面贴饼子，老玉米菜团子，无不适，对肿瘤之忧虑释然。偶弯腰吃饭时，胃中有轻微不适感。嘱其继续调理 2 周，放松心情，多运动。停药 1 周后，病情有反复，继续服药 2 周，微调处方，胃中梗阻症状消除。

治疗后上消化道造影：食管、胃正常，诸黏膜规则，十二指肠可见 1.6cm×1.5cm 和 0.9cm×0.9cm 憩室。

治疗后：幽门螺杆菌阳性同前。

【疾病背景】

患者为大学教授，为人善良，乐于助人。

第一阶段：初次门诊出诊，主诉胃中痞满，问患者是否有情绪波动，患者素来知晓此处中医诊治特点，遂回忆初发病前约 2 个月的时间，在家中同老伴生了一场大气，自言"那次的确是我无理取闹，也不知什么原因，向在厨房收拾家务的老伴发脾气，生了很大的气。心里说，'你怎么就不能迁就我？我不高兴了，你怎么就不能顺着我呢？'"

患者随后补充："当时，我老伴真不错，虽然我无理取闹，人家也没有怎样。"医者建议患者服用疏肝和胃丸、枳术宽中胶囊等药物。患者事后也认识到与老伴发脾气是由于自己的不良情绪造成的。

第二阶段：患者伴随前期服药，反酸和胃胀症状缓解，胃中梗阻感时有发生，甚是担心梗阻是胃中有肿物所致。因预约胃镜需等待较长时间，遂第二次就诊。

开完药，医者提醒患者："您是否对某人说话时噎人家，或者被别人噎着了？"患者当时没有回答，过后电话告知："您一句话还真是提醒我了，在发病前约 2 个月，我的两个朋友之间因为工作发生了不愉快，其中一位打电话给我，可能是希望我从中调解，但我当时很不高兴，生硬地打断了对方的言语，告诉对方，这个问题是你个人没处理好，同我说不着。然后很不客气地挂断了对方电话。"随着电话的挂断，患者也就意识到同这位朋友多年往来的结束。随后几日，心中郁郁不乐，可能后来同老伴的无理取闹、心中的不快乐，也多由此事诱发。

【情绪解读】

患者面黄，身形敦厚，为人慎重、详思而朴实，为中医土性人。土性人言语稳重，发动脾气，气机压人。冬日发病，就诊正逢初春，肝气始盛，脾胃内弱，胃为肝气克伐，自伤胃口，导致胃中痞塞，化食不利。治疗以《金匮要略》"枳术汤"加焦槟榔、炒麦芽，疏肝和胃，降气消痞。患者通过自我反省、自我疏导、找朋友倾诉的方式，病情和心情同时得到缓解。

【医生建议】

1. 临床中疾病的诊治，在药物治疗的基础上，通过积极调动患者参与到治疗中，引导患者情绪疏导，不但可以迅速缓解病情，而且可以提升患者生命质量，努力做到孔子所言的"不贰过"之境界。

2. 人是社会的人，人际关系的不和谐，是导致人体气血失衡，脏腑功能紊乱，最终产生疾病的重要原因。患者、医者不可不察，修身、治病皆需重视。

3. 予人玫瑰，手有余香；善待他人，自得善果。在人际交往中，面对他人有意、无意的伤害，会给自己造成内在的纠结，妨碍心情，阻塞气血，从而导致内在体虚状态。如若此时逢非时之气，很容易导致疾病发作。

4. 胃病患者，由于受情绪和生活习气影响较深，特别容易反复，并且多发于春季。所以建议患者症状改善后，要持续巩固疗效，服药期一般为 3 ~ 6 个月，且同时需要调整生活习惯和心理状态。

案例 039 **母亲的郁怨，儿女的胃病**

女，75岁。

【主　诉】 胃痛、胃胀，消化不良反复发作，加重 1 个月就诊。

【现病史】 患者从小常伴消化不良，饮食小心谨慎，只敢吃温热食物和发面主食。胃痛、胃胀间断发作，常常在秋冬、春夏换季时犯病。此次无明确诱因，胃痛、胃胀加重 1 个月就诊。查看患者，形体消瘦，面色黄，颧红，伴胃痛、胃胀、烧心（胃灼热）、反酸，大便秘结。舌红，苔薄白，体胖大，脉弦微数。

胃镜报告： 慢性萎缩性胃炎伴肠化生，十二指肠球部溃疡。

病理诊断： 窦小弯轻度萎缩性胃炎，灶性出血，轻度肠化；窦大弯不平，轻度萎缩性胃炎，灶性出血，灶性淋巴细胞浸润，局部小血管腔部分阻塞；角切迹不平，轻度萎缩性胃炎伴轻度肠化生，灶性淋巴细胞增生；体小弯不平，轻度萎缩性胃炎伴充血，灶性淋巴细胞浸润。

【中医处置】

中医诊断： 痞证（肝胃不和，肝旺脾虚）。

中医治疗：舒肝和胃，健脾理气，养胃滋阴。

中医处方：枳术宽中丸、胃苏颗粒、康复新。

中药药物：枳实　白术　白芍　香橼　佛手　鸡内金　紫苏梗等加减。

【疾病背景】

医生：您这些不舒服，都和情绪相关。您想想您生过什么大气吗？

患者：大夫，我这人还好，很少生气，家庭也好，同事关系也不错……要说生气，我记得很清楚，那是我年轻时，1963年高中毕业，我被分配到郊区的学校上班。当时校长当众取笑我韭菜、麦苗不分，我特别生气，但是还不能说，就自己忍着，从那以后，就感觉胃坏了。

医生：是啊，这么多年还记得这么清楚，生闷气最伤胃。

患者：这个闷气，在"文革"期间我也出了气，我们当时批斗了校长。我这人也很要强，后来工作干得也不错，班级教得好，还当了大队辅导员、教学主任。

医生：胃病的病因很多，同成长环境也有重要关系。您从小胃就不好，想必和您的家庭有关啊，您父母关系好吗？

患者：他们关系不好，父母他们1950年就离婚了。那时刚解放，父亲跑到上海，找了个年轻漂亮的媳妇。

医生：那您母亲对您父亲有怨恨吧。

患者：是啊，我感觉她心里挺怨恨我奶奶和父亲的，奶奶也不喜欢我母亲，母亲就离开他们去给人家当保姆，也很少和爷爷奶奶、叔叔们联系。保姆这份工作一直干到我哥哥、嫂子结婚生子，然后就给他们看了10多年的孩子。

医生：就是这个怨恨，影响了您的思维习惯，使您日后碰到不如意的事情时，很容易带着这个情绪背景处理。我们常说的"饭好吃，气难咽"就是这个意思。带着怨气，吃完饭，就不好消化，天长日久，胃就损伤了。所谓"萎缩"，就是胃的黏膜和腺体过度应用导致的磨损啊，我们中医称之为"病起于过用"！

患者：多谢，多谢！我是朋友介绍来，他的萎缩性胃炎治好了，所以推荐我来您这里。

医生：这个病，为什么不容易好？最重要的一个致病因素，就是我们对不良情绪关注得不够。我们的思维习惯没有改变，或者说是没有优化我们的情绪状态，所以治疗起来就很难好。如果我们关注自己的状态，积极参与到疾病治疗过程中，病就容易好了。

患者欣然而去。

【经典回顾】

《黄帝内经·五脏别论》：夫胃大肠小肠三焦膀胱，此五者，天气之所生也，其气象天，故泻而不藏，此受五脏浊气，名曰传化之腑，此不能久留输泻者也。

《黄帝内经·五脏生成》：诊病之始，五决为纪，欲知其始，先建其母。所谓五决者，五脉也。

【医生建议】

1. 慢性病的健康管理，关键是患者主动参与自我情绪管理。

2. 胃病患者忌讳生气后饮食，生气后应适当散步，气消后再饮食是养病关键。

3. 做好父母不容易，面对多变的生活，能常保持乐观、释然，才会留给儿女好情绪、好心理、好身体。

案例 040 **父母不和，儿女胃胀、胃满**

女，29岁。

【主　诉】 胃胀、胃满反复发作，近1周加重就诊。

【现病史】 患者素来脾胃功能弱，饮食稍有不当就会出现胃胀、胃满闷感。此次发病原因不明，近1周出现胃胀、胃满闷感，餐后加重，空腹时稍微舒服些。喜欢叹气，打嗝嗳气或者排气后则胃部不适改善。二便调。面色黄白之间，黄为主。舌淡红，舌体胖大有齿痕，舌苔薄白，脉弦弱。

辅助检查： 胃镜病理：① 窦小弯中度萎缩性胃炎（活动性）伴中度肠化生，轻度异形性增生，灶性淋巴细胞浸润，HP+。② 体小弯轻度慢性炎（轻度活动性），灶性淋巴细胞浸润，HP+。

【既往史】 否认其他疾病病史。

【中医处置】

西医诊断： 萎缩性胃炎。

中医诊断： 痞证（肝胃不和）。

中医治疗： 疏肝和胃。

中医处方： 枳术宽中配合加味逍遥。

【发病背景】

患者近期生活郁闷，运动少，多坐少动。

问及患者家庭父母情况是否有不和谐处，患者不假思索地说："他们总是争吵，我都劝他们离婚了。"家中母亲自立自强，凡事亲力亲为，家中大事小事，都是自己努力，工作又积极上进；父亲脾气暴躁，还是大男子主义，在家中什么事情都不干。两人整日争吵，又没有什么大的问题。父亲总认为得不到母亲的尊重。患者很是烦恼，甚至劝他们离婚，各自清净。

【经典回顾】

《黄帝内经·生气通天论》：黄帝曰：夫自古通天者生之本，本于阴阳。天地之间，六合之内，其气九州九窍、五脏、十二节，皆通乎天气。其生五，其气三，数犯此者，则邪气伤人，此寿命之本也。

《黄帝内经·太阴阳明论》：帝曰：愿闻其异状也。岐伯曰：阳者，天气也，主外；

阴者，地气也，主内。故阳道实，阴道虚。

【医生建议】

1. 夫妻相互尊重，孩子脾胃功能好。

2. 夫妻相处和和睦睦，孩子心理安安稳稳。

3. 夫妻当遵循阴阳之道。夫妻间要互相尊重，相敬如宾。即使丈夫果真不好，妻子也要安然，把丈夫帮扶起来，这才是家庭最好的选择。

4. 妻子强悍，看不起丈夫，这是违背了自然和谐的家庭阴阳之道。

案例 041 房产——胃病患者郁结之处

女，62岁。

【主　诉】 胃胀、嗳气反复发作2年余。

【现病史】 患者近2年来胃胀、嗳气反复发作，近日嗳气频频，腹胀，兼见口干、舌痛、失眠、乏力，烦躁易怒，腰痛、眩晕。小便调，大便秘结。舌尖红、苔剥脱，脉弦细。

【既往史】 患糖尿病10余年，服用二甲双胍、拜糖平，控制尚可。

【中医处置】

中医诊断：胃胀（肝胃不和）。

中医治疗：疏肝理气、降气和胃。

中医处方：香苏散加减。

中药药物：紫苏梗　香附　陈皮　香橼　佛手　枳壳　槟榔　鸡内金　枳实　白术　山楂。

【疾病背景】

患者丈夫67岁，最近1个月因胃痛发作，胃镜病理诊断为管状腺癌。有一子，已婚，孙子5岁。因患者夫妻两人同时发作胃病，所以详细探问患者是否曾为老人、房产相关原因而动情绪。果不其然，此问打开了患者满腹的幽怨。

患者自幼丧父，青年时母亲去世。患者夫妻二人哺育儿子成人，在城里有一处约60平米小两居，在儿子结婚前，又于郊区买了100多平米大两居，患者特别心仪。房产户主写的是老两口，儿子结婚后给小两口居住。

孙子3岁后，为入托方便，亦为老人照顾孙子方便，儿子遂在城里与老人相邻处租了一处房子住，同时将郊区的房产出租。结果儿媳妇嫌租房太贵，每月还要贴补几百元的租金，就想卖掉郊区的房产，买套城里的房子。老两口极其喜欢那处房子，同时为了保证房子的产权不发生改变，便不同意儿媳卖房的主意。儿子经不住媳妇的怂恿，两年来反复地磨，老人无可奈何，只好答应，但心里都极其不情愿。

有一次患者把买房事情的利害关系跟儿子讲后，儿子说："若不行，就在房本上加上您的名字。"老人认为不妥当，儿媳妇说："不放心就写成孙子名字，总可以吧。"患者说：

"这样也不可以，万一离婚，法官让孙子选择爸爸、妈妈，孙子肯定选妈妈，我儿子还是被架空了。"尽管这样，儿子和儿媳妇已经选择好房子了，并且已经交了20万元的定金，等待郊区房子出售后就支付房款。但是由于政策原因，最近房子不好卖，若是急于售出，可能要降低价格，这也是患者担心之处。

老两口始终没有想出万全之策，因此每日惶惶恐恐。在此时，丈夫胃病发作，其胃镜的结果更是让人恐慌：胃癌！这对年过花甲的老两口，真是祸不单行！患者讲完，连连叹息，自言："我真是没有办法了，进退两难，命真是好苦！！"

【情绪解读】

患者身形敦厚，面色黄白而潮红，双眉紧锁，大鼻厚唇，为土性人走火运，为脾土不旺，子盗母气，主口舌、操劳。60岁老年人，本当颐养天年，谈说道德，教化儿孙。然其依旧操心费力，不舍财物，不交权利，儿孙不安，自己郁闷，家道不旺，家中有患者。治疗当以疏肝解郁，和胃安神为法。

【经典回顾】

《黄帝内经·六元正纪大论》：木郁之发，太虚埃昏，云物以扰，大风乃至，屋发折木，木有变。故民病胃脘当心而痛，上肢两胁，膈咽不通，食饮不下，甚则耳鸣眩转，目不识人，善暴僵仆。

《黄帝内经·方盛衰论》：脾气虚则梦饮食不足，得其时则梦筑垣盖屋。

《黄帝内经·淫邪发梦》：厥气……客于脾，则梦见丘陵大泽，坏屋风雨。

【医生建议】

幸福老人当如斯：

老年温和性如灰，家务皆宜推；

引导子女入正轨，清闲乐庭帏；

养心性、讲道德，莫说是和非；

无忧无虑笑嘻嘻，人称老福贵。

1. 老人要温和，性情如灰，少操心。性情如灰者，"灰"是过了火、存本性的，温温暖暖的。好比老太太气度温和，一点火性也没有，永不会生气，平心静养。把一切家务，交于儿媳管理。交给她还得要放心，若是遇着事儿老不舍心，絮絮叨叨，不但自己操心，还惹得一家人都不耐烦，终日不快乐，一辈子都受苦；且显得子孙不孝，长儿媳的依赖性，学不到当家之道，永远不能替婆婆代劳。一旦老太太故去，儿媳无所倚靠，平添许多困难。老人当如灰之温暖沉静，千万不要灰中带火，能以烧人，且伤老人养生之道。

2. 老人要自重，放下儿女和钱财。"老太太"这个称呼最尊贵。回想一生辛苦，费尽心力，现在家业成就，儿孙满堂，这时候就该享受当老太太的乐趣了。老太太为一家之福星，知足常乐，闲事莫管，一切无愁。更宜安心静养，当以修道为主，看破红尘，见世事一向皆空（金也空，银也空，死后何曾在手中。儿也空，女也空，黄泉路上不相逢。唯有乐道修真好，留下芳名传万冬）。不用挂念儿女，儿女问到的，便告诉他；问不到的，也不多管。无挂无碍，来去自由，不烦不躁，火自不生。无火便不动心念，才能定住本位。

3. 老人要找一家人的优点：老人闲暇的时候，谈话要常提祖上的德行，对子女常说他们父亲的优点，对父亲常夸奖子女优秀之处，对儿媳夸她娘家的好处……如此方能使得全家和睦，彼此感恩，家道兴隆；才能使得父也慈，子也孝，婆婆也好，媳妇也好，全家和顺，四季平安。若天下老太太都能这样，家中怎会不和乐健康？俗语云："老太太炕头坐，一福压百祸。"

4. 老太太的苦在这里：若不明白家道本位的老太太，会有嘴碎的习气，到处诉说儿媳的不是，儿媳若是听在耳朵里，便恼羞成怒，惹得儿媳不亲近她。又有老太太，吝惜财物，待儿子儿媳，太过薄情。到老只做看财奴，结果往往是自己白白费了心，给儿子、儿媳妇存着，还惹得全家不高兴，何苦呢？何必老不知足，自寻苦恼呢？所以人到老年，当知足常乐，安心修道，颐养天年。这种老太太才是真有福，真会享福。

5. 大家对照，找找这位患者当老太太错在哪里？"见不贤己改之"，劝救自家的老太太！

案例 042 胃堵、胁肋胀满是何因

女，54岁。

【**主　诉**】胃口堵塞、胁肋胀满1周就诊。

【**现病史**】患者近1周胃口堵塞、胁肋胀满就诊，伴有失眠、头晕，口干，口苦，无恶心、呕吐，饮食可。腰痛左侧明显。便秘（大便一天一次），小便调，喜叹息。面色白红，舌边红，苔薄白，脉弦。

辅助功能： L4-L5、L5-S1椎间盘突出。

【**中医处置**】

中医诊断： 肝胃不和。

中医治疗： 舒肝和胃。

中医处方： 逍遥散合舒肝片加减。

疗效反馈： 暂无。

【**疾病背景**】

医生： 胃胀、胁肋胀满，您是生闷气了吗？还忍着，没法说。

患者： 大夫，您说对了，这不是疫情期间（指2020年新冠肺炎疫情）嘛，在家憋着。好不容易解禁了，我和闺蜜约着去公园，我们俩吃饭聊天。到公园九点关门，我们才出来。我先生来接我，这不是挺美好的事儿吗？但是他说话噎人——他一见面就说："公园九点不关门你们还不出来了。"平常过日子他也这样，鸡毛蒜皮的事儿，招人生气。

医生： 人家大老远来接您，您也没给句表扬的话。我要是您，我就微笑说："您说得对，我忽略您了，让您辛苦了。"这样就不会生气了吧！

患者： 他就这样的人，总招人生气。干点什么事儿，特肉（性子慢，动作迟缓），磨磨唧唧的。停车入位，在楼下停半个小时都停不好。我的意思是，先随便停个地方，等有车位了再挪。他不行，非得要停踏实了，停好了再上楼。你说可气不可气？

医生： 这是人家的优点，人家细致。您得看人家优点。

患者： 他没一个优点。你就说做饭吧，今天做这个好吃，他可以连着做三天也不换样。你问他为什么天天做一样的，他说你觉得这个好吃。你说这人可气不？

医生： 哎哟，人家还给您做饭呢，您要知足啊！他管做饭，您管什么呀？

患者： 我什么都不管，我就管吃。吃完了，收拾碗也收拾不干净，就光刷锅和碗，那个灶台乱呼呼也都不管了。拖地也拖不干净，我心情好的时候拖三遍，他拖的那地，我一看他就没拖干净，虽然我没吱声，但我心里来气呀。

医生： 您知足吧！您先生又管做饭，又管拖地，还管接送；您什么都不管，就管白吃和生气。您这样，您腰还得疼，头晕。

患者： 大夫，您说对了，我来您这之前刚看了骨科，这不诊断腰椎间盘突出嘛。

医生： 这都是看人家毛病看的——两口子过日子要互相体谅，互相照顾，多看优点才好；总看缺点总生气，不生病才怪呢。您的胃病、您这腰痛都是这么来的。虽然找人优点不是那么容易。

患者： 大夫您这么说还真让人舒服。我们家那个要像这么说话，我也就不生气了。他回家什么都不说，做完饭吃完饭，就看看手机。我也觉得没意思了，我那些漂亮衣服，也没心情穿，没心情嘚瑟了。跟他没有交流。

医生： 您过的日子要说太太平了，什么事都没有。家里孩子多大了？

患者： 孩子都 30 了，成家了，要说真是没什么事了。

医生： 对呀，没事就是幸福。平时过日子，没福也要学会要找福，有福要学会享福。您的福气也不小，你家先生也真有不少优点，也就是您脾气不好。

患者：（心情愉快轻松了起来，脸上泛起了笑容）大夫，谢谢您，我感觉跟您说说也去病，我现在舒服多了。

医生： 可不是嘛，我们是垃圾处理器，您的垃圾都倒出来，回去再吃点药清理清理就好了。回去别再给自己添堵了。

患者： 谢谢您，您下次什么时候还在？我还要约您的号。

医生： 网上查就看到了。看大夫不是关键，您能找到您家先生的优点，找到自己的不足，就不会生病了。还用找大夫、吃苦药！？

【经典回顾】

《黄帝内经点·脏气法时论》：心病者，胸中痛，胁支满，胁下痛，膺背肩甲间痛，两臂内痛，虚则胸腹大，胁下与腰相引而痛，取其经，少阴太阳，舌下血者。其变病，刺郄中血者。

《黄帝内经·缪刺论》：岐伯曰：邪客于足少阴之络，令人卒心痛暴胀，胸胁支满，无积者，刺然骨之前出血，如食顷而已，不已，左取右，右取左，病新发者，取五日已。

《黄帝内经·胀论》：肝胀者，胁下满而痛引小腹。脾胀者，善哕，四肢烦悗，体重不能胜衣，卧不安。肾胀者，腹满引背央央然，腰髀痛。六腑胀：胃胀者，腹满，胃脘痛，鼻闻焦臭，妨于食，大便难。大肠胀者，肠鸣而痛濯濯，冬日重感于寒，则飧泄不化。小肠胀者，少腹䐜胀，引腰而痛。膀胱胀者，少腹满而气癃。三焦胀者，气满于皮肤中，轻轻然而不坚。胆胀者，胁下痛胀，口中苦，善太息。

【医生建议】

1. 看别人缺点就是装垃圾，给自己添堵。

2. 找别人优点就是给自己增光、添彩、疏堵。

3. 幸福在于有一双发现美的智慧眼睛。

案例 043　心悸、腹胀是何因

女，37 岁。

【主　诉】 心悸、腹胀 2 年余就诊。

【现病史】 患者反复心悸、腹胀 2 年余，发病加重 3 周就诊。近 2 年来其家庭境遇不顺，遂出现心慌心悸，情绪抑郁，失眠。容易饥饿，食则饱胀，以小腹周边胀满明显，二便尚可。面色白，颧潮红，舌体胖大有齿痕，舌色淡红，脉细弱。

【中医处置】

中医诊断： 心悸，腹胀（肝郁脾虚气滞）。

中医治疗： 疏肝理气健脾。

中医处方： 逍遥颗粒，心可舒，四磨汤。

疗效反馈： 暂无。

【疾病背景】

医生： 您心慌、腹胀，一定有着急生闷气的地方。

患者： 没什么事呀。家里两个孩子也挺好的，父母也挺好的，没有什么事。就是我一吃饱了就头晕肚子胀。

医生： 那现在怎么样了？头晕是跟您家先生生气。

患者： 我和我们家先生离婚了，但是没办法，我们家老人也帮不上忙，我们还得住一起，看孩子。

医生： 为什么离婚呀？谁的问题？

患者： 主要是性格不合。他在外面也没什么事，我也没什么事，就是性格不合。早年结婚早，年轻不懂事，早早就结婚了，然后又有了孩子；本来想等孩子大一点，能离开人了就离婚，没想到意外又有了老二了，我不想要，但是他非得想要，后来还是生下来了。我本来想等老二大一点再离婚，可是我最后还是忍受不了，在孩子一岁时我们就离婚了。

但孩子又小，也没有办法，只能在一起共同照顾孩子。为了离婚我是净身出户，车房都是他的，我就是想离开他，我外面也没有合适的，我就是受不了他。

医生：哦，他这么喜欢孩子，还帮您看孩子，说明这个人本质还不错。

患者：大夫，你不知道这个人。我是河北人，平时大大咧咧的；他是湖北人，平时可小气了。我怀孕的时候，我们一起出去买菜，菜也不沉，他就要分我一半，让我拿一半，他拿一半——他就是这样的人。他挣的钱，也都是他自己拿着，我这当媳妇的啥也看不着。孩子四岁时我就出来自己工作了。你说我们现在离婚了吧，他还强迫跟我在一起。

医生：所以您就特怨恨他，是吧！

患者：是！你说我们离婚了他还这样，真是没办法，我特恨他。就是因为孩子，我们才在一起带孩子。

医生：孩子知道吗？

患者：老大是女儿，大了，应该知道；老二还小，还不知道。有一次孩子奶奶发现了离婚证，问我们是不是离婚了，我女儿听见了。她问我："妈妈你是不是和爸爸离婚了？"我说："这都是大人的事，你不用管这个，你长大了就懂了。我和爸爸现在还不是和你们在一起吗？"

医生：那对孩子也是有影响的。我看你家先生问题也不大，就是生活的理念、方式不一样，都可以理解。我想知道您父母的关系怎么样？

患者：我父母有时也生点闷气，但没有大问题。我爸爸说话倔，说话噎人，我妈妈生点闷气也就过去了，没有太大的矛盾。

医生：您对您爸爸有怨气吗？

患者：我对我爸爸还真有点怨气。

医生：您举个具体的例子讲讲看。

患者：比如我小的时候吧，下雨天别的孩子父母都会给自己的孩子送伞，但他从来都不管我们，我们都是跟别的小朋友一起蹭伞回家。回到家他也不问问我们是怎么回来的。平时生活中，他就像不存在一样，可以说他的存在对我的生活毫无意义。

医生：也许这是您对您先生怨气的一个根源吧！可能换一个丈夫，您还是一样会对他有怨气的。

患者：医生您说得对！可能还真是我把我对父亲的怨气移到了他的身上了。

医生：所以说，美好的生活不是要换一个人或环境，而是应该积极地去接纳您生活中所遇见的人和事。我给您开点药，帮您消除一点怨气。您也别恨他了，他也没那么坏，我感觉他还是爱您和孩子的。此外您要多运动。

患者：我平常运动挺多的，是专业体育老师，饮食控制得也很好。

医生：那看来情绪管理是最关键的，您要克服它，好好过日子。

【经典回顾】

《黄帝内经·气交变大论》：岁水太过，寒气流行，邪害心火。民病身热烦心躁悸，阴厥上下中寒，谵妄心痛，寒气早至，上应辰星。甚则腹大胫肿，喘咳，寝汗出憎风，大雨至，埃雾朦郁，上应镇星。上临太阳，雨冰雪，霜不时降，湿气变物，病反腹满肠鸣，溏泄食不化，渴而妄冒，神门绝者死不治，上应荧惑、辰星。

《黄帝内经·厥论》：帝曰：厥或令人腹满，或令人暴不知人，或至半日远至一日乃知人者何也？岐伯曰：阴气盛于上则下虚，下虚则腹胀满，阳气盛于上则下气重上而邪气逆，逆则阳气乱，阳气乱则不知人也。

【医生建议】

1. 情绪是发病的内在基础，疏导患者的情绪是有效治疗的前提。

2. 有脾胃病的家庭，其社会根源与家庭中父母的关系极为密切。父母为了自身和儿女的幸福，务必要做好情绪管理。

案例 044 嗳气不除，隐忍是因

女，67岁。

【**主　诉**】胃胀、嗳气不舒2周余就诊。

【**现病史**】患者近2周自觉胃中胀满不适、嗳气，得嗳气则舒，余无不适。面色微黄，形体敦厚，二便调，睡眠可。舌体胖大，有齿痕，脉弦细。

【**中医处置**】

中医诊断：痞证（脾虚肝郁，肝胃不和）。

中医治疗：疏肝和胃。

中医处方：小建中配合舒肝片。

疾病预后：患者境遇平顺，身体非常容易康复。

【**疾病背景及疏导**】

患者就诊，先生陪伴。

问及是否生闷气时，患者先是回答没有，随后略有沉思，言：可能是多年照顾公公，老人有时不高兴，我也不能随意发作，为了照顾好老人，自己一般都忍着。自从婆婆68岁去世后，我们照顾公公20多年（公公92岁，才过世不久），经过这么多年，心里装了些不高兴。

医生（心中一亮，还真有这样的儿媳妇）：跟老人一起生活，难免有不愉快，像您这样能包容老人，而且老人活到92岁，您太好了。

患者：还可以，老人很愿意和我们生活在一起。公公自己说，是婆婆临走前告诉他，今后养老，就跟着我们，哪里也不去。

患者丈夫：我弟弟不称呼她嫂子，什么时候都叫姐姐，如同亲姐姐一般。

患者：是啊，我们家都很团结。为了让老人高兴，每逢年节，兄弟姐妹都过来，我给他们做吃做喝，然后吃好了我再收拾。那时日子过得困难，我咬牙坚持下来，当时还给孩

子们织毛衣、做衣服，工作上也拿了好多奖状，还当了我们部门的科长。

医生：您这样贤惠，还照顾家，孩子也很合群，儿女一定会特别好啊。

患者：孩子们还真是不让我操心，两个儿子也的确很优秀。一个儿子从小就是班长，大家都很喜欢他，政法大学硕士。现在他们一个在美国大学做研究，一个在新西兰，过得都很好，我们两口定期去看看。他们过得很好，我们也不牵挂。

医生：您真是个合格妈妈，您先生真有福气。

先生在一旁乐。

患者：您说的还真对，我先生以前身体不好，这些年身体越来越好。

医生：他能身体不好嘛，您细心照顾他父亲，孩子还养得如此优秀，他整天高兴，身体能不好吗？您如此有教养，您母亲教育得太成功了，您母亲更值得尊重。

患者：（患者自然洋溢着微笑，先生一旁也美美地乐）是啊，我母亲人也特别贤惠。

【经典回顾】

《黄帝内经·四气调神大论》：夫四时阴阳者，万物之根本也，所以圣人春夏养阳，秋冬养阴，以从其根，故与万物沉浮于生长之门。逆其根，则伐其本，坏其真矣。故阴阳四时者，万物之终始也，死生之本也，逆之则灾害生，从之则苛疾不起，是谓得道。道者，圣人行之，愚者佩之。从阴阳则生，逆之则死，从之则治，逆之则乱。反顺为逆，是谓内格。是故圣人不治已病治未病，不治已乱治未乱，此之谓也。夫病已成而后药之，乱已成而后治之，譬犹渴而穿井，斗而铸锥，不亦晚乎！

《黄帝内经·至真要大论》：岐伯曰：谨察阴阳所在而调之，以平为期，正者正治，反者反治。

《黄帝内经·五色》：能别左右，是谓大道，男女异位，故曰阴阳，审察泽夭，谓之良工。

【医生建议】

1. 有些不良情绪，该忍还是要忍一忍，人生克己复礼，方可圆满。

2. 好女人旺三代，老人晚年受益，丈夫后半生受益，儿女终身受益。

3. 母教复兴，家国太平。母教之重要，大家品品自家儿女老人，自有感想。

案例 045 年老贪食，损伤脾胃

男，75岁。

【主　诉】 胃中痞满，舌苔厚腻多年就诊。

【现病史】 患者舌苔厚腻多年，食欲可，食多则胃中痞满不适，无胃胀痛，无打嗝反酸，二便调，睡眠可，余无不适。脉滑数。

【既往史】 患萎缩性胃炎多年，病情平稳。

【中医处置】

中医诊断：痞满证（脾虚食积）。

中医治疗：消食健脾。

中医处方：保和丸。

中药药物：神曲　山楂　陈皮　茯苓　半夏　莱菔子　连翘　麦芽。

【疾病背景】

患者为某高校教授，生活康宁而规律，自己也很注意养生。

由于舌苔厚腻，患者多年间求治数名医生，好好坏坏，常有反复。在与患者讨论进食量时，发现患者进食偏多。患者坦诚地讲，现如今已经进入老年，但要少吃很难，还讲了讲自己关于饮食的经历。

患者青年时，生活在吃不饱、闹饥荒的年代。大学期间不管吃什么，吃一顿饱饭就是一件很享受的事情，常常一顿可以吃 6 斤红薯。大学毕业后患者每个月的收入是 56 元，算是很不错了，常常会花 2 毛 8 分买一斤萝卜来饱餐一顿。现在退休了，虽然生活中很在意身体，注重饮食，不敢多吃多喝，但偶尔同儿子在餐馆吃饭时常常吃得过饱。尽管儿子常常建议少吃，不过自己想想，可能的确还是吃得多了些。

自言：现在看到食物还是有一种渴望，认为吃得胃中满满才是一种满足的享受，所以吃饭一不小心就吃多了。说着，情不自禁地挺起身子，用手捂着肚子，脸上洋溢着享受美食满腹的感觉。

【中医解读】

"饮食自倍，肠胃乃伤。"过度的饮食是导致脾胃损伤的重要原因。

中医认为舌苔是人体胃气化生而来，舌面上有一层厚腻的舌苔，多反映体内有食物的积滞，或者痰湿的阻滞。

化痰湿、去食积的最好办法，不是吃薏米、荷叶，而是少食、多运动。因为人体的脾胃是受纳食物的场所，人体的四肢为脾胃功能所统领，当我们减少饮食摄入，增加四肢运动后，就可以促进脾胃运化痰湿、食积的能力。

【经典回顾】

《黄帝内经·痹论》：饮食自倍，肠胃乃伤。

《黄帝内经·灵兰秘典论》：脾胃者，仓廪之官，五味出焉。

【医生建议】

1. 饥荒年代的刚性需求带来人们对食物的渴望，虽然随着时代变迁不再遭受饥饿，也知道过度饮食有害脾胃，但是享受的感觉和意识中的饥渴，往往会给人带来错误的引导。事实上，大家应该渴望的不仅仅是饮食、权力、财富、住房……这些刚需，更重要的是生命的核心需求——健康，莫要追求错了目标。

2. 胃病患者，少吃为佳，进餐以六七分饱为宜。合理减食可以增寿，晚餐少食最为益。

3. 合理科学运动，是运化脾湿、健脾补胃的最有效办法，久久坚持，自然见功。

二、胃　痛

案例 046　反复胃痛是何因

女，25岁。

【主　诉】　胃痛3天就诊。

【现病史】　患者无明显饮食不当，出现中上腹疼痛，疼痛以绞痛为主，持续不缓解，急诊就诊。血常规、腹部B超无异常。无发热，无恶心呕吐，无腹泻。给予吉法酯、法莫替丁以抑制胃酸，保护胃黏膜治疗，症状不缓解。转中医门诊治疗。患者形体消瘦，面色黄，舌体胖大有齿痕，舌苔剥脱，有裂纹。大便秘，小便调。

查体：腹软，中上腹压痛，无反跳痛和肌紧张。

辅助检查：腹部B超肝、胆、胰、脾、双肾未见异常。

【中医处置】

中医诊断：胃痛（肝旺脾虚型）。

中医治疗：疏肝理气健脾。

中医处方：气滞胃痛、胃苏颗粒。

疗效反馈：暂无。

【发病背景】

患者由未婚夫（30岁以内的小伙子）陪同看病。未婚夫在一旁低头专注地看着手机。

中医认为脾胃病多是因为房子、老人相关事情生的闷气，于是查问患者最近生什么气。患者先是说没什么，就是有一些家庭中鸡毛蒜皮的小事情。说到今年要结婚，未来婆婆什么也不管，自己母亲又抱怨，加上结婚琐事繁多，自己甚至都不想结了。说着说着，眼睛泛起了泪光。

医生：不对，不只是这个事情，这只是一个导火索。您怨恨他们不是您胃痛的主因，您的胃病也不是最近才有，您自己父母总生气才是您胃痛的根源。

患者：（马上惊讶地睁大眼睛问到）这有什么关系吗？（一旁玩手机的未婚夫亦停止了玩手机，倾耳细听。）

医生：按照中医五行理论，个体的脾胃功能对应家庭的父母状态。

患者：我父母离婚了。我上大学时离的婚，我奶奶总是告我妈的状，我爸也不分青红皂白，回来就打我妈，后来他们过不下去了，就离婚了。家里还有个姐姐，我们现在都分开住了。

医生：那就对了，您的姐姐胃也不好。

患者：是，她最近也总是胃胀胃痛。

后来又聊到旁边的未婚夫的家庭，患者的准公公婆婆也离婚了，她未婚夫的胃口也常不好。

《黄帝内经·五常政大论》：风行于地，尘沙飞扬，心痛胃脘痛，厥逆膈不通，其主暴速。

《黄帝内经·徵四失论》：是以世人之语者，驰千里之外，不明尺寸之论，诊无人事。治数之道，从容之葆。

【医生建议】

1. 老人看家人不好，总找家人是非，就是搅家不宁。

2. 老人要找全家好处，才是聚气。有不是的时候，自己认过来，可以息事宁人，家和万事兴。

3. 儿女不要看老人的不是。父母有父母的历史和故事，以史为鉴，接受历史，传承优点，规避遗憾。

4. 纠结就是疾病，释然就是健康。选择纠结还是释然，需常常察照自己的身体。

5. 父母是孩子最重要的世界，是家庭这个小世界的主宰。父母们要好好思考要给孩子一个什么样的世界。

案例 047 **父母不和，儿女胃痛、腹胀、偏头痛**

男，28岁。

【主　诉】 胃痛、腹胀反复发作 1 年余，加重 1 周就诊。

【现病史】 患者形体敦厚，面色光泽，微苍黄色。胃部胀闷疼痛，恶寒喜暖，时有嗳气，得嗳气则舒，进食后胃胀、胃痛加重。时有左胸部闷痛，兼见中下腹时有阵发性疼痛，大便时有稀溏。舌苔白腻，脉弦。

【中医处置】

中医诊断：肝胃不和。

中医治疗：疏肝和胃。

中医处方：四逆散加减。

疗效反馈：暂无。

【疾病背景】

患者夫妻二人一同来到诊室。

医生：您是爱生闷气得的这病吧（微笑）？

患者：大夫，我这脾气别人都说很好，我不爱生气，人也随和。

医生：您说得也对，您是生气后自己忍着，生气不表达。表面表现得脾气好，心里不高兴，这叫闷气，能受不能化，所以胃胀胃痛。您对您父亲有什么怨气啊？

患者与妻子听到这里，相互对视，有些惊诧。

患者：您说得怎么这么对！我是对我父亲有怨气。

医生：讲讲看。

患者：我们是来咱们医院生殖中心做试管的，我们怀不上孩子，他也不管，就是忙着自己的事情。

患者妻子：特别是最近这一年，他（患者）母亲才去世，最近心情更是不好。

医生：（这个不符合家长常规反应，一般父母都会全力支持）您母亲生的什么病啊？

患者：子宫内膜癌。唉！也没有办法。

医生：您父母以前也总生气吧！

患者：是啊，他们总生气，后来离婚了。

医生：您父母离婚，那您父亲是不是又再婚了？（患者点头）那您是不是特别恨您父亲？对了，您爱生气，动肝火，中医讲"左气右血"，推测您可能还有偏头痛，左侧明显。

患者：可不是，我的左头部会经常像过电一样疼痛。这是为什么？

医生：老话说，"天下没有父母的不是"，就算是父母有错误，我们也不可怨恨。父母是天啊，说得不客气点，怨恨父母也叫"伤天"，头是天啊，头痛如闪电，中医说针刺样痛，是有肝火和血瘀。您的头就会痛，胃也会痛啊，您自己纠结，就会生病。他生您、养您，您长得五官端正，眉目清秀，不缺手脚，没有重大残疾，就应该感激他啊。我们都是成年人，父母有父母的特殊情况，我们既然不能帮助劝解，又怎可心生怨恨呢？

患者：您说得对啊，我的学业、工作，都是我父亲帮着安排的。

医生：您看，您还知道您父亲是对您很关爱的，这是您有良心。咱们中国古代有好多父子间极端的故事，舜的继母、同父异母的弟弟和父亲，都要害他，还要夺他的财产，他不但智慧地躲过了灾难，而且还一心孝敬自己的父母，所以舜的德行让他成为炎黄部落的首领，乃至在后世被尊为三皇五帝之一。还有闵子骞单衣顺母，鞭打芦花的故事，都是示范守住自己的德行本分。敬天地，孝父母，这样的人德行垂范千古，自己一生的事业也会很有成就。我们一般人就按人之常情处理，别人对我们不好，我们自然会抱怨或是愤怒。对方的错误（您站在自己角度这样认为）使您背离了自己的本分，愤怒其实让您心智迷惑，自己的身体也受伤害，所以才会有病。多看人优点，依照本分才好！

患者：您说得对啊！（患者和妻子起身离开诊室，患者走到一半，回身补充说）您知道，我父亲这个媳妇是换的第四个。

医生：（挤出笑容愕然状！心想：留给患者的纠结不容易化解啊）那也要化解啊！

【经典回顾】

《黄帝内经·胀论》：黄帝曰：愿闻胀形。岐伯曰：……六腑胀：胃胀者，腹满，胃脘痛，鼻闻焦臭，妨于食，大便难。大肠胀者，肠鸣而痛濯濯，冬日重感于寒，则飧泄不化。小肠胀者，少腹䐜胀，引腰而痛。膀胱胀者，少腹满而气癃。三焦胀者……凡此诸胀者，其道在一，明知逆顺，针数不失。泻虚补实，神去其室，致邪失正，真不可定，粗之所败，谓之夭命。补虚泻实，神归其室，久塞其空，谓之良工。

《黄帝内经·胀论》：黄帝曰：胀者焉生？何因而有？岐伯曰：卫气之在身也，常然并脉循分肉，行有逆顺，阴阳相随，乃得天和，五脏更始，四时循序，五谷乃化。然后厥气在下，营卫留止，寒气逆上，真邪相攻，两气相搏，乃合为胀也。黄帝曰：善。何以解惑？岐伯曰：合之于真，三合而得。帝曰：善。

《中庸》第 17 章：子曰：舜其大孝也与！德为圣人，尊为天子，富有四海之内，宗庙飨之，子孙保之。故大德必得其位，必得其禄，必得其名，必得其寿。故天之生物，必因其材而笃焉。故栽者培之，倾者覆之。《诗》曰："嘉乐君子，宪宪令德。宜民宜人，受禄于天。保佑命之，自天申之。"故大德者必受命。

【医生建议】

1. 病是自身的纠结。患者要武装思想，多学习、多做事，强大自己的心理，忘记纠结，化解身心苦难。

2. 好的老师、好的书籍、好的朋友，是苦难中最好的社会支持。

3. "我"是自己身体的主人，也是自己健康的第一责任人！

案例 048 郁怒 + 暴饮食 = 胃痛

男，42 岁。

【主　诉】 胃脘剧烈疼痛 10 分钟就诊。

【现病史】 患者发病时位于温泉休闲会馆，刚用完自助晚餐，在客厅穿衣准备回家时，突然出现中上腹胃脘部剧烈疼痛，向周边人群呼救，寻找消化科的大夫。笔者在场，询问病史，得知患者过度饮食，与儿子稍有冲突。查看患者，腹部（胃脘）胀痛，痛苦剧烈，头面汗出，双眉紧锁，面色苍黄、青黑。舌苔白腻，脉弦滑。

【中医处置】

中医诊断： 食积气滞胃痛。

中医治疗： 理气和胃，探吐止痛。

针灸治疗： 针刺内关穴、公孙穴。

疗效反馈： 针入痛缓，但胃脘仍胀满不舒。与患者沟通，是因暴饮暴食所致，是否能接受催吐的方法，患者认可后找来一个大号的购物塑料袋，自己探吐咽喉，随后呕吐约 4～6 升食物。疼痛大减，再留针半小时，遂安。

【疾病背景】

周末休息，笔者陪伴家人泡温泉，吃自助餐。由于当晚食客多，许多人都没找到餐桌，站着、蹲着托着盘子吃，有些精致的美食供应也有限量，大家多抢着吃。笔者与这位患者并不熟悉，但通过其吐在塑料袋内的东西看，一定吃得不少，可能是泡温泉伤津液，再游泳劳力耗气，故患者补充了不少饮食。

事后有患者朋友补充：患者当日陪着父母，还有个十多岁的儿子，据说一米七多的大高个，一同用餐。患者给儿子拿了好多吃的，儿子也不怎么吃，于是乎患者就自己生闷气，促成了这次发病。

【经典回顾】

《黄帝内经·贼风》：黄帝曰：夫子言贼风邪气伤人也，令人病焉，今有其不离屏蔽，不出空穴之中，卒然病者，非不离贼风邪气，其故何也？岐伯曰：此皆尝有所伤于湿气，藏于血脉之中，分肉之间，久留而不去；若有所堕坠，恶血在内而不去。卒然喜怒不节，饮食不适，寒温不时，腠理闭而不通。其开而遇风寒，则血气凝结，与故邪相袭，则为寒痹。

《黄帝内经·痹论》：阴气者，静则神藏，躁则消亡，饮食自倍，肠胃乃伤。

《黄帝内经·刺疟》：足太阴之疟，令人不乐，好大息，不嗜食，多寒热汗出，病至则善呕，呕已乃衰，即取之。

【医生建议】

1. 饮食自倍，肠胃乃伤，切勿暴饮暴食。

2. 吐法是中医治疗食积、饮酒过量、暴饮暴食、食物中毒等疾病最简单有效的方法。

3. 中医针刺治疗急腹症，效果立竿见影。

案例 049　郁热幽怨，导致胃痛

女，55 岁。

【主　诉】胃痛 2 天就诊。

【现病史】患者 2 天前睡眠过程中，因胃部突发疼痛而醒，疼痛性质非绞痛，有压痛，无胃胀，无打嗝、嗳气；无反酸、烧心（胃灼热），无恶心、呕吐，饥饿时疼痛明显，自认为是胃溃疡，以前自服烤焦的馒头片可缓解，此次应用无效。查患者面型丰厚，脸色潮红，大便干燥，2~3 天一次。舌苔黄厚腻，舌质深红，脉弦滑。

【既往史】患系统性红斑狼疮、狼疮性肾炎 10 年，激素和免疫吸附治疗病情稳定。患抑郁症 20 余年。既往光过敏，口腔溃疡反复发作。2 个月前患肺炎已痊愈。

胃镜：未检查。

【中医处置】

中医诊断：胃痛（痰热互结型）。

中医治疗：清热化痰，理气和胃。

中医处方：小陷胸汤。

中药药物：黄连　半夏　瓜蒌。7 剂。

疗效反馈：患者 1 周后复诊，自述 1 剂药后胃痛消失，睡眠安，大便通顺，周身舒畅，舌苔黄厚腻皆除。7 剂后胃痛无再发，欢喜携自家两兄弟同来就诊。

【情绪解读】

患者个头不高，面型丰厚（满月脸），脸色红润，舌尖红，舌体厚，形尖，为火土性女子，主其性格急躁、厚实，然其气必急躁而滞塞。心急则生火、生热，胃滞则生痰、生郁，痰热郁滞内扰，则胃痛。光过敏，口腔溃疡亦是郁热所致。治疗以黄连清心火、厚脾胃，半夏祛痰浊、下胃气，瓜蒌清热利气、化痰、除烦，三药合用，达到清热化痰、理气和胃之功，故一剂而效。患者前期因失眠烦躁心悸就诊，给予黄连阿胶鸡子黄汤而愈，患者自述抑郁也因此方而大为缓解，可见其内热之症一贯有之。

【疾病背景】

患者患系统性红斑狼疮、狼疮性肾炎10年余，抑郁病史20年之久，纠结之事必然很多。火性人受苦，土性人受累，火土性人，多病而性格要强，笔者门诊忙碌，未及探触，然其生命背后，必有一个不平凡的故事！

【经典回顾】

《黄帝内经·五常政大论》：风行于地，尘沙飞扬，心痛胃脘痛，厥逆膈不通，其主暴速。

《伤寒论》第138条：小结胸病，正在心下，按之则痛，脉浮滑者，小陷胸汤主之。

小陷胸汤方：

黄连一两，半夏半升洗，栝蒌实大者一枚。

上三味，以水六升，先煮栝蒌取三升，去滓，内诸药，煮取二升，去滓，分温三服。

【医生建议】

1. 痛不通，气血壅。有心腹之患的患者，包括胃病患者，其内在郁结是患病的最主要病因，欲要好病，释然内在纠结为第一要务！

2. 此案例启示，东汉《伤寒论》的原方，应用得当，无需加减，可以直接治疗当代的疾病，其临床之生命力，医家不可忽视。

3. 胃痛患者，寒证居多，而此例患者为痰热内扰胃痛，其舌象、脉象极其典型，可供同仁、后学治疗辨别寒热参考。

案例 050 离婚妈妈带给孩子的伤害

女，14岁，初中生。

【主　诉】 胃痛3年余，反复治疗难愈。

【现病史】 患者面色黄白不泽，形体微胖。胃痛，胃胀，打嗝不畅，欲出不能。情绪急躁，失眠多梦。舌尖红，舌苔白，舌体苍，脉弦滑。

胃镜结果：胆汁反流性胃炎。

【中医处置】

中医诊断：胃痛（痰热阻胃，土壅木郁）。

中医处方：小陷胸汤。

中药药物：黄连　瓜蒌　半夏。

疗效反馈：暂无。

【中医解读】

查患者面色黄白不泽，胃痛，胃胀，打嗝不畅，欲出不能，为脾胃气机壅滞，肝失疏泄。失眠多梦，舌尖红，舌苔白，脉弦滑，为痰热扰胃之证。舌体苍，为脾土壅滞之实证。因此治疗首选小陷胸汤，清胸膈阻滞之痰热以疗胃痛，再以理脾滋肾疏肝为法，和胃益阴疏肝，以恢复胃腑收纳、和顺、通降之功能。

【疾病背景】

患者为初中学生，胃痛不适3年余，多方治疗不愈，痛苦异常。还常常告诉其母，不愿意继续学业。此次其姥姥（外婆）、母亲陪同就诊。医生询问患者家庭情况，其只言其母、姥姥（外婆），但从不涉及其父亲。因为患者胃病，对应家庭阳土，与父亲情况相关联，医生小心探问患者父亲情况，才知道患者父母离异。

【诊中见闻】

医生：您父亲身体可好？

患者：父亲身体不太好。

医生：您母亲是不是常常与父亲生气啊？

患者姥姥（外婆）一旁答：可不是，他们离婚了。

患者母亲在一旁不好意思地笑答：我们不怎么……

（患者打断母亲言语）患者：得了吧，你总是怨我爸爸……

患者姥姥（外婆）：这个连大夫都知道了，你还说没有？大夫，您怎么判断得这么准！

【情绪管理】

患者女性，自然本性属水；正值少年，走人生春季木运；家庭五行属金。当柔和、自立而活泼为顺运。

然患者面色黄白，主脾胃虚寒病症，多思虑、伤情。多思则气机沉闷，阴土为用，伤柔和肾水。肾气受克，则肝气缺水濡润，肝气冲逆，克犯胃土，导致胃痛、胃胀；肾水受伤，则心火失潜，心火浮越，则患者心急气躁、学习焦躁、失眠多梦。患者胃气得不到父爱之阳光温暖，土气壅滞不化，受纳、运化功能不足，产生此病。

女性患者欲要好病，需认因果，怨气不生，能化万物；肾水不受克制，生智慧水，则肝气柔和调达，脾胃不受木克。男性患者则当心生明理火，火生土，土得心阳照化，阴霾自消，运化复常，脾胃不受克制。

【医生建议】

1. 贤女敬夫，阴阳和合，夫妻和睦，则可安老怀少，孩子胃口准好。

2. 夫妻离异，就是阴阳分离。如若整日怨天尤人，就会导致家中老不安宁，少失教养，孩子脾胃不易好。

3. 如若缘分使然，夫妻无法继续，应当好合好散，相互没有嫌怨，减少对孩子的伤害。

4. 阴阳不和，夫妻相互搅扰、嫌怨，即使不离婚，也会伤害孩子脾胃。为父母者多多留意。

三、萎缩性胃炎

案例 051 综合治理，逆转萎缩性胃炎

萎缩性胃炎是慢性胃炎的一种，以胃黏膜萎缩，胃固有腺体减少为主要病理表现，常伴有肠上皮化生和不典型增生，与胃癌的发生发展密切相关，是胃癌的前期潜在因素。1978 年世界卫生组织将慢性萎缩性胃炎作为一种癌前病变。有研究报道，慢性萎缩性胃炎的癌变率为 2.55% ~ 7.46%。由于其病因、病机复杂，病程长久，病势缠绵，且易癌变，患者就诊时常表现为"内伤脾胃，百病由生"的状态。即患者由于长期胃病，导致身体的整体状态不佳，临床症状表现多样。且由于疾病复杂，累及脏腑众多，中西医临床治疗困难，因此萎缩性胃炎治疗时需要"**综合治理，治养结合，驱邪扶正兼顾**"，方可收到满意临床疗效。

女，67 岁。

【主　诉】胃脘痞满胀痛反复发作数年，嗳气打嗝加重 9 个月就诊。

【现病史】患者因胃脘痞满胀痛，嗳气打嗝，伴胁肋不适就诊。患者胃中反复不适多年，近 9 个月加重，症见胃中饱胀，食后不易消化。心口下阻塞感，时有打嗝、嗳气，嗳气频频，胃痞塞感得嗳气则稍有缓解。胃中时有烧灼感，纳差食少，失眠多梦，偶兼腰部酸痛。舌色暗红，舌体胖大有齿痕，舌苔薄白，脉弦细。

【既往史】体健。

【胃镜报告及病理诊断】（2016.3.22）

胃镜报告：食管 S-CJ 40cm，黏膜光滑，血管网清晰，齿状线不规整，贲门口不松弛。胃底花斑，黏液池清，胃体花斑。角切迹不平，绒毛样变。胃窦绒毛状不平，血管透见，可见散在平坦糜烂。胃窦可见散在陈旧出血点，幽门正常。

病理诊断：

1. 窦小弯重度萎缩性胃炎，灶性出血，重度肠化，轻度异型增生，灶性中度异性增生，灶性淋巴细胞浸润，异型增生细胞：CK 混（＋），极少数细胞 P53（＋），部分区域 CEA（＋），少数细胞 CA19-9（＋），呈散在分布，Ki-67 阳性率 40% ~ 50%。WS（－）。

2. 窦大弯浅层黏膜轻度慢性炎症伴轻度肠化。WS（－）。

3. "角切迹不平，重度萎缩性胃炎伴重度肠化，轻度异性增生。WS（－）。

4. 体小弯轻度慢性炎症，部分表面上皮脱落，黏膜深层见小血管腔部分阻塞。WS(－)。

【处置】

西医诊断：重度慢性萎缩性胃炎伴糜烂及肠化生。

中医诊断：胃痞证（肝郁脾虚型）。

中医治疗：疏肝健脾，养阴和胃。配合中医情绪管理方案。

中医处方：理气养胃方加减。

中药药物：柴胡　枳实　白术　党参　陈皮　黄精　山药　白芍　玄参　乌梅　山楂　北沙参　干姜　菟丝子　炒神曲　炒酸枣仁　半夏等，随证加减调理。

治疗时长：9个月。

疗效反馈：患者服药长达9月余，配合医生疏导情绪和患者自我管理情绪。在上方基础上加减调治。患者情绪明显改善，病情也明显改善，消化能力明显增强，萎缩基本消失，糜烂痊愈，肠化生轻度，未查到异性增生。

【治疗后胃镜报告及病理诊断】（2016.12.25，9个月后）

治疗后胃镜报告：食管S-CJ 43cm，黏膜光滑，血管网清晰，齿状线规整，贲门口不松弛。胃底花斑，黏液池清，胃体不平，角切迹不平，胃窦粗糙不平，幽门正常，全胃蠕动佳。

【病理诊断】

1. 窦小弯粗糙不平，轻度慢性非萎缩性（浅表性）胃炎。WS（－）。

2. 窦大弯浅层黏膜慢性炎症伴轻度肠化。WS（－）。

3. 角切迹不平，浅层黏膜慢性炎症伴轻度肠化。WS（－）。

4. 体小弯不平，轻度慢性非萎缩性（浅表性）胃炎。WS（－）。

【中医专家共识】

根据中华中医药学会脾胃病分会《慢性萎缩性胃炎中医诊疗共识意见（2009）》，荟萃分析当代对慢性萎缩性胃炎的认识，认为本病：

（一）主要病因

1. 情志失和

2. 饮食不调

3. 外邪犯胃（包括Hp感染）

4. 药物所伤

5. 先天禀赋不足脾胃素虚

6. 多种其他因素

（二）主要病机

诸上病因损脾伤胃，致使脾失健运，胃失和降，中焦枢机不利，气机升降失调，从而产生气滞、食停、湿（痰）阻、寒凝、火郁、血瘀等各种病理产物。诸郁阻胃，进一步妨碍脾胃气机之升降；另一方面由于脾胃运纳功能受损，气血生化乏源而致使胃络失养。

（三）病位

在胃，与肝、脾两脏密切相关。

（四）病机特点

慢性萎缩性胃炎病程较长，临床常表现为本虚标实、虚实夹杂之证。"本虚"主要是脾气虚和胃阴虚，"标实"主要是气滞、湿热和血瘀。脾虚、气滞、血瘀是本病的基本病机，其中血瘀是最重要的病理因素，是疾病发生发展甚至恶变的关键病理环节。

（五）辨证分型

1. 肝胃气滞证

2. 肝胃郁热证

3. 脾胃虚弱证（脾胃虚寒证）

4. 脾胃湿热证

5. 胃阴不足证

6. 胃络瘀血证

共 6 个证型论治。

【医生建议】

1. 遵从医嘱，配合情绪调整。胃病为情绪相关性疾病，受情绪影响大，患者通过逐步认知、调整、驾驭自我不良情绪，可以有效地促进胃病康复。

2. 定期复诊，坚持服药。胃病患者病程长久，常常自劫而伤，并同多种生活饮食习惯相关。因此患者需要用药物辅助建立新的习惯，矫正不良行为。持续、小量应用药物，以获得稳定的远期治疗效果，疗程多为 3 个月到 1 年。

3. 餐后适当散步运动。中医认为脾主肌肉四肢，活动四肢可以促进脾胃运化功能。所以民俗谚语有"饭后百步走，活到九十九，饭后走百步，到老不进药铺"的说法。餐后小憩散步，可以促进脾胃消化功能，但是禁忌剧烈运动。

4. 饮食有节。萎缩性胃炎患者，胃腺体分泌和蠕动研磨食物的功能全部减退，所以患者应减少胃的负荷，饮食以清淡、易消化食物为主，忌食过量、生冷、油腻、黏滑食物。

5. 规律起居有益胃病调养，有节律的运动最有利于生命健康。早睡早起，定时规律饮食，有助于胃病患者恢复；而晚睡晚起，夜间加餐或早餐缺失皆有损脾胃功能！

案例 052　萎缩性胃炎的中医人文解读

女，54 岁。

【主　诉】　胃胀、恶心 10 余年。

【现病史】　患者间断反复发作胃胀、恶心，时有嗳气、打嗝，得嗳气则舒。3 年前诊断为萎缩性胃炎，近 1 年胃镜检查结果显示病情恶化，局部胃有重度萎缩伴重度肠化。因为担心病情进一步发展，所以寻求中医调理。查患者面色萎黄暗黑，舌体暗红少津，舌苔薄白，局部腻苔，舌体胖有齿痕，脉弦。

胃镜结果：慢性萎缩性胃炎伴肠化生。WS（－）。

【中医处置】

中医诊断：胃胀（肝胃不和，胃阴亏虚）。

中医治疗：疏肝和胃，益气养阴。

中医处方：枳术散加减。

中药药物：枳实　白术　黄芪　党参　陈皮　香附　白芍　山药　乌梅　甘草　柴胡。

【疾病背景】

患者记忆中，父亲脾气暴躁，常常打母亲和兄妹们。一家人在一起吃饭，母亲和他们兄妹5个总是提心吊胆，甚至大哥每次都用双脚踩住饭桌底部横木，以防父亲随时暴怒掀翻饭桌。因此患者每天都在小心翼翼地等待"暴风雨"的降临，进食时也是胆战心惊。患者40岁以后胃病明显发作，特别是近两年，家务繁重，两头受累。一头是生病的公公婆婆，公公患肝癌，婆婆有皮肤病，年岁已老，离不开人；一头是孙子正小，也需要人。她常常两头跑，照顾老，看护小，丈夫、儿子也不太体谅自己，于是心中常常暗生怨气。

【中医人文解读】

萎缩性胃炎患者，病理多为胃腺体萎缩变少，胃的蠕动和分泌功能全面减退，导致胃的功能和实体损伤。此例患者长期情绪抑郁紧张，肝气不疏，胃气不健，故胃纳入食物后，气机不畅，导致运化失常；胃气上逆，则恶心，嗳气，打嗝；胃气壅滞，则胃胀。长期劳损，胃黏膜、腺体、肌肉日见消耗，近于萎缩。宛若汽车轮胎，磨损日积月累，终至轮胎薄弱。治疗时以枳实、香附、柴胡、陈皮理气消胀；白术、黄芪、党参、白芍、山药、乌梅、甘草，益气养阴。长期、小剂量服用，以求肝气疏、胃气健，令萎缩、肠化、异型增生改善甚至消失。

【情绪解读】

中医五行理论中，脾胃五行属土，胃为阳土，脾为阴土；在家庭五行配属中，土为老人。患者年幼时，父亲脾气暴躁，为阳土元气不足；母亲子女常常遭遇暴力，母亲必生怨气，此怨气长期不得发泄，积蕴体内，必将习染儿女；儿女在此氛围下成长，紧张焦虑时时充斥弥漫，脾胃怎能消化好食物？日积月累，怎能不生病？

特殊环境造就儿女特殊性情。至患者长成后，自立家庭，用同样的思维（忧怨）营造自己的家庭环境，自然难得愉悦。偶遇困难，也多喜好用忧怨思维解决，如何应对化解困境？以致忧怨日积月累，加上年龄衰老，人体元气虚弱，病情随之而至。

现代医学认为此病为癌前病变，单纯药物治疗，难以逆转；但临床中，也有部分患者通过运用药物治疗，同时积极配合自身情绪调节，使其病情得以逆转。细考查，欲要逆转病情，转换心情为第一要务。随后科学锻炼，伴随药物协助治疗，必能达到逆转病情的临床效果。

【经典回顾】

《黄帝内经·胀论》：

黄帝曰：脉之应于寸口，如何而胀？岐伯曰：其脉大坚以涩者，胀也。黄帝曰：何以知脏腑之胀也？岐伯曰：阴为脏，阳为腑。黄帝曰：夫气之令人胀也，在于血脉之中耶，脏腑之内乎？岐伯曰：三者皆存焉，然非胀之舍也。黄帝曰：愿闻胀之舍。岐伯曰：夫胀者，皆在于脏腑之外，排脏腑而郭胸胁，胀皮肤，故命曰胀……

黄帝曰：愿闻胀形。岐伯曰：夫心胀者，烦心短气，卧不安。肺胀者，虚满而喘咳。肝胀者，胁下满而痛引小腹。脾胀者，善哕，四肢烦悗，体重不能胜衣，卧不安。肾胀者，腹满引背央央然，腰髀痛。六腑胀：胃胀者，腹满，胃脘痛，鼻闻焦臭，妨于食，大便难。大肠胀者，肠鸣而痛濯濯，冬日重感于寒，则飧泄不化。小肠胀者，少腹膜胀，引腰而痛。膀胱胀者，少腹满而气癃。三焦胀者，气满于皮肤中，轻轻然而不坚。胆胀者，胁下痛胀，口中苦，善太息。凡此诸胀者，其道在一，明知逆顺，针数不失，泻虚补实，神去其室，致邪失正，真不可定，粗之所败，谓之夭命。补虚泻实，神归其室，久塞其空，谓之良工。黄帝曰：胀者焉生？何因而有？岐伯曰：卫气之在身也，常然并脉循分肉，行有逆顺，阴阳相随，乃得天和，五脏更始，四时循序，五谷乃化。然后厥气在下，营卫留止，寒气逆上，真邪相攻，两气相搏，乃合为胀也。黄帝曰：善。何以解惑？岐伯曰：合之于真，三合而得。帝曰：善。

【医生建议】

1. 萎缩性胃炎病情欲逆转，情绪管理为第一要务，任劳不任怨是导致脾胃病的常见原因，尤要化解之。

2. 多遇怨事的患者要明白，什么人招什么事情。所遇事情不如意，多因惯性思维所致，造成脾胃有病。变换一下思维，境遇多会转化。

3. 遇事多怨，怨伤脾胃，正是病态思想产生病态脏器。因此可以应用药物调理脾胃，助其运化，同时改变思想，多想别人好处，化解怨气。

案例 053　萎缩性胃炎，胃发堵是为何

女，58岁。

【主　诉】 胃口发堵2年余就诊。

【现病史】 患者2年来胃口壅堵感，进食后加重，空腹时稍微缓解。伴有反酸、烧心（胃灼热）、嗳气、打嗝，打嗝后胃中饱胀、壅堵感缓解。同时伴有失眠、多梦，二便尚可。查看患者，形体瘦，面色黄红。舌苔薄白微腻，舌边有轻齿痕，舌质微苍，脉弦。

胃镜结果： 萎缩性胃炎。

病理报告： 局部轻度萎缩性胃炎。WS（－）。

【中医处置】

中医诊断： 痞证（肝胃不和）。

中医治疗： 疏肝理气，和胃消食。

中医处方： 枳术汤加减。

【疾病背景】

医生： 您有何堵心的事？

患者： 最近还好，也没有什么不高兴的事情。

医生：从您开始难受时算起，不是最近。脾胃五行属土，老人房产五行也属土，中医用取类比象的方法推测也许你的不良情绪和老人、房产相关的事情有关。

患者：这样说还真有！我母亲 2010 年去世，父亲 2015 年去世。我有两个姐姐、两个弟弟，我在中间。父母生病时，都是我张罗给父母看病，他们都不怎么上心，特别是我母亲走后，我父亲跟着我小弟弟过，弟弟和弟妹两口子照顾老人日常不是太上心，该玩还是玩，该怎样还是怎样。

患者：我父亲去世后，房产最后还是给卖了，大家分钱。我希望把这个房子分给我唯一的侄子，这个侄子是我小弟弟的孩子，虽然弟弟和弟妹对我父母不是那么好，但是孩子毕竟是孩子，跟父母没有关系，又是我们家唯一的香火，我父母也希望这样，但是没办成。让人生气的是，老人生病需要照顾时大家都不出现，分房子时都来了。

医生：您说得对啊（同情和关切神情），我再问问您，您父亲得的是什么病啊？

患者：食管癌。最后挺痛苦的。

医生：您父亲一定郁闷，爱生闷气吧。

患者：大夫，您说得太对了，我父亲也是不痛快，特别是我母亲去世后，更是郁闷。再说我弟弟和弟妹照顾得也没有那么上心，父亲挺可怜的，我也生了不少的气，都是我张罗给老人四处求医问药。

医生：这就是您的病因啊。在家中，您是女儿本分，要常提兄弟姐妹好处才是正道。虽然您心好，但是还是您弟弟亲自照顾，只可多付出，遇事化解矛盾、多圆情才好，这样父母才能享您的福气，不可生气。退一步讲，您对老人好，您的儿女也让您省心。

患者：我们家孩子真是不让我费心。

医生：所以，您也不必生气。您要明白，虽然你们兄弟姐妹都是一个父母生的，但是每个人对父母的情感是有薄有厚的，您要认清这个事实，把自己做好，不可傻生气。修好的人不得好，就是因为爱看别人是非，总觉得自己付出多，爱生气，才生病。"做好人，能得好"，知道这一点才好。

患者安然携药而去。

【经典回顾】

《黄帝内经·经脉》：脾足太阴之脉，起于大指之端，循指内侧白肉际，过核骨后，上内踝前廉，上踹内，循胫骨后，交出厥阴之前，上膝股内前廉，入腹属脾络胃，上膈，挟咽，连舌本，散舌下；其支者，复从胃，别上膈，注心中。是动则病舌本强，食则呕，胃脘痛，腹胀善噫，得后与气则快然如衰，身体皆重。是主脾所生病者，舌本痛，体不能动摇，食不下，烦心，心下急痛，溏、瘕、泄、水闭、黄疸，不能卧，强立股膝内肿厥，足大指不用。

《黄帝内经·六元正纪大论》：木郁之发，太虚埃昏，云物以扰，大风乃至，屋发折木，木有变。故民病胃脘当心而痛，上肢两胁，膈咽不通，食饮不下，甚则耳鸣眩转，目不识人，善暴僵仆。太虚苍埃，天山一色，或气浊色，黄黑郁若，横云不起雨，而乃发也，其气无常。

《金匮要略》：心下坚，大如盘，边如旋盘，水饮所作，枳术汤主之。枳实七枚、白术二两。

【医生建议】

1. 做好自己，是人生的关键。

2. 社会不是一个人的社会，而是一个人群的社会。想做好自己，必须要先定好自己的角色。

3. 有角色观，就是有全局观，站在全局，定好自己的位置，推动整体向好。

四、呕　吐

案例 054 **呕吐、乏力是何因**

男，73岁。

【主　诉】 呕吐、乏力2周就诊。

【现病史】 患者近2周来出现明显乏力，胁肋胀痛不舒，头痛，呕吐，纳差，每日仅进食少量粥汤，食入则吐，呕吐物为食物。查看患者，形体消瘦，卧床，少气无力，失眠，整夜不能入睡，二便无异常，体温正常，身体寒热。舌苔厚腻，脉弦。

【中医处置】

中医诊断： 肝气犯胃。

中医治疗： 疏肝和胃，理气止痛。

一诊： 给予患者四逆散配合小柴胡汤加减，5天后患者胁肋疼痛、头痛改善。但是乏力，呕吐未见减轻。

二诊： 患者烦躁失眠，电话问诊后给予患者栀子豉汤治疗，2剂，患者服药呕吐加重，整夜难眠。

三诊： 患者乏力、呕吐明显，睡眠困难，入外院急诊检查：生化检查，血钠114mmol/L↓（135～145 mmol/L），血氯71.2mmol/L↓（95～100 mmol/L），血钾3.28mmol/L↓（3.5～5.5 mmol/L），总胆红素26.7 μmol/L↑，直接胆红素9.1μmol/L↑。考虑呕吐，摄入不足，导致低钠低氯，给予补液矫正。舌苔白厚黏腻，舌尖红，同仁诊为湿阻中焦导致，遂处方藿香、苏叶、大腹皮、白芷、茯苓、陈皮、厚朴、半夏、砂仁、炒薏米、豆蔻、淡竹叶、芦根、炒谷芽、炒麦芽、僵蚕、蝉蜕、片姜黄、酒大黄，同时补盐液，患者输液后自述体力恢复明显，食欲恢复，吃了两个包子。然第二天、第三天病证同前，依然乏力、呕吐、失眠。

四诊： 患者无发热，仅呕吐，失眠，纳差，低钠、低氯，考虑肝胃不和，给予患者大半夏汤，同时继续补液。患者服用1剂后，当晚未服用安眠药，可睡5个小时；第二日呕吐缓解，能少量进食，夜间未服用安眠药，安卧；第三日，睡眠好，无恶心呕吐，食欲进一步恢复，想吃炒菜，叮嘱其继续简单饮食，避免荤腥。继续补钠、补钾，适当饮用橙汁。复查电解质，血钠 129mmol/L ↓（135～145 mmol/L），血钾 3.45 mmol/L ↓（3.5～5.5 mmol/L）。胸部 CT 检查结果显示：肺气肿。B 超未发现异常。

【疾病背景】

医生：您这样呕吐、乏力，是生闷气了吧。

患者：哪有高兴的事情？都不让人省心。

医生：说说看。

患者：儿子和儿媳开个饭店，最近才顺利点儿，但人家场地可能不再续租了，咱们投入那么多，才稳定些，您说愁不愁？

医生：嗯，您继续。

患者：儿子说话不好好说，一说就冲你，你说生气不生气？儿媳还好，能好好说，也不冲你。

患者：家里有这么多事情，老伴还有时间去玩扑克，一玩就是三四个小时，说好多遍也不听，您说气不气？

医生：（患者老伴在一旁呵呵笑了）您这老伴是该批评，家里这样忙，还玩这么久，也不管孩子，也不照顾老伴，该批评，实在想玩，玩一会就得了，最多玩一两个小时，怎可玩那么久？

患者：可不是嘛。（患者老伴在一旁继续笑）

医生：说起您这儿子，他说话冲人，您受不了，但您怎就不知道，您儿子说话冲人，还不是您教的？

患者：（患者乐了）我说话是冲点儿，但也没有他说话那么冲啊！

患者老伴：大夫，您这话说得对，我们老公公晚年在家，只要是这个老伴一开口，就要撵他走，嫌他说话不好听，开口就能撅您个跟头。

医生：所以说啊，青出于蓝而胜于蓝，儿子肯定要超过您，能力能超过您，脾气也不会比您差，都是您一手培养的，怎可生气呢？

患者默认。

医生在外面看到患者儿子，正在呵斥自己的小儿子，并以此为乐，自己不觉。父母如此调教，不知当他老年时，还能否耐受儿女这样口气对他说话！

【经典回顾】

《金匮要略》：胃反呕吐者，大半夏汤主之。（《千金》云：治胃反，不受食，食入即吐。《外台》云：治呕，心下痞硬者）

大半夏汤方：半夏二升（洗完用）人参三两　白蜜一升

上三味，以水一斗二升，和蜜扬之二百四十遍，煮药取二升半，温服一升，余分再服。

《黄帝内经·厥论》：太阴之厥，则腹满䐜胀，后不利，不欲食，食则呕，不得卧。

《黄帝内经·刺疟》：足太阴之疟，令人不乐，好太息，不嗜食，多寒热汗出，病至则善呕，呕已乃衰，即取之。足少阴之疟，令人呕吐甚，多寒热，热多寒少；欲闭户牖而处，其病难已。

【医生建议】

1. 幸福的家庭和健康的身体都需要我们在平日中培养和保持良好的情志。

2. 中医、西医协同治疗疾病，是当代人的幸福。

3. 病虽发于一时，但起于多年积累，年壮不觉，年衰病起。

案例 055 **母子同时呕吐是何因**

女，39岁，某高校附属中学老师。

【主　诉】 呕吐1天就诊。

【现病史】 患者周四餐后呕吐，呕吐物为食物，自觉胃胀满不适。舌淡红，舌苔薄白，舌体胖大有齿痕。形体瘦，面色白，两颧潮红。睡眠可，二便调。脉弦。

患者有二子，长子10岁，周三呕吐。次子7岁，周一呕吐。疑似周一晚间食用孩子的生日蛋糕不洁导致呕吐。

【中医处置】

中医诊断： 呕吐（肝气犯胃）。

中医治疗： 疏肝和胃，降逆止呕。

中医处方： 小柴胡、舒肝片。

【疾病背景】

医生： 您最近生什么闷气了吗？和您的老人？

患者： 大夫，没有，最近挺好的，没有什么生气的事儿。

医生： 您再仔细想一想。

患者（略有沉思）： 别的也没什么，就是一些家庭的琐事让人郁闷，也没什么好说的。

医生： 您讲讲看，和疾病有关系。

患者： 我爱人的父亲是一个老知识分子，退休以后帮我们带孩子。我的孩子像其他小孩一样，也上辅导班，可是孩子爷爷就是不同意。一是怕孩子太累了，二是觉得这些授课内容没有用，所以极力阻止。还义正词严地说：这个年龄的孩子，正事儿就应该是好好玩，花钱上辅导班没必要。孩子本身也不爱上，就更有机会偷懒了。结果是，爷爷一来，孩子学习成绩就明显下滑。以至于我们同事，孩子的班主任，一看到孩子的成绩下滑，就问是不是孩子爷爷又来了。

患者： 孩子在爷爷回老家后，才能恢复各种辅导课，我们还要再次培养孩子的学习习惯。说实话，我都怕了孩子的爷爷了。这不我刚把孩子的成绩理顺，上周他爷爷打电话又要来了。好不容易让孩子爸爸给做通了工作，不来了，从中又生了好多气。我们不是不让老人看孙子，我答应老人假期的时候把孩子给他送回老家，让他好好守着宝贝孙子。

医生：这就是您生病的原因，对老人不满意，又没有办法表达。

患者：主要是他爷爷太固执了，又比较强势，他自己本身是老知识分子，有自己独特的见解，我们谁说也不听。他不知道这个世界发生了变化，所有的孩子都在学习，包括玩都是在请专业教练，没有人像以前那样自己瞎玩。踢球有足球教练，跳舞有舞蹈教练，这个世界跟他们以前真的不一样了。

医生：您说得对，老人还活在那个年代，按照他们的成长经验来指导我们，而我们现代人还要面对现代的生活，这也就是你们之间的矛盾所在，也就是您和孩子呕吐的真正病因。那块美味的生日蛋糕被您浪费了。

患者：还好爷爷暂时不来了。我们这些中年妇女真是成了孩子教育的牺牲品。

医生：别说牺牲品，这就是真实的生活，矛盾促使我们成长。您本身也有问题，您性格太直、太冲，和老人不能很好地沟通，自己心里生闷气，还影响孩子也生了病（另见本书案例161）。如果换一种沟通方式，进行有效的沟通，结果可能就不会这样了。当然沟通方式是您的性格决定的，性格不是那么好改的。老人也要照顾好自己的情绪，不要过多干涉子女教育晚辈。

患者欣喜，释然而去。

【经典回顾】

《黄帝内经·举痛论》：岐伯曰：怒则气逆，甚则呕血及飧泄。

《黄帝内经·刺疟》：足阳明之疟，令人先寒，洒淅洒淅，寒甚久乃热，热去汗出，喜见日月光火气乃快然，刺足阳明跗上。足太阴之疟，令人不乐，好大息，不嗜食，多寒热汗出，病至则善呕，呕已乃衰，即取之。

【医生建议】

1. 作为老人，不要过多干涉儿孙的具体生活，自己怡情养性，方可享受天伦之乐，儿女也好尽孝心。

2. 作为母亲，要能承上启下，上能安抚老人，下能教养子女，自己又能看得开，积极面对生活的烦恼，才能保全自己和儿女的身心健康。

3. 母亲的状态影响儿女的健康，作为母亲应该知道这个道理。自己对老人的尊重，处理矛盾时积极、豁达的态度，是对孩子最好的教育。

案例 056　内有郁怨，导致呕吐、乏力

女，62岁。

【主　诉】　抑郁、乏力、呕吐多年就诊。

【现病史】　患者近年来抑郁不舒，时有呕吐，纳差，口干不欲饮水，周身乏力，面色萎黄苍白。舌体胖嫩，舌苔薄白，脉细弱。患者避讳就医，为好友强力引荐方才就诊。

【中医处置】

中医诊断： 郁症（肝胃不和，肝旺脾虚）。

中医治疗： 疏肝健脾和胃。

中医处方： 小柴胡汤。

中药药物： 柴胡　半夏　党参　黄芩　大枣　生姜　炙甘草。

后期调理： 疏肝解郁胶囊、逍遥丸。

【疾病背景】

患者家中有 86 岁的老母亲在一起生活。老人身体条件尚可，无需特殊照顾。老人有文化、有知识，但晚年多疑、健忘，自己的物品找不到，或者家中缺少何物，就怀疑是患者偷窃；如物品找到，则说其又把物品送还。患者整日为此纠结郁闷，与老人辩驳，但老人思想固执又有文化，患者辩解不过老人，自己也解释不清楚，周围兄弟姐妹、好友同事都难劝解，常年如此，苦恼异常。

【情绪解读】

患者形体瘦高，面色萎黄苍白，性格直爽，为人清肃喜辩，然又内心郁怨，辩解不清的状态，为木克土、金克木的逆运。

医者告诉患者，老母多疑健忘，也是疾病的一种体现，我们常说"老糊涂了"，就是因为其气血衰败所致。为儿女的不用和她辩解，更何况老人家已经 86 岁高龄，在世上还有多少时日？您的兄弟姐妹也同样被老人误解，但人家一笑了之，没有痛苦，身体也不受伤害。您这样生气，还病成这样，问题应该不在老人，而是在您自己。

您是木性人，为人直爽，但是不耐激触，性中存阴气，不服人，不受老人气，故而气逆呕吐，损伤脾土。此刻如若常想到老人好处，常念老人的养育恩德，心想老人已经衰老，说些错言错语，也是常态，怎用分辨是非对错？何必认真？想想这个年龄的老人，身体尚能自理，不用儿女照顾，没有把儿女累在病榻之旁，就应该感谢老人。能这样想，心中安然，也不生气，饮食归为正化，自然也不会呕吐、乏力。

您是心地善良之人，待老人很好，就是受不得气，自然享不得福。整日怨恨老人，自己生病不说，他日老人故去，心中遗憾，哪里去补？如能安然欢喜受之，老人多疑、健忘，您还能耐得住性子，就是给您送福德了，不但自己不病，还能提高自己的人格修养，日后必能享福，老人走后您心中也不存遗憾。

中药治疗给予患者和解之法，药用小柴胡汤，疏肝和胃健脾，疏解郁滞之肝气，平息背逆之胃气，健运虚弱之脾气，则抑郁、乏力、呕吐自解。再以疏肝解郁胶囊加逍遥丸善后，配合管理多年之习气，其病必能渐渐自愈。

患者连连点头称是，面现笑容，欢喜欣然而去。

【经典回顾】

《黄帝内经·刺疟》：足太阴之疟，令人不乐，好大息，不嗜食，多寒热汗出，病至则善呕，呕已乃衰，即取之。

《黄帝内经·癫狂》：狂始生，先自悲也，喜忘苦怒善恐者，得之忧饥，治之取手太阴、阳明，血变而止，及取足太阴、阳明。

《黄帝内经·大惑论》：黄帝曰：人之善忘者，何气使然？岐伯曰：上气不足，下气有余，肠胃实而心肺虚，虚则营卫留于下，久之不以时上，故善忘也。

【医生建议】

1. 什么性格的人招什么事，木性人招难，火性人受苦，土性人受累，金性人受贫，水性人受气，像聚宝盆似的，内里有什么，就聚什么，怎可外怨？

2. 天加福是逆着来的，人才会吓一跳。老人有过，是给儿女送德来了，人不高兴，心里害怕，又生怨气，还不愿接受，不但失道，还会生病。岂不知，道是在逆境中成的，人是由好里头坏的。

3. 每个人都想当好人，就是被脾气所困、性格所拘，外界逆事一碰，自己就乱了套，自己同自己打架，内心才会纠结，身体才会生病。要想当好人，就要本着自己的天性、天命行事，高高兴兴地去做好该做的事，放下纠结郁闷，自然就在道了。

案例 057　生闷气——自伤脾胃，导致干呕

男，26 岁。

【主　诉】 干呕、腹泻 1 日及午后发热就诊。

【现病史】 4 天前由于心情不畅，患者出现胸闷、纳差；1 天前夜间受寒，患者于第二日早上出现胃部胀满，不能吃饭，时绞疼，咽部不适，像梅核气，阻塞感；上午干呕 3 次，都是泡沫，吐后觉舒，咽部症状消失，但一会又恢复难受状态。泄泻如水样便，午后偏傍晚开始发热，38.5℃，眼球发热，无畏寒，胃脘素寒。一天未能进食，喝水即吐，口干，全身无力。舌淡红，脉无，电话问诊。

【中医处置】

中医辨证： 肝胃虚寒，厥逆。

中医治疗： 温中补虚，降逆止呕。

辨证分析： 脾胃虚寒，则清浊不分，胃中分泌清稀黏液；肝气逆乱，气机上扬，咽喉不利，则干呕吐涎沫；横逆犯胃，则胃胀痛；横逆犯脾，则腹泻；患者得吐，上逆之气机得以舒缓，故咽部阻塞之症状可以稍有缓解。

中医处方： 吴茱萸汤（东汉《伤寒论》原方，无加减）。

中药药物： 吴茱萸　党参　生姜　大枣。早晚分服。

疗效反馈： 1 剂药后，诸症缓解；3 剂药后，诸症消失。

【疾病背景】

患者西医学专科，接续本科后，立志学习中医，今年报考某中医学院，参加全国研究生招生考试。有一老校友去年考上该校，介绍其考研招生事项，遂精心准备，最后考研成

绩优异，360 分之多。4 月份参加学校面试，专业笔试、面试成绩均优异，谁曾想老天弄人，其错过英语面试（通知周六面试，其误认为周日）。由于缺少一项成绩，单票否决，失去录取机会。其母闻讯，星夜兼程抵达该校，与校方、导师洽谈，望有补救机会。辗转10 余天，无果而返。

患者父亲早亡，其身体素有残疾，但勤勉有佳，虽业余学习中医，但精勤不倦，学医小有心得，英语亦是其强项，复试本无失败之理。本想学习一从容安身立命之术，不想老天炼其意志，坚其决心，出此意外。虽也是亲朋好友相劝，自我宽慰心胸，但胸中之气息难能平静。无奈之余待业在学校，努力复习功课，迎接明年考研。

近日又闻明年该中医学院变更招生计划，不再招收专接本学员，自己还要去寻找新的招生学校，而新学校的考研思路尚无了解，本来打算明年故地重游，只需小心应对时间问题，考研稳操胜算，谁曾想又生此旁支？遂"烦躁欲死"，自述常欲以头抢地。怨气自生，病以至此。

后续：患者自强不息，第二年成功考取重点中医院校研究生，现在已经成长为一名优秀的临床中医大夫。

【情绪解读】

此患者为木性为主之人，脸面瘦而露骨，面色苍为主，兼带黄、黑色。父亲亡后，在世奶奶居于伯父、姑姑之处，其仅与母和妹妹共居，不得祖上、父亲气之温煦、照耀，体质为中焦脾胃虚寒，肝木郁而不达。如此少年，又有特殊境遇，难于平抑心中之不平，又无处诉说此中苦处，怨气内生，而内伤脾气。肝气抑郁而不达，又无法自我排解，逆乱之气扰乱脾胃之气，上逆则干呕，逆出则呕吐。因是逆气，所以所吐之物多为涎沫。嘱咐其"认命""服气""明理"以补脾胃、平肝气、扶阳气。

患者母亲在 1 个月之前，得口苦、咽干、目眩、默默不欲饮食诸症，给予《伤寒论》原方原法，小柴胡汤，3 剂而痊愈。得此病同样也是患者肝郁不达所致，子郁及母，但由于个人体质之不同，男女、老少之差异，所感之症状、用药迥异，为医者自当仔细辨别。

【相似案例】

一外地中年女性，约 40 岁，得"干呕、头痛"之症，难以进食，身体困顿，最后导致身体虚弱不可行走，全家不安。患者坐着轮椅，裹以厚被，被推着徘徊于医院神经科、消化科、内分泌科、外科，均未找到原因，病情毫无起色。偶尔看中医科，得笔者诊治。详问其起病原因，自述因工作失职，老板不但不给工钱，还要让其赔付误工之损失。其为人老实，难以与老板辩解，自己也难于开脱排解，当事之时，患者提及此事，声泪俱下，逆气已消三分。亦是应用东汉仲景"吴茱萸汤"原方原法，辅助以言语开导劝解，再进汤药 3 剂，3 日后患者来复诊已经能自己行走，精神转佳，诸症缓解，再处 6 剂方药，嘱咐其不用再来。

《黄帝内经·诊要经终论》：太阴终者，腹胀闭不得息，善噫善呕，呕则逆，逆则面赤，不逆则上下不通，不通则面黑皮毛焦而终矣。

《黄帝内经·刺热》：脾热病者，先头重颊痛，烦心颜青，欲呕身热，热争则腰痛不可用俯仰，腹满泄，两颔痛。

《黄帝内经·厥论》：太阴之厥，则腹满䐜胀，后不利，不欲食，食则呕，不得卧。

《伤寒论》：少阴病，吐利，手足逆冷，烦躁欲死者，吴茱萸汤主之。

【医生建议】

1. 生活总有变数，成功亦有规律，只要坚持不懈，胜利就在前方，回头再看挫折，都是成功要素！

2. 生气多缘无奈，事后方觉无益，常常回首总结，自己变得坚强！

五、胰腺炎

急性胰腺炎是外科常见的急腹症，是由胰酶激活后引起胰腺组织自身消化所致的急性化学炎症，病情轻重不一。轻症，具有自限性；重症，易并发休克、呼吸衰竭、腹膜炎。其主要临床表现为急性腹痛伴恶心、呕吐，血、尿淀粉酶升高。重症急性胰腺炎的特点是患者出现局部并发症或全身并发症。治疗轻症患者，采用禁食＋补液＋对症治疗，重症患者，采用现代化监护＋现代化复苏，合并感染应进行手术治疗。本病病情凶险，死亡率高达 25% ～ 40%。

案例 058 | 内心郁闷，饮食不当，导致急性胰腺炎

女，47 岁，急诊会诊患者。

【主　诉】腹痛伴腹胀 3 天入院。

【现病史】患者 3 天前进食油腻火锅后出现上腹隐痛，可忍受，2 天前因上腹胀痛无明显缓解，当地医院考虑胃溃疡可能，给予黏膜保护剂，自觉腹痛加重，表现为全腹痛，伴恶心、呕吐，呕吐为胃内容物，尿量全天 200ml，在某县医院就诊，CT 提示胰腺炎，转入我院急诊。腹部膨隆，腹部张力稍高，全腹压痛，中上腹显著，无反跳痛，无包块。肠鸣音 0 次 / 分。口微苦，舌淡胖，苔厚腻有齿痕，脉弦。

体征：体温：37.0℃；脉搏：123 次 / 分；呼吸 25 次 / 分；血压 126/70mmHg。

血液化验结果：白细胞：15.08×10^9/L；中性粒细胞：91.3%；血脂肪酶：1100U/L；淀粉酶：220U/L。

B 超：胰腺周围小量积液。

CT 增强：急性胰腺炎腹腔渗出、积液，盆腔少量积液。

【处置】

西医诊断： ①急性重症胰腺炎；②麻痹性肠梗阻；③急性肺损伤；④高血压2级，中危。

西医处理： 急诊ICU对症处理，生命监护和支持。

中医处置：

一诊：

中医诊断： 少阳郁滞，邪热内结。

中医治疗： 和解少阳，内泻热结。（大柴胡汤方证）

中药药物： 柴胡　黄芩　芍药　半夏　生姜　枳实　大枣　大黄。3剂。

服中药后第二日，腹痛、腹胀较前日减轻，有自主排便。黄绿色软便100g，胃肠减压引流黄绿色胆汁样液体150ml，肠鸣音可闻及，稍弱，肠蠕动较前有改善。药后第三天腹痛较前明显缓解。腹部膨隆，腹部张力稍高，全腹压痛，中上腹显著。患者停服中药4日后，急诊因患者肠梗阻继续请中医协助治疗。

患者腹部膨隆，腹部张力稍高，中上腹、左上腹压痛，中上腹反跳痛阳性，肠鸣音消失，已4日无自主排气、排便，体温37.5℃，口苦，脉滑实。

二诊：

中医诊断： 气郁内闭。

中医治疗： 行气开闭（厚朴三物汤）。

中药药物： 厚朴　大黄　枳实。

服用中药后第二日，患者未诉腹痛、腹胀等不适，腹部膨隆，张力稍高，右下腹有压痛，肠鸣音消失。服用中药后第三日，腹部膨隆，张力稍高，右下腹有压痛。肠鸣音1次，前一日晚间排便一次，胃肠功能部分恢复。服用中药后第五日，患者已经无腹痛，腹部膨隆，张力稍高，全腹无压痛、反跳痛，无包块，肠鸣音2次。给予温开水及高糖液口服。病情平稳，转入急诊普通病房。

【疾病背景】

患者为河北某县城村民，有一儿一女。朴实的丈夫照顾在其身旁。观察患者面色苍黄，口唇胖，形体厚实，腹部胀满疼痛，知道疾病是生闷气所起。一诊后患者腹痛缓解，病情改善，与之沟通容易，遂问她因何事生闷气？患者支支吾吾："也没生什么大气，就是女儿要嫁人，我想给女儿5万元嫁妆，年前给丈夫说了一遍，他没有理我，春节后我又给丈夫说，他还是没有理我，心里就憋屈，吃火锅后，就发病了。"

我看看她丈夫说："您看您不理人家，她生气得病，住在ICU，三个5万也花掉了。"丈夫在一旁笑。笔者对患者说："您这人太实在，跟爱人有话好好说多好，自己想不开，生病受罪花钱，您丈夫也受累，要想好病啊，快往开处想吧。这回气得快要了您的命，您丈夫还花这么多钱救您，可不能再自己生闷气了，不生气病就会好得快。"患者点头默认。再给予二诊中药处方行气开闭，患者病情迅速康复。

【经典回顾】

《伤寒论》第103条：太阳病，过经十余日，反二三下之，后四五日，柴胡证仍在者，先与小柴胡汤。呕不止，心下急，郁郁微烦者，为未解也，与大柴胡汤下之，则愈。

《伤寒论》第136条：伤寒十余日，热结在里，复往来寒热者，与大柴胡汤。

《伤寒论·少阳病》：伤寒发热，汗出不解，心中痞硬，呕吐而下利者，大柴胡汤主之。

《金匮要略·腹满寒疝宿食病脉证治》：按之心下满痛者，此为实也，当下之，宜大柴胡汤。

《金匮要略·腹满寒疝宿食病脉证治》：痛而闭者，厚朴三物汤主之。

【医生建议】

1. 生气得病，气消病愈。在疾病起愈之间，关键在于患者的心理活动和医者的心理援助。《黄帝内经》："得神者昌，失神者亡。"正是此意。

2. 当代医学，无论中医、西医，都需要有开放的心态，多学科融合，发挥自己学科专长，与相关科室合作，协助患者渡过难关。

3. 叙事病例，作为研究"社会 - 心理 - 生物"三位一体的人，需要广大临床医生重视。

4. 中医应当积极参与到危重患者的救治中去，敢于尝试，古为今用，积累经验。祖国的复兴，中医不可缺席！

案例 059 胰腺炎患者的郁闷

男，42岁。

【主 诉】 上腹疼痛，腹胀便秘4天就诊。

【现病史】 患者4天前在批评两个小同事后，进食出现上腹疼痛。当时无发热、寒战、呕吐、胸闷胸痛，腹痛与进食无关，自服奥美拉唑症状无改善，腹痛逐步加重。第2天急诊就诊，查血清脂肪酶：> 2000U/L，快速淀粉酶：2814U/L，总胆红素：67.6μmol/L，腹盆腔CT平扫提示急性胰腺炎，胆囊多发结石，考虑"急性胰腺炎"。给予禁食水、"舒普深"抗炎，生长抑素，"善宁""贝脂"抑制胰酶活性，硫酸镁导泻，及营养支持等治疗3天，大便不通，请中医科会诊。查看患者，形体敦厚，肩背厚，嘴唇厚，面色暗黄，巩膜轻度黄染，舌边尖红，舌体胖大，舌苔白腻，腹部柔软，上腹及右上腹轻压痛，肠鸣音减弱，无恶心、呕吐，无口苦，腹部胀满，大便3日未行。脉弦。

【既往史】 "高血压"1个月，180/110mmHg，规律服用"科素亚"降压药，血压控制不详。

【处置】

西医诊断： ① 急性胰腺炎；② 胆囊结石；③ 高血压3级，高危。

中医诊断： 腹痛（土壅木郁）。

中医治疗：疏肝理脾。

中医处方：大柴胡汤。

中药药物：柴胡　黄芩　枳实　大黄　半夏　大枣　白芍　生姜。

疗效反馈：患者服药 2 剂，血清脂肪酶：75U/L，快速淀粉酶：62U/L，服药过程中，夜间出现腹痛，持续 5 分钟自行缓解，肠鸣音复常，有自主排便，逐步恢复饮食。

【疾病背景】

医生：您腹部疼痛，多是和谁发脾气了吧！

患者：大夫，没有啊，我脾气还可以。

医生：您自己感觉不错，因为您与别人不一样，中医认为您是土性人，生气后不爱说出来，爱生闷气，生气后再吃点东西，您想想，生病前跟谁生过气？您是做什么职业啊？

患者：大夫，还真是。我是饭店厨师，假期饭店用了两个十五六岁打零工的孩子，什么活也不会干，也不好好干，特别不懂事。由于是老板的亲戚，想说还不能说，我就特别郁闷，特别有意见，但只能忍着，生完气吃了碗面条就开始难受了！

医生：您是厚道人，就是人太实诚，不灵活，才这样生气。这两个孩子仅仅是个导火索，您这脾气，生气后自己忍着，在心里运气、不满，也不能算好脾气，自己伤自己，所以才病了。以后不可以这样生气了，生气也要等气消才能吃饭。

患者：好的大夫，您说得对。

【经典回顾】

《黄帝内经·气交变大论》：岁土太过，雨湿流行，肾水受邪。民病腹痛，清厥意不乐，体重烦冤，上应镇星。

《黄帝内经·通评虚实论》：黄帝曰：黄疸暴痛，癫疾厥狂，久逆之所生也。五脏不平，六腑闭塞之所生也。头痛耳鸣，九窍不利，肠胃之所生也。

【医生建议】

1. 中医、西医共同参与疾病治疗，两者优势互补，这是中国患者的福气。

2. 什么性格，就容易得对应的疾病，完善自我，才能少生病。

3. 反复不容易好的疾病，多是性格偏颇执着所致。完善性格，疾病随之化解。

4. 吃一堑，长一智，生病是修正、完善自我的起点。

5. 临床医者常可观察到，得过大病的患者在疾病的改善过程中，通常伴随着性格的显著变化。

案例 060 **胰腺炎患者的窘迫**

女，46 岁。

【主　诉】　急性腹痛 1 天就诊。

【现病史】　患者近期情绪郁闷，1 天前晚餐食用烤鱼后，口干、口燥，遂饮用冰水、冰激凌，当时感觉腹部痞塞如石头阻塞，腹部胀痛，自服气滞胃痛颗粒，稍有缓解，期望睡一觉能有所改善。晚间 12 点，恶心，呕吐，呕吐物为黄绿色液体，约 100ml，呕吐后腹痛明显改善。至凌晨 3 点，腹中疼痛加重，持续疼痛，难以忍受，无呕吐、腹泻，无呼吸困难，遂急诊入院。化验结果：白细胞：12.32×10^9/L、中性粒细胞：85.7%、血清脂肪酶：631U/L，淀粉酶：290U/L，丙氨酸氨基转移酶 69U/L，天门冬氨酸氨基转移酶 54U/L，D- 二聚体定量 303μg/ml。盆腹腔 CT 增强：急性胰腺炎。患者胃肠减压、禁食水、"泰能"抗感染、PPI 抑酸，生长抑素抑制胰酶分泌，补液，止痛，保肝。为进一步治疗，请中医会诊。查看患者，急诊 ICU 卧床，神智清楚，表情痛苦，面色苍黄，形体敦厚，腹部饱满，腹部肌肉紧张有压痛，反跳痛，有 1 次大便，便质不干，顺畅。

【既往史】 高脂血症、脂肪肝、阑尾炎术后。

【中医处置】

中医诊断： 腹痛（气滞寒凝，肝脾不和）。

中医治疗： 调和肝脾，祛寒止痛。

中药药物： 柴胡　枳实　黄芩　半夏　大枣　芍药　生姜。

疗效反馈： 患者服药 1 剂后有一次呕吐，腹部疼痛明显缓解，与主诊大夫沟通，嘱其继续服用。

【疾病背景】

医生： 您发病前可有郁闷之事？

患者： 有啊，最近特别郁闷。

医生： 这郁闷的心情是您发病的重要诱因，您说说看。

患者： 这事是这样，我们常年居住在国外，假期我们全家四口回老家探望父母，心情很是激动。但是我教育儿子时，母亲总是护着，不让我教育，更不让我批评，我就很是无奈，我不希望教育孩子的时候有人阻拦。

医生： 孩子多大了？您父母多大了？

患者： 我父母都七十多岁了，我两个儿子，一个 18 岁，一个 15 岁，都是学习的关键时期，我怎能不教育呢？

医生： 老人也是多年看不到孩子，可能看到您教育的方式他们不能接受，所以阻拦您批评孩子。您是个厚道人，但有些固执，不会变通，所以才生闷气。您只看重孩子成长需要好的成绩，好的学习习惯，但作为孩子，他的成长本身就需要来自多方的爱，才会成为完美的社会人。父母给予孩子严厉的管教，老人给予慈祥、无条件的关爱，老师给予友善、智慧的启迪，我想这些孩子都需要，这样孩子才会更加健康。

患者： 您说的对。我是有些固执。

医生： 您生闷气，再吃得不合适，才容易生病，我看病历，您发病前还吃了烤鱼和冰激凌吧。

患者： 是啊，我走之前，母亲说："你下次再回来批评孩子，就不要回来了。"语气说得特别重，我回京就特别郁闷，然后晚上吃的烤鱼，可能吃得有点咸，我又喝了冰水，吃了冰激凌，结果就发病了。

医生：您说您怎么能不发病？您明显犯了健康的大忌。首先您的不良情绪干扰脏腑功能。中医认为：思则气结，忧愁郁闷，就阻滞脾胃运化功能。其次又饮食辛辣油腻寒凉。脾胃是发酵食物的地方，我们称为中焦如"沤"，脾胃发酵需要气血流通和适宜的温度，结果您给它加冰水、冰激凌冷冻住，烤鱼又难消化，再生闷气，所以您病倒也有必然之理。

患者默然接受。

【经典回顾】

《黄帝内经·百病始生》：岐伯曰：风雨寒热，不得虚邪，不能独伤人。卒然逢疾风暴雨而不病者，盖无虚故邪不能独伤人，此必因虚邪之风，与其身形，两虚相得，乃客其形，两实相逢，众人肉坚。其中于虚邪也，因于天时，与其身形，参以虚实，大病乃成，气有定舍，因处为名，上下中外，分为三员。

《黄帝内经·阴阳应象大论》：其高者，因而越之；其下者，引而竭之；中满者，泻之于内；其有邪者，渍形以为汗；其在皮者，汗而发之；其剽悍者，按而收之；其实者，散而泻之。审其阴阳，以别柔刚，阳病治阴，阴病治阳，定其血气，各守其乡，血实宜决之，气虚宜掣引之。

《黄帝内经·举痛论》：寒气客于肠胃，厥逆上出，故痛而呕也。

【医生建议】

1. 疾病多是先有情绪内伤，再有外感病因，二者相合则病成，医者、患者不可不察。

2. 为人儿女，不知、不念老人好处，就是陷自己于危险之中。

3. 家中老人面对儿孙，闲时要多讲祖上德行，常提家中人好处，才算明道。老人少管事，少操心，管多了伤儿女而不自知，老人不可不察。

4. 日常生活的情绪波动，与疾病的引发实有关系。医者、养生者在饮食、情志方面需慎查。

六、腹　痛

案例 061 **执拗自伤气血，导致剧烈腹痛**

女，28岁，在校博士生。

【主　诉】 腹痛2周就诊。

【现病史】 患者2周前出现小腹部疼痛，持续不缓解，于我院急诊就诊，后收治妇科、外科，期间同时请消化科、血液科、内分泌科、神经科、精神科、放射科、病理科、皮肤科、骨科、肾内科会诊，给予血液、B超、磁共振等多项检查，最后行腹腔镜探查、肝脏组织活检，均未发现异常。怀疑为缺血性结肠炎、血卟啉病、宫外孕、黄体破裂、小肠扭转等病，请专科、专家会诊均不成立，给予对症治疗亦未见好转。遂改中医治疗。

中医查看：患者面色青黑，乏力气短，时腹部疼痛，2周前出现左下腹疼痛，伴腰骶部疼痛，随后痛处转移至上腹部，伴阵发性剧烈疼痛，难以忍受，住院期间喝粥后有一次呕吐，大便秘结3日一次，小便调。舌苔白腻，脉弦。

【既往史】 体健。

【中医处置】

中医诊断：腹痛（肝气克脾）。

中医治疗：疏肝和脾，理气止痛。

中医处方：大柴胡汤。

中药药物：柴胡　黄芩　芍药　半夏　生姜　枳实　大枣　大黄。

疗效反馈：患者服药3剂后，2周内剧烈腹痛完全消失，大便通畅，唯有乏力，遂出院回家，门诊调理。大柴胡汤为祛邪药物，邪祛正安，中病则止。后期患者唯有乏力，告知此系"久卧伤气"，因长期卧床，伤气所致。加上手术损伤气血，所以周身无力。嘱咐其安心服药，适量运动，改变其任性之脾气。给予其补气活血药物善后。

【疾病背景】

心腹疼痛的患者，必有心腹之患的事情干扰。我们详细追问患者，发病前有何不如意的事情，患者稍加回忆，就谈到她发病前萦绕于心头的不快。原来是患者在读博士期间，导师有篇文章，曾答应给予其撰写，但是不知为何，导师又将这篇文章让其同门师妹发表，自己因此失去一次发表文章的机会，心中郁郁不乐。男朋友知其患病，因远在国外，没有及时探问，心中再次不乐。

【情绪疏导】

我们见到患者时，患者卧病在床，看到其年迈的母亲照顾在床旁，问寻年纪，已72岁。语曰："导师有自己的安排，您不能太任性。发脾气最后导致自己身体生病，您母亲都70多岁了，您住那么长时间医院，老人除去要照顾您吃喝拉撒，还整日为您担心，四处会诊检查也没结果，您为了自己个人的一点得失，伤了自己身体。古人说'身体发肤，受之父母，不敢毁伤'，这多伤老人的心啊！父母养您这么多年，没享到您的福，您却为了自己那点小事情，把身子弄坏了，让老人担心。老人吃不香，睡不着，您是不是对不起老人？等会儿您妈妈回来后，您得好好给妈妈认个错，最好能哭哭，消消气，这样好得快。我再给您开个中药方，方子用《金匮要略·腹满寒疝宿食病脉证治》的'大柴胡汤'，3剂。"患者闻听此言，认识到自己的任性错误，默默点头认可。随即处方大柴胡汤3剂。笔者走后，患者还真给母亲道歉认错，并且流下了真诚的眼泪。

【中医解读】

患者面色青黑，主病症多痛。为少阳气郁，兼腹内积滞之大柴胡汤证。大柴胡汤是治疗少阳、阳明合病，少阳气郁，阳明内结导致心腹疼痛之证，临床用于治疗诸多疾病，包括急性胆囊炎、胆石症、急性胰腺炎、急性胆管炎等导致的急腹症，疗效甚佳，为中医活人之名方。本案通过大柴胡汤，和解少阳气机，内泻腹内积滞，服药后大便通畅，使积滞祛，气机和，邪祛正安。配合心理疏导，悲则气消，最终疾病痊愈。

此女性为阴木、阴水性人。阴木性脾气直硬，处事不会迂曲；阴水性烦躁，做事缺少柔和。遇有不如意事情碰触，脾气随之而发，气血流动为情绪所扰。腹内以胃肠道居多，多气多血，当气血凝滞，结聚于心腹，气血不通则痛。因患者素来脾气刚暴，所以体内气息乖张，导致病症亦是疼痛剧烈。当其为病痛困扰时，方知健康可贵，名利较之甚轻。医者再以"孝"念复其本性，患者遂心生惭愧悔改之心。目睹年迈老母服侍床旁，烦怒心遂转生孝敬感恩之心，体内刚暴气机，感而归正化，泪出气消。再以药性辅助驱邪扶正，调和气血，人体柔和平顺之正气自复，病豁然而愈。

【经典回顾】

《黄帝内经·气交变大论》：岁土太过，雨湿流行，肾水受邪。民病腹痛，清厥意不乐，体重烦冤，上应镇星。甚则肌肉萎，足痿不收，行善瘛，脚下痛，饮发中满食减，四肢不举。

《伤寒论》大柴胡汤：太阳病，过经十余日，反二三下之，后四五日，柴胡证仍在者，先与小柴胡汤。呕不止，心下急，郁郁微烦者，为未解也，与大柴胡汤下之，则愈。

【医生建议】

1. 在生命健康面前，一切名利都不足轻重。

2. 生活不可执着，执着容易导致气血凝滞不通。

3. 敬爱老人之念常在心中，就能把好多事处理周全，自身就容易保持气机和顺、身心康健。

案例 062　内忧外患、内外纠结，导致腹痛、胸闷

女，32岁。

【主　诉】 患者反复腹痛近半年就诊。

【现病史】 患者近半年反复腹痛，时而上腹部刺痛，时而下腹部绞痛，时而左胁肋胀痛，间断发作呕吐、腹泻、低热，伴随胸闷、憋气。急性发作时，急诊按照胃肠炎，给予消炎、解痉等对症处理，时好时坏，反复不适。患者兼见急躁易怒、焦虑状态，问诊过程中，情不自禁，伤心落泪，表情痛苦纠结。面色苍黄，形体瘦。舌暗红，脉弦。

【既往史】 既往体健。

【中医处置】

中医诊断： 腹痛（肝气乘脾）。

中医治疗： 疏肝健脾，和解止痛。

中医处方： 四逆散配合痛泄要方加减。

中药药物： 柴胡　枳实　芍药　甘草　半夏　生姜　白术　防风　陈皮　香附。

疗效反馈： 暂无。

【疾病背景】

医生：您这么多不舒服，又是腹痛、腹泻，又是胸闷、呕吐，一定是有太多不如意的事情了，生了多少怨气？

患者（感情突然间不能自已，蹙双眉，紧绷唇，痛心低头，潸然泪下，点头应曰）：是的。

医生：您讲讲吧，是什么事情让您如此痛心？

患者（啜泣良久）：我这几年都特别郁闷，始终都没有遇到好事。

患者：3年前，我在怀孕期间状态不稳定，需要保胎，但是这时母亲病重，我和母亲又不住在一个城市，就特别牵挂她。母亲身体弱，我每天都给她打电话，关心她、鼓励她，但她还是在我回去的前一天离开了。我非常痛心，但我知道怀着孩子不可以太伤心，就忍着，但心里依然很痛苦。

患者：随后生孩子也不太顺利，难产，最后剖宫产才生下来，我又得了产后抑郁。不久，独自在老家生活的父亲又晕倒了，摔到了脑动脉，流了好多血，还好没有大碍，包扎后养养就好起来了，谁承想，父亲又被汽车撞伤了，住进了医院。

医生：对方赔付又是矛盾。

患者：对方开始还好，随后就没那么痛快了，最关键的是，他说的话，我受不了。我又要带孩子，又要上班，照顾不了住院的父亲，只能出钱请护工照顾，吃饭都是要外卖。照顾不到父亲，我很痛心，我便要求把父亲转到北京接受治疗，照顾起来也方便。但是肇事者可能怕我们讹诈他，拒绝转院，而且还说我根本不尽照顾父亲的义务，没有责任心，您说可气吗？

患者：父亲住院，加上有时候我自己也生病，总跑医院。在单位请假，领导总是说我事情多，不安心工作，只有一个年轻的领导理解我，但是他又不当家。您说我也不愿意生病请假啊，领导太不通情理啦。

医生：角度不一样啊，所以想法不一样，您太难了，工作、孩子、老人，都需要您，而且如此纠结，怎能不病？

患者：是啊，最可气的是我先生。我生病看急诊，打了一个晚上电话，他都没接，他在外地出差，第二天早上才接，说是手机静音，我给他说我诊断为胃肠炎，在医院住院，他认为已经明确诊断了，就安心接受治疗，也不需要再来看我了。我当时心里特别委屈，心里希望他来看看我，但是也没说什么。我先生真是有问题，平时都是我带孩子，他回家就是看手机、电脑，让他带会儿孩子，他说孩子不跟他。孩子跟我，是因为我有耐心陪他玩，他不付出，没有耐心，孩子怎么能跟他玩？

医生：男人带孩子是不行啊。

患者：孩子也不怎么好，总爱生病，吃饭也不香。

医生：孩子怎么能好啊，您这个母亲当得如此痛苦，孩子也难有快乐啊。您这个状态会影响孩子的。别的不为，为了孩子，您要找找自己的问题。生气都是认为自己对，对方错，才生气，您能找到自己的错误，就生不起来气了！

医生：您是个木土性人，耿直、厚道，但是太冲、太直，又不会变通，爱埋怨人，所以才出力不讨好，一身毛病啊！您也该找找自己的错啊，吃点儿药、消消气，您也哭过了，气消了一部分，吃吃药两周再来复诊吧。

患者默然认可，安心而去。

【经典回顾】

《黄帝内经·气交变大论》：帝曰：五运之化，太过何如？岐伯曰：岁木太过，风气流行，脾土受邪。民病飧泄食减，体重烦冤，肠鸣腹支满，上应岁星。甚则忽忽善怒，眩冒巅疾。化气不政，生气独治，云物飞动，草木不宁，甚而摇落，反胁痛而吐甚，冲阳绝者死不治，上应太白星。

《黄帝内经·五邪》：邪在脾胃，则病肌肉痛。阳气有余，阴气不足，则热中善饥；阳气不足，阴气有余，则寒中肠鸣腹痛；阴阳俱有余，若俱不足，则有寒有热。皆调于三里。

【医生建议】

1. 人是个聚宝盆，什么人，招什么事。木性人多难。

2. 遇事怨东怨西，只会放大矛盾，伤害自己身体，伤害家人感情，于人于事，无分毫裨益。

3. 遇事多找自己原因，才可找到根本，逢凶化吉，难离灾消。

案例 063 **同事骚扰，心烦腹痛**

女，36岁。

【主　诉】 患者左下腹窜痛反复发作2年余就诊。

【现病史】 患者因不如意的生活事情刺激，随后导致左下腹痛2年余，疼痛游走窜疼，胃脘部时有气顶感，打嗝、排气则舒，喜叹息。因痛导致心情烦躁，时有焦虑，抑郁状态，伴随头晕。查看患者，形体消瘦，神色不安，面色苍黄，蹙眉，2～3天一次大便，时有便秘、腹泻，小便正常。舌体胖大有齿痕，舌尖微红，脉弦。

【中医处置】

中医诊断：肝郁脾虚。

中医治疗：疏肝健脾。

中医处方：四逆散配合逍遥散加减。

中药药物：柴胡　枳实　白芍　炙甘草　元胡　当归　白术　茯苓　红花　薄荷　生姜　大枣。

针灸治疗：针刺八邪穴之脾经侧。

疗效反馈：针入痛去一半。

【疾病背景】

（患者听到叫号系统呼唤她的名字两遍后才缓缓地推开诊室门，走得有些慢，神色不安地、怯怯地坐在诊凳上。丈夫陪同其就诊，默默地倚在附近检查床的一角。）

医生： 您有什么不舒服啊？（关切地望着患者）

患者： 大夫，我肚子疼（两手指向左下腹部）。都两年多了，反反复复地总犯病，可难受了！

医生：（轻声而微笑地看着患者）怎样疼痛啊？胀痛还是刺痛？还是像火烧一样地疼痛？压着疼不疼？

患者： 就是窜着疼，就在这一片（患者蹙着眉，手指着左下腹部），压着也不疼。这个疼也怪，打个嗝，或者排点气，就轻点，吃多了就更厉害。

医生： 您这种疼痛，中医称为"气滞疼痛"，您生病前有没有生过气呀？

患者： 还真是生过点气，当时遇到点儿事，挺让人烦的。

医生： 遇到什么事了呀？现在解决了吗？

患者： 就是两年前，我们单位有一个男同事，非要和我好。我都成家了，也没经历过这些事，我都不知道该怎么办了。而且他这个人，之前还勾搭过我们单位另一个小姑娘，那个小姑娘因为这件事还吃醋什么的。

医生： 哦，那是有点儿让人糟心。那您解决不了就让您家丈夫出面帮您解决呀！（看了她丈夫一眼，丈夫还是倚在那里，没有反应。）

患者： 嗯，是，已经解决了。我和我们单位领导说了，领导也找他谈话了，这事闹了一年多才解决。

医生： 解决就好，但是可能一想起来就有些烦，所以还会疼。慢慢就好了。

患者： 是这样的，我现在已经不在这个单位工作了，又换了个国企上班。我现在还总喜欢叹气，感觉叹一口气就会舒服一些。最近还特别爱生气，有一点儿事就气得不行。也特别爱急，有一点小事儿就急。对了，还特别爱多想，我跟别人说过的话，脑子里总是要反复过几遍……头还有点儿晕，每天就像在云端一样。

医生： 总喜欢叹气，中医叫"喜叹息"，是肝郁。您月经怎么样？正常吗？

患者： 我月经一般 26～27 天一次，经前偏头疼，小腹胀痛。

医生： 这都是爱生气得的病。还和您们家先生生气吧，看他缺点多，也烦。头是配天的，自己先生和天相类啊，所以您会头痛！

患者： 我是经常瞅着他心烦。他有时不爱说，我们两个都是这脾气，我有时就受不了，最近是总爱跟他生气。

医生： 人家能陪您看病，这就算优点了。过日子要和丈夫团结好，多看对方优点就不会心烦了，自己身体也会好起来！身体不舒服，也容易自己生气，就更爱找人家毛病。您吃点药，扎上针，把气顺过来，就会好了。不能再生气了，再生气疾病就会反复。

患者： 哦，我明白了，多谢大夫！（患者明显精神放松了，欣然离开诊室，留针半小时）

《黄帝内经·气交变大论》：岁土太过，雨湿流行，肾水受邪。民病腹痛，清厥意不乐，体重烦冤，上应镇星。甚则肌肉痿，足痿不收，行善瘛，脚下痛，饮发中满食减，四肢不举。

《黄帝内经·五邪》：邪在脾胃，则病肌肉痛。阳气有余，阴气不足，则热中善饥；阳气不足，阴气有余，则寒中肠鸣腹痛。阴阳俱有余，若俱不足，则有寒有热。皆调于三里。

【医生建议】

1. 生活不止，矛盾不息。美好的生活需要在不断地解决矛盾中造就。

2. 矛盾好比绊脚石，有能力就会轻轻跨过，能力状态不佳，也许会被小石子绊倒，体力和脑力是化解矛盾的关键。

3. 病痛是内心矛盾的身体表现，内心矛盾的化解是解决病痛的捷径。

案例 064 脐周腹痛是何因

男，58岁。

【主　诉】 间断腹痛2个月，凌晨3点痛醒，当日就诊。

【现病史】 患者近2个月来出现间断性腹痛，脐周疼痛明显，白天几乎无痛感，夜间疼痛加重。痛则腹泻，泄后痛减，泄下便溏，饮食可，小便调。患者面色黄，形体瘦，舌体胖大有齿痕，脉弦。

【中医处置】

中医诊断：腹痛（肝旺脾虚）。

中医治疗：疏肝理气健脾。

中医处方：四逆散加减。

中药药物：柴胡　芍药　炙甘草　枳实　干姜　五味子　黑附子。

疗效反馈：1剂腹痛、腹泻缓解，7剂腹痛、腹泻止。

【疾病背景】

医生：您有没有特别烦心的事儿？心腹疼痛多是有不如意的事情或不对心的人。

患者：大夫，也没有特别烦心的事，（生活）还可以。家人、工作都很好，我也是单位老同志了，工作熟悉，不为难。

医生：再想想？您肚子这么疼痛，应该能想起来您的不如意。

患者：您这么说，最近还真有这么一个人，他是我们同事，最近和他特别别扭！

医生：讲讲看。

患者：我们单位这个同事，大家在一起工作，他总是莫名其妙地给您找别扭。就比如上一次，去厕所，他洗完手就把水龙头的总开关关闭了，我一洗手，水龙头没水了。我就在他后面，没有别的人，肯定是他给关的。

医生：他怎么这样呢？

患者：他长得五大三粗的，但是也不知他为什么心眼特别小！我们是摆弄水电的工作，有一次要买个开关，我说买这个型号的，可他买回来个其他型号的，不能用。结果一问他，他还说我没有告诉他买什么型号的，您说可气不可气！

医生：是有这样的人。但是您看他来气，您不高兴的结果是您自己生病，这多亏啊。

患者：那天天见面，也躲不开，看着他就别扭，让人烦。

医生：看人家错误，就是把人家的垃圾装自己身上；还是要试着找人家的优点，毕竟需要一起工作，躲不开，不如试着接受。

患者：我试试吧，不好消化。

医生：所以您消化不好啊！试着把他"消化"了（微笑）。

【经典回顾】

《黄帝内经·举痛论》：帝曰：愿闻人之五脏卒痛，何气使然？岐伯对曰：经脉流行不止，环周不休，寒气入经而稽迟，泣而不行，客于脉外则血少，客于脉中则气不通，故卒然而痛。

《黄帝内经·气交变大论》：岁土不及，风乃大行，化气不令，草木茂荣，飘扬而甚，秀而不实，上应岁星，民病飧泄霍乱，体重腹痛，筋骨繇复，肌肉瞤酸，善怒，脏气举事，蛰虫早附，咸病寒中，上应岁星、镇星，其谷黅。复则收政严峻，名木苍雕，胸胁暴痛，下引少腹，善大息，虫食甘黄，气客于脾，黅谷乃减，民食少失味，苍谷乃损，上应太白、岁星。上临厥阴，流水不冰，蛰虫来见，脏气不用，白乃不复，上应岁星，民乃康。

【医生建议】

1. 看别人不是，就是把别人的垃圾装在自己身体里，自己垃圾装多了，还能不病？

2. 世界很大，人们间的差异也很大，人与人之间求同存异、和谐相处是健康社会的关键。

3. 心驾驭气，气行于经，心乱气逆，病邪丛生。

案例 065 **极度懊恼后悔，导致腹痛、腹泻**

女，30岁。

【主　诉】 患者腹痛、腹泻2周，加重2天就诊。

【现病史】 患者脐周腹痛，痛作则泻，泻后痛减，每日3～5次。查看患者，面色灰黄，口唇厚实。情绪郁闷，纳差，失眠。舌体胖大、边有齿痕，脉弦细。

【既往史】 既往体健。

【中医处置】

中医诊断：腹痛（肝郁乘脾）。

中医治疗：疏肝理气，化湿止痛。

中医处方：四逆散加减。

【疾病背景】

问及患者最近有何不如意事，患者欲言又止。

患者（看到大夫坚定地认为疾病由纠结情绪导致，患者怯怯地说）：我说了，您是否会怀疑我的人品，不给我看病？

医生：您一看就是本分人，人很厚道，一定遇到了什么为难事儿，又不能说，才会这样。您说说吧，虽然不能帮助您的难心事儿，但是对让身体好起来还是有帮助的！

患者（突然不能自已地啜泣起来，泪如泉涌，浸透两张厚的纸巾，才能说话）：您说得对，我是个本分人，从小也很优秀，学习好，同学关系也很好，但是这次我犯了一个错误。前些日子我去超市，选好东西准备结账，看到前面有个女孩，把选购的货物结了一部分，另一部分没有结账就带出了超市。我当时就很好奇，学着她的办法，把选购的商品结了一部分，另一部分没有结账就出来了，结果被电子报警系统提示，警察把我带走了。

患者：我来到公安局，对方说这是一件很小的事情，让我如实交代，不会有事。（患者啜泣）

患者：我为了争取从轻解决，很乐观地积极配合笔录、签字，但是等待我的却是 5 天的监禁。我说我还有单位，不能不上班，他们说请个事假就好，单位不用担心，不说这个事情就不会有事的。

患者：可是第二天我没有去上班，家里人以为我失踪了，报了警。单位上下人人都在帮助寻找，结果这个事情所有人都知道了。远在老家的父母知道后，星夜兼程地赶来营救我，但是没能成功，我 5 天后才被放出来。

患者：在里面，我开始时不吃、不喝、不去大小便。后来我想我这么年轻，不能这样，实在不行，就离开北京，回老家开始新的生活，于是我就恢复正常饮食。但从那时起就开始腹胀，先是大便便不出，后来就渐渐腹痛、腹泻。

患者：我真是恨我自己，后悔极了。我太可耻了，出于好奇办了傻事。单位领导和同事虽然认可我以前的工作，但是由于我失踪的事已经汇报了上级领导，我要被辞退，除非对我的处置能撤销。我今年本来都订婚了，但是男友的母亲知道这个事情后，就坚决不同意了。我真是没有办法了。

医生：这个事情还真是不小，但比起酒驾车祸，害人伤己，比起那些一时愤恨出手伤人，甚至害命的事情，还是要好许多。您本善良，这个污点对您的影响很大。但您要知道，父母养您这么大不容易，这事儿您父母最为伤心。要好好把这个事情处理好，把损失减少到最小。古云"人非圣贤，孰能无过"，我想您要是开始新生活，一定会比一般人更珍惜名誉，更不会轻视规则。

患者：我去找警察，看看可否撤销处罚，否则我的工作就保不住了，但这种可能性太小了，谢谢您。

医生：寻求帮助，争取谅解，努力渡过难关。

《黄帝内经·气交变大论》：岁土太过，雨湿流行，肾水受邪。民病腹痛，清厥意不乐，体重烦冤，上应镇星。甚则肌肉萎，足痿不收，行善瘈，脚下痛，饮发中满食减，四肢不举。

《黄帝内经·逆顺肥瘦》：岐伯曰：圣人之为道者，上合于天，下合于地，中合于人事，必有明法，以起度数，法式检押，乃后可传焉。

【医生建议】

1. 人非圣贤，孰能无过。接纳别人的诚心悔过，原谅别人的过错，比重新培养一个人要容易。所以孔子的思想除了"忠"，还有"恕"，要给人改过的机会。

2. 好好地遵循社会道德和秩序，是维持身体健康的大前提。

3. 人是社会的人，人的健康，离不开社会的帮助和宽容。

七、腹　泻

案例 066　婆媳矛盾还会伤害谁

女，32岁。

【主　诉】 乏力、腹泻半年就诊。

【现病史】 患者近半年来无明显原因出现乏力、腹泻。乏力以四肢无力为主，周身精力不济，大便溏泄，为消化不良的食物，每日 2～3 次。无腹痛，时有腹胀，排气则舒。患者面色萎黄，纳差，眠可。小便调。舌体胖嫩，舌苔薄白，脉细弱。

【中医处置】

中医诊断： 泄泻（脾肾虚，肝气郁）。

中医治疗： 健脾补肾，疏肝理气。

中医处方： 固本益肠片、胃苏颗粒。

疗效反馈： 暂无。

【疾病背景】

医生：您爱生闷气吗？

患者： 我不生闷气，大夫，我挺好的，有什么事都会直接说。

医生：那就是您母亲在有您后总爱和老人生气。

患者： 您说得怎么那么对呢！（患者兴奋并笑了起来）

医生：是同您姥姥还是奶奶生气？

患者： 同我奶奶，也不知妈妈什么情况，在我的记忆中，她同奶奶有生不完的气。

医生：例如……

患者： 我奶奶有三个儿子，三个女儿，我爸爸是行二。我妈对我奶奶有意见，说奶奶就惦记我伯父和叔叔，有事儿总帮助他们，我小时候还不帮忙带我。还有我叔叔生病住院，奶奶就跟我们借钱，借了之后不还，我们也不能要。应该让我叔叔自己借，三年五年我叔叔总要还吧，但我奶奶出面那就不用还了。所以我妈总觉得我奶奶偏心，对我们不好。

医生：老人总是牵挂过得不好的孩子，您们条件一定要比他们好些。

患者：是的。总之我就纳闷，我妈怎么那么多怨气呢？

医生：您姥姥怀您母亲时状态不好吧。

患者：这个不知道。就知道我妈对我奶奶怨气大。告诉我说奶奶、伯父、叔叔都不好，平时少去看望他们，过年过节看看就够了，也不要买太多礼物去，面子上过得去就好。总之，就是特别爱生气，这些事儿特别烦。

医生：所以您听在耳中，应在心里，肠道就受不了，就会腹泻、腹胀。总是这样，吃的东西吸收不了，身体就会没有力量，脸色焦黄焦黄。

患者：这样啊！

医生：是啊，父母都心疼儿女，知道给儿女好吃好喝，但不知道在儿女跟前常说老人不好，就会伤儿女肠胃，儿女吃得再好，也不容易吸收，还容易腹泻，儿女中气不足，中气就是祖气啊！

患者：这样啊。

医生：您应当一方面理解您母亲的劳累辛苦，那个岁月缺吃少穿，才容易生怨气，多体贴他们，和母亲多聊天，找机会疏解母亲的怨气。另一方面，也要知道您奶奶更不容易，含辛茹苦，那个时代养育6个儿女，更是艰辛，要用真心待她们，感激她们，包括姑伯近亲，也要常去亲近，帮助母亲补上亲情。消化慢慢就会好，四肢也慢慢就会有力量了。

患者：明白了。

【经典回顾】

《黄帝内经·师传》：脐以下皮寒，胃中寒，则腹胀；肠中寒，则肠鸣飧泄。胃中寒，肠中热，则胀而且泄；胃中热，肠中寒，则疾饥，小腹痛胀。

《黄帝内经·邪气脏腑病形》：大肠病者，肠中切痛而鸣濯濯，冬日重感于寒即泄，当脐而痛，不能久立，与胃同候，取巨虚上廉。

【医生建议】

1. 内心存着别人的不好，不但自己会生病，还会贻害子孙。

2. 找好处是暖心丸，不知老人好处，儿女脾胃多虚寒病。

3. 教育儿女在家庭中要以老人为重，儿女长大才会有家庭整体的概念，不局限于自我利益得失。母亲的这种思维，有益于把儿女养成有着健康体魄和大胸怀、大智慧、大格局的社会栋梁。

案例 067 反复腹痛、腹泻是何因

男，33岁。

【主　诉】 患者反复腹痛、腹泻20余年就诊。

【现病史】 患者反复腹痛、腹泻20余年，每日2～4次，便前腹痛，便质稀溏，受寒手冷加重，前胸后背多汗，足寒明显，尿频而量多，色黄，舌体胖大，脉沉弦。

【中医处置】

中医诊断： 腹泻（肝旺脾阳虚）。

中医治疗： 疏肝健脾理气。

中药药物： 柴胡　枳实　白芍　甘草　干姜　五味子　黑附子。

疗效反馈： 1周后复诊，疼痛缓解，大便较前成形，嘱其继续应用。

【疾病背景】

医生： 您长期腹泻，应该和您的生活居住习惯以及情绪有关。

患者： 我生活还可以，饮食也很注意，平日注意保暖，没有不良习惯。平时情绪也还可以，不爱生气。

医生： 脾胃患者爱生闷气，所以常常没有表现出来。大家还说您脾气好，您也感觉自己脾气不错，但客观上爱生闷气，内伤自己。还有一种情况，您父母，特别是您母亲和您的爷爷奶奶爱生闷气，也会影响到您的脾胃功能。

患者： 要这么说，倒是有，我母亲也确实是和爷爷奶奶有些矛盾。

医生： 您讲讲看。

患者： 也没有什么大事，就是因为一些不重要的小事情生气。

医生： 其实就是这些小事情，才是导致心理状态改变的重要因素。因为不好启口，又长期萦绕在心头，所以才会导致您心理失衡，从而导致疾病。

患者： 主要是我母亲对我奶奶有意见。我们小的时候，奶奶没帮我们，到老了，和我们住在一起，所以我妈有些怨气。

医生： 老人长期和您们住在一起吗？

患者： 不是，我奶奶四个儿子，每家轮流住。

医生： 多久轮流一次啊？

患者： 1个月。

医生： 老人没有自己的房子吗？

患者： 没有啊，家是农村的。

医生： 那老人是够可怜的，在四个孩子家漂移。

患者： 现在就剩我爷爷了，今年81岁了，奶奶过世了。

医生： 过世多久了？什么原因？

患者： 3年多了，因为肺病，具体也不清楚。

医生： 肺主忧愁，操劳，家中儿女不让老人省心，老人又爱管事，老人就容易患肺病。您要多关心您的爷爷，您母亲做得不一定对啊！

患者： 是的，大夫，可是我现在也搬出来自己过了，和他们接触得少。

医生： 那您也要多看看爷爷，劝劝您母亲。人都会老，您母亲老了，也会希望儿女多照顾自己的。不要记恨老人，父母对儿女都一样，希望他们好，没有对谁好谁不好，待谁薄厚。父母对自己孩子多是会"补虚泻实"的，一定不会"补实泻虚"。但社会上普通的人心就不会是这个样子了，您越好，越有人帮您，您不好，帮的人也就越少。您做父母了？

患者： 没有。

医生： 您做了父母，就会体会出父母心了。不管孩子的富贵贫穷，父母都会全心全意帮助孩子的，有些情况多是老人能力有限和无奈，而且老人会把更多的帮助给能力不足或者健康差些的孩子。这不是偏心，而是父母的公心，不管儿女谁对他们好不好，多数父母都会这么处理的。您要时常宽解您的母亲，替您母亲做好对老人的关爱，这个更关键。给父母补过，还是提升您人生境界的机会。您是个厚道人，对老人好，是您个人的本性，您父母的不良情绪干扰您的思维，是被习气影响，所以您纠结，身体才有病。从儿童时得的病，多数是父母的纠结影响孩子。

患者： 您说得对，我一定好好注意啊！

【经典回顾】

《黄帝内经·脉要精微论》：补泻勿失，与天地如一，得一之情，以知死生。

《黄帝内经·百病始生》：是故虚邪之中人也，始于皮肤，皮肤缓则腠理开，开则邪从毛发入，入则抵深……留而不去，传舍于肠胃，在肠胃之时，贲响腹胀，多寒则肠鸣飧泄，食不化，多热则溏出糜。

《黄帝内经·师传》：……脐以上皮热；肠中热，则出黄如糜，脐以下皮寒，胃中寒，则腹胀；肠中寒，则肠鸣飧泄。胃中寒，肠中热，则胀而且泄；胃中热，肠中寒，则疾饥，小腹痛胀。

【医生建议】

1. 家中父母对待儿女大多是心存道心，与医家治病同理——补不足，损有余。不管儿女待自己薄厚，均全心待之。儿女多的家庭细心体会，不可因父母处事不均，对待儿女有薄厚，而心存抱怨。父母不均处，正是道心。而世间人，则通常以"益有余，损不足"为常情，所以富日富，贫日贫。只有持父母之心为政的官员来调衡，社会才会更加和谐。

2. 学中医后我们要有整体观，用整体观来规划生活。我们每个个体是家庭中一员，家庭与个人幸福和健康息息相关，在家庭中，自己做好自己该做的最为关键，有余力，再帮助爱护自己的家人，善待他们，也就是善待自我。

3. 中医的健康观，需要自我和谐，家庭和谐，社会和谐，人天和谐。疾病诊断治疗，从整体观入手是捷径。

男，34岁。

【**主 诉**】 患者反复慢性腹泻就诊。

【**现病史**】 患者从儿童时期就开始慢性腹泻，每日 3～5 次，时好时坏，泻下为不消化食物，便质稀溏，伴有畏寒，腹胀，腹痛，腹泻，先痛后泻，泻后痛减。间断服用中西药治疗，病情反复。肠镜检查诊断为慢性肠炎、肠道息肉。查看患者，形体粗壮高大，面色萎黄，睡眠差，舌苔白腻，舌尖微红，脉弦。

【**中医处置**】

中医诊断：肝旺脾虚。

中医治疗：舒肝健脾。

中医处方：固本益肠配合四逆散加减。

疗效反馈：暂无。

【**疾病背景**】

医生：您反复腹泻这么长时间，一定爱生闷气吧！

患者：（点头）大夫，我的确是不太爱多说话，是有那么一些爱生闷气。

医生：您知道您为什么爱生闷气吗？

患者：生活磕磕碰碰，总是难免。

医生：生活磕碰是一方面，但这还不是您生闷气的根本原因。最根本的原因应该在您母亲那里，她在怀您的时候，应该和家中老人——您奶奶或者姥姥有些怨气吧！

患者：（平静地点了点头，平静得让我都有些诧异，许多患者会有特别惊奇的表情）是这样的，我妈妈对我奶奶有意见，奶奶是我后奶奶。

医生：哦，这样矛盾就难免啊。能讲几个具体的事吗？

患者：我奶奶对我们家不好，这也都是我爷爷默许的。爷爷是村大队的大队长，但关心家人很少，退下来自己干个体，对我们也很吝啬。

医生：您爷爷默许倒不一定，都是自己的亲骨肉。

患者：这样的事情挺多的，他们对我们很是吝啬。举个例子，记得有一年，也是过中秋节，我爸爸让我给爷爷奶奶送月饼和鸡蛋过去，我爸爸他们农村出来的，特别孝敬我爷爷他们，不管他们对我们怎样。我拿着月饼和鸡蛋就去了，您知道在农村的院子里，他们一家在分吃月饼，看到我来叫门，他们就赶紧把月饼藏起来，然后才开门才让我进来，什么也不说，我在门外看得一清二楚。您要知道，他们就是这样。

医生：因为您父亲很孝敬自己的父母，所以您们对自己父母也错不了，生活也一定过得好。但是就是您妈妈对老人有怨气，您也没能找到老人的好处，肚子里存着老人的不好，所以才自己伤自己，导致腹中寒气，长年腹泻啊！就算是他们真的对您们不好，也该理解他们才对，那个年代生活不容易，缺吃少穿的，都是不得已！他们现在还好吗？

患者：我后奶奶都去世五六年了，爷爷去世一年。

医生：人都没有了，所以这些问题更都该释怀。没有赶上好的爷爷奶奶，正是您的命不好，但不能因为命不好就有抱怨，这样命不但不会改变，反而会因怨生病。知道命不好，中国的智慧常常建议您采用"以德报怨"的方式才好，特别是对待自家的家人，化解宿怨，这叫"修德补命"。不生怨气最关键，您父亲做得好，所以您们家人过得应该还好，您母亲也许当时生活困难，没能得到老人帮扶，有些怨气，也是难免。您作为男人就不应该了！

患者：您说得对，我们现在过得是不错。我来北京工作也很顺利。但就是有时候不自觉难释怀啊！

医生：您亲奶奶何时去世的？您父亲兄弟姐妹几个啊？他们身体好吗？

患者：听我父亲说，我亲奶奶很早就过世了。那时我父亲大约10岁，我还有两个姑姑，她们身体都不好，大姑患有肺结核病，40多岁就病逝了。二姑现在还健在，但是身体也不好，常年体弱多病，人很瘦。

医生：您后奶奶几个孩子？

患者：她们家也是2个女孩，1个儿子。

（因为门诊工作繁忙，候诊人数多，没有问她这些子女的前程和健康，但其母亲不够豁达包容，儿女身体和事业，也难能称心如意。）

医生：您姑姑们也是对您爷爷奶奶有些怨气，伤脾胃，身体才不好啊！这点您看明白，就知道生气的危害了。能控制自己不生气，不但身体好，而且事业还会更有前途。

患者：您说得对！现在在我看来，前途倒不重要，健康最重要！我的名字叫"岩"，是因为从小身体弱，隔壁邻居帮着起的，希望我身体像岩石一样坚硬。

医生：要想健康，像岩石一样坚固，要释怀积怨才好，心里存着对老人的不满意，体内就不坚固，里面有着疾病的种子，肠道病也不容易好！

（患者真诚感激而去。）

【经典回顾】

《黄帝内经·百病始生》："是故虚邪之中人也，始于皮肤，皮肤缓则腠理开，开则邪从毛发入，入则抵深……留而不去，则传舍于络脉……留而不去，传舍于经……留而不去，传舍于输……留而不去，传舍于伏冲之脉……留而不去，传舍于肠胃，在肠胃之时，贲响腹胀，多寒则肠鸣飧泄，食不化，多热则溏出糜。留而不去，传舍于肠胃之外，募原之间……"（疾病的发展是一点点地深入的，不良情绪是其关键内因。）

《黄帝内经·贼风》："其毋所遇邪气，又毋怵惕之所志，卒然而病者，其故何也？唯有因鬼神之事乎？岐伯曰：此亦有故邪留而未发，因而志有所恶，及有所慕，血气内乱，两气相搏。其所从来者微，视之不见，听而不闻，故似鬼神。"

《黄帝内经·师传》："脐以下皮寒，胃中寒，则腹胀；肠中寒，则肠鸣飧泄。胃中寒，肠中热，则胀而且泄；胃中热，肠中寒，则疾饥，小腹痛胀。"

【医生建议】

1. 每个人的境遇不同，遇到不好的境遇，抱怨不仅是没有用的，还会生病。应该用好的心态，努力适应并改善境遇，才会开启幸福和健康的生活。

2. 父母、兄弟等家人都是我们来到这个世界必须接受和善待的生命，无论他们状态如何，我们都要按照自己的角色，为家庭这个整体去努力工作。在这个过程中，伴随着我们的自我完善，家庭成员也会相应逐步完善，最终完善自己的整体生命过程。

3. 隐形情绪致病，危害身心健康，大家需要重视再重视！

案例 069　过度紧张恐惧，导致肾气下陷腹泻

男，21 岁。

【主　诉】 紧张不安 10 天，伴腹泻日 2 ~ 4 次就诊。

【现病史】 患者紧张不安 10 天，伴腹泻日 2 ~ 4 次就诊。便质稀溏，便意频频，便不净，紧张恐惧后加重。兼见胁肋胀满不适，情绪急躁易怒，常恐惧患有肠癌。形体瘦高，面色黄而微暗，舌尖红，苔白腻，脉弦细。

【既往史】 既往体健。

【疾病背景】

患者为某高校大学生，运动能力优秀，曾为跳远冠军。平时脾胃消化能力差，紧张即容易腹泻，凡是大型比赛前，必须去厕所。

就诊前约 10 天，患者放假在家，看了一期养生节目，讲的是肠道癌症。听专家讲解"肠道癌症"时描述的特征，越听越像自己当前的状态，便越来越恐惧，越恐惧便意更加频繁，平日的 1 ~ 2 次增加到 2 ~ 4 次，并深度担心自己已经身患绝症，因此在短短一周时间，母亲陪他于多科专家就诊了 9 次，母子二人身心俱疲，虽然检查未发现明显异常，最后预约的肠镜检查待明确。等待中，想起中医可以调理，即来就诊。

【中医处置】

中医诊断： 泄泻（肝郁脾虚，肾虚）。

中医治疗： 健脾助意，培志补肾，疏肝升清止泻。

中医处方： 理中汤合四逆散加减。

中药药物： 党参　炙甘草　炒白术　炮姜　柴胡　枳实　白芍　补骨脂　麸炒山药　黄芪　煅赤石脂　刺五加等加减。

疗效反馈： 暂无。

【中医药物解读】

治疗以党参、炙甘草、炒白术、炮姜理中汤温补脾胃，以柴胡、枳实、白芍、炙甘草四逆散疏解肝气，补骨脂、麸炒山药、刺五加补肾定志，煅赤石脂涩肠止泻，全方共同完成健脾补肾，疏肝升清之效，达到定志止泻之功。

【中医情绪解读】

患者青年男性，身形瘦高，面色黄而微暗，为肝旺脾虚之体质。发病季节为春季，风木当令，脾土困因。脾气升清不及，清气在下，则生飧泄，所以病发腹泻。治疗当明确告知患者当前状态，使其安神定志，再健脾以升清，补肾以固气，使清气升，肾气固，则大便安顿。

【经典回顾】

《黄帝内经·阴阳应象大论》：清气在下，则生飧泄。

《黄帝内经·刺疟》：数便，意恐惧气不足，腹中悒悒，刺足厥阴。

《黄帝内经·本神》：恐惧而不解则伤精，精伤则骨酸痿厥，精时自下。

《黄帝内经·五运行大论》：恐伤肾，思胜恐。

《黄帝内经·经脉别论》：黄帝问曰：人之居处动静勇怯，脉亦为之变乎？岐伯对曰：凡人之惊恐恚劳动静，皆为变也……当是之时，勇者气行则已，怯者则着而为病也。

【经典案例】

思胜恐《续名医类案·卷二·十一》：

卢不远治沈君鱼，终日畏死，龟卜筮数无不叩，名医之门无不造。一日就诊，卢为之立方用药，导谕千万言，略觉释然。次日侵晨（天快亮时）又就诊，以卜当十日死。卢留宿斋中，大壮其胆，指菁山叩问谷禅师授参究法，参百日，念头始定而全安矣。戊午过东瀛吴对亭大参山房，言及先时恐惧状。盖君鱼善虑，虑出于肝，非思之比，思则志气凝定，而虑则运动辗转，久之伤肝，肝血不足则善恐矣。情志何物，非世间草木所能变易其性。惟参禅一着，内忘思虑，外息境缘，研究性命之源，不为生死所感，是君鱼对症之大药也。君鱼病良已，能了知此药物否。

按：患者沈君鱼不懂得生死之理，因强烈恐惧畏死而病，四处占卜求医，身心陷落在恐慌不安中。医家卢不远运用言语疏解，导之转移念头，建议其叩问谷禅师授参究法，逐步使其神安虑定，使患者解脱困扰，百日而愈。正是中医情志治病之经典。中医认为"思胜恐"。良性思考可以使人们气息安定（思则气结），矫正下陷之肾气（恐则气下），使恐惧得解。

【医生建议】

1. 医学知识的科普宣传，要注意整体宣传效果。主张大众节目应以引导健康生活方式、稳定心理状态、科学养护锻炼、合理膳食为着眼点，谨防过度渲染，误导患者。

2. 观看医学科普内容，要理智、从容、客观地评判自身健康状态。盲目怀疑自身健康、过度紧张担忧，不但干扰自我身心健康，而且还会导致医源性身心疾病。

3. 身体病不病，不在于医生的诊断，而在于自身的气血循环状态。小心生活，科学锻炼，保持和谐的人际关系，勇敢地面对困难，放松心情，是健康的坚强基石。

案例 070 暑天烦躁贪凉，导致胃肠功能紊乱

女，28岁。

【主　诉】　腹泻腹痛1天就诊。

【现病史】　患者腹泻腹痛1天，泻物为肠道未消化食物。腹中畏寒明显，喜暖，喜热饮，甚至不能耐受常温水，只能喝热水，患者自述只要饮用常温水，肠胃绞痛马上加重，饮冷水想着都不敢。饮食入胃则泄，自述只要饭一咽肚，胃肠绞痛马上加重，必须去卫生间。自觉身体体表有一层凉气包围身体，伴头顶胀痛，间断头晕。查看患者面色苍白微黄，舌体淡嫩，舌苔薄白，脉沉弦。

【中医处置】

中医诊断：寒邪犯胃。

中医治疗：驱寒温胃。

中医处方：附子理中丸合藿香正气胶囊。

疗效反馈：随访患者，服用1天，腹泻缓解，腹中觉温。

【疾病背景】

患者：大夫，我腹痛、腹泻，吃完饭就去厕所，这是怎么了？是不是胃肠道感染啊？

医生：我先问问您是怎么得的吧。最近这样的患者特别多，您吃什么不合适的了吗？最近天气炎热，吃冷饮了吗？

患者：冷饮可是我的最爱，最近天气这么热，我们家空调还不好用，而且疫情（指2020年新冠肺炎疫情）使我们的正常生活、工作安排全被打乱了，我就很烦躁。我平常喜欢吃冷饮冷食，最近1周更明显，每天早上喝一个冰酸奶，中午喝一杯冰水，偶尔还来一杯冰咖啡或者牛奶，下午我还会吃一个冰激凌，晚上的时候经常吃冰西瓜或者其他的冰镇水果。

医生：那您还能不病？中医讲人体的胃就如同一个锅灶，您用冰给它浇透了，它还怎么消化食物？

患者：我身体燥热，家里空调又不好用，昨天就开了窗户睡觉，心想还能吹吹风。睡的是凉板床，刚换了个冰褥子，真是还没享受一天呢，就倒下了！

医生：您这叫内外夹击啊，终于成功地把您的胃摧毁了！

患者：那天气热该怎么办呢？

医生：心静自然凉啊。《黄帝内经》就告诉我们，夏天我们不要厌烦太阳的热，太阳给予万物能量，使我们成长、"繁茂"。再说人体有自己的降温系统，皮肤和汗液是主要渠道。我们嫌出汗脏、麻烦，平时开着冷气，皮肤不散热了，用胃肠道来散热，那还不长病？

患者：我现在是知道了，不敢喝冷饮了，现在看着温水都发愁，吃完饭就去泄。

医生：您这种情况《黄帝内经》中称为"洞泄"，意思是肠道像洞一样，这边吃进去，

那边就泄出来了，中间的肠道不能消化食物。

患者：明白了。

【经典回顾】

《黄帝内经·阴阳应象大论》：寒气生浊，热气生清。清气在下，则生飧泄；浊气在上，则生䐜胀。此阴阳反作，病之逆从也。

《黄帝内经·金匮真言论》：长夏善病洞泄寒中。（夏时阳气在外，里气虚寒，长者湿土主气，风入于经俞，即内薄而为洞泄，风木乘虚而胜土也。脾为阴中之至阴，不能化热而为寒中也。）

【医生建议】

1. 夏天避暑，要避免过度贪凉饮冷，伤及脾胃阳气，导致胃肠道功能紊乱。

2. 暑天贪凉饮冷导致胃肠道疾患，藿香正气可以温化寒湿，应于家庭常备。

3. 暑天防暑，不要忘记利用身体的降温系统——皮肤和汗液，这样胃肠道消化才能保持合适温度。

八、便　秘

案例 071　虚烦自伤肾气，导致便秘、失眠

女，78岁。

【主　诉】　反复失眠、便秘10余年，加重5个月就诊。

【现病史】　患者面色萎黄，兼淡白。平素睡眠差，每晚仅能入睡一两个小时，伴噩梦纷纭，时梦中呼喊。需要服用安眠药才能安睡，多数夜间只能睁着眼，毫无条理地乱想，等待天亮。白天则毫无精神，兼见乏力、困倦、耳鸣、听力减退。饮食尚可。昼日口不干，不欲饮。夜间时有口干，仅微量饮水润口。兼见后背寒、后背疼痛。喜厚衣，时出冷汗。左膝关节疼痛，蹲起、行动下肢无力，需要手杖助力。小便调，大便秘结不畅，3～4日一次，然便质不坚硬。舌体胖嫩，有齿痕，舌苔薄白，脉沉细。

【既往史】　患糖尿病10余年，每日需注射胰岛素控制血糖，血糖控制尚可。骨质疏松，双膝骨关节炎10余年。

【中医处置】

中医诊断：不寐、便秘（脾肾阳虚型）。

中医治疗：温阳安神、通便。

中医处方：《伤寒论》附子汤原方。

中药药物：制附子　茯苓　党参　白术　芍药。水煎，日2服。

疗效反馈：患者3剂药后可安眠4～5小时，精神增，噩梦减，烦躁少。大便通畅，日一次畅快而解。继续服药8周，停药3天后又出现大便艰涩。再服上药，诸证改善，继续守方2月余。

【疾病背景】

此为老年患者，有一子两女，都是 40 ～ 50 岁的成年人。两个女儿婚姻家庭不如意多年。近日儿子单位又因国家环保要求，迁至外地，儿子不愿异地工作，暂时在家待业。虽然老人有稳定的退休金和完善的医疗保险，衣食无忧，在大学工作稳定的儿媳妇也很贤惠，表态不用老人挂念，但老人还是担忧，担心儿子受气，儿媳妇不满意，甚至影响孙女大学学业。老人准备在儿子重新找到工作前，把老两口退休金的一半给儿子，保证其一家的和睦稳定。虽然儿子已经积极在找新的工作，但是暂时没有如意的去处，老人常为此烦恼忧愁。

【中医解读】

患者面色萎黄，为脾气虚；面色淡白，为阳气虚。白天口不干，不欲饮，夜间时有口干，仅微量饮水润口，兼见后背寒、后背疼痛，喜厚衣，时出冷汗，都为阳气虚、温养固摄功能失职之症。阳气虚不能回潜入阴，神气失去阳气温养，则烦躁。夜不能安寐，故白昼没有精神。阳虚大肠传导失职，则大便困难，艰涩难出。治疗以《伤寒论》附子汤原方，温养脾肾阳气，则精神得养，阳气得运，便秘、失眠得愈，方证相应，效如桴鼓。

【情绪管理】

老年女性，当以安稳泰然处世为心法。儿孙好歹莫管，乐道安养。尽管世事无常，变故时起，如此亦可保全身心健康。然此位患者，口里虽说儿女全不惦记，内心却一个也没有放下。人到老年，有心无力，哪有不烦恼的？观此患者虽然身形敦厚，五行属土，然面色萎黄，泽如黄土，主其多怨，土气疏散，脾土不壮。患者面色带白，白为金色，遇土形，为子盗母气之征。主病患气短乏力，下肢痿软。家中的老伴儿，虽然已 80 余岁，同为家长，竟能安然接受，不为变故所扰，日常在居委会帮忙，业余时间以养花等为乐，竟能不病，精神矍铄，可见心态之重要。

【经典回顾】

《黄帝内经·生气通天论》：阳气者，烦劳则张……阳气者，精则养神，柔则养筋。

《黄帝内经·营卫生会》：黄帝曰：老人之不夜瞑者，何气使然？少壮之人不昼瞑者，何气使然？岐伯答曰：壮者之气血盛，其肌肉滑，气道通，营卫之行，不失其常，故昼精而夜瞑。老者之气血衰，其肌肉枯，气道涩，五脏之气相搏，其营气衰少而卫气内伐，故昼不精，夜不瞑。

《伤寒论》第 304 条：少阴病，得之一二日，口中和，其背恶寒者，当灸之，附子汤主之。

《伤寒论》第 305 条：少阴病，身体痛，手足寒，骨节痛，脉沉者，附子汤主之。

【医生建议】

1. 便秘、失眠的病症，临床不全是因为阴虚、上火所致，阳气虚也可导致。故治疗不能单纯用养阴、清火药物。

2. 人到老年，当安稳如泰山般，不为儿女世事所累，身体才会健康。老人身体健康就是对儿女最大的支持。我们常见操心费力的老人，冤屈劳苦，一旦病倒，带给儿女的负担反而更重！因此老人一定要在此处多多留意！！

3. 老人应当有自己的生活、朋友和爱好，要看破世事，自得其乐，颐养天年！

4. 身体发肤，至贵至宝，莫为身外物害身内宝。富贵花间露，荣华草头霜，本末轻重勿忘！

案例 072　郁怨自阻肠道，导致肠梗阻

患者，男，101岁。

【主　诉】便秘10日，神昏谵语3天就诊。

【现病史】患者长期便秘病史，大便2～3日/次，7天前因为腹胀、便秘，伴见眩晕、恶心、呕吐入急诊就医，就诊时神智清楚，眩晕不伴视物旋转感，呕吐物为胃内容物，进食差。无头痛，无胸闷胸痛，无腹痛，伴有腹胀。外科查患者左上腹及下腹部压痛，触及肠型，肛门指诊可触及硬粪块，体温39.0℃，血WBC 2.93×10⁹/L，B超、腹部立卧位X线检查，显示腹腔肠管普遍扩张，肠梗阻诊断明确，考虑患者存在发热、WBC低，脱水，肠型，有手术指征，建议开腹探查。

患者及家属考虑患者年事已高，希望保守治疗。故采取禁食水、开塞露塞肛、胃肠减压、肛管引流及口服液体石蜡、肥皂水灌肠等治疗，患者排出部分干燥粪便和胃肠道内容物，但患者7日内无自主排气排便，胸片显示右下肺炎，同时配合抗炎和补液治疗，体温波动在37.2～39℃，3天前出现间断精神躁动，晨起轻，午后加重，神昏谵语，大声呼喊，颅脑CT检查显示左侧半卵圆中心腔隙性梗死灶，脑白质脱髓鞘病变，脑萎缩。

请神经科、呼吸科、心内科、精神科会诊，考虑：（1）肠梗阻，（2）谵妄待查，（3）腔隙性梗死。给予醒脑静静脉用药。未见好转。

为进一步治疗请求中医会诊。患者自发病以来，间断发热，无咳嗽、咳痰、流涕，3天前出现间断精神躁动，神昏谵语情况，午后、晚间加重。口气臭秽，保留胃管，已经10日无自主排气排便，小便量少色黄。

【既往史】盲肠癌（回盲部隆起型中分化腺癌）切除手术后3年。

【诊断】

西医诊断：① 肠梗阻。② 谵妄待查。③ 腔隙性梗死。④ 右肺感染不除外。⑤ 右侧胸腔积液性质待定。⑥ 盲肠癌术后。

中医诊断：便秘。

辨证分型：胃肠积热，阳明腑实。

【中医辨证分析】

患者为高龄老年男性，长期便秘病史，7天前出现腹胀、便秘，腑气不通，导致胃气不降，则胃中浊气上逆，患者出现恶心、呕吐。胃气上逆，肝气难平，则肝火上扰清窍，

患者出现眩晕。呕吐后邪有出路，则邪气减退，腹胀稍减。胃为腑脏，以通为用，腑气不通，则胃之受纳无权，则进食差。腑气不通，内有实邪，燥屎积滞，则患者腹胀，腹部压痛。燥屎积滞郁积日久，郁而化热，火扰神智，而且阳明胃经的经别"上通于心"，故见神志异常，出现精神躁动，神昏谵语。

患者午后加重，下午 15 ~ 17 时，古时称为日晡、申时，《伤寒论》："为日晡所发热者，属阳明也。脉实者，宜下之。"申时为足阳明胃经所主时间，此时胃经经气旺盛，与胃肠积热相合，邪热更加旺盛，扰乱患者神智，所以患者午后加重。齿龈色深红，舌体焦躁少津，舌苔黄厚腻，舌质暗红，脉实滑数，为胃肠积热，阳明腹实，大便秘结不通结聚肠胃之表象。

总之，患者由于腑气不通，导致胃肠积滞与热邪相合，扰乱神明，而出现神昏谵语。此病例符合阳明腑实证"痞、满、燥、实"的临床特点，患者中医诊断为便秘，辨证分型为胃肠积热，阳明腑实。

一诊：

患者虚实兼有，治疗时需要结合标本缓急来决定治疗的补泻策略。此例患者，101 岁高龄，本质为虚，然而实邪为病患关键。此时患者水米难进，神昏志乱，当先攻其阻隔肠胃之积滞，使邪气去，肠胃功能复常，则正气自然来复。但患者年老体衰，病情复杂危重，攻伐不可过量，先选用缓和的泻下药物投石问路，看患者反应，再行调整，而且要中病即止。

在治疗"阳明腑实"病证，中药有三个方案，包括大承气汤、小承气汤和调胃承气汤。因小承气汤功效"轻下热结"，适应阳明腑实，体质虚弱，或病情不确定；既可以和缓祛邪，还可以投石问路，以试探前期诊断得失，又不会错失病情。所以小承气汤与患者当前病证正相适宜。

中医治疗：泄热通便，消滞除满。

中医处方：小承气汤

中药药物：大黄（酒洗）　厚朴　枳实。1 剂。水煎，经胃管灌下。嘱大便通后停药。

二诊：

患者服用上剂汤药 1 天后，自主排出大便，小便通畅，病情平稳，当晚神智恢复，谵语烦躁消失。肠鸣音 8 次 / 分，全腹部平软，无压痛、反跳痛，血压由 170/85mmHg 降至 125/72mmHg，体温、血象基本复常，嘱其继续配合急诊治疗。暂停中药。

三诊：

一周后患者家属门诊随诊，患者已于 3 天前出院，复查胸腔积液消失，血压偏高为 160/88mmHg，嘱其配合内科治疗，中药间断服用"麻仁润肠丸"润肠泻下通便，保证肠道通畅，适当运动，清淡饮食。

【经典回顾】

《伤寒论》第210条：夫实则谵语，虚则郑声。

《伤寒论》第213条：阳明病，其人多汗，以津液外出，胃中燥，大便必硬，硬则谵语，小承气汤主之，若一服谵语止，更莫复服。

《伤寒论》第214条：阳明病，谵语发潮热，脉滑而疾者，小承气汤主之。因与承气汤一升，腹中转失气者，更服一升；若不转失气，勿更与之。明日不大便，脉反微涩者，里虚也，为难治，不可更与承气汤也。

《伤寒论》第215条：阳明病，谵语有潮热，反不能食者，胃中必有燥屎五六枚也。若能食者，但硬耳，宜大承气汤下之。

【情绪解读】

肠梗阻一症，临床并不少见。此类患者性格多为土性，为人厚道、实在，但常常性格呆板、愚鲁不达，导致自身气机郁积于腹内，与食物相合，阻于肠道。肠道属阳，在五伦中对应家庭中的老人，父母、祖父母。对老人心生怨气，内心不满，郁而不发，易得此病。此例患者，因其年事已高，未追溯其疾病之家庭背景。

【同样病例】

临床用此法治疗肠梗阻患者，一年轻人，诉其对父母不满，内心有怨父母财势薄弱之意，得此病，告知此情，用此法小承气汤，一剂而愈，免手术之苦。

【医生建议】

1. 怨气最难化解，最好的办法就是认因果。认得真，才能真任劳任怨，保护好自己不受伤害。凡是遇到的，包括父母、兄弟，都是自己的命运。怨恨他们，正是不要命了，才生病长灾。我们常说"有怨不报是修行"就是这个道理。每个人都应该守本而行，对方不好正是自己做德的机会，以此修补自己的命运，改造自己的命运，怎可生怨恨心？

2. 患者出现神昏谵语，原因是腹中有邪气。许多人爱骂人，话不好好说，从某种程度上来讲，也是对方身体病态的反映。我们要认得真，不可把对方当正常人对待，才能定住性、不生气，生出可怜对方的心，怜悯他受烦恼困扰，情绪不能自已，做出失德犯理之事。只有这样认识，才能不被他气着，保护自己的身心不受伤害，提高自身的人格修养。

九、痢 疾

案例 073 腹痛、血便是何因

女，58岁。

【主　诉】 腹痛、血便1周就诊。

【现病史】 患者1周前出现腹痛，血便。肛肠外科指诊排除痔疮，遂就诊中医。查看患者，老年女性，面色两颧潮红，形体微瘦，自述腹中畏寒喜暖，左下腹发作性绞痛，痛得揉按后缓解，先痛后便，泄泻后腹痛缓解。大便为黄色软便，头成形，后稀溏，最后为鲜血便，量约 50ml，无脓。该周 7 天有 4 次，间隔 1 日约有 1 次，伴有纳差，食少，乏力，困倦，周身没有精神，睡眠差，舌红苔薄黄微腻，脉弦细。

【既往史】 患者 14 岁时患中毒性痢疾，慢性结肠炎病史，间断发作，仅有腹痛、腹泻，无血便史。

【中医处置】

中医诊断： 痢疾（肝郁脾虚）。

中医处方： 桃花汤。

【疾病背景】

医生：您这腹痛、血便，近日或发病前 1 个月左右有何为难之事？

患者：大夫，您还真是问着了，我最近真有难言之事。这事儿挺大的，还没办法和丈夫说，我挺痛苦的，只是不是 1 个月，这事儿有半年多了。

医生：您能说说吗？

患者：大夫，病不避医，我就跟您说实话吧。我上百万的投资，由于对方资金链断裂，可能回不来了。我家先生说了多少次，坚决不让我参与，但我想退休多攒点儿钱，给儿子多留些，就没禁得住诱惑。这下可坏了，您想咱们工薪阶层这一辈子，每月四五千元，这下可算亏大了。

医生：我想，参与的不只是您一个人，还有其他人吧。

患者：是的，我们周边的好多同事都参与了，他们最少骗了有好几个亿。这个是我信任的一个同事引荐的，开始我投入 5 万、10 万，后来看到回报很高，有 12%～15% 的年息，我就逐步把家里的钱都搬进来了，就在去年 10 月出事前，我又追加了 20 万，现在真是后悔啊。最近返还投资的 0.1%，才给了 1250 元，您说可气不可气！

医生：真是江湖险恶啊，看来不可贪图小利。您的肠道病史 14 岁时就有，您想想您对您的老人，或者您母亲对您的爷爷奶奶可有怨气？

患者：我对母亲没有怨气，我母亲 88 岁了，有保姆照顾，我们住在一个小区，我常常去看看，也不太费心。我知道母亲和奶奶有矛盾，奶奶做家务很忙碌，我妈妈体会不到奶奶的辛苦，不认可奶奶。

医生：这可能就是您慢性肠炎的社会因素。

患者：我记得我发病是在 1976 年地震那年，大家在院子里搭上防震蓬，我们小孩当时也不觉得什么，倒是感觉很好玩。由于当时吃得不卫生，导致高热惊厥发作，随后醒过来就拉个不停。

医生：可不，小孩子不知道危险，就知道好玩了，大人多么紧张。您发病也是您母亲当时过度紧张的情绪和与您奶奶之间的矛盾所致。

患者：这个倒是记不清楚了，只是记得我当时胆子很小，容易紧张，怕她们之间起矛盾冲突。

患者：看来还是咱们中医认识疾病来得深刻，找原因这么准，中国人真了不起！我给您说完，心里好轻松，病好了一半。

【经典回顾】

《黄帝内经·至真要大论》：岁少阳在泉，火淫所胜，则焰明郊野，寒热更至。民病注泄赤白，少腹痛溺赤，甚则血便。少阴同候。

《黄帝内经·疏五过论》：尝富后贫，名曰失精，五气留连，病有所并。医工诊之，不在脏腑，不变躯形，诊之而疑，不知病名。身体日减，气虚无精，病深无气，洒洒然时惊，病深者，以其外耗于卫，内夺于荣。良工所失，不知病情。

《金匮要略》：下利便脓血者，桃花汤主之。

桃花汤方：

赤石脂一斤（一半剉、一半筛末）　干姜一两　　粳米一升

上三味，以水七升，煮米令熟，去滓，温七合，内赤石脂末方寸匕，日三服，若一服愈，余勿服。

【医生建议】

1. 医生要治疗疾病，一定要关注患者的发病背景和情绪。

2. 医生和患者有效的沟通和交流，是治疗疾病的重要内容。

3. 人生不容易，要能经得起风雨和诱惑考验，才能保持身心完好。

十、肠　癌

案例 074 肠癌患者的内在纠结

女，36 岁。

【主　诉】腹泻 2 年余，发现贫血 2 个月就诊。

【现病史】患者自 2015 年初，每日大便次数 3 ~ 4 次，间断自服抗腹泻药。2016 年 7 月份，腹泻次数增加，每日 6 ~ 7 次，便质稀溏，食少，纳差，乏力，间断肠道出血，血色鲜红，以为是痔疮出血。2017 年发现贫血，做肠镜发现直肠癌，病理为低分化腺癌。遂就诊，请中医协助治疗。查患者面色苍白而黄，形体消瘦，腹泻每日 6 ~ 7 次，便质稀溏，食少，纳差，乏力，失眠、多梦。舌体胖大有齿痕、舌苔白腻，脉沉而弦。

肠镜结果：进镜达直肠 15cm，直肠距肛门 10cm 可见一菜花样肿物，达 15cm 肠腔阻塞，病变累及肠腔全周，形态不规则，边界不清楚。表面黏膜溃疡糜烂出血，溃疡形成，质地脆，易出血，肠壁蠕动消失，取活检易出血，肠腔狭窄，内镜不能通过。

腹部 CT：直乙交界段结肠癌可能性大，左侧盆腔受侵。盆腔多发淋巴结转移，腹盆腔积液。

【中医处置】

中医诊断： 肠蕈血便（心脾两虚，气血凝滞）。

中医治疗： 活血散瘀，健脾养血。

中医处方： 黄土汤、赤小豆当归散合方加减。

中药药物： 灶心土　黄芩　白术　黑附子　阿胶　甘草　地黄　赤小豆　当归血竭等。

疗效反馈： 暂无（患者准备入院手术及开展相关治疗）。

【疾病背景】

患者由丈夫和姐姐陪同前来就诊。医者遵循《黄帝内经·疏五过论》问诊常规："凡欲诊病者，必问饮食居处，暴乐暴苦，始乐后苦，皆伤精气。"帮助她寻找疾病的病因，特别是情绪上的原因。患者从疾病的恐慌中，渐渐回到现实的生活，逐步道出心中的纠结。

患者夫妻二人于 2009 年在北京三环周边购买了一套房子，想不到却是不休止纠结的开始。这套房子是他们通过大的中介公司所购买的商品房，本来是可以安然地住在自己的家中了，但是这种平静却在 6 年的时间内，一点一点地被撕破。

房子的一手房主我们暂称做甲，甲向乙借了 100 万元，并私下打了借条，甲把此房产抵押给了乙，但没有办理相关的公正和抵押手续。然而甲却暗自把房子卖给了丙，患者在 2009 年从丙名下购买了此处房产，办理好了各种手续，交齐了各种税费，拿到了真实的房本。

由于甲没有及时还乙的钱，乙起诉甲时，患者因为房产也被卷入其中，乙否认交易的合法性。患者紧张地咨询了中介、律师，得到的信息是交易合规合法，不用理会，更没有必要担心。患者闻听此说，拿着房本，住着房子，也感觉很安然，并且在 2010 年生了孩子。

然而在 2015 年，患者却接到法院的判决书，乙胜诉，交易无效，并且不合法。这个结果谁都想不到（注意此处时间点，患者从此年开始腹泻）。患者于是乎奋力抗争。用了将近两年的时间出入于律师事务所、法院、中介以及能想到的、可能发挥作用的各种机构。

其丈夫说这些年围绕着突如其来的官司，已经花费了二三十万，过着拮据、纠结的生活。2016 年他们向高院上诉，却被驳回（注意此时病情，患者腹泻次数增加，每日 6～7 次）。直至就诊时，患者和丈夫依然在寻求妥善解决的方案，孩子就要用房子所上的户籍上学，房价这些年已经高高涨起，交易竟然被法院裁定无效。患者谈及此处，失声痛哭……内心纠结、郁怨之情昭然。

一般来讲，肠道的疾病多是因为与"房子"和"老人"相关的"土气"纠结而来，于是医者继续探寻患者与老人的关系。患者答道，同老人没有住在一起，没有大的矛盾。其丈夫补充："我母亲总唠叨，她自己都认为自己唠叨，所以我们分着住，她们之间没有机会生气。"由此推断患者的肠道气弱，还因缺乏老人的关心呵护！

【情绪解读】

患者慢性腹泻、血便发病，发病过程情志明显受到刺激，考虑到普通的居民，欲要诉讼，需要个人全身心地投入社会关系、财力、物力、精力、时间。然结果受挫，心中之郁结愤然可想而知。房产又为个人安身居家、养子择校之必备，房产之价值又贵若金屋。郁怨内结，内心焦灼无以复加，由此牵动身心之气血纠结，患者病情与此不无相关。

中医治疗，讲明病情之起因，嘱其自我劝解，明白生命和房产之间的轻重，不可再焦灼纠结。治疗以益气养血活血、开郁解毒散结，待外科处理结束，建议继续调理。

【经典回顾】

《黄帝内经·百病始生》：风雨寒热，不得虚邪，不能独伤人。卒然逢疾风暴雨而不病者，盖无虚故邪不能独伤人，此必因虚邪之风，与其身形，两虚相得，乃客其形。

《黄帝内经·经脉别论》：当是之时，勇者气行则已，怯者则着而为病也。

《黄帝内经·水胀》：肠覃何如？岐伯曰：寒气客于肠外，与卫气相搏，气不得荣，因有所系，癖而内著，恶气乃起，瘜肉乃生。其始生也，大如鸡卵，稍以益大，至其成如怀子之状，久者离岁，按之则坚，推之则移，月事以时下，此其候也。

【医生建议】

1. 古代谚语"穷死别做贼"，北京老话"吃亏人常在，能忍者自安"，只有在生死存亡面前，这句话才能彰显其价值，入耳、入心。今人谁肯忍受委屈，谁肯安然吃亏？宁可付出生命的代价，也要挣扎，付出的是健康，收获的是疾病。

2. 稳定的情绪需要锻炼。家庭是磨炼、完善自我的作坊。每个人一生要经历诸多不如意，青少年时能在家庭中磨炼出智慧，成年必能在社会风雨中安然。此例患者虽然躲开了婆母的唠叨，却回避不了意外事件的伤害。究其原因，"内虚"使然。

3. 逆来顺受，是指事情逆心意而来时，我们要有勇气，有度量，高兴地去承受。"逆来顺受"不是懦弱者的苟同，而是勇敢者的智慧顺承！留得青山在，不怕没柴烧，青山若不在，柴草何处生？生活需要安然面对！

案例 075 直肠癌患者的郁闷

女，60岁。

【主　诉】 患者腹痛、排便困难半年余，出现肠道梗阻，脓血便1个月就诊。

【现病史】 患者近半年来出现小腹部绞痛，伴排便困难。因疫情期间，不便就诊，居家未进行规律检查和服药。近1个月，患者出现腹部胀满，6天无排气排便，时有少量大便，排除物为番茄样血便，伴有少量脓样物，遂就诊消化科。查肠镜：经镜距肛门8cm见一环周肿物，中心溃疡形成，底部披污秽苔。肠腔狭窄，内镜无法通过，周围隆起，结节不平，活检质地韧而脆，易出血。诊断：直肠癌Borrmann Ⅲ型。病理：中分化腺癌。盆腔磁共振平扫：子宫多发肌瘤，盆腔少量积液。患者普外科就诊，行放射性治疗，出现白细胞减少，就诊中医科调养。查患者：自己步入诊室，身体营养状态可，面色微暗黄，食欲差，睡眠差，小便调，大便描述同上。舌形尖，舌色暗红，脉弦细。

【既往史】 乳腺癌病史10余年。

【中医处置】

中医诊断： 肠覃（气滞血瘀）。

中医治疗： 活血理气，健脾和血。

中医处方： 四逆散加减配合固本益肠片。

中药药物： 柴胡　枳实　白芍　炙甘草　元胡　龙血竭　党参　炒白术　补骨脂　炒山药　黄芪　当归　儿茶。

【疾病背景】

患者： 大夫，我吃饭特别注意，冷热、营养搭配都很好，为什么得了这个病？

医生： 生病不仅仅是饮食因素，还和您的心情有非常重要的关系。您肠道的病，有肿物和血便，多有和老人或者房子相关着急郁闷的事情，您想想就可以想起来。

患者： 这个还真是有啊！是我们家父亲的房子，照顾父亲的前保姆非要搅和。

医生： 这是哪年的事情啊？

患者： 这个闹了1年多。我母亲2016年去世，父亲80多了，生活需要照顾，就请了个保姆。结果保姆待得时间长了，就对我们家的房子起心，2018年就做父亲的工作，要分我们的房子。

医生： 您们没有和老人住在一起？

患者： 没有，我们定期去看望父亲，父亲由保姆照顾，保姆也住在父亲的房子处。

医生： 老人可怜，老了需要人照顾，谁对他好，可能他就想把房子留给谁了，保姆也是看到其中漏洞，才动的心。

患者： 为了这个事儿费了好大劲儿，生了好多气。现在保姆问题解决了，辞退了这个保姆，换了新人。但是矛盾依然不少。

医生： 您讲讲看。

患者： 我们家姐妹3人，我是老大，我小妹妹长期在国外，她有些不讲理，为了家里这点事儿，总闹腾。

医生： 闹什么呢？

患者： 她就是想多要点家里的东西。她在国外，不好操作，就鼓动我去跟父亲要，我也不是那样的人，她就生气，跟我闹，还骂人，最后也没有成功。她这个人，处心积虑，还多疑。用你的时候，团结你；不用你，就埋怨你，还骂人。说我可以，还说我家孩子，把孩子也气个够呛！

医生： 她可能就是要多分点，看财物心重，看家人情谊就轻了。

患者： 我们家先生还有精神分裂症，说得不对了，也跟您闹，我这真是内外夹击。有病也真是没有办法。

医生： 原来您先生也不好啊，这就知道您为何生病了。我们常说"气不打一处来"，这么多气源，这么多不高兴，生病就难免了！

（患者欣然接受。）

【经典回顾】

《黄帝内经·水胀》："肠覃何如？岐伯曰：寒气客于肠外，与卫气相搏，气不得荣，因有所系，癖而内着，恶气乃起，瘜肉乃生。其始生也，大如鸡卵，稍以益大，至其成，如怀子之状，久者离岁，按之则坚，推之则移，月事以时下，此其候也。"

《黄帝内经·百病始生》："黄帝曰：积之始生，至其已成，奈何？岐伯曰：积之始生，得寒乃生，厥乃成积也。黄帝曰：其成积奈何？岐伯曰：厥气生足悗，悗生胫寒，胫寒则血脉凝涩，血脉凝涩则寒气上入于肠胃，入于肠胃则䐜胀，䐜胀则肠外之汁沫迫聚不得散，日以成积。卒然多食饮，则肠满，起居不节，用力过度，则络脉伤，阳络伤则血外溢，血外溢则衄血；阴络伤则血内溢，血内溢则后血；肠胃之络伤则血溢于肠外，肠外有寒，汁沫与血相搏，则并合凝聚不得散，而积成矣。卒然中外于寒，若内伤于忧怒，则气上逆，气上逆则六俞不通，温气不行，凝血蕴里而不散，津液涩渗，着而不去，而积皆成矣。"

【医生建议】

1. 病源气生，气自心起，心被事触。可见，把事情心平气和地处理好，是养生关键。

2. 气聚而有形，气散而无形，中医治疗，调气养心是关键。

3. 肿瘤患者是局部气聚得多，血瘀得多，纠结多，化解不开了。医生用药化解，患者用心去化解。

第十二章

肝胆疾病

案例 076 愤恨伤肝，导致胁肋胀痛

女，58岁。

【**主　诉**】 患者两胁疼痛3年余，加重2周就诊。

【**现病史**】 患者近2年来反复出现胁肋胀满不舒，近2周右胁肋疼痛加重就诊，伴有情绪抑郁，急躁易怒。患者胁肋胀满，得排气后则改善，偶有心慌疼痛、腰痛。行走轻微劳累则足跟、足底酸痛。饮食可，二便调，查见形体敦厚，面色潮红，红白之间。舌苔白腻，脉弦数。

【**中医处置**】

中医诊断： 胁肋痛（肝郁气滞型）。

中医治疗： 疏肝理气，通络止痛。

中医处方： 四逆散配合金铃子散加减。

中药药物： 柴胡　白芍　枳实　甘草　元胡　川楝子　杜仲　丹参　川芎。

疗效反馈： 患者服药7剂后诸症缓解，继续服药7剂。

【**疾病背景**】

医生：（微笑地看着患者）您这胁肋疼痛是不是和谁生气了，和您年龄相近的人？（因为患者是老患者，对医生有较深的信任，因此直入主题，直指病源）

患者： 是啊，大夫！因为我们家乱七八糟的事总生气，这都3年多了，还没解决呢。

医生：（关切地看着患者，关上诊室的门，营造安静氛围，避免干扰打断共情过程）什么事呀？您讲讲，让我来听听是什么事情把您气成这样。（引导患者，吐露心声，疏导情绪）

患者： 我公公在城里核心地带有两套房子，一个两居，一个三居，房子在一起。公公去世后，婆婆和大伯哥住一起，有我们一间，还有大伯哥一间。我们这间房原来是让我儿子住的，后来，我婆婆心疼她孙女，也就是我大伯家的女儿，说一个女孩子在外面住不安全，后来就让我儿子把那个房子腾出来给她孙女住。

医生：（顺势引导，和患者进入故事中）哦，女孩子在外面自己住确实不太安全，让

孙女住也是对着呢。那您儿子现在住哪呀？

患者： 我儿子现在跟我们住一起。我大伯哥去年 12 月份去世了，按照习俗应该在去世 49 天后下葬，后来不就闹疫情了嘛，到现在还没下葬呢。她女儿也在美国，到现在还没回来。

医生： 那他女儿在国外是工作吗？

患者： 是呀！在国外工作了，男朋友也是国外的。

医生： 那她之前住您儿子那个房子呢？

患者： 问题就是这个呀！自从她占了这个房子，就成她的了！现在要也要不回来了！我大伯哥住的那个房子呢，按说人去世了，房子空着也是空着，那就把东西收拾一下呗，别人也可以住呀！他家里摆了好多东西，人都迈不开腿。我婆婆就因为这个，被绊倒了两次了，都是因为摔倒导致的骨折。我想把那些东西都收拾了，腾出一间我们住，我老公还不同意，说必须要等他哥哥的女儿回来再收拾，说万一他们家要有金条呢？丢了算谁的呀？说不清。

医生： 您家先生说得也对，毕竟是人家自己的东西，您给收拾了也不好。他家兄弟姐妹几个人呀？（了解患者的家庭基本结构）

患者： 他们兄妹四个人，哥三个，我还有一个大姑子。

医生： 那住这个房子的是老几呀？

患者： 是老大，我们家是老三。大夫，您说说，按说这过日子，是不是应该对自己媳妇和儿子最亲，可是我家老公，就是向着他的大哥，虽然他们兄弟之间总是打架，脾气一个比一个臭，但是遇到事了，我总是外人，他的兄弟才是自家人，向着自家人。

医生： 他这也是对着呢，要是自家爹妈兄弟都不顾，这人您也不敢嫁了。但是这个事，您不要太多主张，说多了，咱们中国老话叫做"听妻言，乖骨肉"，不仅不利于家庭团结，自家还生闲气。

患者： 是这么回事，我这气不打一处来，看谁都来气！我家这点事有些复杂。早年他大哥离婚，我婆婆想让他们复婚，就让我儿子把那个房子腾出来，让那个儿媳妇回来和女儿一起住。

医生： 那最后复婚了吗？

患者： 没有啊！人家才不回来呢。还有我家那个大姑子，就是一个挑事的人。她不喜欢我婆婆的那个儿媳妇，就是不想让她回来，她就以装修为由，把好多东西堆在那个屋子里。现在人没了，我想把那屋子收拾出来，我老公也不让。（紊乱的家庭秩序是诸多情绪的源头）

医生： 那您现在跟您先生关系怎么样呀？

患者： 我现在都不搭理他了，我们好长时间没说话了。我恨他，不仅恨他，还恨他们全家。

医生： 那您心脏和头也得疼。（恨人动心血、肝气，产生恨气，阻塞血脉，导致胸痛；

产生怒气上冲，则清窍不通）

患者：是，我最近头疼。

医生：腰也得疼。（烦劳伤肾，腰为肾府）

患者：您咋知道的？还真是，我腰也疼。

医生：少生气吧，都是一家人，相处不容易，生气多伤身子。您这年纪，健康的身体最重要，身体有点麻烦，怎么都不合适。再说，房子是老人的，听老人家里安排。这家务事处理，抱着吃亏的态度，才能少生气。老北京话"吃亏的常在，能忍的自安"，您想想您大伯哥，是不是也气性大？走了还有什么？

患者：还真是啊，他大伯是脾气不好，我也努力改，这不来找您吃药了！

医生：（看着患者笑着说）吃药解一时，关键少生气。

患者：明白！他们家事，我是不管了！

医生：这就对了。（微笑）

【经典回顾】

《黄帝内经·举痛论》：寒气客于厥阴之脉，厥阴之脉者，络阴器系于肝，寒气客于脉中，则血泣脉急，故胁肋与少腹相引痛矣。

《黄帝内经·经脉》：肝足厥阴之脉，起于大指丛毛之际……抵小腹，挟胃属肝络胆，上贯膈，布胁肋，循喉咙之后，上入颃颡，连目系，上出额，与督脉会于巅；其支者，从目系下颊里，环唇内；其支者，复从肝别贯膈，上注肺……为此诸病，盛则泻之，虚则补之，热则疾之，寒则留之，陷下则灸之，不盛不虚，以经取之。

【医生建议】

1. 家庭是人们重要的社会背景，影响人体情绪，导致人体疾病。

2. 社会基本的秩序和规则，是人类和谐的保证，为了自身健康也必须要尊重。

3. 遇事多找找自己的问题，多想想老人的不容易，才能少些愤恨，多些和气和健康。

案例 077 胁肋不适，郁闷不舒，聊聊天就好了

女，52 岁。

【主　诉】 右胁肋不适 1 周就诊。

【现病史】 患者右胁肋不适，局部胀闷。饮食、二便可，睡眠可，头部常常感觉涨晕不适，若有物压迫感，放松后更明显。患者舌红，苔薄白，舌根微腻，舌根苦，脉弦。

【中医处置】

中医诊断：郁证（肝郁气滞）。

中医治疗：疏肝理气。

中医处方：四逆散加减（为而不用）。

中药药物：柴胡　枳实　白芍　甘草　香附。

疗效反馈： 与患者乘车同行，路途 2 小时，下车病痛消失。1 天后随访，胁肋无不适。

【疾病背景】

患者工作于某机关，为人善良、温和而智慧，面色光泽，微白黄。

医生： 胁肋不舒服，是不是和单位的女同事有些小矛盾？总是感觉别扭？

患者： 可不，我其实其他方面都很好，就是和我们单位的搭档，我的正职，有好多不适应。

医生： 您讲讲看。

患者： 我这个领导很强势，单位的事情都是她说了算，她不太重视业务，而且也不太懂，她就关注她的位置和领导的注意。我们这个行业，根据国家的要求，我意识到我们需要做内控，但是内容繁琐，大家都不愿意做，做这个相当于给自己找麻烦，但是一旦落实，责权明确，非常便于管理。我就提前布局，以免日后被动。我对她说，她根本就不支持，后来我自己去部里找支持，又在我们这里具体落实工作，忙上忙下，终于搞成了。上回上级来检查，一看我们自己做的内控，就非常满意，不具体再检查了。后来汇报工作，就算是她的工作内容，还靠这项工作，评了好几个奖，全是她的业绩，跟我们都无关（患者淡然无奈一笑）。类似这些事情，还很多。

患者： 我是单位的老人，她是从外面调过来的，从她来了以后，凡是和上面领导沟通、汇报、接触的事情，她都不让我们去，全把控在自己手中。对下面干活的孩子，也不帮助人家解决工作、生活问题，就是用工作制度约束、严格考勤，谁都不可以请假。有一次一个家在外地的年轻人的母亲重病，人家请假没给批，给她加班干工作，结果人家老人去世了，也没见到最后一面。我母亲病重时，我去请假，赶上单位那阵子也忙，我请假她也不同意，第二天我母亲去世了，她知道后买些东西来办公室看我，我生气，那些东西我就在那里扔着，我也不要。她一点都不通人情。

患者： 我觉得当领导的，要把工作内容和工作程序都理顺了，让下面的人干好就行，不用管得太死。还要帮着年轻人解决工作、生活中的困难。有困难也不是一个人的困难，单位的困难不是一个人使劲就行的，要大家在一起讨论，这样才可以很容易地解决。可是她不乐意，谁的工作，谁干不完，就不可以回去，留下来一个人干。上回一个年轻人干到晚上 10 点多才回家，我觉得不合适。在我们这里干活的有许多家在外地的年轻人，有干得好的也不帮着人家解决编制问题，人家干着干着就因为各种困难待不住了，回老家了。

医生： 是啊，对大家体恤不足，制度管人，管得了形式，管不了人心啊。

患者： 你说得太对了，所以她在的时候，大家都在岗位上坐着，她一走，或者去外面开会，那就是另一个样子了，大家心都飞了。我现在是能退休就提前退，不再干了，干得没意思。她就是要留我，我也不干。

医生： 是啊，她知道您的好，所以留您，但是又不会尊重人，所以很难留得住，管理需要艺术，怎可由着性子管理。

患者： 是啊，她有问题，还找我们商量，但是对人，却又这样。

医生：这就是您的郁闷。您为人好，也会做事，但是没得到认可，所以多少有些郁闷。您这个人厚道，所以也就忍着，自己有些不舒服。其实，您没有想明白。我们老话讲"吃亏是福"，吃亏的人，看是眼前吃点儿小亏，但是放在人生的道路上看，吃亏的人哪里真正吃亏？这方面吃亏，其他方面都补上来了。别的不说，您的孩子就会很懂事，有智慧。孩子单位也好，同学也好，都会很融洽，都是因为有您这样有智慧的母亲做指导啊。

患者：是啊，孩子特别让我们省心，在国外的学习也安排得井然有序，我们常常一起探讨未来的规划。

医生：单位领导就不一样了，您和她只是工作关系，您这样友好，她还这样，不是她对您不好，而是因为她就是这样的人，所以最痛苦的是她的家人，她的爱人和子女。

患者：可不是，我们不是看笑话，她爱人病很重，四处治疗，她的孩子也不听话，矛盾冲突不断。

医生：所以，吃亏人不曾吃亏，因为她识大体，顾大局，所以她所构建的自己小社会和谐而且有着良性互动。因为自己善良，或许会吃点儿小亏，但是谁也不傻，谁都喜欢和善良的人为友，善良者肯定不会孤独，而且会得到更多真诚的帮助。而性格自我之人，最不能容下她的就是她的家人和子女，她的纠结、多虑，用心经营的社会，就如同谎言一样，随时都可能有漏洞，被揭穿。这种状态，自己何言幸福和健康？

患者：在我心里她真的很坚强，面对爱人的疾病，儿女的叛逆，工作中的焦虑，还有她自己多病的身体，我有时也很佩服她，她能如此坚强。不过我跟您聊完，我这里真的不难受了，头也舒服了！

医生：是啊，释然了，就不会有疾病。所以咱们老话讲的是对的，"人善人欺"，后面还有半句，"天不欺！"天理存在的。

患者：是啊，我细想我走过的路，还真是很顺利！感谢您！

【经典回顾】

《黄帝内经·汤液醪醴论》：帝曰：上古圣人作汤液醪醴，为而不用何也？岐伯曰：自古圣人之作汤液醪醴者，以为备耳，夫上古作汤液，故为而弗服也。中古之世，道德稍衰，邪气时至，服之万全。帝曰：今之世不必已何也？岐伯曰：当今之世，必齐毒药攻其中，镵石针艾治其外也。

《黄帝内经·移精变气论》：岐伯曰：治之极于一。帝曰：何谓一？岐伯曰：一者因得之。帝曰：奈何？岐伯曰：闭户塞牖，系之病者，数问其情，以从其意，得神者昌，失神者亡。帝曰：善。

【医生建议】

1. 医生的言语，是一味良药，医者不可轻视。

2. 患者的生活背景，是开展治疗的线索，医者不可不察。

3. 病由心生，心随境转，诊治的过程，调心安心为首要。

案例 078 郁愤不平，气血逆乱，导致腋下、胁肋疼痛

女，60岁。

【主　诉】　右腋下、右胁肋刺痛、胀痛3周就诊。

【现病史】　患者无明显原因出现右腋下、右胁肋疼痛3周就诊。疼痛为刺痛、胀痛，局部无皮疹，时有右上肢麻木，口不苦，食欲尚可，二便调，面型瘦，面色苍。舌体胖大有齿痕，舌苔白腻，口唇暗紫，脉弦。

【既往史】　糖尿病病史多年，血糖控制尚可。

【中医处置】

中医诊断：胁痛（气滞血瘀型）。

中医治疗：疏肝通络，活血止痛。

中医处方：红花逍遥片加气滞胃痛颗粒。

中药药物：

红花逍遥片：当归　白芍　白术　茯苓　红花　皂角刺　竹叶柴胡　薄荷　甘草。

气滞胃痛颗粒：柴胡　延胡索（炙）　枳壳　香附（炙）　白芍　炙甘草。

疗效反馈：患者服用3天后，因其他原因复诊，告知诸证消失。

【疾病背景】

问及患者有无情绪剧烈波动时，患者先是回答没有，随后想起发病前1个月左右，同妹妹外出旅游时与其生了一次很大的气。事情发生在患者及其家庭成员在机场候机时，妹妹迟到了，大家焦急等待，她本来该到一层，结果跑到了二层，打电话联系，结果电话接通了，妹妹就是一顿抱怨。到办票处时，都快要到停止办票时间了，妹妹还要人家给她找个窗口的座位。

"您说可气不可气？""我觉得在外面同她吵架，太丢人了，但真的是她太气人了，在外面又不能同她吵架，就使劲压着火。我妹妹这个人，就是这样，还有一次去台湾玩，全车人都上车等着出发呢，她一个人还在外面照相，真不可理喻。以后再也不同她一起出去玩了。出去一次，生一次气。"

【情绪解读】

中医认为"痛不通，气血壅。"患者右腋下、右胁肋刺痛、胀痛，必有情绪抑郁之事。因发病时间为近期，患者经提示，回忆起情绪波动原因，实为郁火内生所致。治疗以中成药红花逍遥片加气滞胃痛颗粒，活血理气、疏肝止痛。此二方皆源于《伤寒论》疏肝散气第一方"四逆散"，二方合用，强化疏肝散气，活血化瘀止痛之效。成药虽然药少量轻，然方证相应，依然可以达到桴鼓之效。

【经典回顾】

《黄帝内经·经脉》：胆足少阳之脉……主骨所生病者，头痛颔痛，目锐眦痛，缺盆中肿痛，腋下肿，马刀侠瘿，汗出振寒，疟，胸胁肋髀膝外至胫绝骨外踝前及诸节皆痛，

小指次指不用。

肝足厥阴之脉……主肝所生病者，胸满呕逆飧泄，狐疝遗溺闭癃。

【医生建议】

1. 生气，是看到别人错了，自己对了，才会生气。越感觉别人错，越觉得自己对，生的气也就越大。要先消气，找到自己的错，找到别人的好处或者为难处，心生惭愧可怜之念，气就容易消了。

2. 生病，是正常的气血为意外的事件激触，扰乱其正常循行，导致气血逆乱，阴阳失衡，脏腑经络功能失调所致。

3. 吃药，是自己管不住自己的乖张气血而生了病，在无奈之下请大夫帮助，应用外界药物管理自己逆乱气血的行为。

4. 要想不得病，或得病后好得快，需常常省察自我、管理自我、疏解自我，能够自得其乐，气血自然通畅，疾病自然消散。

案例 079 抑郁自伤肝胆，导致厌食、口苦

男，65岁。

【主　诉】 厌食、纳差1周。

【现病史】 患者自述此前食欲旺盛，饮食正常。自此次食用冰箱中保存多日的猪蹄后出现厌食，1周余，不想吃任何食物，每日仅喝些水。口苦、咽干、目眩，喜呕（平素饮酒，自述常将手指探喉诱其呕吐，吐后觉快），心中抑郁。舌苔白灰腻，脉沉紧。

【中医处置】

中医诊断： 少阳外感。

中医治疗： 和解少阳。

中医处方： 小柴胡汤3剂。

中药药物： 柴胡　黄芩　党参　半夏　甘草（炙）　生姜（切）　大枣（破）。3剂。

疗效反馈： 患者自述，第一剂药物煎煮时，闻药物气味就觉神清气爽，服药后自觉气机自下而上，流通循环，顿觉周身畅然。服药一剂，诸证豁然，饮食恢复。继续服尽3剂，随访痊愈。

【疾病背景】

患者为20世纪50年代老大学生，西医本科毕业，为地方卫生局老局长，自己用西医学四诊"视触叩听"品评自己的健康，未发现任何异常，全家人很是担心。自己又怕他人笑话卫生局局长不懂医，想去医院检查又没去，便自服保和丸、肥儿丸，毫无效果。

当时就诊，见其主证乃"口苦、咽干、目眩，喜呕"。症与东汉张仲景《伤寒论》描述小柴胡汤证一致："少阳之为病，口苦、咽干、目眩也，本太阳病不解，转入少阳者，胁下硬满，干呕不能食，往来寒热，尚未吐下，脉沉紧者，与小柴胡汤。"

临走时患者悄然拉住笔者的手，贴面耳语说："我今日还有个奇怪症状，下午 5 点后一阵发热，一阵怕冷，如有鬼魅邪气作祟，虽然当代为科学时代，我又是老西医本科生，但还是有些忧虑。"听闻此言，此证正是《伤寒论》所述"往来寒热"，确认患者一系列病症为小柴胡汤证，告知患者安心服药养病。

【情绪解读】

患者面色苍，形体丰厚，为人威武，怒目圆睁，脾气刚暴，处事素有决断，此木性为主之人，人到暮年，肝胆气机衰退，遇天时、人事、饮食干扰，肝胆气机郁滞，脾胃气机不化，导致病症。中医认为，饮食消化以脾胃功能所主，但其需要肝胆功能来辅助消化——肝主疏泄人体气机来辅助消化，胆分泌胆汁来辅助消化。患者素来从政，性格威武刚强，此肝胆气机旺盛的表现。肝为将军之官，胆为中正之官，但此次见患者，气力萎靡，遇事犹豫不决，此病在"肝胆"，肝失去将军气势，胆不能决断，所以见患者抑郁心烦，"默默不欲饮食"，胆气上逆，则见"口苦"，气机不流通，不能润泽上达，则咽干。患者气机壅滞，导致脾胃受纳消化受阻，则"不能食、胁下硬满"，欲自救疏解气机，所以常常将其手指探喉诱其呕吐，吐可以疏解脾胃壅滞，所以吐后觉快。人体正气与病气抗争，所以见"寒热往来"。药用小柴胡汤，疏利肝胆气机，健脾和胃，患者闻气味都觉爽快，服药一剂，气机流转，病豁然而愈。

【经典回顾】

《黄帝内经·奇病论》：帝曰：有病口苦，取阳陵泉，口苦者病名为何？何以得之？岐伯曰：病名曰胆瘅。夫肝者，中之将也，取决于胆，咽为之使。此人者，数谋虑不决，故胆虚气上溢而口为之苦。治之以胆募俞，治在《阴阳十二官相使》中。

【医生建议】

1. 养肝胆最好的办法，就是养"仁"，仁爱的"仁"。有仁爱心，就可以养肝的"生"机。《黄帝内经》论述如何养生、养仁，《素问·四气调神大论》："生而勿杀，予而勿夺，赏而勿罚，此春气之应，养生之道也；逆之则伤肝。"意思就是给予对方生命，不要杀伐生命；给予对方物质，不要抢夺对方物质；奖赏表扬对方，不惩罚批评对方。通过这种社会生活就可以养仁、养生。

2. 生活中我们要尽量回避发怒的情绪，中医认为怒气中藏杀伐之气，首先自伤人体肝气，影响自我生命力，俗语云"打人无好手，骂人无好口"就是这个道理。

3. 为人处世，时时提醒自己，养仁爱之心，培补自身先天浩然之正气。中国传统"放生"就是养肝仁爱之气的典型事例。

案例 080 口苦、恶心是何因

女，60 岁。

【主　诉】纳差，口苦、恶心，腹泻反复发作 2 个月，加重发作 1 周就诊。

【现病史】 患者近2个月来出现纳差，口干、口苦、恶心，无食欲，兼有腹痛腹泻、痛泻相伴，泄下如泡沫，日3～4次，心中烦躁，胃中寒痛。舌苔白厚腻，面色苍黄，脉弦细。

【中医处置】

中医诊断：肝旺脾虚。

中医治疗：疏肝健脾。

中医处方：小柴胡汤加减。

中药药物：柴胡　黄芩　半夏　甘草　生姜　大枣　桂枝　白芍　白术。

疗效反馈：患者女儿反馈，患者2剂药后，食欲改善，诸证缓解！而且说，母亲再像之前那样下去，其母女关系都要破裂了；她妈妈谁的话都听不进去，但这次好像听进去医生的话了。

【疾病背景】

（患者女儿陪同就诊，诊前与医生交代：母亲近日焦虑加重，希望医生能给予心理疏导。）

医生：您最近有什么特别郁闷的事儿吗？您这些症状都与情绪有关，您和我说说。

患者：大夫，我挺好的，孩子也挺懂事的，别的也没什么事儿；小外孙女也大了，特别心疼我。

医生：您再想想，出现这些症状，应该有不高兴的事儿。

患者：您要说有，也就是我这个女婿了，总觉得他不够贴心。这个女婿我是真疼他，一家人给他端茶倒水，吃的、喝的我都管；而且小外孙女今年都6岁了，衣食住行，穿衣的冬暖夏凉，我都安排得妥妥的，不用他们操一点儿心。可是，从来都得不到我这女婿一句暖心的话，平常也就夸夸饭做得好吃，也不说平时照顾他们辛不辛苦。

医生：您这是女婿，又不是儿子，他能这样待您，不嫌您老了啰唆，就不错了。您不应该这么挑剔。

患者：哎！反正是他不贴心。有一次我说，"我们老了以后，这些房子产业都是你的。"您知道女婿怎么说吗？他说："妈，这些我们不要，您留着给别人。"您说气人不气人？我就这一个闺女，您说我多寒心！

医生：可不，是寒心。但是您不给人好气，人家肯定也不要您的呗。您自己觉得委屈，他占了您家便宜了；人家还不承您的情，您就更觉得冤屈了。

患者：（突然眼圈就红了，眼里转着泪）大夫，我这一辈子命挺好的，我父母也疼我，我先生也关心我，女儿也细心地照顾我。就是一年前我先生突然因急性胆囊肿瘤，没两个月就过世了，现在也没有这个人了。以前有事儿还能和他说一说，现在大不同前了。我先生在时可疼我了，我要什么都给我买。我一般都穿三四百块钱的鞋，有一次我们遛弯，我看上了一双一千多块钱的鞋，我没舍得买就走了。他知道我穿这个鞋舒服，他平时挺小气的，这次就给我买了。这只是生活中的一件小事儿，平时他也挺让着我的。但是现在也没这个人了，如果有这个人，我有点什么不高兴的事儿，跟他说说也就没事儿了，可是现在就剩下我一个人了。

医生：这才是您真正痛苦的原因，您女婿真的问题不大。我见过有问题的女婿，有啃老的，整天想跟您要钱花；赌博的，把房子家产都败了；还有家暴的。您这个女婿要跟这些人比，是不是好多了？

患者：这些事儿他还真没有。您要这么说，他还是有好多优点的。

医生：与人相处就是多看优点。老人要是看家人不好，就是搅家不宁。您要是长期这样，也会扰乱人家小两口的关系的。您整天对女婿有意见，女儿要是心疼您，再跟丈夫闹别扭、闹情绪，出点差错，他们过不好，您还能过好吗？

患者：大夫，您说得对！我最希望我女儿和小外孙女她们过得幸福了。要是她们有点儿事，我还真没法过了。您这么一说，我心里痛快多了，谢谢您。

医生：对啊，老太太要如如不动，厚德能承载全家，才是明白老太太。再说您身体不好了，如何对得起故去的丈夫？女儿、孙女该多心疼您？

【经典回顾】

《黄帝内经·痿论》：肝气热，则胆泄口苦筋膜干，筋膜干则筋急而挛，发为筋痿。

《黄帝内经·四时气》：邪在胆，逆在胃，胆液泄则口苦，胃气逆则呕苦，故曰呕胆。取三里以下胃气逆，则刺少阳血络以闭胆逆，却调其虚实以去其邪。

【医生建议】

1. 老人看全家的不好，就是搅家不宁，为人父母的要注意。

2. 居家生活，把人看重，把财务看轻，才会少生气，才会和谐家庭。

3. 家和万事兴，老人是一家幸福的关键。老人要怡情养性，儿女要尊重老人，形成良性互动，才是健康前提。

案例 081 口苦、郁闷是何因

女，89岁。

【主　诉】 口苦、郁闷半年余就诊。

【现病史】 患者老年女性，坐轮椅就诊。面色微黄白，口苦，郁闷半年余，兼见咽干，恶心，纳差，畏寒怕冷，无寒热往来，下肢无力，二便调。舌体淡嫩少苔，有浅齿痕，脉弦细。

【中医处置】

中医诊断：郁症（少阳气郁，脾胃内虚）。

中医治疗：和解少阳，疏肝健脾。

中医处方：小柴胡汤加桂枝。

疗效反馈：暂无。

医生：老人家，有什么不高兴的事，让您反复考虑？

患者：倒也没什么。

医生：（微笑）不会的，您要是想得开，就不会生病了。有什么郁闷的事，您给我说说，好得快。

患者：真是也没什么……就是我有个儿子，常年不来看我，我生他的气。见面说话还不好听，对我态度也不好。

医生：您儿子多大了？是谁教育的？该批评。

患者：我教育的（老人自己笑了）。儿子今年都70了，我年轻时候在部队忙碌，孩子从小没在一起，是跟着奶妈长大的，所以见我疏远，小的时候见面都不叫我妈。

医生：所以不要生儿子的气，您没有教育他让他关心您，或许他觉得您不需要呢？他不知道人到老时都希望有亲人们守护相依。站您身后的这是您女儿吧（老人点头），您算不错了，还有女儿。有多少老人，儿女远在异国他乡，看病就医全靠自己。

医生（看患者表情缓和许多，说）：您儿子不来看您，您也别不高兴，要知足。我见过好多老太太，儿女倒是天天守着，啃老！吃喝住，全依靠您，更让人难过。还有一类老人，儿女身体不好，在医院要死要活的，需要老人整日为他们担心害怕，做老人的节衣缩食，想办法为他们看病，那更没办法过。您的儿子比起他们，我看是好多了。

医生：您要高高兴兴地活，知足常乐，有福要会享，福少也要会找。总不高兴，就是自己找自己麻烦，就会生病！

（患者欢喜而去。）

【经典回顾】

《黄帝内经·痿论》：肝气热，则胆泄口苦筋膜干，筋膜干则筋急而挛，发为筋痿。

《黄帝内经·奇病论》：帝曰：有病口苦，取阳陵泉，口苦者病名为何？何以得之？岐伯曰：病名曰胆瘅。夫肝者，中之将也，取决于胆，咽为之使，此人者，数谋虑不决，故胆虚气上溢而口为之苦。

《黄帝内经·邪气脏腑病形》：胆病者，善太息，口苦，呕宿汁，心下淡淡，恐人将捕之，嗌中吩吩然，数唾。

【医生建议】

1. 老人一生的经历，是一个家庭的宝贵财富。家人要常总结老人一生的得失成败，以做参考，走好自己的人生道路。

2. 有些人生重大漏洞，在身体年轻、工作生活忙碌时很难察觉。只有年老时才会发现不足，这时可以讲给自己的后人，加以预防。

3. 用人性善良之光，点亮人生道路。人生路上要常学习，善观察，勤思考，必将享受幸福人生。

第十三章

肾系疾病

一、伤　精

案例 082 思想淫逸，自损精气，导致头昏

男，初诊17岁。

【**主　诉**】精力不济，头脑昏沉，不能维持学业半年就诊。

【**现病史**】患者为高二学生，近半年时间，自觉学习效率低下，学习不能集中精力，情绪烦躁，伴头脑昏沉，视力减退，四肢无力就诊。先后于京津等地四处求诊，理化检测未发现异常，最后于精神科诊断为抑郁症。给予抗抑郁药物，治疗过程中仅1周时间自觉症状似有改善，后多次调整，疗效不佳。中医就诊所见：患者形体消瘦，面色惨白无泽，眼神恍惚，齿长。患者入睡困难，噩梦纷纭，小便频数，尿有余沥，大便调。淡白舌。脉弦大，尺脉虚浮。

患者肾脉虚浮之象显著，详细追问，患者才道出真情。患者近半年来染有手淫之不良习惯，开始为一周1～2次，最后发展到每日1～2次，初期是看到年轻貌美的姑娘就动心，最后看到中老年女性也起邪念，连电视、画报都不敢看了，常常感到自己惭愧做人，难以把持。初期好奇心重，不以为害，只是为了短时的欣快，宣泄学习压力。但伴随发病频次增加，发病持续时间延长，损耗精气日益严重，患者身体就开始吃不消了。记忆力严重减退，本来看两遍就可记住的内容，看十遍也记不下来。老师讲课一点也听不进去，精力难能集中，情绪烦躁，伴头脑昏沉，空虚，四肢无力，睡眠多梦，恐惧颠倒。

【**中医处置**】

中医治疗：补肾固精。

中药药物：桂枝龙骨牡蛎汤合知柏地黄丸加减。

针灸治疗：灸关元穴。

行为治疗：运动。（运动可以固摄精气）

心理治疗：告诫危害，使其有所戒惧、慎行。

社会治疗：反观内省、立志强身、尊敬父母。

疗效反馈：患者治疗长达 5 年余。治疗 1 年后，可恢复上学，但原本为班长，学习成绩为班级前 5 名，预期可考取重点大学，但是患病后，因精力不济，学习、记忆能力几近丧失而休学。后经治疗，恢复学业，经一年补习后，考中三类本科。大学期间病情间断反复，庆幸四年后顺利毕业。随后认真工作，孝养父母，并娶妻，生有一子。（此治疗由笔者及多位专业名家综合调治完成，历时 5 年余，可见此病之难根除，家长和广大青少年自身一定要以此为戒。）

后记：病愈后某日，其亲友婚庆，在房屋上张灯结彩，见他人从屋顶跳下，身体安然。自己贸然下跳，不想当时竟坐地不起，腰部痛甚，不可行动，随送往医院，查腰椎压碎性骨折，调养 3 月余方痊愈。中医认为患者虽然病愈多年，但因折丧肾精太过，肾主骨生髓，肾精耗损，骨失所养，骨质空虚，导致骨折。谚语云"色为刮骨钢刀"正是印证。

【疾病背景】

患者父亲为较成功的商人，为人豁达厚道，但由于经济条件较优越，平日喜排场、好虚荣、嗜美酒。其子自幼天资聪颖，智力过人，学习成绩一贯优秀，养成贪高爱好之心。生于富贵之家，古训曰"富贵不能淫"。因富贵容易使人放荡情欲，骄奢淫逸，患者正犯此戒。又高中学习紧张，体力活动少之又少。同学之间常聊色情之事，患者正值少年，血气方刚，不知此中危害，在其刚要长成之际，误入歧途，得此病患。

【中医解读】

患者长期伏案苦读，消耗肾精心血，日久心气浮躁，虚火日炎，相火妄动，肾失封藏，导致手淫遗精之症。精气愈虚，相火愈旺，日久患者难能自我控制，导致肾精进一步损耗。肾精不足，髓海空虚，脑失所养，则见头昏神疲，智力减退、健忘，丧失学习能力。肾精亏虚，导致骨髓不能营养骨骼，患者出现牙长而外露，骨软无力，骨质脆弱，易于骨折。治疗当以正心念、固肾精为要。关元穴，功同其名，关锁精气。再配合药物、运动固精。

【情绪管理】

患者少年，当以学业为重。然其面白，形体瘦而露骨，为金木性。金性仕子本当读书明理，心明理亮，则木生火，木气得良好疏泄，为顺运。肾生智慧，则金生水，肝木又得肾水滋养，木气旺盛调达。然不想走逆，心生骄淫之阴火，肾生享乐之阴水，正逢少年气血方刚，肾气初充，心志不坚，得此病症，耗损精气殆尽。治疗要点当正其心，慎其行，劳其形，以断淫固精。百善孝为先。孝可培土，固摄流失之肾水，心存孝念，淡化自我的享乐，担当自己的责任，谨慎行事。心自正，肾自藏，精自固。

【中医知识】

肾精的重要作用：

中医认为，肾中之精，包含着整个人体的重要信息和能量，储藏着五脏六腑之精，生殖之精亦主要是由储藏在肾中的精气化生而成。肾精在人体，发挥着极其重要的作用。

1.维系生命活动，濡养周身内外。内到五脏六腑，外至筋骨毛发、形体官窍，全赖精气濡养。《黄帝内经·本脏》："黄帝问于岐伯曰：人之血气精神者，所以奉生而周于性命者也。"《黄帝内经·厥论》："精气竭则不营其四肢也。"

2. 生殖繁衍生命。《黄帝内经·上古天真论》说：女子"二七而天癸至，任脉通，太冲脉盛，月事以时下，故有子"。男子"二八，肾气盛，天癸至，精气溢泻，阴阳和，故能有子。"周礼有："女子二十而嫁，男子三十而娶"也是参照人的肾气发育状态来客观制定的。

3. 壮骨生髓。肾精可以生髓，髓充养骨骼，使骨骼健壮，牙齿坚固；骨髓不能营养骨骼，便会出现牙齿脱落松动，骨软无力，以及骨质脆弱，易于骨折等。《黄帝内经·阴阳应象大论》说："肾生骨髓。"《黄帝内经·痿论》说："肾主身之骨髓。"《黄帝内经·六节藏象论》说：肾"其充在骨"。

4. 养脑充髓。《黄帝内经·海论》："脑为髓之海。"《黄帝内经·五脏生成》："诸髓者，皆属于脑。"因此，肾精充足，髓海得养，脑有所充，则脑发育健全，思维敏捷，精力充沛；反之，肾精不足，髓海空虚，脑失所养，则见头昏神疲，智力减退。《黄帝内经·海论》："髓海不足，则脑转耳鸣，胫酸眩冒，目无所见，懈怠安卧。"

5. 化气养神。《黄帝内经·阴阳应象大论》："精化为气。"只有积精，才能全神，这是生命存在的根本保证。反之，精亏则神疲，精亡则神散，生命休矣。《黄帝内经·刺法论》："精气不散，神守不分。"

【医生建议】

1. 古训"富贵不能淫"实为当代小康乃至富裕家庭之通戒。家长和孩子本身的价值取向决定了孩子的未来走势和身体健康，需慎之又慎！

2. 当代"手淫无害"之论，误人甚多。大家不见，植物开花结果后，生命力就很快消退了，动物产子后体力亦是减弱，况正在学习的青年？

3. 《论语》曰："少之时，血气未定，戒之在色。"读书少年，因为体力活动少，脑力活动多，肾气初充，心志尚弱，常喜遐想，多易陷入此中，戒之！戒之！

4. 运动可以固摄精气，合理科学的运动是本病康复之关键！

案例 083 **烦躁失精——少年失学**

男，20岁。

【主 诉】患者烦躁、注意力不能集中3年余就诊。

【现病史】患者烦躁、注意力不能集中3年余就诊。于精神专科诊断为精神分裂症，伴焦虑抑郁状态。服用氯氮平、阿立哌唑治疗。就诊所见精神状态可，反应正常，对答切题，情绪稳定，面色潮红，形体壮实。自述头热，四肢麻木，时有头晕，脱发，失眠，入睡困难，健忘，注意力不能集中，晨起周身乏力，没有精神。二便调，舌红苔薄白，脉芤。

【既往史】 既往体健。

【中医处置】

中医诊断：失精（肾精亏虚）。

中医治疗：补肾调和气血。

中医处方：桂枝加龙骨牡蛎汤。

中药药物：桂枝　白芍　炙甘草　生姜　大枣　龙骨　牡蛎。

疗效反馈：暂无。

【疾病背景】

（患者常住东北，父母陪伴至北京就诊）

患者： 大夫，我全身没有精神，特别烦躁，注意力不能集中，中医有没有办法调整一下啊？

医生： 我看您状态还可以，您现在上大学几年级了？

患者母亲： 没有上学，在家休养呢。

医生： 这个年纪在家养病，真是有些浪费时间，这种情况有多久了？

患者： 快三年了，没办法读书。脑子记不住东西，干别的事情也做不下去。

医生： 我们有好多患者，因为有不良习惯（手淫），出现这个情况，您有吗？

（患者默默点点头）

医生： 您从何时开始？一周几次啊？我曾有位患者不能控制自己，最后每天有 1～2 次，什么都干不了，最后休学了 2 年。本来是考大学一本的成绩，病好些后最后就考了个三本。还不错，大学成功毕业后结婚成家，还生了个聪明的男孩。

患者： 还真是的。我从高三开始的，也是从那时开始，慢慢就病了。我一周也有 3～4 次，每次后特别困倦。

医生： 当代好多医生没有重视人体"精"的作用，认为这个就是蛋白质，和其他人体分泌的痰液、眼泪差不多，不仅不会损伤身体，还可以帮助人释放压力。所以好多年轻的高中生、大学生就更是无所顾忌地消耗身体了，把自己的精华物质都浪费了！

患者： 是啊，有些老师也说这个无害。

医生： 有害没害，自己有体会啊！受害了患者不找他们，都来找医生了！这个情况最典型的就是伤人的精神，人做事不能集中了，记不住东西！

患者： 是啊！我以前背英语单词，背两三遍就记住了，还真是从有这个毛病后，就怎么背也记不住了。

医生： 所以你不考大学了。这种情况，如果习惯不改，病很难好！而且这种病因导致的精神分裂，通过药物治疗效果不太理想。

患者： 是啊，我就是莫名烦躁，注意力不能集中。

患者父亲： 他有时还会莫名地发脾气、摔打物件，有时还莫名地推搡家中奶奶。

医生： 肯定会莫名地烦躁。这个年龄，在家中无所事事，自己也肯定对自己不满意。

不能像别的正常孩子一样生活，想不烦躁也难。就是自己精力不够，做不了事情，所以无奈。但是不该推搡奶奶啊，为什么推搡奶奶呢？

患者：（默默点头）我也说不好为什么。

医生：这就是自己的精神弱了，自己不能控制自己，一些体内的习气当家做主。这个习气不好改，涉及人的气血精神，影响深刻。所以自己要下决心改，这关系到您的前程。另外还需要与父母保持良好的沟通，请父母给予必要的帮助和提醒。您这么精神的小伙子，不应该选择这条黑暗的路，一定要配合治疗，改了这个习惯。

患者：好的，好的！

医生：运动可以固精气，白天要多运动。把精固住，慢慢人就有精神了，您这么年轻，也好恢复！一定要改，您这个状况，就把父母害了，父母养大您不容易，您要对自己和父母负责任！您父母都会闹心的，日子久了，心脏就该坏了！

患者母亲：我的确是有心悸、心痛的表现呢！

医生：（对患者母亲）孩子好了，您不闹心，心脏就好了。

患者：谢谢您！

【经典回顾】

《黄帝内经·上古天真论》：以酒为浆，以妄为常，醉以入房，以欲竭其精，以耗散其真，不知持满，不时御神，务快其心，逆于生乐，起居无节，故半百而衰也。

《黄帝内经·通评虚实论》：何谓虚实？岐伯对曰：邪气盛则实，精气夺则虚。

《黄帝内经·生气通天论》：故圣人传精神，服天气，而通神明。失之则内闭九窍，外壅肌肉，卫气解散，此谓自伤，气之削也。

《黄帝内经·金匮真言论》：夫精者，身之本也。故藏于精者，春不病温。夏暑汗不出者，秋成风疟，此平人脉法也。

《黄帝内经·本脏》：人之血气精神者，所以奉生而周于性命者也。

【医生建议】

1. 青少年要爱惜精气，不可自毁前程。

2. 父母要明了青少年的生理变化，给予恰当的指导，帮助孩子顺利成长。

3. 中医的"精·气·神"理论，是两千多年中医智慧的精华。为医为患，不可轻视。

案例 084　青少年抑郁状态的中医视角

男，17岁。

【主　诉】抑郁状态1年就诊。

【现病史】患者为高中生，近1年感觉处于抑郁状态，头晕、头涨，时有脱发，乏力困倦，晚上入睡困难，清晨不能按时起床，困乏感难以战胜。平日学校学习注意力不能集中，与同学、老师交往，常常不能正确理解对方言语，由此慢慢恐惧与人交往，曾就诊于精神科、心理科医生，服用抗抑郁药物，疗效不佳，遂中医就诊。查看患者，营养状态可，面色微青兼黄，形体微瘦，纳差少食，夜晚 12 点后睡觉，入睡困难，辗转难眠，大便每日 1 次，小便可，无夜尿。舌苔薄白腻，舌尖微红，脉弦细。

【既往史】 既往体健。

【中医处置】

中医诊断： 伤精症（脾肾阳虚）。

中医治疗： 补肾温阳，调补气血。

中医处方： 桂枝甘草龙骨牡蛎汤加减。

疗效反馈： 患者服药 1 周后，精力有所恢复，睡眠改善，食欲恢复，身心较前安顿。

医嘱： 坚持服药，嘱其每天必须保持运动，断淫逸思想，避色情刺激。

【疾病背景】

医生： 您自己感觉什么情况下会这样难受？

患者： 吸二手烟。我爸一吸烟，我闻到烟味就晕。

医生： 这可能有关系，但从小我父亲就抽烟，我在跟前长大，也不晕。主要是你受母亲或者媒体影响，反对他抽烟，他一抽烟，你就不满，动肝气，所以晕。但这个还不是你眩晕的主要原因，你有不良嗜好或者困惑吗？

患者： 您是指什么？

医生： 手淫或者遗精？

患者： 有。

医生： 大约从什么时候开始？频率呢？

患者： 从初二就开始了，间断有，现在每周 2 次。

医生： 这才是您真正眩晕、乏力、注意力不能集中的原因。您这样的患者不算少数，临床我们见到很多，男孩女孩都有（另见本书案例 082、083）。一有这个毛病，人就没有精神了。吃不香，睡不好，上课没效率，成绩急剧下滑，甚至休学的都有。

患者： 大夫，我也休学了。

医生： 是吧，好多患者按抑郁症治疗，服用抗抑郁药物，或者有一点效果，或者一点效果都没有，把父母愁坏了，自己也难以自救，管不住自己。这个病的治疗关键是，要充分地认识到这个毛病的危害，像戒酒、戒毒一样，下足够的勇气。

医生： 到了青春期，有性的需求，不是过错，这是人类进化过程中，种族繁衍传承的必备需求，但是如果过早、过度消耗这个生殖的精气，就会影响人成长时的大脑功用。中医认为"肾藏精，主生殖，肾主骨生髓，脑为髓海。"消耗肾精过多，人的脑力就下降了，而且养成精气下流的习惯。肾不能藏精，人的精不足，神就失去营养，人就没有精神了，就会进一步影响饮食和睡眠，最终陷入恶性循环，很难自救。您看植物开花结果，能量就不比之前了，人也是啊。

医生： 周朝的礼节是"男三十而娶，女二十而嫁"，男子应该在青壮年时强壮身体，多习练本领，才好日后撑门立户，要是如此沉沦下去，别说自立，还要拖累父母，身体堪忧。

医生：平时除服用药物，还要多运动，运动可以固摄精气，强壮身体。每天至少要一次。最好锻炼"面壁蹲墙"的方法，可以松腰提补肾气。

【经典回顾】

《黄帝内经·平人气象论》：藏真下于肾，肾藏骨髓之气也。

《黄帝内经·终始》：粗工勿察，是谓伐身，形体淫泆，乃消脑髓，津液不化，脱其五味，是谓失气也。

《周礼地官媒氏》：令男三十而娶，女二十而嫁。凡娶判妻入子者，皆书之。仲春之月，令会男女。于是时也，奔者不禁。

《白虎通·嫁娶》(班固)：男三十筋骨坚强，任为人父；女二十肌肤充盛，任为人母。

《论语·季氏篇》：孔子曰：君子有三戒：少之时，血气未定，戒之在色；及其壮也，血气方刚，戒之在斗；及其老也，血气既衰，戒之在得。

《金匮要略·血痹虚劳病脉证并治》：夫失精家，少腹弦急，阴头寒，目眩(一作目眶痛)发落，脉极虚芤迟，为清谷亡血失精；脉得诸芤动微紧，男子失精，女子梦交，桂枝龙骨牡蛎汤主之。

【医生建议】

1. 青春期的男女，保养精气甚为重要。

2. 如要保持旺盛精力，必须爱惜身体、适当锻炼、规律起居。

3. 家长要注意，孩子的抑郁状态，有些不是心理问题，而是身体出了问题。

案例 085　少年烦躁、腰痛是何因

男，17岁。

【主　诉】　干呕、烦躁伴腰痛半年余就诊。

【现病史】　患者近半年来间断出现干呕烦躁，饭后烦躁加重，饥饿时感到舒服。饭后食物不容易消化，胃脘处饱胀感，二便调。入睡困难，燥热不得眠，晚上12点躺下准备入睡，凌晨2点才能入睡，白天没精神，注意力不集中。形体肥胖，腰部酸疼，不耐劳动。面色暗、微黑，舌尖红、舌体瘦，脉弦细数。

【既往史】　腰椎间盘突出、坐骨神经痛1年余。

【中医处置】

中医诊断：肝胃不和，心肾不交。

中医治疗：调肝和胃，除烦安神，交通心肾。

中药药物：枳实　白术　芍药　陈皮　沉香　砂仁　厚朴　木香　茯苓　白芍　枣仁

炒栀子 远志。

疗效反馈:暂无。

【疾病背景】

(患者父母陪伴患者就诊,患者为高中生。)

患者母亲:大夫,您看看这孩子脾胃总是不好是什么原因?

患者:我吃东西吃饱了就特别烦躁,饿着的时候还好。吃完了胃口有点堵,吃东西下不去,早上还有点干哕,我都有点害怕吃饭了。这是为什么呀?

医生:您是不是脾气有点大,爱生点闷气,平时运动也少吧!

患者母亲:这孩子是有点闷,有点小倔脾气,运动量也少。这不是高二了吗?压力也有点大。

患者:大夫,我特别烦躁。晚上睡不着觉,夜里 12 点躺下,凌晨 2 点才能睡着,白天没精神,干什么事注意力也不能集中。

医生:您是不是有什么不良习惯呀?

(患者眼神游离不定,心神不安)

医生:您父母先在外面等会吧,我单独问问孩子病情。

(父母出去,在诊室外面等候)

医生:您是不是有不良习惯,例如手淫,遗精呀?

患者:有!(患者呆呆地瞪大眼睛),我们学校还请外面的老师给同学们讲课呢,说这是正常的,而且是缓解压力的好方法。

医生:每周几次呀?您说得没错,现代医学多数人是这么认为的,但是中医学的角度认为不是这样的。中医认为人的生殖之精是人体最宝贵的精华,可以养人的脑力,人体脏腑的活力全靠这点精气营养。这个精气是由肾气产生的,所以,您的肾气不足,腰就疼了。腰为肾之府,府中的主人衰败了,房子也就破败了,所以您腰疼。

患者:是这样啊!

医生:可不!所以说您注意力集中不起来。好多像您这样的患者,脑力减退得严重,最后学业也荒废了。去医院按抑郁症看,也没解决多大问题。解决您这个问题,最好的就是及时改变习惯;但这个不好改,因为它是千百万年来人类进化的生理过程。人兴奋的时候,带着人整个生命信息,所以当时是特别兴奋和过瘾。但是您观察植物,一开花结果,植物的生命力就衰退了,叶也枯黄了。所以说,您这么小,应该留着精力学习才好。《周礼》讲:"男子三十而娶,女子二十而嫁。"意思是男子到三十以后,各方面才成熟,才适宜组建家庭,繁衍后代。您平时要多运动,把精气都固住,就不容易浪费精力。

患者:明白了,谢谢大夫!以前真不知道,我们都还觉得正常。

医生:您自己能管理好自己吗?用我和您父母沟通一下,让他们协助您吗?

患者:(摇摇头)我自己可以。

医生:好的,那您保护好自己。关键的时候您可以和父母沟通,让他们一起帮助您。

《黄帝内经·阴阳应象大论》：水为阴，火为阳，阳为气，阴为味。味归形，形归气，气归精，精归化，精食气，形食味，化生精，气生形。味伤形，气伤精，精化为气，气伤于味。

《黄帝内经·上古天真论》：今时之人不然也，以酒为浆，以妄为常，醉以入房，以欲竭其精，以耗散其真，不知持满，不时御神，务快其心，逆于生乐，起居无节，故半百而衰也。

【医生建议】

1. 青少年抑郁症，有许多是没有管控好性好奇，导致精神耗散，脑力损伤。孩子不可不知，家长不可不查。

2. 少年戒色，是保证正常成长的需求。少年要自我管理，家长要正确引导，明了古谚：色是刮骨钢刀！

3. 户外运动，有利于固精养神，科学合理的运动对身体恢复有着重要意义。

二、腰 痛

案例 086 夫妻不睦，心生烦恼，导致腰痛

女，27岁。

【主　诉】 突发腰痛1天就诊。

【现病史】 患者突发腰痛，自述腰部不可弯曲，如有木棍支撑其间。平卧床上，自觉腰痛不可着床，伴口干，发热，微恶寒，咽痛，二便调。舌体胖大有齿痕、舌尖微红，脉沉。

【既往史】 既往体健，3年前因阑尾炎行阑尾切除术。

【中医处置】

中医诊断： 腰痛（外寒束表，阳气内虚）。

中医治疗： 解表散寒，温阳止痛。

中医处方： 麻黄附子细辛汤。

中药药物： 麻黄　制附子　细辛。

【疾病背景】

患者1天前与爱人生气，二人话不投机，因琐事出言争执，互不相让。患者一时气恼烦怨，负气而卧，次日晨起，遂出现腰痛、发热、咽痛诸证。

【情绪解读】

患者青年女性，面色暗，浓眉大眼，舌体胖大，主性为水，然形体灵巧，言语清脆，性格耿直，为金木性。与丈夫因琐事争执，互不相让，气恼烦怨内生。

夫为阳，妻为阴，夫妻不和，即为阴阳不和。腰为肾府，内寄体内元阴元阳。"痛不

通，气血壅"，外部夫妻人事不和，扰动体内阴阳不济，阴阳二气相争，经脉不通，遂产生腰痛。

【疗效反馈】

告知患者丈夫"阴阳喜怒"致病道理，其人知书达理，遂放弃前嫌，好言劝慰对方。患者为之所感，默默流泪，气恼烦怨自解，不想腰部疼痛不药而愈（药还没来得及煎服），痛随泪而解！

【经典回顾】

《黄帝内经·阴阳应象大论》：阴阳者，血气之男女也。

《黄帝内经·生气通天论》：阳气者，烦劳则张，精绝辟积，于夏使人煎厥。目盲不可以视，耳闭不可以听，溃溃乎若坏都，汩汩乎不可止。

《黄帝内经·刺腰痛》：散脉令人腰痛而热，热甚生烦，腰下如有横木居其中，甚则遗溲。刺散脉，在膝前骨肉分间，络外廉，束脉为三痏。

【医生建议】

1. 烦劳则耗气伤阳，腰为肾之府，内存元阴元阳，肾腑失养则生腰痛。

2. 夫妻为阴阳，夫妻不睦，人事不和，则引动体内阴阳不和，寒气内生。

3. 夫妻修睦，人事相通，则体内阴阳和合，阳气输布，腰痛自止。此为腰痛患者好病之捷径。效否？智者留意验之，行之即得！

4. 古人做药而不服用，便能祛病之法确而有之。《黄帝内经·汤液醪醴论》"帝曰：上古圣人作汤液醪醴，为而不用，何也？岐伯曰：自古圣人之作汤液醪醴者，以为备耳！夫上古作汤液，故为而弗服也。"

案例 087 妻子耿直，丈夫腰胯疼痛

男，68岁。

【主　诉】 腰痛1周就诊。

【现病史】 患者1周前因搬家劳累，心情烦躁，出现右腰胯针刺样疼痛，不可弯曲，转身不利，行动不便，不可持重用力，用力后加重，走路需用拐杖助力。无下肢放射性麻木疼痛。舌淡红、苔薄白，脉洪细弱。

【既往史】 右股骨颈骨折术后6年，萎缩性胃炎11年。

【中医处置】

中医诊断： 腰痛，痹症（肾虚肝郁）。

中医治疗： 健脾补肾，疏肝活血。

中医处方： 根痛平，骨疏康，舒肝片。

针灸治疗： 疏通膀胱经和胆经。

疗效反馈： 当时针入即痛大减，去杖行走自如；三天后健步复针一次，疼痛若失。

【疾病背景】

患者：大夫，我这个腰胯疼得动不了，我六年前做过右股骨颈骨折手术，是不是这个原因呀？

医生：可能有关系。怎么开始疼的呀？有多长时间了？

患者：我这个疼得有五天了。

医生：中医讲腰胯疼痛的主要诱因有心情烦躁，再加过度劳累，最近累着没有？

患者：还真是有点累，可能是最近我们搬家累的。

医生：是不是还挺烦的呀？您的右胯疼，烦老伴了没有？

患者：最近我们挺好的，没太烦（患者妻子陪其来看病，患者和其妻子对视）。

医生：再想想。您爱人这性格又直又冲的，是不是管得太多了，您就烦躁了？

患者：您要这么说还真有点儿。这不是搬家嘛，家里好多旧的衣服和不常用的东西，我觉得以后可能还有用，但是她觉得没用了，该扔的就得扔。我以前的羽绒服，参军时穿的衣服，都挺好的，也都捐出去了，还真是有点舍不得。

患者：还有就是我们看孙子，我这爱人她什么都管。她觉得自己是搞妇产科专业出身的（患者爱人是妇产科的高年资护士），养孩子经验丰富，可是理念又和儿媳妇不一样。虽然儿媳妇挺懂事的，但也是矛盾重重。我说什么她都听不进去，我们家她主意最大，别人都得听她的。

医生：是，您爱人是性格直，木性人主意大，出力不讨好，您说什么她也听不进去，所以您就烦，也就导致髋关节疼。您看您病了她还替您着急，她也是好心，但是您这病的起因还是跟她有关系，所以好心也不一定办了好事，当好人也不容易。

患者妻子：王大夫您说得真对！我在家是出力不讨好，干活最多，生气也是最多，您还不让我说两句？

医生：您说两句是为了什么？您希望别人理解您，希望有个好结果，但是您说多了人家也不喜欢，生病了您还跟着着急——所以过日子还要有智慧，该忍的还要忍一忍。当个好人，让一家人都健康，是需要智慧的，不能凭自己的主观愿望来判断，随性说话和做事，要不还真容易出力不讨好。

患者：谢谢您，扎上针灸好多了，立马就不疼了。

医生：是啊，中医针灸的系统调理有着卓越的疗效。无论是局部的劳损还是韧带的损伤，甚至骨骼的损伤，都有很好的疗效！不是简单的止痛，而是可以直接有治疗作用的止痛。

【经典回顾】

《黄帝内经·刺腰痛》：足太阳脉令人腰痛，引项脊尻背如重状，刺其郄中。太阳正经出血，春无见血。少阳令人腰痛，如以针刺其皮中，循循然不可以俯仰，不可以顾，刺少阳成骨之端出血，成骨在膝外廉之骨独起者，夏无见血。

《黄帝内经·缪刺论》：邪客于足少阳之络，令人留于枢中痛，髀不可举，刺枢中以毫针，寒则久留针，以月死生为数，立已。

【医生建议】

1. 夫妻二人，互相尊重，才是阴阳和合。

2. 女人，自然属性为阴，类水，柔和顺承为贵。妻贤夫祸少。

3. 男子，自然属性为阳，类火，光明豁达为贵。夫德妻多福。

案例 088 烦劳内伤肾气，导致腰痛、足跟疼痛

女，62岁。

【主　诉】 腰痛、足跟疼痛3个月就诊。

【现病史】 患者3个月前出现腰部酸痛、足跟疼痛，晨起明显，疼痛不可触地，活动后轻微减轻。面色暗黑，时有咳嗽，睡眠差，饮食可，二便调。舌体胖大、缓纵，色暗淡，脉沉。

【中医处置】

一诊：

中医诊断：肾气虚，气滞血瘀。

中医治疗：补肾壮骨，活血止痛。

中医处方：金匮肾气丸加减。

中药药物：生地　山萸肉　山药　丹皮　泽泻　茯苓　附子　桂枝　杜仲　牛膝　鸡血藤　夜交藤　合欢皮　郁金　柴胡　五味子　百部　骨碎补。

二诊：

一周后复诊，足跟、腰部疼痛明显缓解，咳嗽、睡眠改善。效不更方，继用。后续强骨胶囊巩固疗效。

【疾病背景】

患者退休后同丈夫在女儿家带外孙，小孩2岁多，正是忙碌累人时。患者整日忙着孩子吃喝拉撒睡，同时厌烦丈夫不帮助其照顾家务，日日烦劳，最终损伤肾气。

【情绪解读】

患者为老年女性，眉粗目大，面色暗黑，兼黄色，为水土不调，肾水消耗之征。日日劳作，消耗气血，厌烦丈夫，阳气不固，导致腰部酸痛、足跟疼痛；为儿女操劳，同时损耗心神，心神失养，心火虚亢，导致失眠；心火虚亢，损伤肺气，肺气不敛，则咳嗽。此为老人失道，不会做老太太，老不舍心，为儿女所累，失于安稳和乐之状态，导致自身生病。

中医认为，足跟为肾经络所过，腰为肾之腑，肾主骨生髓，肾主封藏精气。当人体过度烦躁、劳累，肾气失于封藏，精气流失，则足跟、腰部失于濡养，出现疼痛。清晨活动后，气血较前充盈通畅，则疼痛缓解。治疗以金匮肾气丸为主，加补肾壮骨、活血通络之

品，患者足跟疼痛缓解。

【经典回顾】

《黄帝内经·生气通天论》：阳气者，烦劳则张，精绝辟积，于夏使人煎厥。目盲不可以视，耳闭不可以听，溃溃乎若坏都，汩汩乎不可止。

《黄帝内经·经脉》：肾足少阴之脉，起于小指之下，邪走足心，出于然谷之下，循内踝之后，别入跟中。

《黄帝内经·阴阳二十五人》：足太阴之下，血气盛则跟肉满，踵坚；气少血多则瘦，跟空；血气皆少则喜转筋，踵下痛。

【医生建议】

老太太晚年时要保养好自己身体，尊重关爱丈夫的自由生活，让儿女尽可能参与到下一代的培养过程中，可以有以下益处：

1. 让儿女体验父母教养儿女的辛苦，感受"不养儿不知父母恩"，激发其孝亲尊老之良心。

2. 减少自己对健康的消耗，毕竟岁月不饶人，晚年学会享清福，提高自我的生活质量，减少儿女为老人健康的担忧和负担，实质上会更长远地帮助儿女事业工作。

3. 示范给孩子未来幸福的养老生活。（笔者家庭就是老太太让儿媳妇自己抚养儿女，老人们有节制地适量参与，又有乐趣，又少劳苦，还可保持矍铄身体。老人们一定要仔细留意）

案例 089 **烦劳伤肾，导致急性腰扭伤**

男，41岁。

【主　诉】 急性腰部扭伤1天就诊。

【现病史】 患者就诊前日用力不当，腰局部扭伤，不可以前俯后仰，不可以左右转动，局部疼痛难忍，伴右下肢麻木，由父母搀扶走入诊室。痛苦面容。粗眉大眼，形体瘦高。

X线腰椎正侧位检查：腰椎轻度退行改变，未见明显骨折脱位。

【中医处置】

中医诊断：腰痛。

中医治疗：活血通气。

针灸治疗：取上肢肘横纹头到肱骨外上髁连线，向桡骨方向取等腰三角形的顶角。（腰扭伤效穴）

疗效反馈：针一次后疼痛大减，可前后俯仰30°，左右30°。第二日针刺，疼痛基本消失，左右转动复常，前俯90°。兴奋异常，惊叹针灸神效，不耽误正常出差工作。

【疾病背景】

患者为某国际公司销售人员，为人耿直，夫妻关系常小有磕绊。本次陪孩子玩之前心情烦躁，没有活动开，一下子腰部扭伤。

【经典回顾】

《黄帝内经·本脏》：肾小则脏安难伤；肾大则善病腰痛，不可以俯仰，易伤以邪。

《黄帝内经·骨空论》：腰痛不可以转摇，急引阴卵，刺八髎与痛上，八髎在腰尻分间。

《黄帝内经·刺要论》：刺筋无伤骨，骨伤则内动肾，肾动则冬病胀腰痛。

【医生建议】

1. 针灸是国宝，大家需重视。

2. 烦劳伤肾。脾气烦躁，劳累，多伤肾气，导致腰痛。

3. 急症急治，针灸、中药都可速效。

第十四章

肢体经络病证

一、肩颈不适

案例 090 内心急躁愤恨，颈部受寒，导致落枕

女，30岁。

【主　诉】 左侧颈部肌肉僵硬，不可以转头1天就诊。

【现病史】 患者晨起，发现左侧颈部肌肉僵硬，不可以转身回头1天，局部阵发刺痛，从左颞侧放射至后项部。饮食、二便可，睡眠差。舌红，脉弦。

【中医处置】

中医诊断： 落枕。

中医治疗： 疏风缓急。

针灸治疗： 配穴：主穴绝骨，配穴外关。针法：直刺，得气后留针，每10分钟行针，泻法，留针30分钟。

疗效反馈： 针入后，颈项即可转顾，起针后，颈部活动自如，微觉不适，头痛消失。

【疾病背景】

问患者是否有较劲不满事情，患者言无。碰巧患者母亲陪诊，遂言女婿近日患病住院，女儿虽然用心照顾，但自心急躁不安，还嫌怨丈夫不听自己安排，愤愤不平，生了不少气。女儿言是。

【情绪解读】

颈部落枕强硬，多因局部气血虚弱，再感受外界风邪发病。患者因丈夫生病住院，操劳急躁，再愤愤不平，肝风内动，颈部空虚，再感受外界风邪，遂导致此病。

治疗以针刺泻法，疏通风邪，调和气血，立竿见影，针灸疗效不虚。

【经典回顾】

《黄帝内经·经脉》：胆足少阳之脉，起于目锐眦，上抵头角，下耳后，循颈行手少阳之前，至肩上，却交出手少阳之后，入缺盆；其支者，从耳后入耳中，出走耳前，至目锐眦后；其支者，别锐眦，下大迎，合于手少阳，抵于𬨎，下加颊车，下颈合缺盆以下胸

中，贯膈络肝属胆，循胁里，出气街，绕毛际，横入髀厌中；其直者，从缺盆下腋，循胸过季胁，下合髀厌中，以下循髀阳，出膝外廉，下外辅骨之前，直下抵绝骨之端，下出外踝之前，循足跗上，入小指次指之间；其支者，别跗上，入大指之间，循大指歧骨内出其端，还贯爪甲，出三毛。是动则病口苦，善太息，心胁痛不能转侧，甚则面微有尘，体无膏泽，足外反热，是为阳厥。

《针灸甲乙经》：在足外踝上三寸动者脉中，足三阳络，按之阳明脉绝乃取之。

《黄帝内经·刺疟》：骱酸痛甚，按之不可，名曰骱髓病，以搀针针绝骨出血，立已。

《针灸心法浅谈》：单一针刺绝骨，一针就好，人称哭来笑去。

【穴位介绍】

绝骨，别名悬钟。主治颈项强痛、偏头痛、咽喉肿痛等。

定位：在小腿外侧，当外踝尖上三寸，腓骨前缘处。

【取穴方法】 小腿外侧部，外踝尖上三寸，腓骨前缘凹陷处。或定于腓骨后缘与腓骨长、短肌之间凹陷处。《针灸甲乙经》："在足外踝上三寸动者脉中，足三阳络，按之阳明脉绝乃取之。"《针灸大成》："寻摸尖骨者是。"《循经考穴编》："须细揣摸绝骨尖，如前三分而高寸许是阳辅，绝骨尖间筋骨缝中是悬钟，与三阴交对。"

【功效】 泄胆火，清髓热，舒筋脉。平肝熄风，舒肝益肾。

【主治】 古代记述：腹满、胃中有热、不嗜食，热病汗不出，五淋，喉痹，髀枢痛、诸节酸折、风劳身重，中风手足不遂、颈项强、脚气。近人报道：落枕、偏头痛、淋巴结核、足内翻。

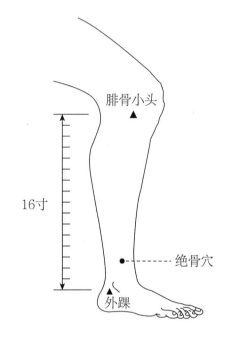

【医生建议】

1. 落枕，针灸疗效确切，的确可以尝试。

2. 管人是罪，用力管一分他人，他人恨一分自己，费力伤身，得病生痛，何苦？

3. 生气人多不自觉，得病后需仔细察照，督促自己修身、齐家。

案例 091　肩关节疼痛患者的忿懑

女，50岁。

【主　诉】 左侧肩关节疼痛1月余就诊

【现病史】 患者左侧肩关节疼痛1月余，甚至不能轻微抬举，局部酸沉疼痛，更不能梳头、洗脸、上举及背伸。疼痛如冻结，活动则疼痛明显，如厕、穿衣等生活琐事皆困难，夜间翻身亦疼痛不安。查看患者，痛处位于手太阴肺经、手阳明大肠经、手少阳三焦经，饮食正常，二便调，睡眠差，面色白。患者薄唇，体瘦，舌体胖大有齿痕，苔白腻微黄，脉弦紧。

【中医处置】

中医诊断：痹症（寒湿阻痹，脾肾阳虚）。

中医治疗：祛风散寒、温阳补肾。

中医处方：祖师麻片配合骨疏康胶囊。

针灸治疗：取手太阴肺经、手阳明大肠经、手少阳三焦经经穴手针针刺。

疗效反馈：一诊针入痛减，可以上举摸头，在夜间疼痛也明显缓解，生活明显舒展，嘱其服药，痛甚辅助针灸，每周 1～2 次，第 3 次时已基本痊愈。

【疾病背景】

医生：您肩关节疼痛，中医称为"五十肩"，就是指人体 50 岁左右，阳气衰弱了，局部筋脉得不到濡养，肩关节就容易活动受限。通常还伴有情绪诱因，您最近生过气吗？

患者：没有啊，最近疫情期间，也没四处走动，就在家了，没有生气的人，有时跟我爱人拌两句嘴，也没有真生气。

医生：不是这些，您回去再慢慢想想和谁生的气。

患者三天后复诊，给其扎上针后聊天。

患者：大夫，我回家后说这个事儿，还是我爱人提醒我，在清明时因为去公墓给公婆扫墓的事儿，我们两口子生了不少气，好几天我都没理他。

医生：您讲讲看。

患者：每年我们都给老人扫墓，今年由于疫情原因，他大哥和二哥都不能来。最后扫墓结束时，我爱人让我再代替他大哥、二哥家给老人行礼。大哥家我可以代，就是二哥家，我不代，我生他们的气，就没有同意。因为这个事儿，我们两口还生了不少气。

医生：为什么呢？

患者：二哥没有良心，所以我不爱理他。他们往年也很少给老人扫墓。十多年前二嫂生病，半夜打电话过来，我都跑去照顾他们。当时我儿子还小，就自己留在家。后来他们来串门，拿的那破水果，看着就来气。二哥、二嫂他们以前也从来不看望、照顾老人。他们过来家里吃饭，我二哥看到好吃的鸡腿，先给二嫂夹过去了，都不说先给老人吃，说他了才给老人夹。他们还特别小气，二嫂自己的新衣服，都锁在柜子里，结果早早得癌症，许多都没来得及穿就走了。好多可气的事儿……扫墓他们往年就很少来，让我替他们，我就不乐意。

医生：因为他们做得真可气，所以您就真生气，动真气还能不生病？这回找到您酸疼的原因了，不满意，还不好说出口，心里愤恨。

患者：还真是，我们是清明节后的第二天或者第三天扫的墓，回来后没几天我就开始疼了，把我疼恼了，去哪里看也没有好办法，动不了胳膊，睡觉翻身都痛。真是感谢您，现在明显好多了，洗脸、梳头都可以了，关键也不那么疼了！

医生：别用别人的错误惩罚自己了，当好人不容易。做好事儿、多付出容易，少生气最难！少生气才能少生病！您要多锻炼，配合针、药，病情就好得快了。

患者：知道了！谢谢您大夫！

【经典回顾】

《黄帝内经·金匮真言论》：西风生于秋，病在肺，俞在肩背。

《黄帝内经·经脉》：肺手太阴之脉……是动则病肺胀满膨膨而喘咳，缺盆中痛，甚则交两手而瞀，此为臂厥。是主肺所生病者，咳，上气喘渴，烦心胸满，臑臂内前廉痛厥，掌中热。气盛有余，则肩背痛风寒，汗出中风，小便数而欠。气虚则肩背痛寒，少气不足以息，溺色变。

【医生建议】

1. 肩关节疼痛，多是身体阳气虚，在情志内伤基础上，或再感受风寒湿邪，或运动不当损伤所得，在给患者带来痛苦的同时，还有更多生活的不便，针对这种病症，中医综合治疗是个非常有效的方法！

2. 真生气才能动真气，才会扰乱人体正常的生命活动，从而产生生命活动的功能结构异常，最终导致疾病。

3. 吃亏是福，吃亏要乐，其中道理值得深深品味。

案例 092　肩关节疼痛是何因

男，45岁。

【主　诉】 患者肩关节疼痛半年余。

【现病史】 患者左侧肩关节疼痛半年余就诊，关节外展。上举关节酸痛，夜间翻身疼痛，洗脸梳头不便。查患者面色苍，瓜子脸，舌形尖，舌暗红，脉弦。

【中医处置】

中医诊断：痹症（脾肾虚肝气郁，风痰阻络）。

中医治疗：补肾健脾，疏肝化痰通络。

中药药物：淫羊藿　熟地黄　骨碎补　黄芪　祖师麻　丹参　木耳　黄瓜子。

针灸治疗：针刺手阳明大肠经反应点。

疗效反馈：针入痛减，功能恢复正常。

【疾病背景】

医生：您左侧肩关节疼痛，不知您有外伤或者运动损伤等不当用力的过程吗？

患者：没有啊，我也不打羽毛球或网球。

医生：那和谁生过气吗？一般都是对家人才动真气。手足如兄弟，您有兄弟姐妹吗？

患者：有啊。有个哥哥。

医生：您和他最近有矛盾吗？

患者：倒是没有太大矛盾。不过，最近的确是有点小冲突。

医生：讲讲看，可能和您肩膀疼痛有点关系。您不服气他，跟他有点较劲吧。

患者：您说能不较劲吗？我们兄弟两人的父母是外地的，退休后可以把户口迁到北京来。您说来就来吧，我哥哥又主张要给父母买套房子。您说，北京的生活，我们压力得有多大啊！又是房贷、教育，还有医疗，太吃力了，我们能力不够啊！

医生：老人的意见呢？

患者：父母他们希望买，他们嫌现在房租太贵了，每个月都要六七千元房租。

医生：那还是挺贵的，老人肯定心疼。

患者：我们老家是外地的，父母他们的老房子正好赶上拆迁，还得到了一些补偿。我觉得这样租房合适，不仅离城里近，我们探望都方便，也不用贷许多款。可是我哥哥非要买，我就不同意，因为这个事情，我们还吵起来了。

医生：您这性格太直了，肯定不爱服气。

患者：可不是！没有经济条件，怎么买？我们争执了半天，还带出好多陈年旧账。

医生：客观上讲您这个也不算错，结合经济条件来处理，也是没办法。但是您要知道，您是弟弟，应该尊重自己的哥哥。要知道您哥哥也是有他的考虑，毕竟中国的传统习惯里不喜欢租房、交房租，而且老人不住自己的房子，肯定感觉住得不踏实。他主张买房，那他就多想办法，谁付出，最后谁受益吧。

患者：可不是，最后他贷款办的，我们是没钱。

医生：您觉得他把老人的钱算在新房子里面了，所以您不满意，还生气。

患者：可不是吗？

医生：作为儿子，给老人安居，我个人感觉您哥哥是对的；您考虑贷款压力，住得远、不方便，也是对的。这个事情，一家人要好好商量才对，不应该生气，生气您才容易得病啊！

患者：您说得有道理，我就是太直了，脾气管不住，肩膀疼还和这个有关系啊？

医生：是啊，人是社会、心理、生理整体的人，情绪是会影响健康、导致疾病的，要好好注意啊！

……（大夫为患者进行针灸治疗）

患者：针灸后还真是不疼了，多谢您！

【经典回顾】

《黄帝内经·金匮真言论》：西风生于秋，病在肺，俞在肩背。

《黄帝内经·经脉》：大肠手阳明之脉，起于大指次指之端，循指上廉，出合谷两骨之间，上入两筋之中，循臂上廉，入肘外廉，上臑外前廉，上肩，出髃骨之前廉，上出于柱骨之会上，下入缺盆络肺，下膈属大肠；其支者，从缺盆上颈贯颊，入下齿中，还出挟口，交人中，左之右，右之左，上挟鼻孔。是动则病齿痛颈肿。是主津液所生病者，目黄口干，鼽衄，喉痹，肩前臑痛，大指次指痛不用。气有余则当脉所过者热肿，虚则寒栗不复。为此诸病，盛则泻之，虚则补之，热则疾之，寒则留之，陷下则灸之，不盛不虚，以经取之。盛者人迎大三倍于寸口，虚者人迎反小于寸口也。

【医生建议】

1. 因为家庭是血缘关系形成的联系，所以家庭中的矛盾最容易动真气，真生气，所以也就真生病。

2. 兄友弟恭，是基本的家庭兄弟姊妹关系处理原则。每个人做好家庭角色中的自我，既有利于保护自己，又能做到利益他人。

3. 疾病是检查自我生活的一面镜子，一方面可以提高个体的健康自觉性，另一方面也可以提醒个体在社会、心理层面的角色担当亦需要补救。

二、四肢病痛

案例 093 脾气直冲，怒气在筋，导致腱鞘炎

人体的腱鞘是指套在肌腱外面的双层套管样密闭的滑膜管，是保护肌腱的滑液鞘。它分两层包绕着肌腱，两层之间的空腔即滑液腔，内有腱鞘滑液。内层与肌腱紧密相贴，外层衬于腱纤维鞘里面，共同与骨面结合，具有固定、保护和润滑肌腱，使其免受摩擦或压迫的作用。肌腱长期在此过度摩擦，即可发生肌腱和腱鞘的损伤性炎症，引起肿胀，称为腱鞘炎。中医认为，腱鞘为中医所言之筋，为肝所主，人若脾气直冲、刚暴，腱鞘容易为怒气所伤。

腱鞘炎如果没有得到及时治疗，有可能发展成为永久性活动不便。常规可采用针刺、理疗、按摩、口服中药、外敷中药治疗，如效果不佳，则需外科手术治疗。

女，42岁。

【主　诉】 右侧拇指关节屈伸不利，伴僵硬疼痛2月余。余无不适，二便调。舌体淡胖。脉细涩。患者劳伤在拇指，经络辨证在手太阴肺经。

【中医分析】 腱鞘为筋，肝主筋，中医五行属木。筋的濡养需要肝血和阳气两个方面，局部腱鞘的损伤多因劳伤、不当用力，或正气、阴血、阳气不足导致。

【中医处置】

中医诊断：筋痹（阳虚、血虚、气滞）。

中医治疗：通阳、养血、理气。

中医处方：养血荣筋丸配合通阳四逆散。

针灸治疗：对侧肢体少商穴。得气后，留针1小时。

疗效反馈：针刺患者左侧手太阴肺经井穴、少商穴，令患者运动右侧拇指。针刺后拇指关节即可以运动，但活动不自如，时常曲而难伸，需要外力帮扶复常。针刺半小时后，

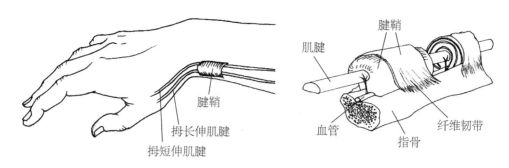

腱　鞘

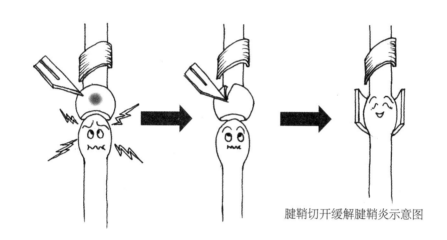

腱鞘切开缓解腱鞘炎示意图

拇指关节运动复常，局部疼痛明显缓解。一周后复诊继续原方法针灸1次，关节疼痛消失，拇指关节屈伸活动灵活自如，功能复常。

第一次针灸1周后复诊，僵直不可弯曲的关节可以轻微运动。

第二次针灸行气留针3分钟后，关节可以弯曲，但有扳机状态，关节活动不灵活，伴疼痛。

第二次针灸，继续行气留针半小时后，关节活动自如。

少商穴：少，指小的意思；商，指五音之一，肺音为商；此穴为肺经井穴，所出为井，是说手太阴肺经脉气外发似浅小水流，故名。

临床主治：清肺利咽，开窍醒神。此穴为肺经之井穴，五行属性属木，其疏通、条达、开泄之作用较强，善清肺泻火，驱邪外出。治疗外感风热郁遏肺经之咳嗽气喘，郁遏鼻、咽之鼻衄、咽喉肿痛。井穴宣泄郁热的作用很强，"井主心下满"，故此穴可治疗热邪内郁，气机阻滞的发热、中暑、呕吐、心下满。

井穴又为根穴，是阴阳交会之处，故善调气血阴阳之逆乱，开窍启闭，醒脑宁神，用于治疗经络闭阻、气血逆乱，阴阳失调的中风昏迷、小儿惊风、癫狂等神志病变。井穴为阴阳经气血交会贯通之处，因此具有活血通络之效，可治疗气血运行不畅所致的手指麻木。

《针灸甲乙经》：症寒厥及热厥，烦心善哕，心满而汗出；热病象疟，振栗鼓颔，腹胀睥睨，喉中鸣；寒濯濯，寒热，手臂不红，唾沫，唇干引饮，手腕挛，指支痛，肺胀上气，耳中生风，咳喘逆，痹臂痛，呕吐，饮食不下，膨膨然。

《备急千金要方》：耳前痛。

《太平圣惠方》：不能食，腹中气满，食无味；肠胀微喘。

【经典回顾】

《黄帝内经·本脏》：经脉者，所以行血气而营阴阳，濡筋骨，利关节者也。

《黄帝内经·生气通天论》：阳气者，精则养神，柔则养筋。

《黄帝内经·厥论》：气因于中，阳气衰，不能渗营其经络，阳气日损，阴气独在，故手足为之寒也。

【医生建议】

1. 肢体关节的病变，经络辨识很重要。《扁鹊心书》言："不明十二经络，开口动手便错。"

2. 真气流通，百病不生，治伤远伤，中国智慧。

3. 筋膜腱鞘疾病，多养阳气肝血，忌讳脾气刚暴。

4. 针灸祛病，方法得当，效如桴鼓，其简、便、效、捷常常给我们惊喜。

案例 094 朋友不和，导致右臀肌肉酸痛

女，51岁。

【主　诉】右臀肌肉酸痛 4 个月就诊。

【现病史】患者 4 个月前打羽毛球时，局部受力不当，自觉右臀肌肉酸沉疼痛，用力过度导致拉伤疼痛。随后自觉活动不便，劳累，傍晚后症状加重，余无不适。患者居于外地，曾就诊于运动医学专科，除外腰椎病变，后转诊中医。查患者面白红，气色鲜活，局部臀大肌处肌肉酸沉疼痛，睡眠浅易醒，二便调。舌尖红，脉弦。

【中医处置】

中医诊断：臀大肌肌肉损伤（膀胱经、胆经经络拉伤）。

中医治疗：活血通经止痛。

中医处方：养血荣筋丸配合龙血竭片。

针灸治疗：寻肢端膀胱经、胆经反应点针刺。针刺留针 1 小时。

疗效反馈：针入痛减，留针 1 小时后起针，局部症状大好。

【发病背景】

问及患者和谁生过气时，患者想了一会儿，回答说，今年八月份和丈夫好朋友的妻子一起打羽毛球，虽然很不喜欢对方，但是大家在一起，还是要面子上过得去，凑合着玩。但是听她说话，又特别不喜欢，一不留神，右臀部肌肉拉伤，从此以后，只要是一累过

劲，局部就会酸痛。说到这个朋友，就诊前还和丈夫聊天，谈论其如何招人烦呢！

【经典回顾】

《黄帝内经·天元纪大论》：然天地者，万物之上下也；左右者，阴阳之道路也；水火者，阴阳之征兆也；金木者，生长之终始也。气有多少，形有盛衰，上下相召而损益彰矣。

《黄帝内经·经脉别论》：岐伯对曰：凡人之惊恐恚劳动静，皆为变也。是以夜行则喘出于肾，淫气病肺。有所堕恐，喘出于肝，淫气害脾。有所惊恐，喘出于肺，淫气伤心。度水跌仆，喘出于肾与骨，当是之时，勇者气行则已，怯者则着而为病也。

《黄帝内经·九针十二原》：持针之道，坚者为宝，正指直刺，无针左右，神在秋毫，属意病者，审视血脉者，刺之无殆。方刺之时，必在悬阳，及与两卫，神属勿去，知病存亡。血脉者，在腧横居，视之独澄，切之独坚。

【医生建议】

1. 情绪起伏，正是气乱病起时。气血逆乱，经脉易伤。

2. 看别人不好，正如收垃圾，垃圾装在心里，怎能不病！

3. 针刺调神，神出鬼没，神复气通，通则不痛。

案例 095 | 姐弟失睦导致坐骨神经痛

女，60岁。

【主　诉】 左下肢寒痛半年余就诊。

【现病史】 患者左下肢寒冷疼痛半年余，伴局部腰酸痛。大腿后外侧、小腿后外侧、臀部不适，行走、劳累后加重，查患者形体消瘦，面色萎黄，睡眠可，二便调。舌红，苔薄白，脉弦。

【中医处置】

中医诊断：痹症（寒痹）。

中医治疗：通经络，祛风寒。

中医处方：复方雪莲胶囊配合祖师麻片。

针灸治疗：针刺足太阳膀胱、足少阳胆经。

疗效反馈：针入寒痛具减。

【发病背景】

患者为某医院护士，有一兄两弟，父兄早亡，母亲两年前患骨折及肺部疾病，由患者家庭照护陪伴。从医疗用药、诊治，到生活起居饮食，用心照料，辛苦异常。母亲去世后留下房产一处，遗嘱把其房产自己应得部分都给女儿，父母房产分割5份后，自己应得母亲的20%和自己本来的20%，其余兄弟各得房产20%。其他兄弟都无异议，唯独二弟不同意，声明母亲遗嘱是姐姐假造，并要找律师起诉，主张均分，每人25%房产。

患者及家人都非常气愤，因为这个弟弟，平日一年就来看母亲两次，春节一次，中秋节一次，每次就 3 个小时不到。母亲生病也基本不管，很少探视和照顾。街坊邻居也都很替患者抱不平，患者更是难以平复："作为姐姐，我照顾母亲完全是因为亲情，不图回报。母亲在世时他不出力，母亲走了，分产业却很积极，如果好好说，可以均分房产，他竟然说母亲遗嘱是假造的，您说气人不气人！"

【情绪疏导】

患者平日亦有修行，所以按照患者日常修为内容来讲。"生气都是我们感觉自己对了，别人错了，才真生气，对方越错，自己越对，气就越大。您生气就容易阻滞气血产生疼痛。您是姐姐，他是弟弟，兄弟姐妹不好，正是我们德行不足，正需要我们做德弥补。如何做德？兄弟姐妹之间以忍让吃亏为德。我们修行要积福德，怎么积？这就是给您机会。"

"'天加福是逆着来的'，人都不乐意。吃亏做德，自己家兄弟，虽然他言语不好，但毕竟是一奶同胞，为了母亲，这个亏应该吃，还应该高高兴兴吃才对。街坊邻居、亲朋好友知道您对老人付出多，向着您说，您就更委屈，气就生得更足，这一点不可不知。"

【经典回顾】

《黄帝内经·外揣》：夫九针者，小之则无内，大之则无外，深不可为下，高不可为盖，恍惚无穷，流溢无极，余知其合于天道人事四时之变也，然余愿杂之毫毛，浑束为一，可乎？岐伯曰：明乎哉问也，非独针道焉，夫治国亦然。

《黄帝内经·痹论》：痹，其时有死者，或疼久者，或易已者，其故何也？岐伯曰：其入脏者死，其留连筋骨间者疼久，其留皮肤间者易已。

【医生建议】

1. 生活是个练功场，要经得起人情世故的考验。

2. 真正修养身心，针药只是辅助，自己才是主导。

3. 修好不得好，就是心里总存着别人的不好，所以才会生病。

案例 096 **老年丧女，肺悲心伤，膝下空虚**

女，76 岁。

【主　诉】 患者周身乏力 1 年余，右下肢乏力加重 2 月余就诊。

【现病史】 患者周身乏力 1 年余，近 2 个月来右下肢乏力明显加重就诊。患者行走不稳，走路身体向前摔，需要拐杖助力。时有头晕，伴多汗，悲伤，心悸、气短。口干多饮，每日约 3000 ml，饮食不香。常悲伤哭泣，打哈欠，入睡困难，早醒。时有便秘，2日每次，小便调。查患者神色黯然，蹙眉，形体敦厚，面色红白微黄，舌形尖，舌尖红，脉细涩。

【辅助检查】

颈部血管 B 超：双侧颈动脉内膜增厚，右侧锁骨下动脉粥样硬化斑块。

心电图：窦性心律偶发房早，短阵房速室性早搏，室早三联律，ST 段改变。

肺功能：肺功能大致正常，小气道功能减低，残总比增加。

头颅 MRI：双侧脑腔隙梗死，双侧脑白质脱髓鞘，脑萎缩。

既往病史：糖尿病、冠心病 20 余年，口服药物控制尚可。

【处置】

西医诊断：焦虑抑郁状态，糖尿病、冠心病、动脉粥样硬化合并高脂血症。

中医诊断：痿症（肺肾虚、心火旺）。

中医治疗：培补肺肾、清心安神。

针灸治疗：针刺太阴肺经、阳明胃经、少阴肾经手穴。

中医处方：甘麦大枣汤。

中药药物：小麦　大枣　炙甘草（配合中成药补肾安神：心神宁、心可舒、骨疏康）。

疗效反馈：针刺 1 小时后，患者下肢明显有力，继续服用中药。

【疾病背景】

（深秋早晨的 8 点 10 分，虽然阳光明媚，但是北京的气温已经很低了，多数就诊的患者大约要 9 点天气暖和了才会陆续过来。看完了一位病情相对简单的患者，诊室外暂时只有一位候诊患者。笔者轻松地叫门外的下一位患者就诊。患者步履蹒跚、动作缓慢地走进诊室，之后小心挪步坐在诊桌前的椅子上，走路时看起来有些吃力。）

患者：大夫，我最近全身一点儿力气也没有，特别是右下肢特别软，不吃力（用不上力）。

医生：您出现乏力，下肢没劲儿的状况，有什么和儿女相关的伤心事儿吗？

患者：也不瞒您，我唯一的女儿病逝一年多了，我特别伤心，很想念她。但是她去世后，做梦从来没有梦到过她。

医生：哦，那是您不欠她的。您应该以前对她很好（试图减轻患者的思念）。她多大了，什么原因去世啊？

患者：她刚刚五十岁，有糖尿病、心脏病，自己也不重视，也不看病，结果说没就没了。我这做母亲的也不合格，她这么多病，我也不知道。我现在很后悔，对她关心太少，病重时都不知道。

（患者说着就落泪了，蹙眉垂目，双手在诊桌上用力互握。）

医生：我感觉她的离世跟您的关心多少没太多关系。她都五十岁了，您也管不了（淡化患者的内疚）。现在好多年轻人都是不太重视身体，健康的时候谁也想不到自己有一天也会有问题。——您女儿有孩子吗？（转移患者关注焦点）孩子多大了？

患者：（患者点头）今年 25 岁了，在国外读书 10 年了。他上学都是我赞助的。

医生：那还好些，孩子都长大了，您也可以稍有宽心。您女儿对您照顾多吗？

患者：她很少管我，我倒要经常赞助她们。她没事就喜欢旅游，除非洲外，全世界基本都跑遍了。她这一生，从这点说，也值了。

医生： 看来您们在一起的时间也不太多，相对独立，这样她的离去还好适应。（给患者寻找释然的理由，为了好病，有些理由是需要人为发现和创造）

患者： 哎，我很想念她，也是特别伤心。邻居们也劝我，都一年了，但我自己就是不当家，一提起来就控制不住自己（落泪）。从她走后，我就开始头晕，最近又下肢无力了。

医生： 中国传统常说"丧三年，常悲咽"，亲人离世，通常也需要三年的时间，身体和心理才会逐步适应！您这么大岁数，我看身体还算硬朗。这么大的打击，一般人都受不了，您全身没劲儿，下肢无力，是正常的，吃点补气的药慢慢就好起来了。您这个状态已经算是很坚强了（给患者正向引导）。您家里还有谁呢？您总头晕，是不是和老伴生气啊？而下肢无力是思念女儿的表现！

患者： 没有，我和老伴还可以，我们没有什么生气的地方。我吃点牛黄清心丸和"敏使朗"，慢慢就好了。

医生： 那就好啊，老来做伴最为重要。他身体如何？

患者： 他身体也不太好，也八十多了，有前列腺癌，现在也算稳定。

医生： 老来真是不容易啊！要互相爱护。爱头晕一定要处理好和老伴的关系。

患者： 我们真没有什么，也不瞒着您，这个老伴是后老伴，他就是有些爱计较。我经济条件比他好些，我们之前都做了公证，不存在经济上的问题。

医生： 哦，后老伴，生活多有不易。

患者： 您说得对，后老伴不一样，有事相处他隔着心。以前的老伴，也吵也闹，但不隔心，反正不一样。

医生： 那是不一样啊，两个家庭的儿女都不一样，利益也不一致。他几个儿女？您心火旺盛，真是个苦命人。原老伴何时就没有了？

患者： 是啊，他一儿两女，倒是没有矛盾。我是个苦命人，我48岁就没有了丈夫，我4岁就没有父亲，但我自己特别要强，干活也利索，老大学生，大学毕业后工作也积极肯干。我还有自己的贸易公司，我挣了钱都给女儿，资助她儿子在美国上学、买车、买房。我外孙子说不要了，我说反正都是你们的，我的退休钱都用不完，我自己的公司还赚钱，我也基本不花钱。我现在给你们就给了，比将来我走了，你白捡这钱好得多。

医生： 您是个明白人，人也真是坚强。（顺着患者意思说，鼓励她，正是补她的虚。）

患者： 我比我妈好多了，我妈27岁就守寡，到老都是一个人，更是不容易。我这命也是真苦，人生三大不幸（少年丧父，中年丧偶，晚年丧子），我都赶上了。大夫，我这一生，还没有跟谁这么深入聊过我的生活，感谢您耐心听啊！

医生： 您真是坚强！您就是我们的榜样了。人生不能比这样更糟糕的了，身体这样，还干着工作，需要多强大。（继续给患者鼓励）和您比较，我们面对的事就不算是事儿了。不过人生无常，亲人总要离去，相聚总要分别，好多无奈。生活里不能把情感看得太重，人和物总是要坏的，人离开就如同树叶脱落，但却回到了大地的怀抱。每个人的离去，就如同重新回归大自然一样，老来读《老子》《庄子》就更容易淡然了！

患者：谢谢您。我感觉好多了。

（与此患者全程就诊交流时间约 40 分钟，后面等候患者已经显示有 10 位了，故笔者与患者沟通暂且到这里，抓紧时间接诊剩余等候患者。）

【经典回顾】

《黄帝内经·异法方宜论》：中央者，其地平以湿，天地所以生万物也众，其民食杂而不劳，故其病多痿厥寒热，其治宜导引按跷，故导引按跷者，亦从中央出也。

《黄帝内经·痿论》：肺者，脏之长也，为心之盖也，有所失亡，所求不得，则发肺鸣，鸣则肺热叶焦。故曰：五脏因肺热叶焦，发为痿躄。此之谓也。悲哀太甚，则胞络绝，胞络绝则阳气内动，发则心下崩数溲血也。故《本病》曰：大经空虚，发为肌痹，传为脉痿。

《黄帝内经·根结》：太阳为开，阳明为合，少阳为枢。故开折则肉节渎而暴病起矣，故暴病者取之太阳，视有余不足，渎者皮肉宛膲而弱也。合折则气无所止息而痿疾起矣，故痿疾者取之阳明，视有余不足，无所止息者，真气稽留，邪气居之也。枢折即骨繇而不安于地。故骨繇者取之少阳，视有余不足，骨繇者节缓而不收也，所谓骨繇者摇故也。

《金匮要略·妇人杂病脉证并治》：妇人脏躁，喜悲伤，欲哭，象如神灵所作，数欠伸，甘麦大枣汤主之。

【医生建议】

1. 大家应该注重家庭建设，构建健康人生。

2. 天人一体。膝下空虚、膝下承欢，都是个人身体的感受，也是家庭状态的写照。

3. 生老病死，万物规律。面对亲人的逝去，能淡然如秋叶飘落，能释然如好友离别，身心才能安定，逝去亦是风景。建议老年人枕边常备"老庄"。

4. 每个人都会离去，离去的是形体，留下的是精神，留给家庭，留给社会，留给下一代。

案例 097　膝关节肿痛的心绪背景

男，42 岁。

【主　诉】膝关节间断疼痛，加重伴肿痛 4 天就诊。

【现病史】患者平素右膝关节疼痛，有运动损伤（半月板）病史，此次由于发热、左下颌淋巴结肿大入院。入院抗感染治疗后，仍发热。肿大淋巴结较前略有好转，但是右膝关节肿胀疼痛加重，活动后加重，不可迈步，家属推轮椅会诊。查看患者，中年男性，坐于轮椅上，形体敦厚，面色黄白之间，微透潮红，双眼胀痛，眼睑红赤充血，以右眼角、外侧眼白为著。左侧颌下淋巴结肿大疼痛，右下肢膝关节活动受限，局部肿痛，肤色无改变，口干口渴喜冷饮，口不苦，无恶心呕吐，时有咳嗽。后项部疼痛，微有恶寒，体温波动在 37.1 ~ 37.6℃ 之间，小便调，住院期间有 2 天水泄，每日 2 ~ 3 次，已经改善，现大便成形，每日 2 次。

查体：双眼睑充血，咽部黏膜慢性充血、双侧扁桃体 Ⅱ 度肿大，无明显红肿及脓性分泌物，左侧颈颌下 3 cm 包块，质硬，边界清楚，无明显波动。

【辅助检查】

3 月 8 日右膝关节超声检查：右侧髌上囊积液。前后径 1.6 cm，长 11.2 cm。

3 月 8 日右膝关节 X 线片：关节结构、间隙如常，关节面光滑，股骨外侧髁、胫骨平台缘、间棘及髌骨后上缘骨质增生变尖，髌上囊密度增高。

【既往史】 高血压 7 年，鼻手术史。

【中医处置】

中医诊断：痹症（湿热痹）。

中医治疗：清热通络。

中医处方：白虎加桂枝汤 3 剂。

中药药物：石膏　知母　桂枝　甘草　大米。

针灸治疗：针足阳明、少阳、太阴、膀胱四经反应点取穴。

疗效反馈：针刺 1 小时，患者肿痛明显缓解，受限关节肌肉疼痛改善，可放弃轮椅，自如行走。服药后效果待反馈，嘱其 3 日后复诊。

【疾病背景】

患者有 10 岁儿女各一，上小学 4 年级。女孩脾气不好，患者作为父亲便总想要扳扳她的脾气。上周日孩子要开学，因为寒假作业的事情，父亲和女儿产生了冲突，孩子不服软，犯拧。父亲暴怒，声色俱厉，动了真气，差点动手打孩子，自言用尽全身力量，当时气得全身发抖，最终征服了孩子。周一孩子开学，周二患者自觉不适，关节疼痛明显，周四颌下淋巴结肿痛。

患者心里还有个着急上火的事，就是春节前单位发奖金不理想，太少。此外还有股市投资，虽然最近稍有改善，但自己还是在股市亏损了很多。

【经典回顾】

《黄帝内经·刺法论》：慎勿大怒，怒必真气却散之。

《黄帝内经·阴阳应象大论》：寒伤形，热伤气。气伤痛，形伤肿。故先痛而后肿者，气伤形也。先肿而后痛者，形伤气也。

【医生建议】

1. 用脾气管人，自己生气生病，被管者不得其正。

2. 有内火，才容易招外寒。许多感染性疾病，内火是主因。

3. 教育孩子，是门艺术和学问，家长要多用心，少用脾气。家长能循循善诱，快乐起来，孩子才会真正受益。在孩子学习知识的同时，培养其好的性情品格，完成融入社会的心理准备，才是家长应该关注的重点。

案例 098 膝关节疼痛的生活背景

女，48岁。

【主　诉】　右膝关节反复疼痛数年就诊。

【现病史】　患者右膝关节反复疼痛就诊。右膝关节活动不便，劳累后加重，运动时别扭，难以锻炼。患者面色潮红，形瘦，失眠，时有反酸，烧心（胃灼热），腰痛，饮食可，二便调。舌红，苔薄白，脉弦。

【既往史】　患甲状腺功能减退多年。

【中医处置】

中医诊断：痹症（风寒外感）。

中医治疗：祛风散寒通络。

中医处方：祖师麻片。

针灸治疗：阳明胃经肢端反应点。

疗效反馈：患者时痛时不痛，针刺时膝关节疼痛不明显，所以仅感觉针后轻松。

【疾病背景】

医生：女儿让您着急了吧？

患者：怎能不着急呢！女儿现在 21 岁了，常常说要什么，就必须给她买。花 1 万元买的手机她又给丢了，手机放在运动裤的兜里，那么浅，怎能不丢啊！赶紧报案。还好这个手机能定位，我就在定位的范围张贴了一些寻物启事，许诺给人家重谢，留下手机号，希望对方能还回来，您说急不急。

说起这个女儿，小学还好些，大了就没让我省过心。能花钱，爱消费，从初中开始每个月就要 500 元零花钱，看上什么喜欢的，就要，不给就哭就闹。有一次要什么没给，竟然把我 6000 多元手机，以 2000 元悄悄地卖给了收旧手机的，害得我还要找人家赎回来，她换来的钱也都花了，您说气不气人？

上次过生日要换 8000 元的手机，不给就闹，把她自己气得心脏都犯病了，送到医院，还真查出来有毛病，吓得我赶紧买。结果没用多久，又闹着要换这个 1 万元的手机，不到半年又给丢了，您说气不气人？

医生：这事儿也不能全怨孩子，孩子的脾气，有些也是受您影响的。您想想，您怀这个孩子时，是不是状态不好啊？爱不爱生气？

患者：我还可以，挺好的，外人都喜欢我，我也常看我公婆，给他们买药，蔬菜水果不断。

医生：您想想和老人有矛盾吗？

患者：还真想起来了，孩子小时，婆婆不帮忙，自己就知道玩。而且我婆婆不讲理，有时总是胡搅蛮缠，有一次竟然给我栽赃，幸好我当着公公面澄清了，公公庆幸地说没有被蒙蔽。我也没有说太过火的话，就口气重些说"您是盼着我们离婚吧"，然后婆婆就哭天抹泪的。现在我们住得很近，我爱人每天都回去探望，给买菜、买水果。他们都是农村户口，看病也是我们管。

医生：那肯定不会像对待自己父母那样吧。

患者：那是自然。我也就是看看，每周去一次，当然不像去我娘家，在婆家没有帮着做家务，都客客气气的。

医生：老人这时最需要您帮助了。"好儿不胜好媳妇"，儿子是男的，照顾老人，怎能如儿媳细心？您付出少，老人生活质量准会差些啊，能自理时还好些。老人通情达理，年轻时待您好，是您有福气，她不好，有些糊涂，待您不好，您好好待她，才算您有德行，是吧？她错了，也把您带糊涂，您再把女儿教糊涂，是您害您女儿，女儿这样，是您对不起女儿，没有教育好，怎可以怪女儿？再者说，您婆婆年轻时也是没有好脾气，她和自己的婆婆关系也不会太好。

患者：您说得太对了，我婆婆的婆婆，年轻时总是打她。还真是。

医生：所以不可怪婆婆，不可怪女儿，摆平心态，做好自己，就化解这些烦心事了。

患者：那我怎么做啊？

医生：像对待自己父母一样，真心对待公婆，慢慢感化过来，磨掉自己的脾气，女儿一定就好起来了。您自己有脾气，养的孩子也就带着脾气，所以当您克制了自己的脾气，孩子的问题也就会很好地化解了。

患者认可，准备改变。

【经典回顾】

《黄帝内经·痹论》：阴气者，静则神藏，躁则消亡……淫气喘息，痹聚在肺；淫气忧思，痹聚在心；淫气遗溺，痹聚在肾；淫气乏竭，痹聚在肝；淫气肌绝，痹聚在脾。诸痹不已，亦益内也。其风气胜者，其人易已也。

《黄帝内经·本脏》：黄帝问于岐伯曰：人之血气精神者，所以奉生而周于性命者也。经脉者，所以行血气而营阴阳，濡筋骨，利关节者也。卫气者，所以温分肉，充皮肤，肥腠理，司关合者也。志意者，所以御精神，收魂魄，适寒温，和喜怒者也。是故血和则经脉流行，营复阴阳，筋骨劲强，关节清利矣。卫气和则分肉解利，皮肤调柔，腠理致密矣。志意和则精神专直，魂魄不散，悔怒不起，五脏不受邪矣。寒温和则六腑化谷，风痹不作，经脉通利，肢节得安矣。此人之常平也。

【医生建议】

1. 自己的境遇不顺，只可按规矩和角色办事，切不可以脾气和秉性做主行事，这样才可转境化性，逢凶化吉。

2. 心病必定引起身病，身如同是心的房子，房子的主人生病败落，那房子的破败也是早晚的事情。

3. 儿女是自己的影子，接纳包容孩子，智慧化解矛盾，方案在于您对老人的用心和用意处。

案例 099 膝关节疼痛无力的社会背景

女，39岁。

【主　诉】　左膝关节乏力，疼痛1年余就诊。

【现病史】　患者1年来左膝关节疼痛，乏力，自觉关节之间联系若脱离般不适，持重、运动受限。关节磁共振检查未见明显损伤，滑膜显示不清楚。于京城中医、西医骨科专家处就诊，针灸、中药治疗半年余，效果不显，为进一步治疗，就诊笔者所在医院的运动医学和中医科。患者被家人用轮椅推入诊室，自觉左膝关节疼痛，乏力，控制能力差，平路行走200米后则加重，影响正常生活。自诉膝关节周围感觉异常，膝关节上部肌群麻木不仁感，关节上下不相联属感，局部无麻木，自觉轻度萎缩，目测不明显。面色青黄微暗，形体瘦，颧骨微高，胸闷气短，失眠，晨起刷牙恶心。舌体胖大有齿痕，舌苔薄白，脉弦。

【中医处置】

中医诊断： 痹症（脾肾两虚、风湿阻络）。

中医治疗： 健脾补肾、祛风除湿。

中药药物： 骨碎补　刺五加　三七　丹参　山楂　木香。

针灸治疗： 足阳明、太阴经反应点取穴。

疗效反馈： 针后痛减，行动恢复正常，可以自行走动回家；2天后自行复诊，无需他人陪伴和轮椅帮助。1年后复诊，已经康复。

【疾病背景】

医生： 您这是劳心所致，自发病以来，您管孩子太多了吧。

患者： 是啊，孩子今年4年级，开学就5年级了，我负责他的学习，整天简直就是斗智斗勇。不学习还好，还能保持母慈子孝，开始学习就不行了，常常就会鸡飞狗跳。

医生： 左膝关节，是人体重要运动和持重关节，它能正常工作，全靠人体的神经、肌肉、肌腱、筋膜系统的协调工作。您跟孩子总生气，关注热点在孩子身上，自身关节局部的运动就缺乏必要的关照，我们常说"跑神了。"在这种"跑神"状态下运动，局部关节就容易受伤和劳损。您肯定是和儿子斗争斗多了，你们每天都斗吗？

患者： 从孩子上学就开始斗，到去年3年级后功课多了，学习辅导的内容多了，冲突就更是常态化了。虽然不会每天斗，但是常规也要每周一两次（患者认真地回答），偶尔会有三次较为大的冲突。孩子太叛逆了，他不听你的，你就会真生气。

医生： 您性格很直，管得直白，不耐激触，所以生气是必然啊。

患者： 大夫，这种生气是真生气！（患者睁大眼睛）这种生气和以前生气一比较，以前都不算生气了，和孩子生气，是发自内心地动真气。

医生： 所以您是真得病，真气动了，发自内心和肺腑地真生气，还能不生病？中医认为肺主节制，肺不能节制好肝的疏泄，关节才容易出毛病！

患者： 您说得对，大夫，我最近总着急。前一段我大姐家孩子高热不退 10 多天，也是我帮忙联系看病，这个过程也很着急。人到中年是真累啊，这半年家里总不太平，前一段我姐夫突然脑出血，去世了，然后我 85 岁的父亲紧跟着左腿"一不留神"又骨折了（神留在哪里呢？必定是被生活世事所累），因为我在医院相关的单位工作，都是我忙来忙去，所以人一下子就吃不消了，左腿的症状就更加重了。看了好多医院和专家，针灸、膏药、吃药，效果都不好，我还以为我得了重症肌无力了，所以还希望来看看咱们神经内科。

医生： 您需要注意一下，虽然您有好多优质的医疗资源，看了这么多医院，做了那么多检查，就是没有检查自己的精神，没有察照自己的情绪和生活，漏掉了这么重要的致病因素，所以病难好。您管好自己的精神，针个三五次，吃点药就好了。您父亲的腿骨折，您们看是骨质疏松，意外摔伤，我们看还是您姐夫的突然意外，老人心疼他伤了自己的神，膝下空虚所致。

患者： 大夫，我们都没敢告诉我父亲关于我姐夫的真相，只是骗他说和我姐离婚了。

医生： 人生不易，情牵物累。四十不惑，是圣人；四十而惑，是咱们。管好自己，做好自己分内的事，少管他人，少为外物动心分神，才是人生正道。保护好自己，自己不生病，才能在家庭和社会有所担当。

患者欢喜，自如走动而去。

【经典回顾】

《黄帝内经·上古天真论》：黄帝曰：余闻上古有真人者，提挈天地，把握阴阳，呼吸精气，独立守神，肌肉若一，故能寿敝天地，无有终时，此其道生。中古之时，有至人者，淳德全道，和于阴阳，调于四时，去世离俗，积精全神，游行天地之间，视听八达之外，此盖益其寿命而强者也，亦归于真人。其次有圣人者，处天地之和，从八风之理，适嗜欲于世俗之间，无恚嗔之心，行不欲离于世，被服章，举不欲观于俗，外不劳形于事，内无思想之患，以恬愉为务，以自得为功，形体不敝，精神不散，亦可以百数。

《黄帝内经·小针解》：粗守形者，守刺法也。上守神者，守人之血气有余不足，可补泻也。神客者，正邪共会也。神者，正气也。客者，邪气也。在门者，邪循正气之所出入也。未睹其疾者，先知邪正何经之疾也。恶知其原者，先知何经之病所取之处也。

《黄帝内经·九针十二原》：小针之要，易陈而难入，粗守形，上守神，神乎，神客在门，未睹其疾，恶知其原。刺之微，在速迟，粗守关，上守机，机之动，不离其空，空中之机，清净而微，其来不可逢，其往不可追。知机之道者，不可挂以发，不知机道，扣之不发，知其往来，要与之期，粗之暗乎，妙哉工独有之。往者为逆，来者为顺，明知逆顺，正行无问。逆而夺之，恶得无虚，追而济之，恶得无实，迎之随之，以意和之，针道毕矣。

【医生建议】

1. 病由心生，病自气乱，心乱而气乱，气乱而病成。神由道生，神复心正，心正而气正，气正而病退。

2. 为医者，调神医心为第一要务；为患者，养心补德为首要操持。

3. 人到中年，若没有道的养护、德的积累，一些人因心生疑惑而身生病，一些人因身生疾病而心疑惑。大家患病时勿怕，此刻正是道心生起，明心解惑之机。

案例 100　暴怒气逆，下肢疼痛

男，63 岁。

【**主　诉**】 下肢不明原因疼痛 10 天就诊。

【**现病史**】 患者 10 天前无明显诱因，出现左侧小腿外侧疼痛，自觉筋膜间疼痛，痛如针刺，日夜不间断，夜晚不能入睡，就诊前已然 10 天因为疼痛不能安卧。于医院骨科、血管外科进行腰和下肢 CT、血管 B 超检查，未发现明显异常，由妻子和两个女儿搀扶就诊。查看患者，面容痛苦，身形前倾，女儿相扶蹒跚走入诊室，自述趴卧姿势疼痛稍微缓解，面色苍，透红，形体瘦露骨，饮食、二便尚可。舌边、尖红，舌体薄，脉弦。

【**中医处置**】

中医诊断：痹症（肝郁气滞）。

中医治疗：疏肝通络、活血止痛。

中医处方：四逆散加减（气滞胃痛颗粒、血府逐瘀口服液）。

针灸治疗：寻足少阳胆经、膀胱经肢端针刺。

疗效反馈：针灸 1 次痛减，3 日后复诊，疼痛稍有缓解，病症同前，详细询问服药情况，药物没有按医嘱服用，用量太少，叮嘱足量服用。针灸前痛苦，由女儿搀扶入院入室，针后疼痛若失，步履正常走出诊室，其他候诊患者皆感叹针灸神效，祖国医学精妙！

【**疾病背景**】

医生：您如此疼痛，是跟谁着大急、生大气了？

患者：没有啊，大夫。

医生：您仔细想想，不生气怎么会生病呢？（微笑，引导患者查找情绪原因）

患者女儿：还真是着过急，在生病前。（看着她父亲）爸，上回您开车那事儿？

医生：讲讲看（微笑）。

患者：那天我开车在一个路口掉头，结果不知怎么影响后车了，后车车主开口大骂，说我不会开车。我这脾气也火爆，下了车就跟他对骂，这时从旁边小区过来一个小伙子，脖子上戴着一串大金链子，走到我跟前，瞪着眼睛，用手指着我的鼻子说"你知道我是谁吗！你认识我是谁吗！"说着话，就朝我头部打了两拳，然后就跑了。我报警，查摄像头，结果都没找到人，回家就特别搓火。还真是，从这天晚上就开始疼了。

医生：有可能是这个原因。我们中医认为暴怒则气急败坏，怒气存在筋中，就会这样疼痛。您也是 60 多岁的人了，这么大脾气，您这样，不但自己痛苦生病，妻子替您着急，

两个孩子班也上不了，请假陪您看病，您说说您这样对吗？

患者：是啊，我是脾气不好，可是他太气人了，骂得那么难听，打完就跑了，太可气。

医生：北京话说"该认怂就认怂"，您太冲了。大丈夫能伸能屈才好！

患者：您说得对，我两个女儿，都很优秀，一个老师，一个公务员……

医生微笑。

【经典回顾】

《黄帝内经·九针十二原》：刺之而气不至，无问其数；刺之而气至，乃去之，勿复针。针各有所宜，各不同形，各任其所为。刺之要，气至而有效，效之信，若风之吹云，明乎若见苍天，刺之道毕矣。

《黄帝内经·疏五过论》：凡欲诊病者，必问饮食居处。暴乐暴苦，始乐后苦，皆伤精气，精气竭绝，形体毁沮。暴怒伤阴，暴喜伤阳，厥气上行，满脉去形。愚医治之，不知补泻，不知病情，精华日脱，邪气乃并，此治之二过也。

《黄帝内经·九针论》：七者星也，星者人之七窍，邪之所客于经，而为痛痹，合于经络者也。故为之治针，令尖如蚊虻喙，静以徐往，微以久留，正气因之，真邪俱往，出针而养者也。

【医生建议】

1. 脾气有多大，身上就多痛，疼痛患者，注意脾气。

2. 针灸止痛、通络，有奇效。

3. 疾病起因，核心是意念歪曲。意为气帅，意乱则气必逆，医者、患者不可不察。

4. 患者当局者迷，常常难以觉察到自己的错乱，有时需要家人帮助省察疾病病因。

案例 101 膝关节疼痛是何因

女，58岁。

【主　诉】间断右膝关节疼痛，加重1个月就诊。

【现病史】患者间断右膝关节疼痛，活动尚可，局部无红肿，1个月前逐渐加重。睡眠差，时醒，内心烦躁，余无其他不适，饮食二便调。舌红，苔薄白，脉弦。

【中医处置】

中医诊断：痹症（风寒外袭，脾肾内虚）。

中医治理：祛风通络、补脾益肾壮骨。

中医处方：祖师麻片配合骨疏康胶囊。

针灸治疗：足阳明胃经远端对应的手针治疗。

疗效反馈：针入痛减。

【疾病背景】

（备注：本案例发生于全球新冠肺炎疫情期间）

患者（熟悉的患者）： 大夫，您说烦不烦？可能是上了年纪，最近右膝关节不知为何疼得厉害。

医生： 您膝关节疼痛，又睡不好觉，最近想孩子的事情想多了吧！他们怎么了，让您如此担心？

患者： 大夫，您说能不着急吗？孩子在美国念书，而且还是在纽约，您说让人急不急？不过还好，不管怎么样，现在回来了。

医生： 真是让人担心，纽约的疫情还是很严重的。能回来还真不错，现在要回来更难了。

患者： 可不咋滴，当时也是费尽周折，转机，买的高价票，这才回来。回来后，飞机直接在外省落地，就地隔离 14 天。他运气还真不错，安排在当地一个五星级宾馆，吃住都很好，也不贵，生活规律，没事。这最近才回京，也怕有病毒再传染我们，现在自己在家隔离，我们分着住。

医生： 这回踏实点儿了，平安回来就好。一个孩子自己在外面，新冠肺炎又这么严重，当父母的怎么能不上火着急？估计前一段您爱人心脏疼痛不舒服也是惦记孩子闹的。

患者： 有可能，那时正着急孩子怎么回国，买机票呢。

医生： 养孩子真是操不完的心。中医认为关节是"神气游行之处"，用心过度了，神气不足，加上自己上了年纪，脾肾内虚，所以关节才会发病。回来就好，您扎扎针就不疼了，再吃点儿药，养养就没事了！

患者： 还真是好多了！看来真是我想多了，但是那也控制不住自己不想啊！

患者释然，离开诊室。

【经典回顾】

《黄帝内经·本脏》：志意和则精神专直，魂魄不散，悔怒不起，五脏不受邪矣。寒温和则六腑化谷，风痹不作，经脉通利，肢节得安矣。此人之常平也。

《黄帝内经·周痹》：黄帝曰：善。此痛安生？何因而有名？岐伯对曰：风寒湿气，客于外分肉之间，迫切而为沫，沫得寒则聚，聚则排分肉而分裂也，分裂则痛，痛则神归之，神归之则热，热则痛解，痛解则厥，厥则他痹发，发则如是。

【医生建议】

1. 形神相合，身体健康，形神分离，身体发病。所以养病要养形，但更要养神。

2. 中医的治疗方法，是借助药、针，神形同调，所以针对疾病的疗效快。

3. 不通则痛，针刺通络止痛，的确是中华医学瑰宝。

案例 102　下肢疼痛是何因

女，48 岁。

【**主　诉**】 左下肢外侧疼痛 3 个月。

【现病史】 患者左下肢外侧疼痛 3 个月，就诊于骨科、神经科、运动医学科，未找到明确原因，遂就诊中医科。患者面色红润，目光有神，形体饱满，自述左下肢外侧中线疼痛，位置近中医风市穴。静坐、站立不觉，运动约 2000 米后则感觉疼痛，以隐隐酸痛、刺痛为主。二便调，时有心悸，潮热，出汗，手心热。舌尖红，苔薄白，脉弦。

【既往史】 既往体健。

【中医处置】

中医诊断：痹症（肝郁气滞，阴虚燥热）。

中医治疗：疏肝理气，滋阴潜阳。

中医处方：四逆散配合六味地黄汤加减。

针灸治疗：针刺足少阳经在手指末梢的对应反应点。

疗效反馈：针刺一次后就可行走约 3000 米没有疼痛，用药后疼痛缓解，继续治疗。

【疾病背景】

医生：您这是和谁生气了？

患者：大夫，我挺好的，没生什么气。

医生：不一定啊，只是您有时没能察觉到，我们叫没有自觉性（微笑）。您不高兴，还不好说，或者不能说，但自己挺拱火的状态。

患者：您这么说，还真是有点事情。我父亲去世半年多了，留下一套房产，父亲生前希望把房产留给我弟弟，父亲的存款我们姐弟平分，这个我都没有意见。我弟弟说父亲有 200 万存款，我们一人 100 万，我也同意了。

医生：结果？

患者：您说也特意外，最近不是很多理财产品都出事了吗？我父亲买的理财产品也出事了，结果前一段警察联系我才知道，我父亲还有小三百万的理财产品。我和我弟弟关系特别好，从小我就照顾他，包括他们家孩子上学，也是我托人帮忙联系的，他们家的车也是我们的，我真是想不到，他给我耍小心眼，房子 1000 多万我什么都没说，就给他了，父亲就这点儿钱他还不说实话。要是明说，说他需要钱，我也不来气，警察通知我才知道。我就因为这点儿事心里拱火，也没什么说的，这些钱也不知能否要回来，反正我一分钱也没拿到。

患者：还有，我爸才走，他们两口子就急急忙忙地装修这个房子，把户口迁到里面去，说是着急孩子上学，你说让人伤心不？那也是我的家啊！不过我想也可能是我弟妹催的吧。

医生：所以您心里郁闷。想开点儿吧，因为您付出、谦让在前，他可能小，算计在后；您这性格又有些直爽、急躁，容不得别人这样，您吃了亏、伤了心，所以长病。人生如戏，凡事不可认真，只能依道奉行。您这个姐姐做得很好，您弟弟也可能是无心的，只有常想人家好处，找自己不足，人生活起来才会轻松啊！

患者释然。

【经典回顾】

《黄帝内经·痹论》：黄帝问曰：痹之安生？

岐伯对曰：风寒湿三气杂至，合而为痹也。其风气胜者为行痹，寒气胜者为痛痹，湿气胜者为著痹也。

帝曰：其有五者何也？

岐伯曰：以冬遇此者为骨痹，以春遇此者为筋痹；以夏遇此者为脉痹；以至阴遇此者为筋痹；以秋遇此者为皮痹。

《黄帝内经·周痹》：故刺痹者，必先切循其下之六经，视其虚实，及大络之血结而不通，及虚而脉陷空者而调之，熨而通之。其瘛坚转引而行之。

黄帝曰：善。余已得其意矣，亦得其事也。九者经巽之理，十二经脉阴阳之病也。

【医生建议】

1. 人内食五谷杂粮将养，外有风寒暑湿诸邪扰动，身有喜怒忧恐倾移，要想不生病不容易，需要用道德思想修养自己。

2. 有道无德，道中之魔；有德无道，一座空庙。智者言：道像灯芯，德似灯罩。德不足，挡不住外界的恶风；没有道，不能大放光明。

3. 兄弟姐妹、儿女好与不好，都是我们生活的一部分，怨恨打骂都是无用的。只能包容，修道补德，完善自己，正己修身，才能真正完善我们不完美的生活。

案例 103　手足不和，下肢疼痛

男，52岁。

【主　诉】下肢疼痛1周就诊。

【现病史】患者左侧下肢疼痛1周，夜间不可入睡，疼痛如针刺。面色萎黄，食欲可，二便调。舌体胖大，脉弦。

【既往史】腰椎间盘突出症病史10年。

【中医处置】

中医诊断：痹症（肝郁气滞，气血瘀滞）。

中医治疗：疏肝活血，通络止痛。

针灸治疗：足少阳胆经、足太阳膀胱经指端反应点针灸治疗。

中医处方：血府逐瘀口服液加减。

疗效反馈：针后痛止，药后无再反复，介绍其两个同事就诊，赞叹中医药技术神奇。

【疾病背景】

医生：您这疼痛，是跟谁生气了？比如您的兄弟姐妹。

患者：大夫，我们都很好的，大家关系很和谐，没有什么需要生气的地方。

医生：您是挺好的，人也厚道，从您们家对待老人的态度可以看得出来（其母亲也就诊于此，其兄弟姐妹对老人照顾得非常有爱心和耐心）。如果没有外伤，还要想想内因，谁气着您了？

患者爱人：（夫妻相视一笑）是不是你单位那个事？

医生：讲讲看。

患者：这样的，大夫。我在单位下面有三个副手，其中有一个是我一手培养起来的。我们单位的副职本来就两个名额，我还特意给他申请了一个新编制，今年才办下来，结果他才上来不到半年，就要抢我这个位置。

医生：是啊？

患者：可不，他才上来半年，就要篡位！关键他是我一手培养起来的，您说可恨不可恨？

医生：不想当将军的士兵不是好士兵，他可能也不是坏，就是想继续进步吧，当然也是自我欲望膨胀。

患者：我在这个位置干了15年了，任劳任怨，我也没想再当个领导，就是想把自己的工作干好，他也太急躁了吧。我培养他，他是有他的优点，我开始那两个副职，其中一个人办事很实在，但是有些不太灵活，而另一个就是太过于灵活了，有些油滑。这个人吧，他的状态在二者之间，所以我培养他。但是他这样做就不好了。

患者：他不是干工作需要跟我汇报嘛。现在，但凡是他给我汇报，我就说他不行，总说他不行，他还能行？开会我也不用他发言了，讲话那些事，谁不会啊？就让他在下面待着，我不用你了。

医生：他过两天就该头晕了，您是他的上级，就是我们常说的"天"，这会够他受的。

患者：他最近是有些晕。

【经典回顾】

《黄帝内经·五脏生成》：血凝于肤者为痹，凝于脉者为泣，凝于足者为厥，此三者，血行而不得反其空，故为痹厥也。

《黄帝内经·徵四失论》：诊病不问其始，忧患饮食之失节，起居之过度，或伤于毒，不先言此，卒持寸口，何病能中，妄言作名，为粗所穷，此治之四失也。

【医生建议】

1. 手足不和，心气失衡，下肢疼痛。意识紊乱是疾病发生的关键。

2. 人事间的规矩，是保证个体身体健康、事业稳定的前提。

3. 自然环境、社会环境的和谐，特别是社会环境的和谐是保持健康的外部条件。

案例 104 | **脾气暴怒，下肢疼痛**

女，45岁。

【主　诉】　左膝外侧下肢疼痛1周就诊。

【现病史】 患者左膝外侧下肢疼痛 1 周就诊，针刺样疼痛，活动受限，伴失眠，入睡困难，睡醒后困乏。二便调，面黄白间。舌体胖大，苔薄白，脉弦。

【中医处置】

中医诊断： 痹症、失眠（肝风闭阻经络）。

中医治疗： 疏肝通经止痛安神。

针刺治疗： 少阳胆经肢端反应点穴位。

中医处方： 四逆散配合枣仁安神药。

中药药物： 柴胡 枳实 白芍 炙甘草 枣仁 川芎 茯神 夜交藤 合欢皮。

疗效反馈： 针入痛减，继续服药调整气血状态。

【发病背景】

患者负责某单位保洁管理，要管理二三十人，为人文雅朴实，也不是很急躁，偶尔工作上会发个脾气。但是上周五有个小伙子，干活很是让人着急，气得她把桌子都掀翻了，让他走人，随后腿就开始疼痛。

【经典回顾】

《黄帝内经·阴阳应象大论》：故喜怒伤气，寒暑伤形。暴怒伤阴，暴喜伤阳。厥气上行，满脉去形。喜怒不节，寒暑过度，生乃不固。

《黄帝内经·疏五过论》：凡欲诊病者，必问饮食居处。暴乐暴苦，始乐后苦，皆伤精气，精气竭绝，形体毁沮。暴怒伤阴，暴喜伤阳，厥气上行，满脉去形。愚医治之，不知补泻，不知病情，精华日脱，邪气乃并，此治之二过也。

《黄帝内经·贼风》：若有所堕坠，恶血在内而不去。卒然喜怒不节，饮食不适，寒温不时，腠理闭而不通。其开而遇风寒，则血气凝结，与故邪相袭，则为寒痹。

【医生建议】

1. 气急败坏。急躁的脾气能够导致自己身体受到伤害，大家不可不知。

2. 因为生活不如意常常有，所以坏脾气需常常克制，才能保持身体健康。

3. 极端情况下，即便真的有不如意处，脾气也是要不得的，发脾气又能怎样？只会惹来新的麻烦，不如欣然接受，身心泰然，等待转机。

案例 105 **愤恨自伤经络，导致下肢刺痛**

女，52岁。

【主 诉】 左侧下肢剧烈刺痛 1 个月，加重 3 天就诊。

【现病史】 患者自述 1 个月前与一男同事争吵后，极其愤恨，并痛快地骂了对方，过程中出现左侧下肢刺痛 1 次。自此开始，先是每日疼痛 1～2 次，随后疼痛频率和程度逐渐加重，达到 2～5 分钟一次，针刺样疼痛、刺痛不休，昼夜不息，已经三日三夜不可入睡，刚要入睡，就被疼醒。用针灸及药物治疗无效。担心为骨癌，又不能睡眠，每日惶恐烦躁。查局部没有皮疹，肤色正常，皮温正常，无压痛。食欲可，口不苦，左下肢烦躁刺痛，不能入睡，二便调。舌青色暗，脉弦。

疾病背景： 见现病史。

【中医处置】

中医诊断： 痹症（肝气逆乱，气滞经络）。

中医治疗： 调和气血，疏通气机。

中医处方： 四逆散加减。

中药药物： 炙甘草、枳实、柴胡、芍药、加川楝子、玄胡。水煎服。

疗效反馈： 1 剂而效，当夜无痛，但因患者疼痛持续多日，困倦时刚要闭目，又若有疼痛来袭。仔细体察，疼痛却无，如此反复一晚，虽欣喜异常，却没有得到睡眠。5 剂后痛止，眠安，停药。又过几日，复痛，再进原方 2 周，3 年余未犯，后又痛过一次，再进四逆散原方而安。

【中医解读】

"逆"，阴阳气不相顺接也。人体内气血，心绪平静，则气血顺行，脏腑得到气血温阳，人即安和。如若人体受到外界境遇激触，心绪暴动，则气血逆乱。气血逆于经络血脉，气血离经，有余于外即是火，此状态即俗称"走火入魔"之"走火"。气血壅滞于经络，攻冲逆乱，不通则痛，则刺痛难忍。越是不通，气血瘀滞越是严重，疼痛越是加重，以至于 2～5 分钟就刺痛一次，痛苦异常。药用东汉仲景《伤寒论》四逆散，合金铃子散六味药物，调和气血，疏通气机，一剂而气机调畅，壅滞消散。五剂而安。中医名方"逍遥散、血府逐瘀汤"以及中成药"气滞胃痛颗粒"均由此化裁而来，临床中治疗肝脏怒火导致经络气机不畅效果奇佳。柴胡舒肝，枳实破气，芍药活血缓急，甘草缓急调和诸药。真是精、简、效。

上方初诊用加减，心中无底，后两次反复，去金铃子散，直接用原方，效如桴鼓！可见医圣所载"活人"之术甚效！！感叹古圣先贤所传甚为瑰宝！

【情绪管理】

患者 50 余岁，面白透红，身段灵巧，善言语，平素脾气刚暴，性情急躁，喜呼喊，遇事不饶人，分辨多争。为金木相战之象，自性相克，气血逆乱经络，导致走火疼痛。医者帮其找到发病缘由，患者认识到自己脾气刚暴，愤恨对方之错，心生悔意，再以药物调和其气血，故可一药而效，五剂而愈。

【经典回顾】

《伤寒论》第 281 条：少阴之为病，脉微细，但欲寐也。

《伤寒论》第 318 条：少阴病，四逆，其人或咳，或悸，或小便不利，或腹中痛，或泄利下重者，四逆散主之。

四逆散方：

甘草（炙） 枳实（破，水渍炙干） 柴胡 芍药。

上四味，各十分，捣筛，白饮和，服方寸匕，日三服。

咳者，加五味子、干姜各五分，并主下痢。

悸者，加桂枝五分。

小便不利者，加茯苓五分。

腹中痛者，加附子一枚，炮令坼。

泄利下重者，先以水五升，煮薤白三升，煮取三升，去滓，以散三方寸匕，内汤中，煮取一升半，分温再服。

【医生建议】

1. 血肉之躯，不耐逆乱刚暴之气血自伐。

2. 良药可好病，善心可养病，大家要自爱爱他。

3. 今月照古人，古方治今病。中医是中华瑰宝，望有识之士潜心研读，自救救他。

案例 106　毒火流窜，内灼经脉，发为丹毒

女，55岁。

【主　诉】 左下肢红肿疼痛1周就诊。

【现病史】 患者1周前不明原因出现左下肢红肿、疼痛，于家附近社区医院诊断为下肢丹毒就诊。给予静脉用青霉素治疗7天，血白细胞复常，但是局部红肿胀痛未见明显改善，遂就诊中医。查患者身形饱满，面色苍而潮红，左下肢内侧局部漫肿，突出皮肤，红肿疼痛，色鲜红。舌淡红，苔白腻，舌体尖瘦，脉滑数。

【处置】

西医诊断：丹毒。

中医诊断：丹毒（流火）（下焦湿热）。

中医治疗：清热解毒化湿消肿。

中医处方：四妙丸口服；外用青鹏软膏（或如意金黄膏）。

针灸治疗：针刺肝脾经肢端反应点。

疗效反馈：患者当天针刺、情绪疏导后，多日的红肿疼痛明显消退，因局部既往有基础皮肤病，伤口局部愈合不佳，调理10余日后痊愈。

【情绪疏导】

医生：您这个病中医叫做丹毒，又称为流火，顾名思义，就是您着急上火了，火烧到腿上了。您跟谁着这么大急？

患者：您真说对了，患不避医，我还真是前些日子着了大急。我当校长这么多年，遇到的人和事很多，很少睡不着觉，但那天把我气得根本睡不着觉，早晨起来就发现腿开始红肿疼痛。

医生：您说说为什么吧。

患者：这个人是我们单位的同事，他是我一手培养、提携起来的人，从他刚来上班开始，我就很信任他，他也有一定能力，可是这次这个事情办得，伤透了我的心。我那天严厉地批评了他，告诉他我要严厉惩办他，并且让他离开这里，虽然他跟我认错，我还是告诉他没用。

医生：我想您心里也很难受吧，辛苦栽培他多年，他竟然让您如此失望，您失眠、生病，也是自己很纠结，不忍心处理他。

患者：是啊，毕竟这么多年啊。

医生：我们以前称领导为"父母官"，意思就是对待下属要像父母对待孩子一样。无论孩子犯多大错误，父母都很少有放弃孩子的，还是给他个改过的机会吧。我记得有个朋友说："您可以让他失望，但不可以让他绝望"。您作为父母官，让他绝望，也不太好。再说，人非圣贤，孰能无过？

患者：您说得也对，我那天那么大脾气，也够他受的。我知道我该怎样办了，回去我就去处理。

（背景简介：患者为北京某学校校长。患者当天下午回去，就同下属诚恳会谈。）

【经典回顾】

《黄帝内经·至真要大论》：岐伯曰：厥阴司天，其化以风；少阴司天，其化以热；太阴司天，其化以湿；少阳司天，其化以火；阳明司天，其化以燥；太阳司天，其化以寒。以所临脏位，命其病者也。

《黄帝内经·五常政大论》：岐伯曰：少阳司天，火气下临，肺气上从，白起金用，草木眚，火见燔焫，革金且耗，大暑以行，咳嚏鼽衄鼻窒，曰疡，寒热胕肿。

《诸病源候论·丹毒病诸》云：丹者，人身忽然掀赤，如丹涂之状，故谓之丹。或发于足，或发腹上，如手掌大，皆风热恶毒所为。重者，亦有疽之类，不急治，则痛不可堪，久乃坏烂。

【医生建议】

1. 气急败坏。气火急迫，伤人伤己，养生大忌。

2. 修身自律。管别人是假，管自己是真。从真处用心用力，方可收获健康。

3. 有理不争理，淡然处之，气火自消。

4. 认不是胜服清凉散。凡事多找自己不是，心地清凉，胜服清热解毒药。

案例 107　烦劳伤肾，导致足跟痛

足跟痛：指足跟一侧或两侧疼痛，不红不肿，行走不便，又称脚跟痛。是由于足跟的骨质、关节、滑囊、筋膜等处病变引起的疾病。常见的为跖筋膜炎，往往发生在久立或行走者，由长期、慢性轻伤引起。患者多在晨起起床落足行走时疼痛剧烈，运动后疼痛缓解，劳累加重，甚则不可着地。侧位 X 线片显示跟骨骨刺。但是有骨刺不一定有足跟痛，

跖筋膜炎不一定有骨刺。

女，26岁。

【主 诉】 双侧足跟疼痛 2 月余。

【现病史】 双侧足跟疼痛 2 月余，晨起足跟疼痛、刺痛，不可着地，活动后稍有缓解，劳累后加重。余无不适。二便调，舌体胖嫩，脉细。

【中医分析】 肾主骨，肾经经络过足跟，患者多伴有烦劳久立病史，中医认为，烦劳伤肾，久立伤骨。所以足跟疼痛中医多从补肾理气活血论治。

【中医处置】

中医诊断： 足跟痛（肾虚气滞）。

中医治疗： 补肾理气。

中医处方： 强骨胶囊。

针灸治疗： 大陵穴。得气后，留针 1 小时。

疗效反馈： 针刺患者左侧大陵穴，按照中医理论，患者应该右侧足跟痛改善。针刺后请患者立刻运动右侧足跟，疼痛明显缓解，然左侧疼痛依然。再针刺患者右侧大陵穴，患者左侧足跟疼痛立刻明显缓解。随访 2 周，无复发。

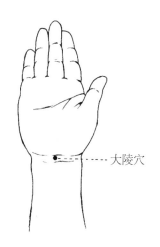

大陵穴

【临床体会】

足跟痛，中医认为多是肾虚气滞，临床产后产妇、年老肾虚体质者多发，治疗时以养肾通气为主，避免过度烦躁劳累状态。

由于当代科学对经络还不甚了解，有人对针刺治疗疼痛的效果产生质疑，会简单地认为针刺就是疼痛转移。但实际上，中医是按照经络理论，有针对性地、精准地治疗患者的局部疼痛。在正确的部位给予治疗，疼痛症状就会得到改善；在错误的部位给予治疗，疼痛症状则不会改善。所以并不是针灸质疑者所谓的疼痛转移。

作为医者，临床中若想要高效解决患者身上的病痛，就需要认真学习完整而有效的中医针灸理论和方法。

【关于穴位】

大陵穴： 腕掌横纹的中点处，在掌长肌腱与桡侧腕屈肌腱之间。是手厥阴心包经的腧穴和原穴，属孙真人十三鬼穴之一，擅长治疗精神神志疾病。

临床主治：

心痛、心悸、胃痛、呕吐、惊悸、癫狂、痫证、胸胁痛、腕关节疼痛、喜笑悲恐。

配劳宫治心绞痛、失眠；配外关、支沟治腹痛、便秘；配水沟、间使、心俞、丰隆治癫、狂、痫、惊悸。

大陵释义：大，与小相对，大也。陵，丘陵也、土堆也。该穴名意指随心包经经水冲涮下行的脾土物质在此堆积。本穴物质为内关穴下传的经水与脾土的混合物，至本穴后，脾土物质堆积如山，如丘陵一般，故名。

【经典回顾】

《黄帝内经·缪刺论》：夫邪客大络者，左注右，右注左，上下左右与经相干，而布于四末，其气无常处，不入于经俞，命曰缪刺。帝曰：愿闻缪刺，以左取右以右取左奈何？其与巨刺何以别之？岐伯曰：邪客于经，左盛则右病，右盛则左病，亦有移易者，左痛未已而右脉先病，如此者，必巨刺之，必中其经，非络脉也。故络病者，其痛与经脉缪处，故命曰缪刺。

《黄帝内经·官针》：巨刺者，左取右，右取左。

《黄帝内经·本输》：心出于中冲，中冲，手中指之端也，为井木；溜于劳宫，劳宫，掌中中指本节之内间也，为荥；注于大陵，大陵，掌后两骨之间方下者也，为腧。

【医生建议】

1.《灵枢·九针十二原》："疾虽久，犹可毕也。言不可治者，未得其术也。"面对疾病，医生一定要多学习各种方法，帮助患者缓解病痛，患者要树立信心，对疾病不要轻言放弃。

2. 痛不通，气血壅。气血流通，百病不生。

3. 足跟痛时注意多养肾气，戒除烦劳状态。

4. 临床中我们发现多数人有病先看西医，效果不好时再看中医。笔者建议患者有病先看中医，或者中西医同时看，有些时候，中医的简、便、效、捷会给大家惊喜。

三、抽 筋

案例 108　养血柔筋治疗抽筋中医经典方

女，70岁。

【主　诉】 下肢抽筋，夜不安寐3天就诊。

【现病史】 患者近3天，每到夜间小腿抽筋，肌肉痉挛，不能安寐就诊。伴见下肢寒冷，夜尿频多。舌体胖大，脉细。

【既往史】 高血压病10年，高脂血症8年余。

【中医处置】

中医诊断：痉症。

中医治疗：养血荣筋，缓急止痉。

中医处方：芍药甘草汤。

中药药物：白芍　炙甘草。

疗效反馈：患者服用1剂药物后，下肢痉挛无再发，3剂而愈。嘱其作为老人，勿要为儿女操劳，随力相助，怡情养性。

【疾病背景】

患者本人家境殷实，经济无忧，只是近来女儿不符合政策生育了二胎，户口还没上，最近要上户口，需要缴纳 20 余万元的社会抚养费。老人惦记要帮助一把，毕竟不是一个小的数目。当时二胎政策还没有放开，但是有传言要放开。老人考虑是否有可能找到其他渠道或者理由能减免部分费用，因此夜间翻来覆去难以安眠，同时内心纠结于帮助女儿该出多少钱，举棋不定。

【中医解读】

下肢痉挛，为临床常见症状，有一大部分患者因营血亏虚、肌肉筋脉失养所致。此方以芍药酸寒，养血敛阴，柔肝止痛；甘草甘温，健脾益气，缓急止痛。二药相伍，酸甘化阴，调和肝脾，达到柔筋止痛之效。本方主治津液受损，阴血不足，筋脉失濡所致诸证。

【情绪分析】

人与天地相应。天地间的金钱，对应人体的营血。心中总觉得金钱不足，即会累及自身荣血受伤。思索金钱，劳神耗血，心血暗伤，血不荣筋，导致患者肌肉筋脉痉挛。

【现代研究】

研究报道，本方对病变异常兴奋状态有强力的抑制、镇静作用。其中芍药对疼痛中枢和脊髓反射中枢的兴奋有镇静作用，故能治疗中枢性或末梢性的筋系挛急，以及因挛急而引起的疼痛。

【医生建议】

1. 下肢寒者，芍药甘草汤可以再加干姜 6g。

2. 兼肾阳虚者，中药温补肾阳，局部保暖，热敷效果也很好。（血脉温则通）

3. 各种原因痉挛的患者，要知足常乐，放下金钱所累。（喜则气和志达，荣卫通利）

4. 老人要颐养天年，不要为儿女的事情过度操心。

第十五章

皮 肤 病

一、风疹/荨麻疹

案例 109 暴怒——自伤肝脏，导致重度荨麻疹

男，60岁。

【主 诉】 反复发作急性荨麻疹3年余，加重2周就诊。

【现病史】 患者3年前由于生气上火后发作荨麻疹，辗转京津两地多方治疗，但疗效不佳。疾病发作则头面肿胀，双耳红肿，唇舌肿胀、不痒，四肢肿痒，严重时伴发休克；周身红斑、风团，持续3天，服用抗过敏药物改善；发作时眩晕，血压降低，腰痛，腹泻，汗出如洗，此后每年发作10余次。

此次发作，先出现后背瘙痒，随后头面、眼睛肿胀，咽喉压迫感，呼吸困难，周身瘙痒，周身红斑，汗出如泄，渐渐视物不清，意识丧失，呼叫不知，求助120抢救，注射"地塞米松"后改善。

食欲可，入睡困难，多梦杂乱不清，时有心悸，后背疼痛。

【既往史】 高血压病史20年，血压：140～150/90mmHg；冠心病病史，2000年行冠脉支架手术；2012年脑梗死，左侧肢体麻木。

【中医处置】

一诊：

中医辨证：风疹（荨麻疹）（肝阳化风，血分郁热）。

中医治疗：平肝潜阳，清热熄风，凉血安神，通络散瘀。

中药药物：生龙骨　天麻　炒白芍　玄参　羚羊角粉　桑叶　菊花　生地　赤芍丹皮　水牛角　知母　炒酸枣仁　知母　生甘草　丹参　五味子　炒栀子　淡竹叶　秦艽。

二诊：

服上方21剂，第四天时轻微发作1次，无眩晕，头痛，食欲可，大便调，小便黄，多汗，动辄汗出，无恶风，时有气短，入睡困难，多梦，健忘，血压：130/80mmHg。

中药药物：上方加：珍珠粉　琥珀粉　莲子心　麦冬。

三诊：

服上方发作程度明显缓解，偶有红色皮疹，散于颈项、足背，无明显大发作；时有眼睑充血，无休克，食欲可，睡眠差，入睡困难，心烦急躁；大便每日 1 ~ 2 次，时溏，小便调，时有心悸。

中药药物：上方加：川芎　茯神　炒栀子　豆豉。

疗效反馈：运用平肝熄风、凉血解毒的方法，结合文化心理支持，以药清其火，顺其气，再晓之以理，达之以情，调和其身心。如此治疗了大约 3 个月，反复 3 年的重度荨麻疹明显好转，此后患者的血压也得到了良好的控制，半年后随访，无复发。

【疾病背景】

患者的荨麻疹发作起来非常严重，甚至导致休克，什么也不知道了，需要赶快叫 120 急救，并且迅速接受抗过敏治疗。因为患者这个疾病反复发作，而且严重时导致休克，抢救不及时就可能危及生命，所以其老伴也不得已要学习如何注射抗过敏药物，以备不时之需。她讲，一看丈夫不对，就要赶紧准备注射，由于太紧张，又没有经验，注射器常常透过丈夫皮肤、肌肉，扎至骨头上。

治疗过程中，笔者试图挖掘患者疾病背后复杂的社会家庭事件。经过详细追问，果真发现了有意义的诱因。患者平素急躁易怒，而且在第一次发作荨麻疹时，有一个情绪暴怒的过程，起因于他 90 余岁的岳母。他讲："老人家身体很好，还能自理，也没什么病，哪里都好，就是有一个让他不能接受的习惯——老太太爱从垃圾箱里捡东西回家。"他们家是城市家庭，家里收拾得体面而且干净，有一次老人从垃圾箱捡回很多脏东西，他回家后看到这个情况，一下没控制住，同老太太发了一次大脾气。他情绪起来时真是怒火中烧，雷霆万钧。因为捡垃圾的事情已经发生了好长时间，患者前期积怨（积累怨气）已久，此次数量又比较多，可以说完全超出了他的心理底线，于是一下子就爆发了。他的反应就是一顿暴怒，把老太太严厉批评了一顿，然后把老太太安排到离家不远的社区养老院去住。

【情绪管理】

患者中老年男性，身形高，约 1.8m，面色苍青，面型长，立目。秉性耿直，多仁义，脾气急躁易怒。五行以木性为主。中医认为高血压患者体质肝火旺盛居多。此次患者荨麻疹发作，中医认为病机就是肝风内动，火扰清窍，导致其眼、鼻、耳红肿瘙痒，伴头晕、耳鸣、视物不清、周身皮疹。而"怒"伤大脑元性（神经），导致晕厥。即《黄帝内经·素问·生气通天论》："大怒则形气绝而血菀于上，使人薄厥。"

推论其人当时生理反应：暴怒诱发心率加速，血压迅速升高，导致外周血管迅速充血，面红耳赤，肝脏短时间疏泄出大量气血，冲击人体肌肤毛窍，扰乱人体脏腑经络，毒素大量聚集在体内，人体难以排解和修复，此时疾病发作。有了第一次、第二次，第三次就会伴随而来，由于有了开端，损伤通路建立，随后损伤就越来越严重，发作越来越频繁，以至于每周都会发作 1 ~ 2 次，发作严重则倒地休克，人事不省。

【情绪疏导】

治疗过程中，我们引入了中华传统的伦常思想，告诉患者，中国老话说："天下无不是的父母。"生这么大气实在不应该，无论老人有多不好，她是您爱人的母亲，做儿女也只能接受、理解、包容为好。应该给予老人尊重才对。您是当晚辈的角色，发这么大脾气，自身还有冠心病、高血压、糖尿病病史，太危险了。中医称暴怒伤肝，怒则气上，严重还会导致中风。我们常说"大逆不道"，意思就是过分的亢奋、逆乱的气机使我们远离了身体自然的健康状态。

中华传统文化讲遇事要"逆来顺受"，意思是事情逆着我们心情来时，我们要能高兴地承受，这需要我们有智慧和良好的情绪自控能力。在健康和疾病之间，我们想要选择健康，就需要"克己复礼，守理而行"，时刻不忘自己的家庭角色是女婿、是晚辈；对方是90岁的老人，是岳母、是长辈，以此对待，自能不怒。舜的父母要害舜，舜都以孝感化。我们该如何对待自己的老人？中华文化的智慧给予了我们很好的启发和典范，指导我们化解矛盾。

前期治疗时，为患者应用了清肺火的治疗药物，效果不明显。而患者此次治疗最终能够痊愈，主要是由于在名老中医指导下，调整为清肝降火治疗法；同时协助患者接纳了导致疾病的社会和心理因素，使其转变了社会生活中处理问题的方法和态度，最终病愈。我们认为，此次治疗，药物治疗是治愈因素的重要内容，文化心理的干预作用亦不容忽视。

【经典回顾】

1.《素问·上古天真论》合于道，所以能年皆度百岁而动作不衰者，以其德全不危也。

2.《素问·四气调神大论》：道者，圣人行之，愚者佩之。从阴阳则生，逆之则死，从之则治，逆之则乱，反顺为逆，是谓内格

【医生建议】

1. 一念嗔心起，火烧功德林。

2. 即使老人有过在先，但晚辈如果忤逆老人亦会因失德而伤身。

3. 人生需时常修德补德。老人不好，正是我们的命不好，所以才需要我们包容修补。

案例 110 儿女钱财，气火之源，母亲焦灼，诱发荨麻疹

女，74岁。

【主　诉】周身皮肤瘙痒，周身风团3天就诊。

【现病史】患者3天前周身皮肤瘙痒，周身风团。四肢、胸背起大个片状风团，突出皮肤，局部潮红，皮肤异常瘙痒，越抓越痒，非要抓破皮肤出血，局部结痂，方才轻松。夜间不敢盖被，稍微暖和则燥热肤痒，风团暴起，胃胀纳差，时有打嗝嗳气，睡眠差。大便秘结，小便黄赤。脉浮数。

【中医处置】

中医诊断：风疹（荨麻疹）（风燥血热型）。

中医治疗：祛风凉血为主。

中医处方：消风散加清营汤加枳术汤。

中药药物：荆芥　防风　蝉蜕　火麻仁　苍术　炒栀子　生地　川芎　白蒺藜　夜交藤　枳实　白术。

疗效反馈：暂无。

【疾病背景】

患者的小女儿，今已45岁。约1个月前患者得知小女儿在网上炒黄金白银，将37万元全部亏损一空。患者讲，这37万元，女儿都不知道这是妈妈费了多大心血，一生辛辛苦苦，一点点积蓄下来的钱，结果就这样被女儿稀里糊涂地变没了，别提心里的滋味和恼火。自此夜不能寐。再过几日，患者周身风团瘙痒发作。

小女儿至今未婚，与自己住在一起，白吃、白喝、白住，还得伺候着，在家里得给她做吃、做喝。女儿吃完饭既不刷锅，也不洗碗，就在一旁玩手机、看电视，自己还得给她收拾，心里别提多窝火了。而且还给她买了一辆汽车，留了一处北京住房，女儿如此不贴心，患者心里更是憋气。

有一次小女儿悄悄地把患者银行账户上的120万元存款都转到她自己名下，经过多次努力，患者才要回来80万元，剩下的40万元，就这样又没了。患者对小女儿无可奈何，还为其担惊受怕，不知道女儿从网上结交的朋友又会给她出什么招，骗她的钱财。

女儿这样，应该同妈妈怀孕期间的状态以及此后成长环境不佳有关。患者回忆当年，小女儿生于1972年，这期间，丈夫被判为"反革命分子"，自己作为"反革命家属"，接受劳动改造，在劳动改造期间，整日吃不饱，穿不暖，担惊受怕，夫妻俩还常常吵架、打架，没有一日安宁。丈夫10年前去世了，他这辈子过得也不如意，自己也很委屈，想当年自己是北京姑娘，各方面条件也好，找个这般丈夫……

【中医解读】

荨麻疹，中医称为风疹，病因多由外感风邪，内有郁热，内外合邪而发病。外因无时不在，由内因而发生作用。天有阴晴，人有喜怒，天人两虚相合，乃成疾病。患者内火焦灼，外逢虚风，遂发病。治疗先寻其病因，告之以其败，语之以其善，导之以其所便，开之以其所苦，再以祛风凉血之药物调理，以期疗效。

【经典回顾】

《黄帝内经·百病始生》：风雨寒热，不得虚邪，不能独伤人。卒然逢疾风暴雨而不病者，盖无虚故邪不能独伤人，此必因虚邪之风，与其身形，两虚相得，乃客其形。

《黄帝内经·师传》：岐伯曰：人之情，莫不恶死而乐生，告之以其败，语之以其善，导之以其所便，开之以其所苦，虽有无道之人，恶有不听者乎？

《黄帝内经·至真要大论》：诸痛痒疮，皆属于心。

【医生建议】

1. 钱财是物质生活所必需，维持人的生命活动，如身体中血液承载人之精神活动一般。生气上火，多因钱财，起急躁心，动不安念，直接扰乱人身气血，导致心火克肺金，皮肤瘙痒诸病。此类患者，欲要好病，需看淡钱财，再服清心凉血之方，才易祛病。

2. 儿女的搅扰、不安，多源于父母当年受孕时的纷扰不宁。儿女眼前状态，正是父母多年习染所致，为父母的应安心接受，改过迁善，儿女必能归正。怨恨打骂儿女，分毫无用。父母越是怨恨打骂，儿女必将一意孤行。最终，儿女落入苦海，父母也必将一同落入苦难中。

3. 为母亲欲要自身晚年安稳，需儿女贤孝方可。若要儿女贤孝，作为儿女终身的人生导师，母亲尤其需要谨慎走好人生每一步。在家做女儿，出嫁做妻子，生子做人母，工作做职工，自己的人生经历、见识是儿女成长的经验，是老年幸福生活的资粮。

4. 在生命过程中我们有多少时间是在后悔已经发生过的事情，或者是担心将要来临的事情，烦恼便是由此而来的。生命的脉络是我们一点一点勾勒的，性情温良，别人感知到的是平和、友善，反馈给我们的也必将是真诚与善意。

案例 111 女儿女婿反目，老夫老妻不安，诱发荨麻疹

男，69岁。

【**主　诉**】 皮肤瘙痒4月余就诊。

【**现病史**】 患者自4个月前自觉双下肢瘙痒，局部皮肤散在红色丘疹，搔抓后局部泛白风团，可自行褪去，以左内侧膝关节上下为著，患者多方求治，中西并用，未见好转。故来中医诊治。查患者面色潮红，饮食可，睡眠不安。舌苔白腻，舌边尖红，脉浮数。

【**中医处置**】

中医诊断：风疹（荨麻疹）（心肺内热）。

中医治疗：疏风散热，清热凉血。

中医处方：麻黄连翘赤小豆汤加减。

中药药物：生麻黄　连翘　赤小豆　桑叶　白蒺藜　苦参　蝉蜕　生甘草　生地　丹皮　炒栀子　紫草　防风　丹参　金银花。

服药禁忌：辛辣油腻、海鲜。

疗效反馈：患者7剂后复诊，言服用2剂，即感觉病情缓解，瘙痒大减，7剂后周身皮疹消失，无瘙痒，嘱其再巩固一周，退其余火。

【**疾病背景**】

患者为外地人，有一30余岁女儿，毕业后工作于北京。女儿婚后，二老帮助女儿带孩子。

亲家母前段时间生病来京诊治，花费十多万元，女婿为母亲单独支付医疗费用。女婿家中有兄弟姐妹，都家住外地，有车有房，过得很宽松，但女儿与女婿，住在北京，虽说收入高些，工作体面，但是现实生活方方面面开销巨大，还需要买房，孩子教育也开销不菲，老两口还要贴补女儿些钱。

老两口及女儿都认为亲家母的每个儿女都应尽义务，看病大家都应该出钱，不能仅让

自己女婿一人出钱，为此女儿同女婿大吵一场。老两口在一旁，知道女婿的好心，也知道女儿的难处，晚间辗转反侧，不能安卧，皮肤瘙痒自此始作。

【情绪解读】

患者老年男性，面色潮红，为心火克肺金，主操心劳累。金气通于肺，火气通于心，肺主皮毛，心主血脉，心火内灼，灼伤肺络，皮毛受损，则皮肤瘙痒，丘疹。

治疗当以清肺热、透心火、凉血解毒为要。医者告知二老，女婿人品可嘉，女儿能找到如此负责的女婿，实为福气。女婿如此做，教子必定贤孝，将来女儿老了，孩孙必能以家庭、父母为重，女儿老有所依。

在这件事情的处理上，老人不但不能向着女儿，还要劝解女儿，尊重自己丈夫的合理做法，理解丈夫孝母心情，兄弟姐妹各尽各心，不可互相推脱，自有天理。如若父母觉得女儿委屈，女儿必然因此更添愤气，夫妻反目，受伤的是谁？老人把一生的宝（女儿）都给了这个女婿，女婿困境能得岳父母资助、理解，10余万换来女婿真心，也是值得的，更何况女婿做得合乎道理！患者一家欣然欢喜接受，拿药回家。

【经典回顾】

《黄帝内经·至真要大论》：诸痛痒疮，皆属于心。

《黄帝内经·刺节真邪》：虚邪之中人也，洒淅动形，起毫毛而发腠理。其入深，内搏于骨，则为骨痹。搏于筋，则为筋挛。搏于脉中，则为血闭不通，则为痈。搏于肉，与卫气相搏，阳胜者则为热，阴胜者则为寒。寒则真气去，去则虚，虚则寒。搏于皮肤之间，其气外发，腠理开，毫毛摇，气往来行，则为痒。留而不去，则痹。卫气不行，则为不仁。

《黄帝内经·终始》：病痛者阴也，痛而以手按之不得者阴也，深刺之。病在上者阳也。病在下者阴也。痒者阳也，浅刺之。

【医生建议】

1. 病由心生，心为境扰，心若转境，病必向好！

2. 待人之心度他日之境，度己之境转待人之心。

3. 好女人旺三代：妻敬夫轻财，夫正行教子，老安心不惧，家和乐安康。

4. 忠孝传家久，和气保身安，若要少灾殃，凡事多思量！

案例 112 暴雨淹车，内心焦躁，诱发荨麻疹

女，36岁。

【主　诉】 身体泛发风团瘙痒1天就诊。

【现病史】 患者1天前无明显诱因，周身泛发风团，以双下肢内外侧分布明显。风团色潮红，瘙痒异常，大小如1分钱硬币，搔抓后可融合成大的片状隆起，可自行消退，无明确刺激性食品及特殊物品接触史。患者形体微胖，面色白黄，隐隐透红。舌色淡，薄白苔，舌体胖大有齿痕，脉浮数。

【既往史】 既往体健。

【中医处置】

中医诊断： 风疹（心肺内热型）。

中医治疗： 疏风散热，清热凉血。

中医处方： 消风散加减。

中药药物： 防风　荆芥　蝉蜕　胡麻　苦参　苍术　当归　生地　栀子　酸枣仁　远志　茯苓　六神曲　甘草。

疗效反馈： 暂无。

【疾病背景】

　　患者丈夫 2 天前晚间，开着家中价值不菲、购买不到 1 年的新车回家。当时正逢天降大雨，在离家不远处有个立交桥，桥下有很深的积水，道路两边已经停着一些车。患者丈夫急于赶回近在咫尺的家，也考虑到新车（SUV）性能强大，应该能冲过去，但是当时外面雨太大，看不清桥下积水有多深，汽车一冲，才发现不好。水一下子漫到车窗，发动机也熄火了。

　　其丈夫第一时间给已经入睡的妻子（患者）打电话，患者一方面担心丈夫生命安全，让丈夫迅速打开车门逃离汽车，另一方面咨询朋友善后事宜（保险报修理赔），然后第一时间赶到现场协助丈夫处理，都忙完后已经快天亮了。还好，丈夫平安，过水汽车保险也有稳妥处理，结果第二天患者周身就发了风团瘙痒。

【情绪解读】

　　患者形体微胖，面色黄白、微红，舌色淡，薄白苔，舌体胖大有齿痕，为水土金象，毫无热象。然患者却遇到了着急上火的突发事件，超越了自己平衡的底线。

　　患者自己讲，丈夫经常像个孩子，给自己找许多麻烦。这件事让她急不得、恼不得，知道丈夫也郁闷，自己生气也不好说什么，常常自我安慰："还好，丈夫安全，车能保险赔付一部分。"但是由于事发当日过度紧张着急，心肺急火内灼，事后又与多个朋友沟通，咨询如何处理善后，操心费力，导致内火内风焦灼皮肤，发而为病。治疗当疏风散热，清热凉血，化解心肺焦灼状态，再以好言劝慰，舒缓心情。

【经典回顾】

《老子》：甚爱必大费，多藏必厚亡。

《黄帝内经·刺节真邪》：其气外发，腠理开，毫毛摇，气往来行，则为痒。

《黄帝内经·至真要大论》：诸痛痒疮，皆属于心。

【医生建议】

　　1. 过敏性疾病，规避过敏原，听起来合情合理，但是操作起来草木皆兵，很有困难。其实内在体质、情绪变化是发病前提，外在环境、物理刺激是发病诱因，治疗关键在于调整内在状态，平复焦躁心理，这才是治疗根本。

　　2. 事坏人不坏，是高级健康的生命境界。每个人一生都会遭遇焦躁之事，事情发生的心理反应决定了身体发生病变的受伤程度，正如老子所云："甚爱必大费。"发生变故之时，要提醒自己最大程度减少事件对身体造成的二次伤害。

3.事坏人亦坏，是我们经常看到的普通生命规律。纵览历史多少英雄豪杰，勃勃生机于事业辉煌，身体委顿于事业荒凉。

二、皮　疹

案例 113 内心焦躁，环境恼火，导致皮炎

女，18岁，在校大学生。

【主　诉】周身皮疹1周就诊。

【现病史】患者1周前突发周身皮疹，以头面口周、面颊分布为著，局部红斑，散在小丘疹分布，丘疹基底潮红，皮损瘙痒脱屑。因面目皮疹严重，羞于见人，而戴口罩，并请假休学。舌尖鲜红，舌体胖大有齿痕，脉浮数。

【中医处置】

中医诊断： 风热疮（风热血燥型）。

中医治疗： 清散郁热，凉血祛风。

中医处方： 麻黄连翘赤小豆加减。

中药药物： 麻黄　连翘　赤小豆　当归　生地　赤芍　秦艽　苦参　白鲜皮　白蒺藜　夜交藤　白茅根　芦根　紫草　牛黄。

疗效反馈： 患者7剂后，疹退痒安，已可不戴口罩在社会上自然走动，14剂恢复正常，准备上学。

【疾病背景】

患者为大学本科学生，问及此次发病有无恼火诱因，患者起初言无，后沉思片刻，想起有位高年级学长，同她QQ闲聊，内容却是患者不感兴趣的电子游戏，与专业毫无关系。患者内心厌烦，但是考虑到日后还要与学长见面，不好不理睬对方，又不会婉言拒绝对方，内心恼火焦躁，不久就发现自己皮肤出疹。

【情绪解读】

患者形体清瘦，面色暗黄微黑，头发稀疏，为肝旺脾虚，阴血不足体质。其父母言其素来脾气急躁。患者内在情绪焦躁，适逢春季风气旺盛，外界人事激惹，内外相合，发而为病。治疗言其所过，导其所便，药以《伤寒论》"麻黄连翘赤小豆汤"，用"发散郁火、凉血祛风"之法，因势利导，使患者郁热得散，血热得清，皮疹退而瘙痒止。

【经典回顾】

《黄帝内经·刺节真邪》：虚邪之中人也，洒淅动形，起毫毛而发腠理。其入深，内搏于骨，则为骨痹。搏于筋，则为筋挛。搏于脉中，则为血闭不通，则为痈。搏于肉，与卫气相搏，阳胜者则为热，阴胜者则为寒，寒则真气去，去则虚，虚则寒。搏于皮肤之间，其气外发，腠理开，毫毛摇，气往来行，则为痒。

《黄帝内经·终始》：痒者阳也，浅刺之。

《黄帝内经·至真要大论》：诸痛痒疮，皆属于心。

《伤寒论》262条：伤寒瘀热在里，身必发黄，麻黄连翘赤小豆汤主之。

【医生建议】

1. 导致我们动情绪的理由有千千万，然而促使我们好病的理由仅有一个——释怀情绪。生病时才发现，健康如此宝贵。健康是美丽的基石，是快乐的保障，是幸福生活的真谛。烦恼的理由又是那么经不起推敲。吃一堑，长一智。我们一定要学会释放心情，淡然处之！

2. "学而时习之，不亦说乎。"在人生的道路上，以明师为指导，以经典为良友，才会长智慧，才能更坚强，才会恒久快乐！读万卷书，行万里路，经历风吹雨打，我们方能坦然面对一切！

3. 疾病的发生，是内外合因。内心藏着疾病的种子，外面的刺激激活不良情绪，给疾病以必要的营养，疾痛病苦才会应运而长。

4. 真正想完善自我，则要感谢那些带给我们不良情绪的人和事——正是他们，激活了我们内心不良的种子，使我们有机会更加精确地发现自己的不足，从而认识自我，修正自我，完善自我！

三、湿 疹

案例 114 **焦躁自伤肌肤，导致湿疹**

男，30岁。

【主　诉】 周身皮疹瘙痒2天就诊。

【现病史】 患者2天前饮酒后，自觉周身皮肤瘙痒，后皮疹逐渐透发，以红色粟粒样丘疹为多，局部散在红肿，瘙痒异常，不能安卧，以后背、两臂内侧为多。饮食可，二便调。舌体鲜红，脉浮数。

【既往史】 既往体健。

【中医处置】

中医诊断： 湿疹（湿热内灼，风热郁肺）。

中医治疗： 清热化湿，宣透风热。

中医处方： 麻黄连翘赤小豆散加减。

中药药物： 麻黄　连翘　杏仁　赤小豆　大枣　桑白皮　生姜　甘草　金银花。

疗效反馈： 患者服用3剂，皮疹退，瘙痒止，7剂而愈，随访1年无复发。

【疾病背景】

患者青年男性，平素喜好吃肉、饮酒，性格急躁，近日在筹办婚礼，患者希望仪式办得完美体面，但限于自己和父母的经济条件，面对婚礼的各项开销，内心焦躁，向亲朋筹钱，亦着急上火。

【中医解读】

患者素喜辛辣厚味、饮酒食肉，造成多湿多热之体质。又因筹办婚礼事项繁琐、筹措钱款不安，内心焦躁。火热内生，火灼金伤，血热壅于皮肤，导致皮肤湿疹。治疗以麻黄连翘赤小豆为主，药用麻黄、杏仁宣肺透热，连翘代连翘根，配合金银花、赤小豆，解毒透热，桑白皮代替梓白皮，清泄肺热，大枣、生姜、甘草调脾胃安中。全方共奏宣肺解毒、化湿止痒之效，正是中医"火郁发之"范例。

【情绪管理】

性好虚荣，喜浮华，多得浮皮疮。此案患者虽然素来本分工作，生活踏实，但却为一时贪好之心，爱惜面子，为人情世故所激触，为金钱所困扰，而成火灼金伤，血热壅于皮肤而成湿疹。金钱是天地间的血，因钱而着急上火，必定扰动内心，导致心火内灼，血分积热，热毒泛溢于皮肤，而成本病。

【经典回顾】

《黄帝内经·至真要大论》：诸痛痒疮，皆属于心。

《黄帝内经·刺节真邪》：黄帝曰：有一脉生数十病者，或痛，或痈，或热，或寒，或痒，或痹，或不仁，变化无穷，其故何也？岐伯曰：此皆邪气之所生也。黄帝曰：余闻气者，有真气，有正气，有邪气，何谓真气？岐伯曰：真气者，所受于天，与谷气并而充身也。正气者，正风也，从一方来，非实风，又非虚风也。邪气者，虚风之贼伤人也，其中人也深，不能自去。

《黄帝内经·上古天真论》：恬惔虚无，真气从之，精神内守，病安从来。

【医生建议】

1. 湿疹患者清淡饮食、静心安养，有利于疾病快速康复。

2.《黄帝内经》所论"恬惔虚无"，正是培补真气、祛病良法。

3. 身体发肤，至贵至宝，莫为身外物而害身内宝。富贵花间露，荣华草头霜，本末轻重勿忘！

四、带状疱疹

案例 115 **子逆母气，肝火上炎，导致带状疱疹**

男，68 岁。

【主　诉】 右颈项部疼痛 8 天，出疱疹 7 天，疼痛逐渐加重就诊。

【现病史】 患者 8 天前生气后出现右颈项部疼痛，第二天在局部出现簇状疱疹，针刺样疼痛逐渐加重，疼痛剧烈，难以安卧。右颈项部疱疹逐渐增多，局部泛红，耳红赤，兼咳嗽痰喘。口苦，大便调，小便黄赤。舌绛红，苔腻，脉弦数。

【既往史】 慢性支气管炎、慢性咳嗽病史 6 年余。

【中医处置】

中医诊断：蛇串疮（带状疱疹）（肝胆湿热型）。

中医治疗：清肝利胆，化湿解毒。

中医处方：龙胆泻肝汤加减。

中药药物：龙胆草　柴胡　黄芩　炒栀子　干生地　车前子　泽泻　蒲公英　枳实　川楝子　元胡　夏枯草　赤芍　甘草。

临床经验：蛇串疮（带状疱疹）临床多见，中医可单独完成治疗，一般2周左右就可痊愈。还可以配合针灸，疗效更为显著。

【疾病背景】

患者家中有94岁老母亲，脑子有些糊涂。患者平素与母亲同居一室，发病当晚，天气正好寒冷，老母却昼夜不分，反复开窗纳凉透气，他关闭后，老母又打开，如此反复多次；更为其甚，老母还在深更半夜时刷牙。患者一时恼怒，肝火妄动，对老人家发了顿脾气，当时就右侧头部一阵刺痛。第二日，与姐妹商量，将老母暂时安养在姐妹家中，老人随后也出现咳嗽症状。

【中医解读】

中医认为此例患者，老年人，长期照顾老母，积劳体弱，血虚肝旺，再由情志内伤，肝气郁结，湿热毒蕴，久而化火，肝经火毒蕴积，夹风邪，循经上犯颈项，而发疱疹，导致经络气血凝滞，阻塞不通，以致疼痛剧烈。

（西医认为此病为带状疱疹病毒感染，病毒在皮肤内复制产生水疱，同时累及神经而发生炎症、坏死，产生神经痛）

【情绪分析】

患者68岁，形瘦露骨，面色红白兼黄，主性格直爽，肝火旺盛。遇逆心事感而触发，难能自已，暴怒于外，火灼于内，导致颈项部出现簇状疱疹疼痛。肝旺克制脾土，脾土不壮，则面色萎黄，消化不良。肝气侮肺，肺失和降，外见面色苍白，内致肺气上逆咳嗽。当以仁爱为心，戒嗔怒，柔和为用，以圆满孝道。则肝火不暴，心火自潜，脾土自壮，肺气自平。

【情绪调整】

老人能有94岁高寿，儿女必定贤孝，但是老人毕竟已94岁，糊涂在所难免，此年龄的老人自己更是苦恼异常，生命宛如残年风烛，儿女怎可嗔怒相加？正是自己一时脾气没能控制，急火上攻，导致火灼经络，产生疱疹。自己疼痛是小事，老人如若有个好歹，岂不就是火烧功德林？罪过大了，到时悔之晚矣！患者点头默然。

【医生建议】

1. 安养自己的老人，是每个人内心深处的愿望。用自己的善言善行，回报给予我们生命的人。

2. 人生最大的困难是管理好自己，按照自己本分管理好情绪，是人生幸福的起点。

3. 看老人的不对，正是伤天，哪里有不生病的道理？即便老人真的有错，做儿女的也要忍让、包容，这正是修德的机会。能弥补老人的过错，才算尽孝。

4. 亲壮年，孝不觉；亲已老，需悯心！

案例 116 **婆婆受累，暗火内生，腋下生疱疹**

女，72岁。

【主　诉】　左腋下、左乳簇状疱疹，痒痛1周就诊。

【现病史】　患者1周前自觉左腋下、左上乳时有痒痛，其女儿发现患者局部簇状疱疹，疹色鲜红而就诊。患者疱疹疼痛不同于常规带状疱疹的强烈，隐隐疼痛，纳差，时有口苦，眠可，大便调，小便黄。舌体胖大，舌苔白腻，脉弦。面色萎黄，形体消瘦。

【既往史】　既往体健。

【中医处置】

中医诊断：带状疱疹（肝胆郁热型）。

中医治疗：疏肝清热，活血解毒。

中医处方：四逆散和金铃子散加减。

中药药物：柴胡　枳实　白芍　甘草　川楝子　元胡　连翘　蒲公英　丝瓜络　炒栀子等。

疗效反馈：患者1周后复诊，疱疹结痂，消退大半，嘱其继续中医治疗。（患者女儿曾经得过疱疹，知道此病疼痛厉害，还同时采用西药营养神经、抗病毒药物治疗1周）

【疾病背景】

患者为老年女性，有一子一女，自己单独生活。每周去儿子、女儿家各1天，给他们做做家务，打扫卫生，打理一下生活。在女儿家无说，在儿子家有诸多不开心处。儿媳妇喜欢现代养生型生活，饮食清淡，做饭少滋乏味，老人吃着没味，吃两口就算了，或者直接不吃，干一天活后回自家再吃。儿子在家中不主事，全听儿媳妇的。儿媳妇常常批评孙子，或有打骂，老人在跟前，很是生气，拦着儿媳妇和儿子。儿媳妇对婆婆也很生气，婆媳因此积累下不少矛盾。生病后，由女儿陪同母亲来看病。老人感觉儿媳妇对儿子也是缺乏体贴，内心常常暗自起火。

【情绪解读】

患者面黄形瘦，为木土性人，为人耿直，性格又有不通达处，只知道对儿女好，多干，多出力，多受累。但管得多，儿女不乐意，其内心自生怨气。日积月累，逢春天"发陈"之季节，体内郁火因气候外达而导致疱疹发病。因老人多隐忍于心内，内心不乐，不示外人，故而腋下发病。治疗以疏肝清热，活血解毒之品，解肝经之郁热毒邪。

【医生建议】

1. 做老太太的，要性如灰，灰是过了火存本性的，温温暖暖，还暄腾腾的，好比老太太气度温和，一点火性也无，永不会生气，平心静养。把一切家务，交与儿媳管理。交给她还得要放心，若是遇着事老不舍心，絮絮叨叨不住声，不但自己操心，还惹得一家人都不耐烦。终日受苦，一辈子也不能出苦，且显得子孙不孝，长儿媳的依赖性，学不出当家的道理，永久不能替其代劳。老太太当如灰之温暖沉静，千万不要灰中带火，能以烧人，且伤老人养生之道，多生疾苦。

2. 当儿媳妇的，应常体谅婆婆以前奔波劳碌，受尽千辛万苦，怕儿女受饥受寒。今已年老，有了儿媳，不能再使婆婆受累。儿媳妇当常念婆婆的恩情，心里认为老人的恩情比生身母亲还重大。一方面要报恩，一方面要尽孝道，使婆婆心满意足，欢欢喜喜、家庭和乐，日子准能发旺，才显出婆婆仁慈，儿媳贤孝。如此必能齐家，儿孙忠孝，家道兴隆矣。

3. 当女儿的，要在母亲面前，常提其嫂子、弟媳的好处。对方偶有过错，要用好话解说，一方面解母亲的心结，老人心里气顺，少生病；一方面儿媳妇心中知道感激，如此解冤消怨，全家和乐，家道昌盛。如此，当女儿的才是全家的贵星！

案例 117 小两口纷争，老太太患带状疱疹

女，64岁。

【主　诉】 左腿疼痛10天，疱疹出现4天就诊。

【现病史】 患者10天前自觉左腿疼痛，4天前左下肢膝关节以下出现红色散在疱疹，剧烈刺痛，兼见左侧胁肋疼痛，腰酸痛，口中灼热、不苦，纳差，失眠。大便秘结不畅，小便黄赤。面色苍、微暗黑。舌苔薄白，舌边红，脉弦数。

【既往史】 否认糖尿病史。

【中医处置】

中医诊断：带状疱疹（肝经郁热）。

中医治疗：清热疏肝，活血止痛。

中医处方：龙胆泻肝汤合金铃子散加味。

中药药物：龙胆草　龙血竭　炒栀子　黄芩　柴胡　生地　车前　泽泻　通草　甘草　当归　川楝子　元胡。

疗效反馈：暂无。

【疾病背景】

患者老年女性，有两个女儿。老两口与小女儿、女婿共同生活，帮助其照看3岁的外孙。

发病前半个月，小两口吵架。患者说家里也没什么大事，起因源于女婿。婆婆唠叨媳妇不好，女婿不经意转述给女儿听；女儿信口，抱怨婆婆不好，女婿没思考便传给婆婆，婆媳间矛盾深化，间接引发女儿与女婿矛盾爆发。两人大吵一通，情急之下难以调和，女婿甚至提出离婚。老太太白天刚同老伴生了气还没消，晚间小两口就又起纷争，老人在一旁看着、听着，当晚整夜未眠，内心不安。虽说小两口现在已经和好如初，但是，老人却出现了左下肢难忍之疱疹疼痛。

【情绪解读】

患者老年女性，形体厚实，面色苍黄微暗，为土实木郁肾虚体质。土气壅滞，脾胃失

运，则不喜食物；木气郁滞，肝经不通，不通则痛，则胁肋疼痛；郁久化热外达，则局部透出红色疱疹，治疗当清热疏肝，活血止痛为要。

【婆媳角色规范】

婆媳道，最重要，婆媳相亲伴到老。

婆婆如土需安稳，暄腾温暖如炭灰，

少唠叨，多赞叹，家中祥瑞常环绕。

厚德养得元气足，身康体健灾殃少。

儿媳似水多柔和，随圆就方从容过，

少抱怨，多劳作，庭院欢喜屋中乐。

智慧生得儿孙贤，家道兴隆幸事多。

儿媳常念婆婆功，婆婆常夸儿媳好，

婆媳和睦把家传，子孝孙贤最为好。

【医生建议】

1. 婆媳矛盾，千古话题，相处有道，需要认真学习。

2. 找好处，传好话，言善语，开天堂路；看不是，传是非，言恶语，入地狱游。

3. 父母不睦，儿女受此习染，他日小两口不和，各不相让，纷争四起，晚年老人心难安，身多病。

4. 父母相敬，儿女受此正气，他日小两口偶有意见不合，一方相让，家庭和睦，晚年老人心泰然，身安康。

五、脱　发

案例 118　**产后久视，自伤阴血，导致脱发**

女，29岁。

【主　诉】 产后5个月，脱发就诊。

【现病史】 患者5个月前顺产一子，日夜哺乳养护婴儿，近日发现自己毛发稀疏，头发脱落明显。查患者头发稀疏，面色微恍白，颧红，食欲可，夜间需要哺乳、照顾孩子，每日业余生活不离电视、手机、书籍，阅读生活丰富。患者睡眠差，眠浅易醒，口干欲饮，双目干涩，二便调。舌体胖大，舌质嫩，有齿痕，脉细弱。

【既往史】 既往体健。

【中医处置】

中医诊断： 阴血亏虚。

中医治疗： 益气滋阴，养血安神。

中医处方： 杞菊地黄丸加枣仁安神液加减。

疗效反馈：因为虚证滋养调补，需要百日方有效，所以在后文引用临床所见其他患者生命现象，以供佐证中医医理。

【中医解读】

新产后母体已经气血两虚，婴儿每日所需母乳，亦为气血所化生，进一步耗伤母体阴血。患者每日又劳神费力地养育婴儿，卧不得安稳，睡不得眠长，亦导致心血暗耗。

当代生活，信息泛滥，大家无论工作还是休闲，都离不开各种电子产品，电视、电脑、手机、书刊充斥生活的每个角落。中医认为"久视伤血"，导致患者阴血进一步耗伤。肾者其华在发，人体毛发为阴血之余，人体毛发的荣枯反映人的肾气和阴血的状态。新妈妈的阴血不足，直接表现为头发脱落。

"肝受血而能视"，患者阴血亏虚，则双目干涩；阴血亏虚，心神失养，则失眠；阴血亏虚，患者欲自救，则口干欲饮；舌体胖大，舌质嫩，有齿痕，为气阴亏虚；脉细弱，为阴血亏虚之象。

因此治疗以杞菊地黄丸加枣仁安神液加减，益气滋阴，养血安神，嘱咐其减少用眼，充足睡眠，开源节流，调补 3 个月，以期疗效。

【临床见证】

中医理论："肾者，其华在发，人体毛发为阴血之余。"

1. 笔者治疗一 80 余岁老年男性，已经谢顶多年，因脑血管病服用补肾养血活血中药 2 年余，在光净多年的头顶部竟然又生出浓密的黑发，家人欣喜异常。

2. 一名 50 余岁的肾移植患者，移植一 20 余岁年轻人的肾脏后，本已稀疏的头发又变得浓密而黝黑。

3. 临床中大量的肿瘤患者，经历化学药物治疗，患者红、白细胞严重损伤后，头发亦随之脱落。

【经典回顾】

《黄帝内经·宣明五气》五劳所伤：久视伤血，久卧伤气，久坐伤肉，久立伤骨，久行伤筋。

【情绪分析】

此患者本为青年母亲，以血为用，性属水，主滋养万物。然此患者，面白，颧红，形体厚，为火、金、土性人。土实火盛，性中缺水，主其生活劳碌，操心耗神，性多急躁、缺柔和。阴血耗伤，头发脱失。欲速好病，应心中常念为人母，当效法水之柔和，避忙碌急躁之行，少视安养，天然阴血自生，自然发固不脱，益母益子。

【医生建议】

1. 笔者家乡有"新产后百日不可读书"的民俗。开始以为是封建约束人的糟粕，学中医后，才知道《黄帝内经》有"久视伤血"之训，方知此禁忌之真意。

2. 当代生活，大家在享受电视、电脑、手机、书籍所带来的丰富信息之余，常常有心血暗耗之弊，大家警之！警之！望用之有节！

案例 119 劳神多虑少眠，阴血暗耗，导致脱发

女，24岁。

【主 诉】 脱发3年，明显加重1月就诊。

【现病史】 患者毛发稀疏，颜色微黄，面色潮红，近3年来头发脱落明显。晨起枕头上落满头发，洗头、梳头也是大把大把的头发脱落。兼见双目干涩，睡眠少，大便秘结不爽，小便调，月经前乳腺胀痛，经色暗量少。舌尖红，舌体胖大，脉弦细。

【疾病背景】

患者年龄二十有四，为某高校硕士研究生，近期正在备考博士研究生，每夜通常午夜12点以后方才入睡。此外每日需要浏览、阅读大量专业文献，日常生活离不开手机、电脑、书籍，以便获取相关信息。由于毕业将近，还要撰写毕业论文，面对毕业答辩和博士入学考试，同时还要面临就业与择偶选择，内心焦躁。

【情绪解读】

患者年轻女性，形体瘦高，面型细长，面色潮红，主性木火金，主学业顺利，劳心费力。青年女性以木水金为顺运，然当代知性女子，多为家庭独生子，父母期望与培养方式同男性无别，又经多年求学经历磨炼，女孩性中多带火。

火多必耗肾阴，又用眼多，《黄帝内经》云"久视伤血"，求学应考，"心血暗耗"，导致患者肾阴肝血暗耗而不知。然"发为血之余""肾其华在发"，所以患者头发脱落明显。阴血暗耗，眼睛失血濡养，则双目干涩；月经经血不足，则月经量少；肠道血虚生燥，则大便秘结不爽。阴血不足，肝气失其濡养，则脾气暴躁；肝气疏泄不及，月经前乳腺胀痛。脉弦细，舌尖红，舌体胖大，亦为气阴不足，肝郁血燥之征。

【中医处置】

中医诊断： 脱发（阴虚血燥型）。

中医治疗： 滋阴养血，柔肝生发。

中医处方： 逍遥丸合杞菊地黄丸加减。

中药药物： 枸杞 菊花 生地 丹皮 泽泻 茯苓 山药 山萸肉 柴胡 白芍 当归 白术 甘草 酸枣仁 神曲。

【经典回顾】

《黄帝内经·六节藏象论》：肾者，主蛰封藏之本，精之处也，其华在发，其充在骨，为阴中之少阴，通于冬气。

《黄帝内经·宣明五气》：五劳所伤：久视伤血，久卧伤气，久坐伤肉，久立伤骨，久行伤筋，是谓五劳所伤。

《黄帝内经·营卫生会》：岐伯答曰：营卫者精气也，血者神气也，故血之与气，异名同类焉。故夺血者无汗，夺汗者无血，故人生有两死而无两生。

头发，中医称为"血余"，意思为头发是由气血之余所化生。中药有血余炭入药，为人的头发洗净、焖煅成炭，研末入药。

功效：止血散瘀，用于吐血、衄血、尿血、血淋、血痢、便血、崩漏等症。

【医生建议】

1. 劳神费力，暗耗心血，可伤头发，导致脱发。

2. 熬夜少眠，暗耗肾阴，可伤头发，导致脱发。

3. 久视伤血，暗耗肝血，可伤头发，导致脱发。

4. 静心，早卧，少视，外加中药养血生发之品，可以养血生发。

案例 120 劳心炒股，心血暗耗，导致脱发

女，26岁。

【主　诉】脱发半年余就诊。

【现病史】患者近半年来明显脱发，轻轻梳发、洗发即大把头发脱落。就诊时头发看着虽然还可以，但患者说头发较前浓密时比稀疏好多，兼见面色黄白，形体瘦，乏力纳差，食量较少，大便调，时有腹泻便溏，多于受寒或者饮食不当时发生。小便调，月经周期规律，28天，经行3天，色鲜红，量可。舌苔淡胖有齿痕，舌尖微红，脉细弱。

【既往史】患有乳腺腺瘤3年。

【中医处置】

中医诊断： 脱发（气血两虚）。

中医治疗： 益气养血，滋补脾肾。

中医处方： 益气养血补肾方加减。

中药药物： 党参　黄芪　茯苓　白术　山药　甘草　炮姜　当归　熟地　枸杞　山萸肉　酸枣仁　白芍　柴胡　神曲　补骨脂　远志等。

疗效反馈： 暂无。

【疾病背景】

患者为多年证券从业者，白天操作A股，晚间操作美股，每日观看K线，写研究报告，读世界资讯，荟萃分析各方信息，忙得不亦乐乎。

【中医解读】

中医认为，久视伤血，发为血之余。患者劳心费神，心血暗耗，肾阴内伤，导致头发脱落。治疗益气养血，滋补肾阴为法，嘱其早睡早起，适当用眼，减少消耗，以期开源节流，事半功倍。

【经典回顾】

《黄帝内经·上古天真论》：岐伯对曰：上古之人，其知道者，法于阴阳，和于术数，

食饮有节，起居有常，不妄作劳，故能形与神俱，而尽终其天年，度百岁乃去。今时之人不然也，以酒为浆，以妄为常，醉以入房，以欲竭其精，以耗散其真，不知持满，不时御神，务快其心，逆于生乐，起居无节，故半百而衰也。

《黄帝内经·上宣明五气》：五劳所伤：久视伤血，久卧伤气，久坐伤肉，久立伤骨，久行伤筋，是谓五劳所伤。

《素问·六节藏象论》：肾者，主蛰封藏之本，精之处也，其华在发，其充在骨，为阴中之少阴，通于冬气。

《素问·五脏生成》：肾之合骨也，其荣发也。

【医生建议】

1. 头发为心血、肾精所化，养发第一要务为：安神养血，固肾秘精。

2. 事业成就需要心血倾注，身体毛发需要精血滋养，在身体与事业之间，从容安然劳于事，少欲而慎劳，形神相俱，事成而身尽天年。

3. 少年精血足而少财富，老年气血衰而多积蓄，在财富与精气之间，哪个更为珍贵？失去的人最知道。

4. 今人常起居无节，逆于生乐，其尤以青少年为甚。虽以体健而不显疾，但千里之堤毁于蚁穴，因嗜欲、放逸而损耗气血，实为愚夫，慎之！戒之！

第十六章

五官疾病

一、咽喉部病证

案例 121 嗓子为什么会疼痛

男，44岁。

【主　诉】 咽痛 1 天就诊。

【现病史】 患者咽喉干痛不适 1 天。晨起咽痛明显，口干口渴，夜间干醒，咽喉自觉挂着痰，可咳出微黄痰。舌红苔白腻，脉浮数。

【中医处置】

中医诊断： 咽痛（心肺内热）。

中医治疗： 清肺泻火。

中医处方： 柴银口服液，复方鲜竹沥。

疗效反馈： 服药 1 天改善。

【疾病背景】

患者为医生，近日生活、工作较忙碌，早晨送孩子上学，然后再匆忙上班，时间有些紧张。进出学校大门，每日都需要出示身份证件，并且门卫不认人，只认证件。北京初春的天气风大，早晨还有些冷，许多人堵在门口，在口袋四处找证件。患者心中焦躁，不满地摘下手套，从口袋中找出证件，愤忿地对门卫说："天天看，一样的人，怎么也记不住，不是浪费时间吗？"门卫也没有好气，说道："从这里过，就需要出示证件。"患者不耐烦而直冲地回答："看，看，给你看，明天还给你看。"

这位医生每天上午还要接诊许多患者，这天有个从外地来的一家三口一起来看病，病情复杂，解释饶舌，说得也是有些焦躁气火。自此就感觉咽喉不利，休息一晚，早晨就因咽部疼痛、干燥而醒，赶紧多喝了些水。

患者每天都是这样的工作，所以要说好多话，不过之前嗓子状态一直不错，基本上每日都是和和气气的言语。但是这次不同，多了些急火，多了些愤恨，结果嗓子就病了。

《黄帝内经·经脉别论》：故春秋冬夏，四时阴阳，生病起于过用，此为常也。

《黄帝内经·著至教论》：帝曰：三阳者，至阳也，积并则为惊，病起疾风，至如霹雳，九窍皆塞，阳气滂溢，干嗌喉塞。

【医生建议】

1. 话要好好说。好好说话、说好话，不仅能沟通好，还不伤自己的嗓子。

2. 不好好说话，带着情绪说话，急急躁躁地沟通，不但无助于事情解决，而且是许多咽炎患者的病因。

3. 打人没有好手，骂人没有好口，好多疾病，都是不良使用身体导致的。

4. 从健康角度讲，修养身心，是每个人的基本需求。

案例 122 咽痛咽哑是何因——河东狮吼

女，64岁。

【主　诉】 咽哑、咽痛 1 个月就诊。

【现病史】 患者近 1 个月来，反复出现咽哑、咽痛，晨起明显。查看患者，形体丰盈，面白两颧潮红，咽颊局部红肿，咽部灼热，言多时有咳嗽，口干喜饮，时有口苦。舌边尖红，苔薄白腻，脉细数。

【处置】

中医诊断：咽痛（肝火肺热阴虚）。

西医诊断：慢性咽炎。

中医治疗：清肺润咽。

中药药物：柴胡　黄芩　生甘草　玄参　桔梗　板蓝根　金银花加减。

疗效反馈：暂无。

【疾病背景】

医生：您嗓子这么不舒服，一定是跟谁着急，大声说话了吧！

患者：我也没有什么着急的事儿。就是看着个小孙女，有时跟她着点急。

医生：您是个操心的人，为什么跟她着急呢？

患者：是操心啊！大夫，您不知道，现在看个孩子有多么不省心！我孙女今年 4 岁，别提多任性了。我负责送她上幼儿园，每天一早都要挑半天衣服，十多件衣服就要穿那一件粉红色的小衣服，别的都不行，您说气人不气人！

医生：孩子嘛，喜欢就穿吧，也没什么区别，她高兴就行，没必要跟她较劲儿啊。您跟她准是大声呼喊了，要不嗓子怎能坏？

患者：您说得对（患者乐了），我是每次出门前都呵斥她，不能总依着她啊！我总是连呼带叫、连打带闹，才能把她送走！

医生： 那您嗓子能不坏吗！您是奶奶，虽然关爱她是对的，但是保持耐心、没有火气才是重要的。您这样，不但自己嗓子坏了，孩子也总爱咳嗽，中医称为火克金。心火克肺金，伤儿女，您自己累，人家还不喜欢！

患者： 您说得对！她还真是爱咳嗽。我以后少管！大夫，有时真是不由自主啊！

【经典回顾】

《黄帝内经·血气形志》：形苦志苦，病生于咽嗌，治之以甘药。

《黄帝内经·奇病论》：夫肝者，中之将也，取决于胆，咽为之使。

《黄帝内经·阴阳清浊》：黄帝曰：愿闻人气之清浊。岐伯曰：受谷者浊，受气者清。清者注阴，浊者注阳。浊而清者，上出于咽；清而浊者，则下行。清浊相干，命曰乱气。

【医生建议】

1. 老人要温和，性如灰，点火都不着急才好。老人有火，伤人伤己。

2. 身体的疾病，常常是有意无意之间，过度使用才出的问题。

3. 养病，有和气是关键！

4. 好心，不一定办好事。有智慧，按规矩，守本分，才可有好的结果。

案例 123 愤愤不平，失于言表，气阻咽喉，成梅核病

梅核气： 患者咽喉部如有梅核大小的异物感，阻塞其间，吞之不下，咳之不出之证。多见于情绪郁怒隐忍患者，怒而难言，而生此病，临床中常常可见。

中医认为其病机为痰气阻塞咽喉，治疗首选两千年前医圣张仲景"半夏厚朴汤"原方，祛痰利气，疗效显著，药到病除，不禁感叹中医之国粹！仲圣之智慧！

女，62岁。

【主　诉】 咽部梗塞感1周就诊。

【现病史】 患者1周前出现咽喉部梗塞感，如有物阻塞喉间，吞之不下，咽之不能。进餐、饮水时下咽通畅，无梗阻。曾担心咽喉部长肿瘤，查喉镜未发现异常。兼见胸闷，腹胀，纳差，时有眩晕，多噩梦，大便不畅，小便调。查面色萎黄色暗，形体敦厚，舌苔薄白，脉弦滑。

【中医处置】

中医诊断： 梅核气（痰阻气郁型）。

中医治疗： 降气开郁，化痰散结。

中药处方： 半夏厚朴汤。（原方）

中药药物： 半夏　厚朴　茯苓　生姜　苏叶。

疗效反馈： 服药7剂后梗阻感消失，再继续服用1周而愈。一年后又因外事不如意而梅核复发，复诊病症同前，继用前方，7剂而愈。

【疾病背景】

患者为医院退休职工。退休后身体不佳，经好友介绍，参加院外某门诊部开展之保健项目，每次需 1200 元，在朋友建议、店家鼓动下办卡消费，前后支出 3 万余元。但经几次治疗后患者改善不显著，遂要求退费，然店家坚持拒绝，并告知其好友因介绍其来此治疗，已免费享受多次治疗。患者吃了哑巴亏，内心暗自生气，然其本性淳朴，不善辩驳，退费诉求为对方巧言阻隔，内心因委屈而苦恼，无奈间愤于诊所，怨于好友，无以言表，常思常悔，无从开解，日日郁闷，遂生此病。

【中医解读】

患者情绪抑郁，肝胆气机疏泄不利，脾胃痰湿气化不及，痰气郁结于咽喉而致"梅核气"。症见咽中如有烤肉阻塞，咯吐不出，吞咽不下。因肝气郁滞，阻于胸中则见胸闷，阻于脘腹则见腹胀，阻于大肠则见大便不畅。脾气运化失和，则纳差少食，气机上逆，则见眩晕，痰阻扰神，则多噩梦。

治疗以辛温之半夏为君药，化痰散结，降逆和胃；以苦辛性温之厚朴为臣药，下气除满消胀，助半夏散结降逆；甘淡之茯苓渗湿健脾为佐药，以助半夏化痰；辛温之生姜为佐药，散结和胃止呕，且制半夏之毒；芳香之苏叶为佐药，行气舒肝，助厚朴行气宽胸、宣通郁结之气。全方共奏降气开郁，化痰散结，疏解咽喉之痰气梅核。

【情绪解读】

患者面色萎黄，色暗，形体敦厚，主其脾气壅滞，痰湿不化。此类患者性格固执，不善变通，言语迟钝，遇事想不开，郁怨内生，愤愤不平，生气后为对方压抑，暗自憋屈，忍气吞声，气阻自身，郁怒无所疏解而生此病。欲要好病，需知"人善人欺天不欺"，吃亏后想明白是自己判断不利，内心释然对朋友的不悦和店家的不满，明了身体健康才是当前的主要目标，自己傻生气，只会徒增疾病和烦恼，折损身心健康！

【经典回顾】

《金匮要略·妇人杂病脉证并治》：妇人咽中如有炙脔，半夏厚朴汤主之。

半夏厚朴汤方（《千金》作：胸满，心下坚，咽中帖帖，如有炙肉，吐之不出，吞之不下）：

半夏一升　厚朴三两　茯苓四两　生姜五两　干苏叶二两

上五味，以水七升，煮取四升，分温四服，日三、夜一服。

注解：

① 梅核：是果梅树结果的果核。

② 炙脔：炙，音 zhì，烤，烤肉。脔，音 luán，从肉，繁体字是臠，本义是指小块肉。炙脔，即指烤肉。

【医生建议】

1. 当我们遇到不公平待遇时，要提醒自己生气只能徒增疾病和烦恼，要理智应对。事情都已经发生了，泰然处之，从容应对，方为上策。

2. 当我们无从化解时，要积极应对。运动、药物、倾诉等等都是很好的途径，不可把烦恼长期留存体内，以保全自身健康。

3. 什么样的人用什么样的思维方式思考，就会招致什么样的外事。外事不易变革，心境则较易调整。欲要好境遇、好身体，惟有努力改善自我的思想。

4. 心态主导情绪。天降大任者，必心态豁达、乐观；日常生活也是如此，能积极面对、调整自己的心态，方能进而调节情绪，以利健康。

案例 124 多言火气上逆，导致咽喉不利

男，54岁。

【主　诉】 咽喉干燥、梗阻不利10余年。

【现病史】 患者10余年来反复出现咽喉干燥、梗阻不利。口干口渴，喜欢饮水，饮水渴不解，自觉咽喉梗阻不利。胃中饱胀、饥饿感，时有嗳气、矢气，得气则舒，时有腹胀，反酸，夜间明显，甚至时有夜间为反出的酸水所呛醒。二便调，睡眠可。舌体淡嫩，有裂纹，舌苔薄白，舌尖部淡红，脉弦细。

喉镜检查：慢性咽炎，无特殊。

【既往史】 既往体健。

【中医处置】

中医诊断：咽燥证（肺胃阴伤，火气上逆型）。

中医治疗：滋阴润燥，降逆下气。

中医处方：麦门冬汤原方。

中药药物：麦门冬　半夏　党参　甘草　大米　大枣。

疗效反馈：患者服用1剂，即觉诸证改善，以口干、咽喉梗阻不利改善最为显著。后因出差停药，症状反复，继续服上方，改麦门冬75 g，余药不变，服用2月余，自诉胃胀、反酸亦缓解，10余年疾苦根除。

【疾病背景】

患者为某IT公司管理人士，自带团队，开展业务，人多事杂，管理需多言，常常易急躁，久久得之。

【情绪解读】

患者面色黄白，言多则面挂红，眉目方正，大鼻头，口唇薄，五短身型，为金土性人，以肺胃为用。从事管理工作，劳神而多言，气火内炎，日久必伤津耗气，导致气阴两虚。然其性格隐忍，虽有不平之事，需指点，又不可尽言，则逆而上炎，导致咽喉不利、胃胀、反酸、嗳气。治疗重用麦门冬甘寒清润，滋润肺胃之阴而清虚热为君药，臣以党参、甘草益气生津，补益肺胃；佐以大米、大枣益胃气，养胃阴，配以半夏降逆下气，甘草又能润肺利咽，调和诸药，兼以为使。全方共奏滋阴润燥，降逆下气之效，使胃阴生而

肺燥润，火得清而逆气下。

【经典回顾】

《黄帝内经·著至教论》：帝曰：三阳者，至阳也，积并则为惊，病起疾风，至如霹雳，九窍皆塞，阳气滂溢，干嗌喉塞。并于阴，则上下无常，薄为肠澼。此谓三阳直心，坐不得起，卧者便身全，三阳之病。

《黄帝内经·阴阳应象大论》：故清阳出上窍，浊阴出下窍；清阳发腠理，浊阴走五脏；清阳实四肢，浊阴归六腑。

《金匮要略·肺痿肺痈咳嗽上气病脉证治》：大逆上气，咽喉不利，止逆下气者，麦门冬汤主之。

麦门冬汤方：

麦门冬七升、半夏一升、人参三两、甘草二两、粳米三合、大枣十二枚。

上六味，以水一斗二升，煮取六升，温服一升，日三、夜一服。

【医生建议】

1. 口开神气散，舌动是非生。道家修身，需要保养精气神，日常需少看、少听、少嗅、少吃、少言，内静其心，则官窍清净，不为所害。

2. 心火内动，七窍生烟。心为火，心动而火生，火生而耗气伤津，内灼五脏官窍，使眼耳鼻舌诸窍受伤。

3. 五脏四肢、形体官窍，均为人用，用之不当，则为病。其气喜和，忌燥，燥则气急败坏，折损所用。

二、眼部病证

案例 125　急火灼目，导致结膜出血

女，46岁。

【主　诉】 患者近半年反复双眼出血，右眼再次出血当日就诊。

【现病史】 患者近半年无明显原因反复双眼出血，今日晨起右眼再次出血就诊。患者晨起自觉眼睛刺痛，照镜子时发现右眼外侧下方片状出血，血色鲜红微暗，无明显视力异常。患者未服用抗凝药物，伴心悸失眠，每晚三点钟醒，食欲可，小便调，大便微干。舌暗红，少苔，脉细数。

【既往史】 2019 年曾患急性结膜炎（红眼病）。

【中医处置】

西医诊断： 结膜下出血，眼干燥症，结膜干燥。

中医诊断： 肝火上扰，灼伤目络。

中医治疗： 清肝去火止血。

中医处方： 养血清脑颗粒、当归芦荟胶囊、熊胆粉。

【疾病背景】

（患者为中年女性，行色匆匆地步入诊室。因为疫情，患者戴着天蓝色一次性口罩，但是待患者坐正时，笔者就看到患者的右眼外侧一大片鲜红色的出血）

医生：（很关切地望着患者）您最近怎么了？上这么大火，眼睛出血成这个样子，是不是因为钱的事跟谁着急了？

患者：大夫，没有吧！我最近没太着急呀。

医生：您再想想，右眼出血，是和谁着这么大急？女同事？

患者：哦，我周边没有什么女性跟人家着急，要说着急，那是跟我家先生吧，我们俩前两天是着了点急。但是也没有真着急，就一点小事。

医生：您再想想。

（患者摇头）

医生：前些日子，我的一个患者朋友，跟您一样眼睛出血，他是跟他单位的一个财务同事因为经济问题着大急了，那个人是他的接班人，结果自己没能处理好问题，差点犯罪，他一下子就出血了！（帮助患者回忆疾病相关的社会事件）

患者：我想起来了，大夫！那还真是我们公司的事，是着急来着。

医生：公司的什么事呀？您可以讲讲吗？（引导患者再现并倾诉发病时的心理经过，开其所苦）

患者：我们公司之前负责的一个项目，人家帮我们做，也都做得差不多了，我们也都认可，就是欠了人家九万块钱的尾款。这不是闹疫情吗？我们也确实周转不开。对方也是个小公司，也确实缺这个钱，人家这小女孩找我要了好多次，这都欠了人家两年多了。人家说要是再不给钱，就要起诉我们了，我在公司负责财务的支出和协调，我都有点不好意思了。我们家老公说："你们这是什么公司呀？九万块钱就让人起诉了，这怎么干呀！"我和我家先生说，要不然先从家里拿点钱给垫上。

医生：您这公司是让人上火，怎么还自己出钱呢？是您自己的公司吗？

患者：不是，是我一个闺蜜的公司，这不是因为关系好嘛。她现在也确实困难，最近我们才贷款把人家的钱还了。因为这个事着急，是这个月5号的事，8号把钱支付给人家，16号早晨就突然出血了。

医生：这就对上这个疾病了。因为女性的发病后滞于着急上火的状态，但是一般一个月之内就会体现在身体上。（给患者明确发病诱因，告之以其败）

患者：哦，原来是这样，这我知道原因了。

医生：现在是生活艰难，工作项目不好干，您也是不容易，还总想帮助人家。（语之以其善）

患者：是呀，现在养人成本特别高，我们都辞退了好多人了，就保留了核心的技术人员。每次到发工资的日子我都发愁。

医生：这也就是您最近眼睛反复出血的原因。着急上火，七窍生烟。所以您也睡不着

觉，眼睛也出血。和气生财，和气养身。（导之以其所便）

患者：好的医生，谢谢您，明白了。

【经典回顾】

《黄帝内经·师传》：岐伯曰：人之情，莫不恶死而乐生，告之以其败，语之以其善，导之以其所便，开之以其所苦，虽有无道之人，恶有不听者乎？

《黄帝内经·大惑论》：岐伯对曰：五脏六腑之精气，皆上注于目而为之精。精之窠为眼，骨之精为瞳子，筋之精为黑眼，血之精为络，其窠气之精为白眼，肌肉之精为约束，裹撷筋骨血气之精而与脉并为系，上属于脑，后出于项中。

【医生建议】

1. 事坏人病，是心随境转，身体被好坏拨弄。

2. 事坏人不坏，是心和其境，和而不伤，身体不被好坏伤害。

3. 钱是社会的血，与人体血脉精神相连，大家要谨慎对待。

案例 126　家事不宁，急火上攻，导致结膜出血

男，67岁。

【主　诉】　右眼充血2天就诊。

【现病史】　患者2天前晨起睡醒，觉眼部有异物感，微有灼热，发现右眼充血，无痒痛，视力无影响。食欲可，饮食可，入睡困难。近日牙龈肿痛，下肢乏力，大便秘结，2～3日1次，小便调。舌色暗红，舌苔薄白，脉弦数。查患者神疲，面色苍黄，患者眼球上下眼结膜充血，色暗红。

【既往史】　患糖尿病10年余，血糖控制可。

【中医处置】

西医诊断：球结膜出血。

中医诊断：结膜充血（心肝火旺型）。

中医治疗：清肝泻火。

中医处方：羚角钩藤汤加减。外用：熊胆眼药水。

中药药物：羚角粉　珍珠粉　炒栀子　钩藤　霜桑叶　菊花　黄芩　芦荟　生地
白芍　川贝母　竹茹　茯神　生甘草。7剂，日2次服用。

疗效反馈：患者2天后充血完全消失。服药1周后复诊无反复。

【中医解读】

眼白五行属"金"，为肺气所主，结膜充血，血络外溢，为火克金象。心火上犯，火灼眼窍。牙龈肿痛，大便秘结，脉弦数，亦为内有郁热，腑气不通之征。治疗当清泄心肝火，则结膜出血自止，大便自通，牙龈肿痛消散。

【疾病背景】

患者为退休职工，近日已经 35 岁的女儿突然失去工作，而且女儿虽然已婚，但一直未生儿女。患者岳母又因骨折入院，病情危重，夫妻二人尽心服侍床旁，医疗费用花销 30 余万元，需自费 18 万多元。对患者来说，这些都是点燃内心急火的事件。诊治结束后患者离开诊室，其妻子特意返回来告诉我们，患者为其继夫，女儿是前婚所生，他们已经结婚 10 多年，这些年丈夫对其母亲和女儿很是关心，她因此也非常感激丈夫对家庭的付出。

【情绪解读】

患者神疲、色暗，主精气虚，为劳损所伤。面色苍黄，为木土不和，主忧愁思虑，肝火旺，脾土虚，消化不良。结膜充血，血络外溢，为火克金象，主操心急火。

【医生建议】

1. 无论夫妻、儿女、老人，还是兄弟姐妹，都是我们生活的一部分，生命的一部分，与他们间的关系和谐度对个体健康影响深刻，不可不察。

2. 生气是魔，上火是妖，能降服住气火，才可降妖除魔，保全身体不受伤害。

3. 眼睛充血，眼科明确诊断，中医内科调理，对疾病康复是非常好的选择。

案例 127　因爱生愤，心肝火炎，导致眼痛

女，40 岁。

【主　诉】 左眼肿胀疼痛 1 天就诊。

【现病史】 患者 1 天前晚间约 10 点，感觉左眼不适，见灯光则疼。第二日左眼结膜充血水肿，红肿胀疼，连带左脸微肿，眼科就诊，检查角膜和眼底正常，给予抗生素和抗过敏的眼药水。随就诊中医。患者形体瘦高，面色微黄、潮红，症见左眼结膜充血水肿，红肿胀疼，连带左脸微肿，羞明畏光。舌尖红，苔薄白腻，脉浮数。

【中医处置】

中医诊断： 风热眼病（心肝火旺，血虚失荣）。

中医治疗： 清肝降火养血。

中医处方： 牛黄降压丸配合养血清脑颗粒。

中药药物：

牛黄降压丸： 羚羊角　珍珠水　牛角浓缩粉　牛黄　冰片　白芍　党参　黄芪　草决明　川芎　黄芩素　甘松　薄荷　郁金。

养血清脑颗粒： 当归　川芎　白芍　熟地黄　钩藤　鸡血藤　夏枯草　决明子　珍珠母　延胡索　细辛。

疗效反馈： 3 天后眼肿痛消失，仅眼微痒。

【疾病背景】

患者于清明节假期最后一天，即发病前 2 天，陪上小学 3 年级的儿子写作业，真可谓"可怜天下父母心"啊！患者："儿子下午数学、日记写了 2 小时，我就有点生气。写完其他作业就去图书大厦买书，一路寻找给他积累写作文的素材，并且录音。回家后，按照录音，他自己写了 1 个多小时，仅写出一点东西；我又给润色了一遍，让他重新再抄一遍，结果他又拖拉磨蹭，眼看着都晚上 11 点了，第二天还要上学，我就气急了，崩盘……因为我做到极致了，他还是按他的节奏来，我就发了大脾气，打了他屁股，但又心疼他，唉！太折磨人了，所以我记得很清楚。"

【情绪解读】

患者身材高挑，面色微黄、微潮红，为木火性。肝开窍于目，肝木心火上炎，眼睛首当其害。眼目为心肝内火所灼，所以左眼结膜充血水肿，红肿胀疼。治疗当清泄肝胆实火为主，因为患者兼有羞明畏光，说明内在肝经阴血不足，是以配合养血清肝药物。患者年近四十，为医务工作人员，每日目睹患者、亲朋疾苦病亡，对健康多有敬畏，亦明了情绪生病机理，心生惭愧，愿努力修养心性，克除脾气，耐心培养儿子成为有用之才。

【经典回顾】

《黄帝内经·气交变大论》：岁金太过，燥气流行，肝木受邪。民病两胁下少腹痛，目赤痛眦疡，耳无所闻。

《黄帝内经·五常政大论》：赫曦之纪，是为蕃茂。阴气内化，阳气外荣，炎暑施化，物得以昌，其化长，其气高，其政动，其令明显，其动炎灼妄扰，其德暄暑郁蒸，其变炎烈沸腾，其谷麦豆，其畜羊彘，其果杏栗，其色赤白玄，其味苦辛咸，其象夏，其经手少阴太阳，手厥阴少阳，其脏心肺，其虫羽鳞，其物脉濡，其病笑疟疮疡血流狂妄目赤。

【医生建议】

1. 爱生气，好上火，就会损伤身体，背离健康，背离自然，背离道德。

2. 为母有道，常善教。母道核心就是"慈"，用耐心加智慧，循循善诱，教导子女，多夸奖子女长处，善纠正子女的短处，是用天性领导子女，率性合道。

3. 为母失"道"，就用"管"。"管"是任着自己的性子，找孩子的错处，拂逆孩子的性子，所以往往越管越不好。因为用脾气管儿女，不但管不好，反而把儿女的脾气激动起来，碰起性来，甚至父（母）子成仇，都是当父母不明白道的缘故。

4. 想要不生气，不上火，说来容易，做来难。做事情合乎规矩、道理，就能少生气。要做到合道，需要常常用心于道，反复磨炼，克除脾气，完美家庭，德遗子孙。医者相信，有了努力方向，有了疾病提醒，大家在完善健康、追求幸福的道路上，一定能收获良多！

案例 128 眼睛肿痛如何治疗

女，28 岁。

【主　诉】 主因左眼睑肿痛 1 天就诊。

【现病史】 患者就诊前 1 日晚间情绪暴怒后，左眼胀痛，次日晨起后左眼上下眼睑肿痛，不能睁眼开目，伴眼球红肿疼痛遂就诊。查患者面色青黄，形体瘦高，左上下眼睑暗红肿胀，左眼闭合如线，不可开目，诉眼睑胀痛，不可视物。舌苔薄白，舌质红，脉弦数。

【中医处置】

中医诊断： 肝胆火旺，焦灼清窍。

中医治疗： 清肝泄热明目止痛。

中医处方： 加味逍遥散加减。

中药药物： 柴胡　枳实　茯苓　丹皮　白芍　蝉蜕　生甘草　白蒺藜　龙胆草　菊花　桑叶　车前子　鸡内金。

针灸治疗： 泻合谷、太冲、阳陵泉、光明。

疗效反馈： 初次针刺后局部肿痛明显减退，可以正常睁眼视物。药后 3 日，诸证减退，7 日后复诊复常。

【发病背景】

患者为年轻妈妈，面色青黄，形体瘦高，为人善良直爽。患者去年同先生和平离婚，有一 5 岁的女儿，其父母帮助照看。

昨日外公与外孙女逗乐，孩子出言不逊，把老人气着了，患者看到父亲被孩子气着了，好言劝慰，但是谁曾想其父亲动了真气，怎么也劝解不开，自己一时气恼，同老爷子暴吵一通。吵时就觉得眼睛胀痛，结果第二天起床后更加严重，看人都看不了，更没办法工作。

【情绪疏导】

医生： 您是女儿本分，父亲生气，应该好言劝慰，即便父亲固执，也是正常，更需要咱们耐心，怎可压不住气火，把自己气成这样？自己生病不说，万一老人气出个好歹，那罪过可就大了。再说，您女儿在一旁看着您如何处理矛盾，您这个样子，孩子学会了，日后也这么处理，也要生病，还不知要把谁气坏。

患者： 是啊，我女儿也是个倔脾气。

医生： 孩子倔脾气，谁是老师？是您这个妈妈啊。您现在开始反复培养、训练她，还有实战观摩，孩子准能学得好！您想想自己的脾气像谁？还不是您父母培养出来的啊！

患者： 您说得对，我妈妈脾气也直，为了孩子，也为了自己，我这脾气还真要改改，可是就是管不住自己。

医生： 发脾气时，是"鬼"来当家，来毁您的身体，毁您的亲人，您善良的本心管不住暴躁的脾气，是因为管得少，不知道管。管理自己是个学问啊，日后好好学，常常练习。您管不住自己，就容易生病，只能交给医生用针和药帮您管啊！

患者点头心生悔意，安然接受针刺治疗。

【经典回顾】

《黄帝内经·金匮真言论》：东方青色，入通于肝，开窍于目，藏精于肝，其病发惊骇，其味酸，其类草木，其畜鸡，其谷麦，其应四时，上为岁星，是以春气在头也，其音角，其数八，是以知病之在筋也，其臭臊。

《黄帝内经·至真要大论》：诸热瞀瘛，皆属于火。诸痛痒疮，皆属于心……诸逆冲上，皆属于火。

《黄帝内经·经脉别论》：故春秋冬夏，四时阴阳，生病起于过用，此为常也。

【医生建议】

1. 生气上火伤人伤己，病由此生，患由此成，需谨慎自查自勉。

2. 如何不生气、不上火？做自己的主人，本分行事，不让脾气秉性来做主当家。

3. 药物是健康的助手，自己是健康的主人。

案例 129　老人唠叨，肺脾气虚，导致眼睑水肿

女，51岁。

【主　诉】 眼睑水肿半年余就诊。

【现病史】 患者近半年来上眼睑水肿，晨起明显，活动后稍微减轻，身体其他部位无水肿。面色白黄之间，失眠，时有心悸，乏力，饮食可，大便不畅，便质稀溏，一日一次。舌体鲜红，舌苔薄白，脉细弱。

【中医处置】

中医诊断： 风水（脾虚湿滞）。

中医治疗： 健脾化湿，利水消肿。

中医处方： 防己黄芪汤加减。

中药药物： 防己　白术　黄芪　炙甘草　大枣　生姜　益母草。

疗效反馈： 服药7剂，眼睑水肿减少，周身感觉有力量，大便较前成形，继续服药。

【疾病背景】

医生： 眼睑属脾，人事络属老人，您对家里的老人有怨气啊？

患者： 大夫，您说对了，我跟我父母着急，但是又不能说。

医生： 着什么急呢？

患者： 您可不知道，我父母都80多岁了，还什么都管。管我们大人，说买口罩买多了；管孩子，吃的、喝的，什么都操心。您说他们都这么大岁数了，什么也不了解，却什么都要管，可气人了！

医生（笑着说）： 是啊，他们是管习惯了，认为自己还年轻，操心儿孙，希望您们好！

患者： 是啊，他们不容易，但是真让人不舒服。关键是他们也管不明白，管不到点儿上。

医生： 您兄弟姐妹几个啊？

患者： 我有两个哥哥，老两口就我们三个儿女。两个哥哥很少来，我和父母住前后院，他们唠叨得多，我们就不爱去了。就是去看望他们，待一会儿也就走了。他们总是唠

叨你，所以看着他们就气急。

医生：是啊，老人有火，儿女受克，所以大家不太喜欢。

患者：是啊，看他们着急。说他们吧，知道不对，老人不容易；不说吧，也不行，就特别着急。他们什么都管！

医生：您也不用着急了，老人身体健康是关键。您要这样想，他们想管还能管，不用您照顾，不用来医院看病就很好了！

患者：您说得是。

医生：这次新冠肺炎疫情大暴发，通过患者症状中的低热、干咳、消化不良，说明是老人不安，脾土内伤，肺金不固啊（老人属土连脾，子孙属金连肺）！所以这个也是人体自虚，不是一个简单的病毒问题啊！也不单纯是只有我们一个家庭中有这种烦恼。

患者：我努力啊！

医生：对老人好，我们脾肺才能好。对老人生气，伤脾伤肺啊！多多理解自己父母，老人也是不容易！

【经典回顾】

《黄帝内经·玉机真脏论》：帝曰：四时之序，逆从之变异也，然脾脉独何主？岐伯曰：脾脉者土也，孤脏以灌四傍者也。（如父母以助儿孙）

《黄帝内经·九针论》：二者地也，人之所以应土者肉也。故为之治针，必筒其身而员其末，令无得伤肉分，伤则气得竭。

《黄帝内经·气交变大论》：岐伯曰：岁木太过，风气流行，脾土受邪。民病飧泄食减、体重烦冤、肠鸣腹支满，上应岁星。

【医生建议】

1. 生活并不总是平静，环境也不会总是和煦。健康的身体，需要我们具备强大的心理，自我调整，自我适应。

2. 家中老人，要少管事情，有闲时怡情养性，含饴弄孙，谈说道德，安享晚年，身体才会轻松，儿女才愿亲近。

3. 家中儿女，要多关怀老人，包括倾听他们的唠叨。要知道凡事都有数，包括财富、尽孝，老人不会常在，当时常尽心，心中才无憾！

4. 人生憾事，树欲静而风不止，子欲养而亲不待！

三、耳部病证

案例 130 事不随心，怒火上灼，耳目生烟

女，71岁。

【主　诉】耳痛、目肿 1 周就诊。

【现病史】患者 1 周前无明显原因出现右耳耳廓疼痛，右眼眼睑红肿就诊。查患者

耳廓疼痛、胀痛，局部潮红，右上眼睑局部红肿，灼热疼痛。详细询问病情，无特殊饮食史，无特殊接触史，口干、口苦，大便秘结，心悸，多梦，常常在梦中急躁，梦到找不到家门。舌苔厚腻，有裂纹，脉弦滑。

【中医处置】

中医诊断：火逆证（火扰清窍）。

中医治疗：平肝降火。

中医处方：养血清脑颗粒配合安脑丸。

中药药物：

养血清脑颗粒：当归　川芎　白芍　熟地黄　钩藤　鸡血藤　夏枯草　决明子　珍珠母　延胡索　细辛。

安脑丸：人工牛黄　猪胆汁粉　朱砂　冰片　水牛角浓缩粉　珍珠　黄芩　黄连　栀子　雄黄　郁金　石膏　赭石　珍珠母　薄荷脑。

疗效反馈：暂无，期待向愈。

【疾病背景】

患者老两口已退休多年，生活稳定，无不良激触。

问及患者发病前月余是否有大的情绪波动，患者开始断然说没有，生活太平轻松，家庭幸福和睦，儿女孝顺省心，每年还要外出旅游几趟。

谈起旅游，患者突然想起一个月前的游玩，还真有一件生大气的事情，至今想起来，还是愤愤不平。那是今年7月份报团去阿尔山旅游的途中，劳累了一天，来到旅馆，发现旅馆卫生条件很是不如意，首先厕所是蹲便器，不能坐便，老人蹲起很不方便。房间潮湿，透着一股异味，而且蹲便器周边已然长出了蘑菇。患者当时就不满意，找导游领队，无法解决，又投诉到旅行社总部领导，不自禁地发了雷霆之怒，几经周折，总算给调整了一个房间，条件稍有改善。

患者讲到此处，目怒圆睁，扬眉竖项，面现潮红，两拳紧握，想起来声称还要去北京总部投诉他们，事发一个多月也怒气难消。女儿陪诊，补充说道："是这样的，平常父母出去玩，回来心情很好，这次玩回来，一点也不高兴。"

【情绪解读】

患者老年女性，70余岁，面色黄赤，为土性老人，然土中藏火，遇外事拂逆心意，内火遂为肝风煽动，怒火上冲，清窍被扰，导致右耳耳廓疼痛，眼睑红肿。治疗当晓之以理，明之以事，嘱其放下怒火，安顿身心，配合平肝降火药物，清其余火。

【经典回顾】

《黄帝内经·阴阳应象大论》：故喜怒伤气，寒暑伤形。暴怒伤阴，暴喜伤阳。厥气上行，满脉去形。喜怒不节，寒暑过度，生乃不固。

《黄帝内经·阴阳应象大论》：岐伯对曰：东方生风，风生木，木生酸，酸生肝，肝生筋，筋生心，肝主目。其在天为玄，在人为道，在地为化。化生五味，道生智，玄生神，神在天为风，在地为木，在体为筋，在脏为肝，在色为苍，在音为角，在声为呼，在变动为握，在窍为目，在味为酸，在志为怒。怒伤肝，悲胜怒；风伤筋，燥胜风；酸伤筋，辛胜酸。

《尚书·虞书·大禹谟》：人心惟危，道心惟微，惟精惟一，允执厥中。

惟：语助实义。危：凶险。微：精微。允：真诚。厥：其。允执厥中，谓真诚地遵守不偏不倚的中和之道。

【医生建议】

1. 怒火中烧，七窍生烟。正是此例患者情形。

2. 现代人精明，会算账，爱讲理，不吃亏，常常遇事生气上火，以致身体损伤，岂不知这才是吃亏。

3. 病由气生，气缘心动，治气养生，怡情养性，方为养生精妙处。心念发动，微细难查，病之起因，由此种子。

4. 生气有很多理由，对方的无知、无理、过错、骄横、傲慢、贪婪等等都是点爆我们平静心性的导火索，但是不生气的理由仅需一个：维护健康与理智。平静应对不公正待遇，波澜不兴，宠辱不惊，是一种智慧选择。

案例 131　心生烦恼，肝火上炎，导致左耳胀痛、流水

女，79岁。

【主　诉】 左耳胀痛、流水 2 周就诊。

【现病史】 患者近 2 周出现左耳疼痛、流水就诊，流出液体不多，质清色微黄，左耳微胀，局部无明显红肿，双耳听力减退。耳科就诊检查，考虑中耳炎，患者习惯中医调理，因此就诊。当下双耳听力减退，与其言语对答需贴耳、大声，自述没有明显诱因，伴眩晕，口微干苦，食欲可，睡眠可，大便秘结，2 ~ 4 天一次。舌体胖大，舌边红，舌苔薄白，脉弦。

【既往史】 高血压、糖尿病病史 10 余年，血压、血糖控制尚可。

【中医处置】

中医诊断： 耳病（肾虚肝胆火扰）。

中医治疗： 平肝潜阳，清热补肾。

中医处方： 当归龙荟胶囊。

中药药物： 当归　芦荟　大黄　龙胆　黄连　黄芩　栀子　黄柏　木香　青黛。

注意事项： 服用剂量需少，以大便通畅、每日一次为佳，不宜过度清泄肠道，导致腹泻不禁。

疗效反馈： 暂无。

【疾病背景】

患者老年女性。问及患者最近有无发脾气的事，有没有烦老伴说话，开始患者应声，说家里都很好，孩子都很孝顺，儿子生活也好，很能赚钱，没有着急的事。

后来突然想起来，最近还真有一件心里不痛快的事情。某天突然想起年轻的时候，才刚结婚一个月，丈夫就去西藏出差了。自己剖官产，丈夫都不在身边。他不懂什么叫剖官产，还向外人打听，不知道有多危险。孩子出生后，自己一个人拉扯孩子过日子，丈夫在西藏部队一去就是三年，就管他自己的工作，挣的钱也都给家中父母，我们母子他从来都不管。当时西藏也不安定，听到有人回来谈到西藏情况，还常常为他担惊受怕，想起来就生气，"他怎么就这样不知道心疼我们？当时我也不知道，就是忙工作、照顾孩子，跟他傻过。"

医生： 那就对了，您丈夫管他的父母，所以您孩子准对您老两口好。要是您丈夫就管您和孩子，等您老时，孩子可就不理您们了。

患者： 大夫啊，您说得对，我们两个儿子，老大每天都来看我们，缺什么，少什么，都给准备好了。不让他来，他也要天天来看看，别提多上心了。老二工作忙，来得少，但也对我们老两口特别好。孩子们都很懂事。

医生： 这您要感谢老伴啊，孩子教育得好，因为他对自己的父母好，所以孩子们才对您们老两口好。

患者： 我老伴不管孩子，孩子也不用管。

医生： 不是不管，是真正"身教"，用自己的行动教育，最有效。您老伴要是不管自己的父母，孩子大了，也不会关心您的。有些家庭，父母辛辛苦苦一心一意把儿女养大送出国，从此儿女杳无音信。老人呢？在家独守，成了空巢老人。这不能怨孩子，而是父母教育的疏忽！您老人家命好，有个好老伴，应当感谢他才对啊！

患者面露喜色，心中欢喜，取方道谢，作揖欢喜而去。

【情绪解读】

患者面色潮红，形体敦厚，态度慈祥可亲，为土性老人，微带火气，老人当如过了火的灰，不能再有余火。内有残火，心中烦恼，为此自灼，于家人失和，于自己伤身，此为失老人道。

肾开窍于耳也，耳为肾之外候，肾为水脏，忌讳心火焦灼。烦恼内生，导致肾精暗耗，火亢扰窍。又耳为清窍，受少阳之清气则聪，若恼怒则气上逆。肝胆实火上炎扰动，虚实清浊相混，故而胀痛、流水。近期治疗当清火平肝为主，后期补肾平肝以巩固疗效。

【经典回顾】

《黄帝内经·脉度》：肾气通于耳，肾和则耳能闻五音矣。五脏不和则七窍不通。

《伤寒论》263 条：少阳之为病，口苦、咽干、目眩也。

《伤寒论》264 条：少阳中风，两耳无所闻，目赤、胸中满而烦者，不可吐下，吐下则悸而惊。

【医生建议】

1. 老太太想少生病，一定要做性如灰的老太太，才能不生气，不上火，不生病。"性如灰"者，灰是过了火存本性的，温温暖暖，还暄腾腾的，比喻老太太气度温和，一点火性也无，永不会生气，平心静养。总结老太太晚年的角色要领，即是：

老年温和性如灰，家务皆宜推；引导子女入正规，清闲乐庭帏。

养心性，讲道德，莫说是和非；无忧无虑笑嘻嘻，人称有福气。

2. 老太太闲暇的时候，要常提祖上的德行，对于儿子常说他父亲的好处，对他的父亲常夸奖他儿子长进，对孙媳夸她婆婆的好处，对她婆母常说孙媳妇的殷勤，领导全家和睦，这才是兜满家的老福星。

3. 爱生病的老太太，多是灰中藏火，自我焦灼。自己找气寻火，甚至回忆以前的苦难，找理由生气上火，自寻烦恼，自毁房舍。

第十七章

妇科疾病

一、乳腺病证

案例 132 郁怒自伤肝经，导致乳腺增生

女，37岁。

【**主　诉**】 乳腺胀痛、刺痛，经前加重，不可碰触就诊。

【**现病史**】 患者近3个月出现乳腺胀痛，时刺痛，不可碰触，经前加重就诊。兼见月经颜色暗黑，经行不畅，脾气急躁易怒。自述常常会因细琐小事而暴怒，事后常常后悔，自知不对，然情绪难以自控。时伴见眩晕、偏侧头痛、胃胀、胃痛，四肢关节胀痛，四肢寒冷。食欲可，睡眠可，舌暗红、舌苔薄白微清，脉弦细。

辅助检查：乳腺B超提示乳腺增生。

【**既往史**】 既往体健。

【**中医处置**】

一诊：

疏肝理气，调和气血。

处方：(1)方剂：四逆散，金铃子散。(2)药物：柴胡　枳实　白芍　炙甘草　元胡　川楝子　蒲公英。7剂。

二诊：

服药物3剂，乳腺胀痛、偏侧头痛大为缓解；7剂诸症消失，情绪可控。

自诉："王大夫，挺奇怪，最近月经来不难受了，而且丈夫孩子都说我脾气好多了，哈哈！"。

嘱其改脾气，后期常服逍遥散善后调理。

【**中医辨证分析**】

中医认为，乳腺为肝经、胃经经络循行处，人体肝脏具有藏血、调节人体月经的功能。同时肝脏还有主疏泄，调情绪的功能。患者平素脾气暴躁，我行我素，气血在体内循行乖张，缺乏柔顺，自伤体内经脉脏器。月经前气血当泄不泄，壅盛于体内，而肝气缺乏

有效的疏泄，导致患者处于"肝郁气滞"病理状态。

《黄帝内经》："肝气实则怒，血有余则怒"。因为其有"急躁易怒"的物质基础，即壅盛而疏泄不畅的气血，所以此时特别容易发脾气。气血壅盛于体内，导致肝经、胃经循行部位乳腺、胸胁、偏侧头部气血不畅，患者出现眩晕、偏侧头痛、乳房胀痛，甚至不可碰触；肝气横逆损伤脾胃，导致胃胀、胃痛；肝气郁而不畅，阳气内郁，导致四肢寒冷。舌暗红、舌苔薄白微清，脉弦细，均为肝郁气滞、气血失和导致。

【经典回顾】

《黄帝内经·经脉》：肝经循行：肝足厥阴之脉，起于大指丛毛之际……抵小腹，挟胃属肝络胆，上贯膈，布胁肋，循喉咙之后，上入颃颡，连目系，上出额，与督脉会于巅……

《黄帝内经·经脉》：胃经循行：胃足阳明之脉，起于鼻之交頞中……其直者，从缺盆下乳内廉，下挟脐，入气街中……

【情绪管理】

此例患者，面色白，两颧潮红、面瘦而露骨，为金木自伐之人。自幼父母溺爱，常常任性而为，婚后更是性骄气傲，在家不知体恤父母，嫁人自然不知敬爱丈夫，在单位不知礼让同事，常常为细琐小事，气愤填膺，宣泄脾气。哪里知道，人体经脉器官，如同河道城池，哪里经受得了乖张之气血日日冲击？真是伤人伤己。内导致自身经脉郁滞，器官失常，外导致亲朋失和，情感受伤，都为此气所伤。情绪虽无形无相，但内有乖张气血基础，外有逆乱情绪表形，不可不察。其惯性力量甚大，渊源甚深，难以察觉和驯服，荀子所论"治气养身"即指此。

乳腺肿物，轻者为良，重者为癌，不可不慎。中医临床亦常见乳腺癌患者有长期郁怒病史。媒体报道，为了预防乳腺癌，有早期切除乳腺的案例，真可谓因噎废食。中医讲："服毒药、受刀割，性子不改难解脱"。此类患者欲要长久好病，需要心存仁爱之心，内生柔和智慧，方可人情圆满；再找到周围人的好处，为木生水、水生金之女性顺运，可免受手术刀伐之苦。

【医生建议】

1. 乳腺增生患者首先要戒怒。

2. 当出现情绪难以自控时，可以寻求中医提供专业帮助。

3. 乳腺增生患者平素要养仁爱心，仁爱心可以柔和气血。

二、产后抑郁

案例 133 母亲产后抑郁，孩子患湿疹、腹泻

女，27 岁。

【主　诉】 产后抑郁 5 个月就诊。

【现病史】 患者产后 5 个月，情绪抑郁，焦躁紧张而不安，症见想哭，四肢麻木，心悸，心脏搏动自觉时有间歇。另兼皮肤瘙痒半年，颜面、四肢有散在红色小丘疹，饮食可，睡眠不安，肠鸣腹泻 2 月余，每日 2～4 次，大便稀溏，兼肠鸣，无明显腹痛。查患者面色潮红，大颧，形体厚实。舌体胖，舌苔黄白而腻，脉濡。

【中医处置】

中医诊断： 心悸、腹泻、湿疹（脾胃郁热，心火灼肺）。

中医治疗： 活血理气，清热化湿，理气止痒。

中医处方： 肠胃康颗粒、当归苦参丸、心可舒片。

中药药物：

心可舒片： 山楂　丹参　葛根　三七　木香。

肠胃康颗粒： 牛耳枫　辣蓼。

当归苦参丸： 当归　苦参。

【疗效反馈】 暂无。

【疾病背景】

患者为河南来京务工人员。自己没有工作，平日在家带两个孩子，照顾丈夫、婆婆生活。患者生气的事情有许多，笔者从其繁杂的陈述中，简单概括如下：

1. 怀第二个孩子期间，还要给婆婆做饭。婆婆自己常常玩麻将、看电视，也不帮助她做家务。婆婆还说，孕妇活动活动身体好。

2. 生完孩子之后，婆婆也不管孩子，自己没坐完月子，就要下地洗衣做饭，给丈夫、婆婆做饭，他们却不领情。

3. 哺乳期间，患者自觉特别憋屈，自言乳汁都是灰色的，孩子生下来身上长湿疹，还拉肚子，身高也不长，当年老大长得又白又胖，而这个老二生下来才 6 斤，现在都 5 个月了，长得像 2 个月大小，都不好意思抱出来同邻居聊天。同时患者自己也瘦了 20 多斤。

4. 看到孩子生病，她着急四处求医。去儿童医院看病，婆婆不帮忙，还说没事儿，不用看。丈夫也不管她们，向他要钱看病，也不给。

5. 患者曾经打破一个含水银的温度计，孩子腹泻、湿疹，身高不长，自己怀疑是不是水银中毒，打听着要看职业病专家。患者内心非常抑郁。心想，要是孩子大病，就把孩子给他父亲，自己不管了，也管不了，怕养不活，心里太难受，既恐惧疾病，又怨恨家人。

附 其女儿2个月前儿童医院就诊病例简介

患者女，婴儿，3个月10天。

【主　诉】 出生后 12 天出现皮疹，伴间断腹泻。

【现病史】 患者食母乳，生后 12 天出现皮疹，眼周、面部对称分布米粒大小红色斑疹，伴有鳞状、渗出。出生后 40 多天，就开始腹泻，无发热，无呕吐，大便稀软，呼吸平稳，双肺呼吸音粗糙。未见明显好转，现如今孩子已经 5 个月，病症同前。

心脏超声：右房室饱满，肺动脉前向流速稍增快，卵圆孔未闭。

诊断：腹泻病，急性感染，肠病性肢端皮炎可能性大。

医嘱：补液、补锌、对症治疗。

【情绪解读】

母亲是孩子接触最密切的人，母亲的气血运行状态、情绪和分泌的乳汁，都会作为重要的因素，影响着孩子的健康和成长。

本案例患者，面色潮红，大颧，形体厚实，为火土性，性格急躁而又粗糙，如又干又燥的土壤，缺乏水分，又不疏松，这种土壤，孩子健康成长很难！

面对丈夫和婆婆，其心中仅会怨恨，不会积极处理和解，从而激化家庭矛盾，陷自己和孩子于疾苦之中难以自拔。

医者治疗，以心可舒片，活血化瘀，散其心中郁火滞气；以肠胃康颗粒，化其脾胃郁怨湿热；以当归苦参丸，清其燥热，止其瘙痒。告知其欲要自己和孩子好病，需要安定心神，稳定情绪，原谅他人过错，检查自己的不足，发现婆婆、丈夫好处，于己、于子、于家，于身体健康，大有裨益。

母与子的五行概括：

母亲多怒，阴木为用，小孩落生，惊风抽搐。

母亲急躁，阴火为用，小孩生后，黄疸为病。

母亲固执，阴土为用，小孩日后，又黄又瘦。

母亲恼辩，阴金为用，小孩后天，肺虚咳嗽。

母亲烦愚，阴水为用，小孩下生，腹中寒积。

儿女羸弱，胎中受病，母性失和，家之不幸。

【医生建议】

1. 母亲责任重大。这个母亲说，自己得病，孩子怎么得同她一样的病？客观上，母子两者关系真的如此密切。母亲的性格、脾气、待人接物的态度、优点、缺点，时时刻刻被新生命当做效仿的样板所模仿、学习。

2. 乳汁是大人的气血，大人气质清，化合的乳汁必清，小儿吃了，不但体格能发育，心性中必然清明。假使大人常着急上火，动禀性，怀着恨、怨、恼、怒、烦的五毒气化合的乳汁，便是毒乳，小孩吃了，长禀性，还生疾病，危害身心性命，关系最大。

3. 福无双至，祸不单行。会做人就有福享，不会做人就有灾害。为母亲的，责任重大，要常想如何做好母亲，给孩子良好的先天体质和人格，让孩子茁壮成长！

4. 生病后，要"回光返照"，反观自己内心，自查心地。多数患者是在惶恐中四处求医问药，寻找疾病的原因和解决方法，或者是吃的、喝的出现差错，或者是穿的、用的出现异常，或者是气候环境的不适应，但是常常忘记检查自己的情绪和心情，以及与此密切关联的为人之道，这样不但空费许多财物，还有可能离健康和幸福越来越远。

案例 134 产后抑郁，病出有因

女，28 岁。

【**主　诉**】 产后 15 天，抑郁、乏力，动则出汗就诊。

【**现病史**】 患者为初产，顺产。产后 15 天，感觉周身乏力，微动则出汗，睡眠时出汗亦多，手足、心胸、后背、下半身都会出汗，伴有心慌心悸，失眠。疫情期间自己独立照顾孩子，近 1 周才有保姆帮忙，稍微安卧。纳差，哺乳感觉乳汁越来越稀少，进补则感觉上火，心情抑郁，担心孩子养育不好，担心自己产后得的月子病不容易好，担心未来越来越痛苦，莫名地悲伤。查面色苍黄，舌苔白厚腻，舌边红，二便调，脉细数。

【**既往史**】 既往体健，无不适。

【**中医处置**】

中医诊断：产后抑郁。

中医治疗：健脾通乳，补气养血。

中药药物：王不留行　甲珠　路路通　漏芦　当归　川芎　炒谷芽　炒麦芽　大枣　炙甘草　浮小麦　酸枣仁　川芎　丹参　黄芪　合欢皮。

针灸治疗：针刺液门、合谷、太冲、神门、百会、足三里。

疗效反馈：患者针灸后，马上有了胃口，心情改善，整体状态改善，1 周后微信回复，虚汗基本消失，睡眠可，时有梦，身体基本正常，舌苔白腻微厚，继续健脾化痰调理而安。

【**疾病背景**】

患者：大夫，我这个病是在月子里得的，都说月子病不容易好，我的奶奶关节疼痛，就说是在月子里得的病，现在还总疼，您说我这病严重吗？

医生：您说的有一定道理，人产后气血虚弱，所以得了病不容易好。但关键不是在月子里得病不容易好，而是身体虚弱病不容易好。您奶奶那个年代的生活水平、医疗条件和现在真是不可同日而语啊！我看您身体还可以，调调就能好。再说您奶奶的病，除了跟月子里受风着凉有关，关键还在于她脾气不好，特别是脾气暴躁的人才容易关节痛。

患者：您说得对，她是脾气不好！那个时候条件也确实不太好。

患者丈夫：是啊，那时家里哪有暖气？家里封闭得也不会太好，屋子里总跑风。那么多孩子，还要照顾一家人吃喝拉撒，小孩也没有纸尿裤，还要换洗衣物。现代人生活条件要好得多。

医生：是啊，现代人真是条件不错，所以病好养。但是您要注意，患病与否的关键还是情绪，我先给您扎上针，调和气血，行针的时候，您讲讲是什么让您不高兴了？您这个状态，一定是受了不少委屈吧。您人很实在，自己生气，又不爱说，所以才成了这样！

患者丈夫：大夫，您还真是说对了。我们在区医院住院，因为疫情期间，医院陪护只能留一个家属，我们照顾的人要替换，所以关于孩子的照护问题、医院的管理方式等等，我们就要反复问护士，总问人家也不耐烦。但也没有办法，人在屋檐下，只能忍着。

医生：是啊，正好是疫情防控的时候，正常的护工、月嫂都回不来，医院防控紧张，医生和护士压力非常大，肯定有照顾不周的地方。

患者：后来我们太难过了，我先生才联系了院长，但那时都快出院了。再后来宝宝生下来黄疸，又住院，还不能探视，真是让人着急。还好，最后平安出院了。

医生：您现在身体没有力气，一方面是生产时消耗体力，产后气血虚所导致，一方面是您生闷气，没有得到合适、友善的照顾，自己内耗了。也难为您们，第一次生孩子，赶上这个时期。

患者：我说到这里都想掉泪。

医生：哭一哭好，那些不高兴就释放出来了。孩子黄疸，也是您爱生闷气。是不是以前家人照顾得太周到了，所以到医院不适应？您要想，医生和护士太忙，能保证您们的核心需求，母子生产顺利，就是最大的胜利，细节不要太纠结才好。

患者：您说得对。后来回到家，喂孩子奶，喂不进去，小孩使劲儿哭，我都担心把嗓子哭坏了。孩子嗓子会不会哑啊？我可愧疚了，我也养不好孩子。

医生：小孩哪有不哭的，哭不坏，小孩的元气足，很快就好。当时我们养老大，喂奶也没经验，喂一次也是出一身汗，是不容易，老二就好多了。

患者：我婆婆也不会照顾孩子，捂得热出了一身痱子，孩子总哭。还好，最近保姆来了，才理顺一点儿。

医生：婆婆这么大年纪，照顾孩子的确不适应，您要多谅解才好。所以伺候月子都是自己的妈妈，因为饮食习惯，脾气性格都适应，所以矛盾少。

患者：我和婆婆没有矛盾，婆婆挺好的。就是因为疫情关系，我妈来不了，没有办法。

医生：那您还真不错，没和婆婆有矛盾。婆媳关系是最不好处理，也是最容易产生矛盾的地方。那就是您先生工作做得好！

患者：我们家还真没有矛盾。

医生：您看您生个孩子，这么多不高兴，那还能不抑郁？身上还能有劲儿？还能有好胃口？好了，您能说出来就好了，也没太大的事情，孩子好就没有大问题，很快就恢复过来了。

患者：我现在还真是感觉好多了，有些想吃东西了！

医生：中医针灸的确好用，气血调和，脾胃健运就会好。对了，不能总躺在床上，越躺越没有力量，中医称为"久卧伤气"，要适当活动活动，总躺着，身体很难长力气，也不会有好胃口。胃口不好，舌苔就很厚。所以要走动走动，做点家务最好！

患者：我还以为虚弱的话躺着好呢，就不敢多动。我明白了，多谢您！

医生：现在好多了吧，起针了！

患者：真好多了，谢谢！

【经典回顾】

《黄帝内经·六元正纪大论》：帝曰：善。郁之甚者治之奈何？岐伯曰：木郁达之，火郁发之，土郁夺之，金郁泄之，水郁折之，然调其气，过者折之，以其畏也，所谓泻之。

《黄帝内经·移精变气论》：帝曰：愿闻要道。岐伯曰：治之要极，无失色脉，用之不惑，治之大则。逆从倒行，标本不得，亡神失国。去故就新，乃得真人。帝曰：余闻其要于夫子矣，夫子言不离色脉，此余之所知也。岐伯曰：治之极于一。帝曰：何谓一？岐伯曰：一者因得之。帝曰：奈何？岐伯曰：闭户塞牖，系之病者，数问其情，以从其意，得神者昌，失神者亡。帝曰：善。

《黄帝内经·八正神明论》：血气者，人之神，不可不谨养。

《金匮要略·妇人产后病脉证治》：问曰：新产妇人有三病，一者病痉，二者病郁冒，三者大便难，何谓也？师曰：新产血虚，多出汗，喜中风，故令病痉；亡血复汗，寒多，故令郁冒；亡津液胃燥，故大便难。

【医生建议】

1. 与患者良好地沟通和共情，引导患者开解并释放不良情绪，是有效治疗的重要部分。

2. 产后抑郁，是因为气滞血虚，所以调畅气机、疏导好情绪是治疗关键。

3. 中医认为血汗同源，乳为血化而生。因为产妇多汗，又需哺乳，都会消耗心血津液；血少了，人的神气也不稳定。所以补气血、养神气，是产后抑郁调补的关键。

第十八章

儿科疾病

一、儿童发热

案例 135 夫妻不睦，导致孩子高热不退

男，8岁。

【主　诉】　发热，咳嗽1日就诊。

【现病史】　患者无明显外感诱因，晨起出现发热，体温39.5℃，纳差食少，呕吐1次，乏力，困倦多眠，睡微有咳嗽，口唇干，不喜饮水，患者自言不舒服，但说不清楚不适。形体瘦，面色白，舌红，二便调，双寸浮脉数。

【既往史】　既往体健。

【中医处置】

中医诊断： 内伤发热（肺气郁闭，肝郁内热）

中医治疗： 清宣肺气，调肝和胃。配合情绪管理。

中药药物： 麻杏石甘汤。配合小柴胡汤加减。

疗效反馈： 患者中药配合情绪管理措施，未用抗生素和退热药。4日后，恢复正常。（平素患者发热，单纯服用中药配合情绪管理，1～3天就好）

【发病家庭背景】

此案例为笔者亲身经历，虽然药物调整部分读者可能不易模仿，但是情绪管理部分大家还是可以参考。笔者不避家丑，不遮技薄，实录全部治疗过程，希望笔者应用"情绪管理"方法之粗浅经验，能给家庭中有患儿的父母有所启发，使其发现促使孩子快速康复的有效途径，方便患儿的父母尝试"情绪管理"方法，参与到孩子的疾病治疗中去，使孩子们早日摆脱疾苦。

笔者家中有四口人：夫妻二人，七十多岁的母亲和读小学二年级的儿子。老家邯郸还有哥哥和姐姐。父亲10年前病逝后，母亲间断居住于北京和邯郸家之间。但从去年开始，母亲患上了老年痴呆，独立生活能力严重下降，平常熟悉的环境也会经常迷路，严重时甚至认不清我们子女，水龙头常常忘记关闭，时常半夜两三点起床做饭（热剩粥），叫醒我

准备上班……母亲完全生活在自己想象的世界里。我哥哥、姐姐都很关心母亲，由于我是医生，得到哥哥、姐姐的信任，所以母亲居住在我这儿。我的日常生活除去工作，就是陪伴母亲。白天请了朋友帮助我照顾，同母亲做伴。妻子除去繁忙的单位工作外，日常生活就是辅导儿子学习、接送儿子、家庭饮食。我们夫妻二人每日过得忙碌而紧张。

【疾病起源】

丈夫眼中的妻子： 妻子对孩子事无巨细，面面俱到，但对婆婆，只是基本照顾。且因其性格直硬，对老人说话不够婉转柔和，很少主动同婆婆打招呼，由此我常常嫌怨她。（丈夫误处：没看到妻子照顾孩子、老人的劳苦，仅仅是看到其不足处，正是"看别人缺点是装垃圾"，心中暗自积累怨气）

矛盾起因： 发病前 2 天，周二晚间，妻子忙碌完孩子功课，孩子睡觉后，在收拾孩子上学文具之余，聊及单位事情。最近妻子单位领导布置的工作强度加大，其事务繁杂又要照顾孩子，偶尔向我抱怨宣泄一下。当聊到白天在单位与科室领导谋面，与之打招呼，领导不睬，妻子心中不悦时，我想到其平日对婆婆的不热情，答曰："家中老太太（婆婆）和你打招呼，你不也是常常不理睬嘛？"妻子听后不欢而散。

（夫妻皆不当处理：以怨报怨）

矛盾激化： 周三晨起，妻子忙碌准备儿子的早饭，煎鸡蛋，热牛奶，却告诉我们把昨日剩粥和主食热热吃。我看到凉馒头，当时想，她心里就只有儿子，没有婆婆。要是给儿子准备这个吃，儿子看都不看，更别说吃了。对待我妈怎么一点也不用心！怎么也该帮我们把馒头蒸热了！这个媳妇，仅仅道理上知道孝敬老人，外表一点行动也没有。孩子平日对她，也常常厉声厉气，她怎么就一点都不反省啊？越想越生气，于是乎，我气呼呼地自己给母亲蒸热馒头，烤好白薯，故意声音很大，呼母亲吃饭。我吃完饭，大声与母亲、儿子道别，没有跟妻子打招呼，摔门而去。晚上下班，她做好饭，我们沉默吃完饭，她辅导孩子学习，我照顾母亲洗脚，服药，然后各自睡觉，谁也没有跟谁打招呼。我的意思是晾她几天，让她反省。（丈夫误处：希望妻子对母亲好，希望家庭快点好，向妻子提要求。向妻子提要求就是向妻子寻事非，忘记夫妻相处的原则：只可以相互感化，不可以用脾气管教）

【孩子生病】

周四，发热第 1 天。

不成想，早晨一醒，妻子就来招呼我："孩子发烧了，咳嗽，吃什么药？"我一听，心想她是被火郁住，导致孩子生病。因为孩子昨日还好好地上学、练跆拳道、吃晚饭。我告诉妻子，给孩子吃疏肝退热的药物。同时主动跟她找话，请其原谅。但心里气愤，心想：明明是你的错，却还要给你疏导。妻子没有理睬我，卧在床上，无语，自己流泪。我忙碌地照顾母亲吃完药，上班走了。上午孩子未上学，没有吃主食，喝些粥，随后全吐出来。发热 39.5℃，困倦，乏力，嗜睡。

当天中午，照顾母亲的朋友来，看到孩子生病，推测妻子上火了，同妻子聊约 1 小时余。大概讲我做丈夫的好处，讲老人的难处，讲她做妻子的难处。妻子上夜班，我们电话沟通孩子病情，听其语气和缓些，怨气也少了许多。下午5点半，我下班，朋友再给我讲妻子好处，鼓励我要领妻而不管妻，不要怨她。晚间，孩子看会儿动画片，少吃了点饭，仍有不适。晚间睡，11点时，饮少量水，身体微发热，38℃。

周五，发热第2天。

孩子在家休息，早晨自觉身体轻快，体温微高，高兴地跟我们打招呼，自言病好了，我感觉也可能会好，就欣然上班。但是到午后下班回家，看到孩子躺在床上，查体温又升到39.2℃，查身上无汗，微有咳嗽，口唇干，自言不适，但病苦不能言清楚，脉双寸浮数，即给予"麻黄杏仁甘草石膏"1剂，服药后有1次呕吐，热不退，39.5℃。

周六，发热第3天。

孩子继续发热，39℃，晨起诉说鼻子痛，胸部压迫感，自述"你为什么总压着我的胸部"，哭泣，秽语，脉浮数，微有咳嗽。我判断肺热明显，遂改用"银翘解毒汤"，服药后再次呕吐，把先前喝的少量米粥亦吐了出来，孩子只是睡觉，无哭闹。微信群看到有同学发布，有许多孩子得感染性疾病。我焦急如焚，下决心与妻子认真交谈。

化解矛盾：周六当晚，老人和孩子睡觉后，我下决心与妻子认真交谈，妻子也默默接受谈判。

找妻好处，认己不是："孩子这次生病，我们两个都有责任，我深刻反省我自己。这么多年，感谢你为我和我们这个家庭做出的贡献。当年我刚毕业，第一个月才1700元，你也不嫌弃；我刚上班，主任给了好多科里工作，你也就任劳任怨地帮助我们做工作；有了孩子，我基本就不用费心，孩子的衣食住行，上下学接送、辅导功课、上辅导班接送，全靠你，我才有时间能安心工作，照顾母亲。自父亲去世后，就剩下一个孤老太太，脑子又不好用，又帮不上你照顾家，你能容下我母亲在咱家，照顾每日吃喝，实属不易。你的这些付出，全记在我心间。我之所以对你不满，只是我觉得母亲老了，还有些糊涂，你对老人说话有时太冲，体谅太少，同照顾孩子的用心来比，还差好多，这是我对你不满处。所以找机会就抱怨你了！还是我的不对，导致你更大的不愉快，心中窝火，积怨难发泄，以致孩子受如此罪，又是呕吐、又是发热。我当丈夫不够豁达，没能包容，心小，害得你不痛快，孩子也生病，真诚给你道歉。"说到此刻，我们夫妻两个都各自感动地落下泪水。（正确待人处事方法：找别人好处是暖心丸）

热退：周日，发热第4天。

前夜谈完后，我们各自心中怨气得到化解，分头休息，孩子当夜安卧，晨起量体温38.4℃，下楼活动了一会儿（此前已3天没有下楼了），中午孩子服用少许粥，外加米饭蔬菜，胃口改善，没有再发生呕吐。下午改处方"小柴胡汤"1剂，药后没有呕吐，体温37℃，孩子唯觉困倦，多眠，没有搅闹发生，安卧。

体力恢复：

接下来的**周一**，孩子体温稳定在37℃，食欲恢复，没有呕吐，唯有身体乏力，困倦。

自己感觉病已经好，停药，在家调养，眠多。

周二，孩子体温正常，恢复上学。下午回来，看会儿动画片，未写作业，吃完晚饭，就睡觉了，晚 7 点睡到次日早 7 点。

周三，孩子基本恢复，晚间困倦，多眠。下午 4 点到家就睡了一觉，晚间吃完晚饭，简单写了些作业，又早早睡了。

周四，孩子基本恢复正常，依然困倦，精力不足，多眠。晚间吃完晚饭，为了让他运动一下肢体，在家里踢了会儿小足球，写完作业又早早睡了。

周五，完全正常。学习、饮食、游戏、睡觉均正常。

【病程纪要】

回顾整个病程，发病与父母性情不和，互不沟通，双方不良情绪有关。经过情绪管理，"找对方好处，认自己不是"的沟通，化解孩子母亲的积怨，在药物协助下，孩子体温得到快速有效的控制。

【经典回顾】

《素问·刺热论》：肝热病者，左颊先赤；心热病者，颜先赤；脾热病者，鼻先赤；肺热病者，右颊先赤；肾热病者，颐先赤。病虽未发，见赤色者刺之，名曰治未病。

《素问·评热病论篇》：人所以汗出者，皆生于谷，谷生于精。今邪气交争于骨肉而得汗者，是邪却而精胜也。精胜则当能食而不复热，复热者邪气也，汗者精气也，今汗出而辄复热者，是邪胜也，不能食者，精无俾也，病而留者，其寿可立而倾也。

【医生建议】

1. 人是"社会-心理-生物"的人，当生病时，我们在检查生理指标同时，需要自查自己的社会和心理状态。这样，在治疗时，再结合有效的药物干预，才可达到修复健康的效果。

2. 孩子 12 岁以内产生疾病，同母亲的状态有密切关系，而父亲又会影响母亲状态。所以孩子生病时，父母要多多省察自己，医生要积极主动地调动患者家属配合治疗顺利完成。

3. 孩子为稚阴、稚阳之体，病情发展、变化快。为父母者应当积极应用"情绪管理"参与治疗，促进孩子康复。

4. 修学之人，最容易用所学的内容要求家人改变，此为修学者一大忌讳。以笔者为鉴，当常反观自省，修学为自修自律，否则伤人伤己。戒之！戒之！

案例 136 **母亲不满，女儿低热、呕吐**

女，10岁。

【主　诉】　突发低热、手寒、呕吐半日就诊。

【现病史】　患儿晨起无不适，正常上学。下午放学回家后，自觉身体不适，没有食欲，呕吐一次，呕吐物为少量食物。晚间没有吃饭，懒散地躺在家中，自觉头脑发热，双手寒，二便调，无腹痛、头痛，无其他不适。体温 36.5 ~ 37.3℃。患儿面色微黄透白，舌苔薄白、舌体胖嫩，有齿痕，脉弦细。

【中医处置】

中医诊断：低热（肝胃郁热）。

中医治疗：疏肝清热和胃。

中医处方：柴银口服液。

中药药物：柴胡　金银花　黄芩　葛根　荆芥　青蒿　连翘　桔梗　苦杏仁　薄荷　鱼腥草。

疗效反馈：患者服用 1 天，体温复常，第二天正常上学，不适消除。

【疾病背景】

家庭中 12 岁以内的孩子生病，需要关注其母亲的情绪状态。

其（患者母亲，下同）在北京工作，在河北老家有 91 岁老母亲，家中有四个兄长，两个大姐，其为最小。自述 2 个月前老人可能因感冒，周身疼痛，饮食不下，卧病在家，请乡村医生给予静脉治疗，无大起色。

其匆忙从京返乡，尽心照顾。但老人病情未见缓解，希望去大医院诊治，但是其兄长们都不同意，担心老人被折腾，仅是在家中将养。自己是女儿身份，在农村也做不得主张，拼力日夜照顾服侍老人，然老人依然饮食不下，身体日见消瘦，最后老人瘦得不成样子，甚至能透过皮肤看到下面的骨头，最终老人逝去。

处理完后事，其心里空落落的，思前想后。可怜老母劳苦一生，无可奈何离去。最终，其把对老人的想念、近日的疲劳，都化作对兄长的不满，丈夫描述其"像疯了一般"。

就在老人离去的第 5 天晚上，孩子身体出现不适。

【情绪解读】

儿童为稚阴稚阳之体，气血柔弱，然元气充足。所以易为外界所干扰，然病情转化和康复亦快。患儿突然发作的低热、呕吐、纳差、头热、上肢寒，为中医"少阳外感"证，治疗当以和解少阳、疏肝和胃的"小柴胡汤"为正治。然由于晚间煎取中药不便，为权宜计，以类方"柴银口服液"代之，配合言语开导其母（间接通过其父亲），促使患儿病情康复。

【经典回顾】

《黄帝内经·天年》：黄帝问于岐伯曰：愿闻人之始生，何气筑为基，何立而为楯，何失而死，何得而生？岐伯曰：以母为基，以父为楯，失神者死，得神者生也。

《黄帝内经·五脏生成》：诊病之始，五决为纪，欲知其始，先建其母。

【医生建议】

1. 对生命现象的科学探索是每个临床工作者所热衷的，"母病及子"现象的科学解读，需要医学工作者们深入探究其机理，从而丰富医学临床的治疗思路。

2. 假设"母病及子"的临床规律成立，其临床操作方法，就会涉及子病调母和母子同调两种治疗方案，这样与单纯的子病调子方案比较，就会使当下的儿童疾病的临床疗效得到突破性的提高，母亲自身潜力的发挥就有了方向。

3. 依然假设"母病及子"的临床规律成立，母亲关爱、培养孩子的立足点，就可以由以前的直接管制、凌驾于子女之上，优化到做好母亲自己，完善母亲自己，管理母亲自己，从而使孩子直接受益。子女就会从母亲的言行中，获取榜样的力量，融入他们疾病康复和人生成长的过程中。伟大的母亲，可以通过自己内在的行动力，造就优秀的子女！

4. "问渠那得清如许，为有源头活水来。"母亲是人类的源头，母亲提高自身素质和德行，是儿女身心健康的根本。

5. 为母者当先树己之德，以立子女之志；当正己之行，以引子女之性情良善。为母者当需谨慎行持，以引导子女入正轨，既可使子女收获健康身体，更会全子女之德行。

二、儿童咳嗽

案例 137 母亲烦恼，儿子咳嗽

男，8岁。

【主　诉】间断咳嗽2周。

【现病史】患者间断咳嗽，夜间明显，连续咳嗽10～20分钟。咽喉有痰鸣，面色白，形清瘦，鼻微塞，胃口差，量约为平日的2/3。2周前初发早晨咽痛，查扁桃体轻度肿大，色微红，充血不明显，体温微高，约37.8℃。有一次呕吐，呕吐物为进食的食物和痰涎。舌淡红，脉弦细。

【既往史】既往体健。

【中医处置】

中医诊断：咳嗽（冬燥，内燥外寒型）。

中医治疗：清宣润燥，透邪止咳。

中医处方：桑杏汤加减。

中药药物：桑叶　川贝　桑白皮　炙杷叶　百部　梨皮　杏仁　沙参　炙甘草。

疗效反馈：以往患者咳嗽，服用1～2剂中药即安，而此次发病，反反复复2周，服用多种中成药1周余，间断服用中草药3剂，才控制病情，咳嗽缓解，夜间可安卧，有短暂咳嗽，不影响睡眠效果。体力、精力较前弱。

【疾病背景】

诸多因素，包括自然环境、大社会、小家庭、自身素质等等，都会导致疾病反复发作。

自然环境：北京冬季，室外天气干燥寒冷。室内供暖，温度约24℃，甚至更高。室内温暖，穿单衣、夹衣即可，室外寒冷，穿棉袄、羽绒服方可。教室又时常开窗通风，学生课外、体育课后，常常运动汗出，都为自然风干。孩子们时冷时热，极易感冒。

社会环境：孩子在学校普及基础教育，享受快乐成长理念。但是家长们却要面对小

升初的择校压力，为了能让孩子上个满意的学校，总是要拼一把，不得已各尽其能，以奥数、语文、外语为必修，以艺术、体育为特长兼修。据笔者了解，这个年龄的孩子，每周至少有 5 次以上的课外课。孩子每天都是在上课或是在奔赴上课的路上。除需要完成课堂作业外，还要巩固课外所学。三年级是个课程难度和要求突然增加的年级，孩子写一篇作文像挤牙膏似的。对辅导孩子学习、精打细算安排时间的家长来说，更多的常常是对大人耐心的挑战，母子两人常常因此而产生分歧，甚至是争执。期末考试临近，孩子的整体学习等待检验，母亲焦躁，孩子煎熬其间。

家庭环境：其母为某医院职工，平日工作繁忙，前日夜班因一小事被某过激患者投诉，心中烦恼。其前些日子在娘家，也因家庭琐事，与父亲、兄弟失睦，心中郁闷未解。

饮食因素：治疗初期，患儿服用 1 剂中药，在家休养 1 天后，恢复如初，食欲大开，晚间睡前进食火腿肠 1 整支，夜间遂咳嗽复发加重（中医称为"食复"，即疾病康复之初，脾胃虚弱时，过量或不当饮食，会使疾病复发）。随后嘱咐其清淡饮食，以易消化、暖食为佳。

【中医解读】

肺为娇脏，主皮毛，统人体之表。少儿肌肤娇嫩，腠理不固。冬季室内外温差大，孩子衣着不及时，极易感受冬寒之邪，由表及里，伤及肺脏，导致咳嗽。冬季空气干燥，室内又燥热，孩子学习负担重，常导致心火内生，心火克伤肺金，导致咳嗽。肺脏内外受迫，肃降功能失职，导致发病。治疗以桑杏汤加减，清宣润燥，透邪止咳为效。

【情绪解读】

家庭对孩子健康的影响极其重要，尤以母亲为卓。母亲当以水为用，以柔和智慧水，资助位于木位长子，长子自然健康安泰。然母亲为多种客观因素干扰，心生燥火，必然耐心不及，烦火内生，克伐木位长子生机。孩子受母气（习气）干扰，又有自然气候侵临，难保中正平和，自然发病。家长欲要儿女快速好病，需安神定志，检讨省察自我之不足，心生清凉智慧水，以此德行，自然滋润儿女身体。

【经典回顾】

《黄帝内经·咳论》：黄帝问曰：肺之令人咳何也？岐伯对曰：五脏六腑皆令人咳，非独肺也。帝曰：愿闻其状。岐伯曰：皮毛者肺之合也，皮毛先受邪气，邪气以从其合也。其寒饮食入胃，从肺脉上至于肺则肺寒，肺寒则外内合邪因而客之，则为肺咳。五脏各以其时受病，非其时各传以与之。人与天地相参，故五脏各以治时感于寒则受病，微则为咳，甚者为泄为痛。

《伤寒论》398 条：患者脉已解，而日暮微烦，以病新差，人强与谷：脾胃气尚弱，不能消谷，故令微烦，损谷则愈。

【医生建议】

1. 孩子咳嗽，父母需要及时反观自我是否存在焦躁情绪，加以修正，以助孩子早日康复。其影响力尤以母亲为最，请家长多留心！

2. 冬季咳嗽，多因天气干燥，治疗应参照患者体质，配合润燥之品。

3. 冬季大白菜、梨子、银耳、白米粥、蜂蜜等都是润燥佳品，可以烹煮食用。

【门诊见闻反思】

临床多见儿童生病，全家出动，深夜在医院排队、就诊、检查、治疗，经历数小时，一方面，在医院里儿童及家长都存交叉感染之忧。另一方面，儿童与家人的劳累、少眠、焦虑、紧张，所营造的家庭氛围，对孩子的健康也有很大影响。笔者提醒大家，孩子生病，虽然要及时就医，但是给孩子营造宽松、清净、稳定的生活环境，对孩子疾病的康复更有意义！最后提醒大家，许多家庭，在孩子病愈后，家长即病，特别是家中老人，或病心，或病肺，多由前期紧张、劳累、操心儿孙使然，不可不知！

案例 138　母亲郁火，孩子发热、咳嗽、呕吐

婴儿，2 岁。

【主　诉】 患儿发热、咳嗽兼呕吐 2 天就诊（电话问诊）。

【现病史】（母亲代诉）患儿 2 天前于半夜间断咳嗽，睡眠不安，夜间凌晨 4 点多体温开始升高，最高 39℃，服用"泰诺林"后汗出热退，随后又热，反复发热约 4 次。1 天前半夜发热未服药，哭后热退，周身无皮疹，说话嘶哑，嗓子疑似有痰，微有喘憋，脖子处有结节，呕吐 1 次，呕吐物不详（吐的不是食物，半夜也没太看清，类似液体）。大便 1 次，便质成形，平时有些便秘，小便调。面色白黄之间，色微淡。舌脉无。

【中医处置】

中医诊断： 肺胃积热，肝气郁热。

中医治疗： 清肺和胃，疏肝退热。

中医处方： 患儿：蛇胆川贝口服液。母亲：加味逍遥颗粒配合小柴胡汤。

疗效反馈： 电话当日，患儿体温未见升高（孩子不太喜欢喝药，仅少量服用；母亲看到孩子稳定，坚持自己规律服药）。第二日，患儿体温保持正常，痰咳改善大半，微觉咽喉有少许痰。未再服用退热药和抗生素。

【疾病背景】

（患儿母亲为医生亲属，故于外地电话咨询）

患母： 孩子发热两天了，刚去社区医院看过，说是支气管炎症，给开了消炎药，想再请教您中医的办法。

医生： 孩子的不适，和妈妈不良情绪有关系。他这个状态，和您最近着急、还有点生闷气有关系，您最近生活怎么了？

患母： 我也没有太生气，就是最近单位忙，压力大。我为了家，已经放弃了个人在单位的发展。以前在单位非常努力地干了五六年，现在单位又要人事调整，领导说让我加加油，争取一下，结果我感觉孩子小，需要我照顾，我就主动找领导申请个清闲的地方，不求上进了，等于是主动放弃了自我发展。

医生：您为了孩子和家庭付出，真是不容易。

患母：我付出没有问题，我也不说什么。关键是他（其爱人）不理解我，回来还总挑毛病（电话里听着其说话声音就有些哽咽了），说家里太乱，不收拾了，孩子管得不对了……让人受不了。前两天我们就吵了一架，我也不要他回报，就是需要他能理解我，我也为了孩子和家庭放弃了很多。

医生：是啊，您这样付出，他怎能这样待您？我给您批评批评他。（顺着患者母亲的情绪，疏泄其不满）

患母：当然他也压力大，我也理解他。他工作忙，整天不回来，回来还挑毛病。您说，我们那里也很忙，也就控制不住火气了。但是看孩子生病受罪，真心疼，我也需要学会自己调节。

医生：那他也该批评。咱们家人都看您好，知道您为家庭付出很多，人也能干。家家母亲都是为家作无私奉献，这点您舅妈（医生爱人）真的进步了不少，现在在家干活任劳任怨，自己也不感觉委屈，所以她现在身体很好，生的二胎，这个孩子身体就很好，很少生病。但是生老大时年轻，脾气还不如您呢！总着急上火，老大小时就总生病，常常发热咳嗽，还有个倔脾气。人都会慢慢进步的，您比她年轻时好多了！

患母：谢谢您啊，您不仅给我们开药治病，关键是您的体谅，我就觉得心里好多了。

医生：是啊，生活不容易。孩子的健康，妈妈状态最重要。

【经典回顾】

《黄帝内经·示从容论》：帝曰：公何年之长而问之少，余真问以自谬也。吾问子窈冥，子言上下篇以对，何也？……帝曰：夫从容之谓也。夫年长则求之于府，年少则求之于经，年壮则求之于脏。今子所言皆失，八风菀熟，五脏消烁，传邪相受。夫浮而弦者，是肾不足也。沉而石者，是肾气内著也。怯然少气者，是水道不行，形气消索也。咳嗽烦冤者，是肾气之逆也。

《黄帝内经·九针论》：五脏气：心主噫，肺主咳，肝主语，脾主吞，肾主欠。

【医生建议】

1. 母亲平和的情绪是孩子健康的基石。母亲要稳定自我，忌讳焦躁抱怨。

2. 生活本就不易，家人间要常常相互体谅，相互扶持，追逐幸福的路上才会少病痛。

3. 调整母亲状态有助于恢复孩子的健康。这是中医整体观理论指导下的医疗探索，愿读者共同实践和求证。

案例 139 **妈妈做什么，能帮助宝宝减少咳嗽**

男，11岁。

【主 诉】 咳嗽3天就诊。

【现病史】 患儿咳嗽3天，间断咳嗽，咳声不宁，咽中有痰，但是孩子不会咳出。

舌尖红，舌体胖大有齿痕，脉细数。患儿母亲形体瘦高，面色黄中透红，下颌可见红色小疹数枚。

【中医处置】

中医诊断：咳嗽（肺火脾虚）。

中医治疗：清肺健脾止咳。

中医处方：止嗽散加减。

中药药物：前胡　枇杷叶　百部　紫苑　桑叶　白前　桑白皮　干姜　炙甘草。

疗程反馈：10天后随访，孩子咳嗽早已痊愈。

【疾病背景】

（患儿母亲陪伴孩子就诊，因为和患儿一家是老朋友，便直接进入主题）

医生：孩子咳嗽前，您做母亲的，是不是又着急了？

患母：没太着急，我最近挺淡定的，我们母子最近也相安无事。

医生：您仔细想想，您要是不着急，孩子很少会咳嗽，好好想想（微笑）。跟您母亲着急也算。

患儿：你怎么没急？最近不是总着急吗！

患母：还真是，我想起来了。前些日子我妈妈装修房子，她自己选材料装修，本来我不想参与，可是您知道吗？我妈选的是复合木地板，把旧家具全换成了这种板材家具，她的选择还是以前的标准。更让人着急的是，装修好房子也不放味儿，就要直接住，您说急不急？危险不危险？当时我就跟她急了，特别着急。

医生：是啊，老人很难改变她已有的认知，以前装修用这些材料她们认为是很时尚的，她们对甲醛的危害认识也不足，更重要的是，他们还会很在意价格，习惯了节俭。

患母：是啊，她装修我们都把钱给准备好了，但她就是想省钱，而且观念陈旧，不知道危害。我就马上上网查甲醛治理公司，请人家帮忙治理，再帮助选购些甲醛治理的植物和设备……

医生：坏了，老太太也会跟您急的，您请这些公司，做这些事情，她肯定会认为是白扔钱啊！

患母：可不，老太太也跟我急了，我说什么她也听不进去。没办法，我就打电话请我妹妹出面，才搞定。

医生：随后，您家大宝就开始咳嗽吧。

患母：是啊，还真是。

医生：我们要学会跟老人沟通才对，体谅老人的不容易。您就是太直，虽然心好，但是总是着急，也不算完美，孩子会病，老人也不高兴。

患母欣然接受，取药离去。

【经典回顾】

《黄帝内经·阴阳应象大论》：黄帝曰：阴阳者，天地之道也，万物之纲纪，变化之

父母，生杀之本始，神明之府也，治病必求于本。（家庭是个小天地，父为阳，母为阴，孩子居于此天地之间）

《黄帝内经·天年》：黄帝问于岐伯曰：愿闻人之始生，何气筑为基，何立而为楯，何失而死，何得而生？岐伯曰：以母为基，以父为楯，失神者死，得神者生也。

《黄帝内经·邪气脏腑病形》：黄帝曰：邪之中人脏奈何？岐伯曰：愁忧恐惧则伤心。形寒寒饮则伤肺，以其两寒相感，中外皆伤，故气逆而上行。

【医生建议】

1. 肺病不耐寒热，母亲心火、空调寒气、饮料冷食，皆伤肺脏，会导致咳嗽，大家戒之。

2. 我们平时有意无意间的不良情绪，是污染儿女性格的根源。

3. 母亲平和、喜悦的性格，是孩子健康成长的基础。

4. 以家庭成员关系和谐为目标，管理好自我的情绪，是修养身心的筑基工程。

5. "认不是"胜服"清凉散"，母亲知道自己错处，即可祛除己火，止住儿嗽。

三、儿童胸痹

案例 140 **恨气伤心，导致胸痛**

男，12岁。

【主　诉】 胸痛1周就诊。

【现病史】 患者12岁，主因胸痛、胸闷1周。患者左侧前胸刺痛，时发时止，食欲可，运动自如，无气短、乏力，无心悸。孩子心思重，睡眠可，二便调，舌体尖，舌尖红，脉弦。

辅助查体： 心肌酶略高。

【既往史】 既往体健。

【中医处置】

中医诊断： 胸痹，气滞血瘀型。

中医治疗： 活血理气止痛。

中医处方： 心可舒片。

中药药物： 丹参　三七　葛根　木香　山楂。

疗效反馈： 孩子服药3天后胸痛消失，嘱其继续服用2周，因为情绪有惯性，外在刺激依然存在，人之常情难以免除。如果再有症状，可以继续服用。

【疾病背景】

患者父母离异。母亲再婚，并已再次怀孕，开始自己新的生活；父亲长期在异地，工作忙碌。孩子平日由70多岁姥姥照顾，还有80多岁的奶奶关心，两位老人很是疼爱孩子。孩子平日心思重。一日，母亲邀请他一同吃饭，他拒绝说："妈妈，我不去，同我们一起吃饭的是叔叔，不是我的爸爸，我不去，我不好叫他。"孩子奶奶学给我听时，老人家心情黯然，还告诉我，孩子更爱自己的爸爸。

【中医解读与情绪管理】

胸痹一证，多由感受寒邪、情绪内伤、饮食失节、体质内虚所致。

此例患者，为12岁少年，虽然心脏、血管基础条件好，元气正充，然而被非常事情所扰，情绪急躁恨怒，引动自身气血逆乱，导致急火攻心，逆气扰心，邪气欺心，则心痛。

12岁少年，原本天真无邪，人生五行走木运，生机盎然，活泼清净。然此少年身形墩胖，面容丰盈，面白，神色沉闷不乐，舌体尖、色红，为火金性，主性急躁，缺柔和，自性相克，内心纠结。又火泄木气，有损肝脏生机，影响孩子心智，伤仁爱心，最终心气常自忿愤，导致心络受伤。治疗以活血散瘀理气之品，使逆气平，淤血散，邪气除，正气自复，服药而愈。

伤心事产生伤心情绪，伤心情绪导致脏腑受伤。患者为12岁少年，初懂人事，然人生最亲密的母亲却又另组家庭，对其情绪稳定挑战可谓大矣。有爱的地方常常伴随恨，当所需要的爱没有满足，恨就会填补。恨有很强的自我破坏力，宛如钢针一般，刺人肌肤，伤人心灵。唐代李朝威《柳毅传》描述"恨贯肌骨""恨人伤心，心热心跳，失眠癫狂，暗哑疗疮。"少年成长需要母亲的耐心和智慧去浇灌。然而，由于母爱的缺失，导致少年心气忿愤，气机不能平和，乖张气血直接内伤心脏。

对于医者，用什么样的言语宽慰这个可爱少年，的确是个巨大挑战。

医生告诉孩子要尝试理解父母：告诉孩子要明理达时，理解父母有自己的生活，不管父母处在什么状态，要相信他们都是爱你的，只是他们为生活、情感所迫，事出无奈。

医生告诉孩子要做好自己，好好生活：作为孩子自己，应当自立自强，把精力放在学习上，好好学习，这样爸爸才会为你骄傲，更加喜欢你，妈妈才会放心你。其实妈妈很惦记你，所以才希望和你一同吃饭。

医生告诉孩子不要起不良情绪：作为子女，无论在什么情况下，都不可以恨自己的母亲。恨人伤心，所以才会胸痛。你已经12岁了，应该尊重父母的选择才好，爱惜自己的身体，也不让姥姥、奶奶担心。孩子天真地看了我一下，默然低头。

【经典回顾】

《黄帝内经·五邪》：邪在心，则病心痛……

《黄帝内经·邪气藏府病形》：心脉急甚者为瘛疭；微急为心痛引背，食不下。

《黄帝内经·玉机真脏论》：……其（按：指病）传化有不以次，不以次入者，忧恐悲喜怒，令不得以其次，故令人有大病矣。因而喜大虚则肾气乘矣，怒则肝气乘矣，悲则肺气乘矣，恐则脾气乘矣，忧则心气乘矣，此其道也。

【医生建议】

1. 恨他人，伤己心。我们要爱惜自己，化解仇恨。

2. 原谅一切不能原谅的事情，给自己一个健康的身体和豁达的心胸。

3. 管理好自己的生活，做好自己本分，才是真正爱惜自己的家人，避免不经意伤害家人。

四、婴儿夜眠不安

案例 141 孩子夜眠不安，妈妈宫寒

患儿，男，1岁4个月。

【**主　诉**】 睡眠不实1年余。

【**现病史**】 孩子未来就诊，母亲代诉。患儿已经停止哺乳1个月，自出生后就睡眠不实，每2小时醒来一次，而且非常准时，次数多的时候，每日醒来七八次。常为哭醒，需要母亲抱在怀中方可，母亲也由此不能安卧。就诊前2个月，每夜醒来2次，哭醒，需母亲抱慰抚，方可继续安睡。

【**既往史**】 既往体健。

【**中医处置**】

中医诊断：卧不安（母病及子）。

中医治疗：子病调母。告知患者，妈妈情绪稳定，孩子自然安眠，不必过度牵挂孩子，放心睡觉，孩子自然会好。

疗效反馈：母亲气血调和，儿通宵安卧。母亲经历7周药物和心理调整，安然入睡，孩子亦然，晚间8点入睡，可一觉到早晨7点，孩子醒来不再哭泣。时有晚间一宿都不小便，但平均尿3次（根据早晨纸尿裤的尿量估计）。母子安卧。

患儿母亲：女，32岁。

【**主　诉**】 腹中寒1年余。

【**现病史**】 患者腹中寒，产后16个月。月经前腹中寒冷，此次经期后错两个半月，经色鲜红，经前无腹痛，乳腺胀痛，周身亦恶寒，四肢寒，看到冷饮、瓜果就自觉寒冷异常，不敢品尝。大便调，每日1次，成形软便，小便频，饮一溲一，腰酸痛，口唇干，面部两颧雀斑散在分布，面色㿠白微黄，舌淡红少苔，脉细涩。

化验检查：游离三碘甲状腺原氨酸2.54pg/ml，游离甲状腺素0.92ng/dl，促甲状腺素8.77μIU/ml。

【**既往史**】 亚临床甲状腺功能减退。

【**中医处置**】

中医诊断：月经不调（冲任虚寒，血凝气滞）。

中医治疗：温经散寒，养血祛瘀。

中医处方：温经汤。

中药药物：茱萸　麦冬　当归　芍药　川芎　人参　桂枝　阿胶　牡丹皮　生姜　甘草　半夏

疗效反馈： 患者服药 7 周，月经规律正常，周身温暖，已经可以吃水果，包括西瓜，身体无异常不适感觉。夜尿 1 次 / 夜，夜间安然入睡。意外的收获是，患者发现自己面部两颊雀斑亦明显减少。

【发病背景】

患者自述，产后得子，作为新手妈妈，心里很重视孩子，便忽略了自己的生活。常常对孩子过度关注，晚间孩子轻微不适，自己马上就会有所察觉，并放弃自己睡眠，为之调整。另一方面为了能让丈夫好好睡觉，不影响第二天开车上班，晚间都是自己独自照顾孩子，让丈夫单独另睡一屋。由于开始自己也不会管理孩子，晚间孩子哭闹，自己手忙脚乱全无睡意，丈夫却在他屋安睡，一点都听不见，自己偶尔也会因此生闷气。现在孩子和妈妈分开睡觉，丈夫也回到同一个房间中，内心自觉安定、平衡了许多。

【情绪解读】

孩子气血运行状态受到母亲气血运行状态的显著影响，母亲越是安定从容生活，孩子越能健康茁壮成长。此案例治疗，医者告知患者"母病及子"的机理，告诉患者调整好自己的状态，减少对孩子的关注，稳定情绪，孩子睡眠质量反而会改善。这位母亲患者很是智慧，积极配合，再通过《金匮要略》的"温经汤"，温经散寒，养血祛瘀，调整母亲气血，去除其体内积寒，补充血气，疏通瘀滞，患者寒气祛除，饮食复常，睡眠安稳，母子安然幸福！

【经典回顾】

《金匮要略·妇人杂病脉证并治》：妇人之病，因虚积冷结气，为诸经水断绝，至有历年血寒，积结胞门。寒伤经络，凝坚在上，呕吐涎唾，久成肺痈，形体损分；在中盘结，绕脐寒疝，或两胁疼痛，与脏相连，或结热中，痛在关元，脉数无疮，肌若鱼鳞，时著男子，非止女身；在下未多，经候不匀，令阴掣痛，少腹恶寒，或引腰脊，下根气街，气冲急痛，膝胫疼烦，奄忽眩冒，状如厥癫，或有忧惨，悲伤多嗔，此皆带下，非有鬼神。久则羸瘦，脉虚多寒，三十六病，千变万端，审脉阴阳，虚实紧弦，行其针药，治危得安，其虽同病，脉各异源，子当辩记，勿谓不然。

问曰：妇人年五十，所病下利数十日不止，暮即发热，少腹里急，腹满，手掌烦热，唇口干燥，何也？师曰：此病属带下。何以故？曾经半产，瘀血在少腹不去。何以知之？其证唇口干燥，故知之。当以温经汤主之。

温经汤方：

吴茱萸三两　当归二两　芎䓖二两　芍药二两　人参二两　桂枝二两　阿胶二两　生姜二两　牡丹皮二两（去心）　甘草二两　半夏半升　麦门冬一升（去心）。

上十二味，以水一斗，煮取三升，分温三服。亦主妇人少腹寒，久不受胎，兼取崩中去血，或月水来过多，及至期不来。

【医生建议】

1. 中医知识、中华传统文化等常识的普及，对人的身心健康有着重要的意义。希望有好身体、有和谐家庭生活者，可以从中汲取幸福生活的智慧。

2. 新手妈妈需要知道，对孩子的关爱付出越多，孩子的健康未必受益越多，要与孩子保持合理的距离，做到从容、安定、恰如其分，于家于己皆受益。

3. 虚则补其母。孩子生病时，母亲应积极地调整自我，孩子会直接受益。大家谨记，孩子生病时，不能只单纯地关注、调整孩子的个体状况，母与子同时调整，才能事半功倍！

五、儿童脾胃病证

案例 142 妈妈积怨，孩子郁滞，导致食积

男，2 岁。

【**主　诉**】　纳差 1 周，腹胀、呕吐 1 天就诊。

【**现病史**】　患儿近 1 周食欲差，时常呃逆，不喜饮食。夜间时常哭泣，黏人，喜被抱，进屋中则哭甚，抱至户外院中则稍平复，母亲焦躁无奈。近 1 日孩子病情加重，喂食拒食，哭泣不停，夜间不可安卧，母亲哄抱怀中，整夜哭闹，间断呕吐食物，体温 38～38.5℃，2 日未有大便。夜间 2 点，父母不安，打车由北京郊区直接到儿童医院，怀疑肠套叠，B 超排除肠套叠后，改中医就诊。

刻下见：母亲不安地抱着孩子，孩子低声呻泣，表情烦躁不安，腹部胀闷，叩之若鼓，舌苔白腻，面色黄，面型方厚。

【**既往史**】　既往体健。

【**中医处置**】

中医诊断：气滞食阻。

中医治疗：理气消食。

中医处方：婴儿：健胃消食片配合四磨汤口服液。母亲：疏肝止痛丸。

【**疾病背景**】

患儿家庭，上有爷爷奶奶，为北京普通农民，居住于北京郊区某乡村。其父母为"80后"小两口，朴实勤劳，平日租房住在北京城区，周六、日休息则回爷爷奶奶家。孩子日日渐长，母亲计划购买北京市区内房产，以备孩子入托安居。但是由于积蓄和收入有限，老人又不能给予多少贴补，孩子父亲又不愿意大量贷款购买房产，夫妻间常常因此口角，母亲自知家中经济条件有限，虽然内心苦恼，但是难于言表，嫌怨暗生。

【**中医解读**】

此阶段婴儿脾胃内伤多因饱食、贪凉、外寒中里所致，导致乳食积滞于内。婴儿为"稚阴稚阳"之体，如《颅囟经·脉法》："凡孩子三岁以下，呼为纯阳，元气未散。"体内不存邪气，稍有积滞，则自身欲逐邪外出，所以出现呃逆、呕吐之症，然小儿五脏六腑皆娇嫩，如《黄帝内经·逆顺肥瘦》："岐伯曰：婴儿者，其肉脆血少气弱。"脾胃同样虚弱，

运化不及，则出现纳差食少、腹胀不适之症。面色黄，舌苔白腻，亦为脾虚食积之象。治疗当健脾消食为要，使脾胃运化复常，食物积滞得以消散。

【情绪解读】

孩子本为纯阳之体，无情绪烦恼，但是儿童为"稚阴稚阳"之体，自身稳定性极容易受到母亲情绪状态干扰，母子间宛若天地与万物之关系，天清地宁才有万物繁荣，母亲安详和气才有孩子健康快乐。母亲若情绪妄动，必将导致自身气血乖张，或若天地间急风暴雨、或若天地间雾霾尘沙，生活在天地间的孩子怎么会不受干扰？

母亲为了给孩子一个安定的生活居所，起置业购房之心无可厚非，当夫妻同心，努力工作，和乐生活，多多积蓄，慢慢实现心愿为善。然此母亲面红丰满，发质稀疏，性急爱好，心高要强，为火性女子，虽然也知丈夫、公婆好处，知相夫教子之本分，但怎奈心念房产，一叶障目，不知不觉对丈夫、公婆心生不满，腹中嫌怨之气暗生，遂导致自身气血郁结，扰乱孩子脾胃运化，致使孩子发病。形成火克金之局面。

【情绪调整】

《黄帝内经·师传》："人之情，莫不恶死而乐生，告之以其败，语之以其善，导之以其所便，开之以其所苦，虽有无道之人，恶有不听者乎？"

见病儿腹胀、呕吐，为脾胃之郁滞之症，知母亲有嫌怨之情。遂问"您是因为什么生了这么多怨气？"对方回答"没事儿，没有生气……就是因为有些事儿，心里不痛快，丈夫说话常常噎人……"随后渐渐道出心中苦水，正是因购房心愿不遂，对丈夫、公婆，乃至居处不满，说到伤心处，还落下许多泪水。见其落泪，知其苦有所出，气有所泄，继续疏导曰："您丈夫不是不理解您的心意，只是他也不愿意为难老人和自己，背负偌大的贷款，有些不甘心，也是无奈，才那样说话。再说，他本来说话就是这个风格，对你们母子的好，您也是知道的。您心里因为房产不如心愿，内心暗生怨气，正是影响孩子生病的诱因。您是母亲的角色，上有公婆，中有丈夫，下有儿子，怎可为了房子，心中生怨？想居住得好，让孩子安定，孩子反而病倒，这是好心做出糊涂事儿了。购房不是一朝一夕就能达成的。您们两个人勤劳能干，奋斗几年，双方老人也都有房产，买房子对您们也是很容易实现的事，再说现在居住得也还不错。"患者情疏心悦，点头认同，讨要处方。

【疗效反馈】

母亲倾诉完，情绪得到合理宣泄。回家后母子共同服药，1天后孩子就可进食，烦躁减，体温复常，3天后电话访诊，孩子复常。

【医生建议】

1. 母亲的不良情绪对孩子健康影响明显。孩子生病时母亲要常常反省自我情绪，自我开解，就可积极参与到孩子疾病的康复中，助孩子早日恢复。

2. 房子小小的，人要好好的。父母心量大，孩子天地宽，孩子自然茁壮。

3. 孩子生病，母亲根据病情自己同时服药，也可以促进孩子疾病康复。

案例 143 父母离婚，带给孩子的脾胃伤害

开篇小叙：

这是一个医者等待中的病例。

因为在这个时代，像这样在家庭中受到伤害的孩子很多很多。

这是一个医者一定要讲的故事。

因为这个故事关系着每个家庭中孩子的切实身心健康。

这是一个医者真心要感谢的患者。

因为这个患者毫无掩饰，虽然孩子自言毫不介意父母不和，但正是这个原因，导致其遭受身体和心灵的伤害。

女，16 岁。

【主　诉】 纳差 2 年余，出现呕吐 2 月余，加重 2 周就诊。

【现病史】 患者 2 年前由于家庭矛盾，一下子没有食欲，没有饥饿感，也没有想要吃的食物。自 2 个月前，家庭矛盾深化，患者出现纳差，呕吐，特别是不能吃晚餐，如果晚上 6 点吃完饭，晚间 11 点就会把吃的食物全都吐出来，近 2 周症状日益严重，进餐后 1 小时食物即吐出。反酸，胃中痞满，无腹痛，腹胀，兼见眩晕，心烦易怒。小便调，大便秘结，每周 1～2 次，面色萎黄，表情忧郁，双目黯然，口不苦。舌体大小适中，无齿痕，舌尖边红，舌苔薄白腻，脉弦细。

B 超:（-）

【既往史】 既往体健。

【中医处置】

中医诊断: 呕吐（肝胃不和型）。

中医治疗: 调肝和胃。

中医处方: 小柴胡汤合枳术汤加减。

中药药物: 柴胡　黄芩　半夏　大枣　党参　生姜　甘草　枳实　白术等。

疗效反馈: 暂无。期待医者用草木之微力，拨动患者疾病之玄机。

【疾病背景】

患者姥姥前日因脾胃病在此处治愈，遂引其就诊。按诊治常规，医者探寻患者有何郁闷、幽怨之事，患者竟无掩饰，亦无思索，在其姥姥面前，愤然谈起其家庭。

家中母亲强势，口齿亦伶俐，父亲有些窝囊，与母亲争执，常常还不上嘴。两年前自己初二时，父亲在外面欠有外债，可能是高利贷，夫妻常常为此争吵，母亲更常以离婚要挟。在今年年初，自己高一时，父亲最终被迫与母亲离婚。患者说，离婚后，母亲常常悲天怨地，自己放学回家，母亲抱着她可以一直哭到夜间 2 点，然后再责打一通，方才罢休。

问及孩子是否因此有怨恨之情，患者答道："自己毫无怨气，怨恨又有何用？"问及

其是否尝试调节父母关系，孩子回答："他们两个人，都不是那么简单。自己曾尝试更多地了解双方生活，并努力和解他们，但发现父母真是与一般人不同，不可能调和，特别是母亲问题更大。"整个过程，患者姥姥沉默兼无助地听着（医者暗想，为母失教于女，才导致其女为母伤子，而其晚年忧愁儿孙无解，自食失教之苦）。

【情绪解读】

脾胃为人体后天之本，胃为阳土，主受纳腐熟食物，脾为阴土，主运化水谷精微，是人体后天重要的营养来源。肝脏疏泄功能助脾胃运化。胃腑为"多气多血"之器官，其消化能力受情绪影响极大，俗云"饭好吃，气难咽"。患者在如此纠结的家庭之中（天地之间），寝食难安，怨无可诉。孩子的脾胃每日就是在这样的环境下工作，以致脾胃功能随其"郁而无解，愤而不平"的情绪，食而不化，逆而为吐，不吐无以排解！

【经典回顾】

《黄帝内经·气交变大论》：岐伯曰：岁木太过，风气流行，脾土受邪。民病飧泄食减，体重烦冤、肠鸣腹支满，上应岁星。甚则忽忽善怒，眩冒巅疾。化气不政，生气独治，云物飞动，草木不宁，甚而摇落，反胁痛而吐甚，冲阳绝者死不治，上应太白星。

《黄帝内经·五常政大论》：发生之纪，是为启陈，土疏泄，苍气达，阳和布化，阴气乃随，生气淳化，万物以荣，其化生，其气美，其政散，其令条舒，其动掉眩巅疾，其德鸣靡启坼，其变振拉摧拔，其谷麻稻，其畜鸡犬，其果李桃，其色青黄白，其味酸甘辛，其象春，其经足厥阴少阳，其脏肝脾，其虫毛介，其物中坚外坚，其病怒，太角与上商同，上征则其气逆，其病吐利，不务其德则收气复，秋气劲切，甚则肃杀，清气大至，草木凋零，邪乃伤肝。

【医生建议】

1. 家庭是我们每个人成长的特定环境。父亲为天，母亲为地。在此天地之间，若天清地宁，此天地中成长的孩子必然身强体健，和乐无忧。如若父母失和，天地不宁，此天地中成长的孩子必然体弱多病，郁郁不乐。为父母，期儿女少疾体健、乐观豁达者，需明晓此理。

2. 家庭是社会的基本单位，肩负着孕育、生产、培养人类的重要责任。建立家庭，每个成员间的任务和使命是重大而神圣的，关乎我们自己的老年和国家的未来，每人都应当常思常虑，未雨绸缪，怎可恣意妄为，自毁前程？

3. 家庭是每个人都离不开的舞台。在人生生长壮老的过程中，夫妻、父子、兄弟之间的关系，都需要我们珍惜爱护，都有其遵循的规矩，都需要我们尽心演练，以期待完美结局。

案例 144　母亲郁闷，少年呕吐

男，11岁，

【主　诉】患者近2年来间断呕吐，近1个月来加重就诊。

【现病史】 患者父母陪伴就诊。患者近2年来间断呕吐，每年有两次发作，此次九月份开始，每周2~3次。呕吐发作时轻时重，一般是晨起发作伴恶心，呕吐物为胃内食物，吐后则减，可以正常饮食，食欲不受影响。无腹痛胃痛，大便调，小便通畅。儿科诊断菌群失调，给予"整肠生"治疗。查看患者形体敦厚，气色光泽，面色白红相间，发育正常。舌尖红，苔薄白，脉弦数。

【中医处置】

中医诊断：呕吐（土壅木郁）。

中医治疗：疏肝和胃。

中医处方：舒肝片配合枳术宽中胶囊（姜汁送服）。

疗效反馈：暂无。

【疾病背景】

（患者父母陪同其就诊）

患者父亲：医生，孩子最近总是呕吐，每天早上吃完饭就吐，这周犯了3次了。

医生：这种情况有多长时间了呀？还有哪里不舒服？

患者：从第一次发作到现在有两年多了，我每天早上起来胃难受一会儿，有的时候恶心，吃完饭后就想吐。一般是吃什么吐什么。

患者父亲：他这个呕吐也不是特别严重，近两年偶尔发作。今年四五月份发作一次，七八月份发作一次，九月份开学后又发作一次，每次发作都是持续两天。

医生：每次发作有什么特点吗？这次有什么不一样的地方吗？

患者父亲：他一般吐完就舒服了，也不影响食欲，可以接着吃。他上周一、周三、周四吐过3次。有一次他吐完，我又带他去吃麦当劳，给他买了一个汉堡套餐，他都吃了，也没什么事儿。饮食生活都照常。

医生：中医有情绪致病理论，认为一般孩子12岁以前生病和妈妈有关系，妈妈和家里老人有矛盾，父母公婆都算，孩子就脾胃不好，容易呕吐。

患者父亲：跟妈妈应该没关系吧，孩子周一到周四都在他爷爷奶奶家，周五我们才接回来，周六、周日和我们才在一起。

（患者母亲在一旁，眼神愕然）

医生：（对患者母亲讲）母亲的状态会影响孩子的。您上大学住过宿舍吧（母亲点头）。您住宿期间，您来月经，宿舍大多人也会来，是吧。

患者母亲：是这样，传染吧！

医生：这个现象西方人研究过，称作"麦克林托克生物效应"，表明在一起生活的人，气血活动会互相影响。不仅仅是人，植物也是这样，谚语"蓬生于麻，不扶自直"也是说的这个现象。亲人间联系就更密切，即使孩子大了，不吃母乳，生活不在一起，依旧有影响。（查看患者母亲形体敦厚，面色暗红，舌尖红）您最近是否有着急和郁闷的事情？您这也是心火，最近有什么着急的事吗？

患者母亲：我父亲住院了，现在在抢救室呢。

医生：哦，这就难怪了，可能根源就在这里，他姥爷怎么了？什么时候病的啊？

患者母亲：父亲"脑梗"有20多年了，这次是双肺感染，发热，还有带状疱疹，真是凶多吉少啊！

医生：老人住院，肯定让人心慌。他姥爷什么时候开始闹病的呀？

患者母亲：我最近的确是心慌，还憋气，胸闷。父亲40多岁就"脑梗"了，需要人照顾，上一次犯病是两年前，这次是从九月初开始的，到现在还在抢救室呢。

医生：孩子是从什么时候开始呕吐的呀？

患者父亲：孩子就是这两年开始的。这次呕吐，还真是九月初，正好老爷子发病。

医生：这还真是母亲的无助情绪影响了孩子的脾胃。（问患者）你喜欢姥爷吗？他生病你着不着急呀？

患者：喜欢，平日姥爷待我很好，我很着急。

医生：你想不想姥爷呀？姥爷住院你去看过姥爷吗？

患者：想啊，不过没去看过。

医生：疫情期间实行管控措施，探视是不能随意了，不过孩子呕吐的根源应该就在这呢。孩子挺懂事的，他没啥大事，回去吃点药，给他配点姜汁喝送服，就可以降逆止呕。做母亲的要尽量平静面对吧，我们常说"尽人事，听天命"，放松点，对老人、孩子，包括自己，都有好处。

患者：谢谢医生。

（患者一家欣然而去）

【经典回顾】

《黄帝内经·诊要经终论》："太阴终者，腹胀闭不得息，善噫善呕，呕则逆，逆则面赤。"

《黄帝内经·刺热》："心热病者，先不乐，数日乃热，热争则卒心痛，烦闷善呕，头痛面赤无汗。壬癸甚，丙丁大汗。"

《黄帝内经·脉解》："所谓食则呕者，物盛满而上溢，故呕也。"

【医生建议】

1. 家庭整体是真实的健康命运共同体，一家人是血脉相连、心身相通的，家人之间互相影响，母亲对家庭之影响尤为重要。

2. 个人身、小家庭、大世界，息息相关，气脉相连，相互影响，生气通天。

3. 懂得整体，做好自己，把自己融入整体，从整体求个体发展，这是中医整体观下的立身之道。

六、儿童湿疹

案例 145 母亲焦躁，火灼女儿，导致女儿重度湿疹

女，6岁。

【主　诉】 突发双腋下、颈胸部皮疹，瘙痒1周就诊。

【现病史】 突发双腋下、颈胸部明显湿疹。皮肤瘙痒，疹色鲜红，高出皮肤，伴眼睑、肛周亦散在湿疹。查患儿口唇发红，舌苔红，脉浮数。

【既往史】 无过敏病史，无接触过敏原过程，饮食清淡，无辛辣海鲜发物摄入。

【中医辨证】 心肺内热，热灼皮肤。辨证分析：《内经》"诸痛痒疮，皆属于心"，心五行属火，腋下为手厥阴心包经循行处，两腋下症状明显，说明心火炽盛。肺主皮毛，五行属金，其女病在皮肤，其病机实为"心火灼肺金"。

【中医处置】

中医治疗：清心泻火，化湿止痒。

中医处方：外洗方。苦参　金银花　蒲公英　白鲜皮　当归　黄连　黄柏　苍术。

【疾病背景】

此患者母亲了解一些"母病及子"的道理。就诊时她回想孩子湿疹起因，实乃源于自己将一批数万元货物交给朋友代销，对方答应一个月后回款，结果两个多月对方也没回款有关。她同爱人一同去要账，对方不但没有结账，还数落她一顿，说她缺乏诚信，言语多变。她迫于钱没有要回来，强忍怒火，结果在回家路上焦躁的情绪忍不住了，同爱人发泄了一通脾气。结果两天后，就发现孩子身上出皮疹了。

【情绪管理】

"认不是"胜服"清凉散"。由于患者母亲了解"母病及子"的道理，知道孩子病因与自己有关。尽管如此，心中仍是认为代销的朋友有错，伤害了自己，难以化解。幸好其有朋友一同参研此事经过，大家帮其化解。最终席中一朋友，根据当时的经济环境，分析代销方同时也在为其承担一定风险，应是确有难处，不得以才延期付款。孩子母亲这才恼火渐熄。

【情绪分析】

火源于何？在情绪致病学说中，提出家庭中孩子的健康状况，与孩子父母的关系密切，特别是与母亲关系尤为紧密。此例患者母亲，本性应属水，当以柔和、智慧为用，然而其面色红赤，口燥咽干，急躁易怒，主有口舌是非、讲理争执之事，为心火内攻，水不制火，火来克金之局面。孩子家庭五行属金，病在皮肤，肺主皮毛五行亦属金，受母亲"燥火"克制，而病发湿疹。

【疗效反馈】

中药外洗清热解毒，化湿止痒；母亲认知不良情绪致病的道理，诚心改变自己的心

性，逆乱之气火得消，孩子 1 月余痊愈如初。

【病愈启示】

1. 父母亲要避免伤害孩子。孩子是无辜的，父母不可以把自己的不良情绪传递给孩子，影响孩子的身心健康。

2. 隐性情绪同样会伤害孩子。在临床中我们发现，许多父母已经意识到自己的不当言行和不良情绪可能会影响孩子。所以他们讲，两口子吵架，从来不当孩子面吵，一方有了不良情绪，也尽量地回避孩子。但是，生命之间的感应，特别是母子或是母女间，不仅仅是借助语言和形态来传递的，就像月球对潮汐的影响一样，他们之间是通过一种默默的方式传递着。中医认为是气息在起作用，感染着对方。

3. 父母当德遗子孙。古人谈"德遗子孙"，意思是用自己的良好行为，给予孩子言传身教。不仅可以塑造孩子的良好人品，亦对孩子的健康大有裨益。

【医生建议】

1. 亲亲有术。年轻的母亲，当孩子有疾病时，可以积极尝试"情绪管理"，帮助孩子早日康复。

2. "认不是"胜服"清凉散"。能找到自己的不是，有理不讲理，则心火下降，肾水充盈，智慧圆满，清种种相火。

3. 以良师益友为伴，是祥和人生必备。明师善友在自己困难时期的精神扶助，堪比良药！

七、儿童五官病证

案例 146 **怒火扰窍，导致耳痛**

男，8岁。

【主　诉】 突发右耳疼痛就诊。

【现病史】 患儿晚间睡觉时突发右耳朵疼痛。疼痛明显，眠时因痛而醒。诉耳部胀痛，无刺痛，无放射痛，无发热，无咽痛。饮食可，二便调。舌体淡红，苔薄白，无脉诊。查患儿形体瘦弱，面白，双耳廓无红肿，右耳道干燥，无脓性分泌物。

【中医处置】

中医诊断： 耳痛（肝火上炎型）。

中医治疗： 清肝泻火。

中医处方： 小柴胡汤＋银翘散加减。

中药药物： 柴胡　黄芩　葛根　金银花　连翘　薄荷　荆芥　青蒿　羚羊角　熊胆　杏仁　桔梗　鱼腥草。

疗效反馈： 药后半日而痊愈，随访无复发。

【疾病背景】

患儿为小学三年级学生，其母在其二年级以前认可学校的快乐教育，对孩子基础知识培养放松。但三年级后，意识到孩子要面临小升初择校。学习功课要求又突然增多，孩子每日要写的作业包括生字听写、作文、阅读、数学常规、英语听说，自觉吃力，与同班同学有差异，遂补课以缩短差距。补课包括奥数、外语、语文等课。其母还要注意其锻炼身体，保证其充足休息。然而孩子天性贪恋乐高拼插、电子游戏等玩具，学习效率低，常常边玩边学，学少玩多。母亲安排的时间紧凑，性格又直爽少耐心，脾气直硬，言语常常失控，常以暴戾言语横加，母子常常争执口角。有压力就有反抗，母亲虽是金玉良言，然而失于慈道柔和，拂逆孩子天性，引动孩子脾气，伤其耳聪。

【情绪解读】

患儿为8岁男孩，形瘦面长，面白懦弱，性格多木，不耐激触。其母面苍性直，言语干脆而冲，不善迂曲，虽对孩子生活、学习照顾有加，怎奈孩子天性贪玩，功课学习松弛；其亦为公务人员，虽为家庭放弃职场奋进，然其工作亦是繁忙，时间有限，还必须帮助孩子完成突然增加的学习项目；双方老人又由于年龄和健康问题，不得借力，故而其母常常由此情绪焦躁而不自觉横加孩童。

人之天性喜顺承，教子当循循善诱，顺势而导。简单直白要求儿童，不如意即以不良情绪相加，常易激惹起孩子不良情绪，拂逆其性，助其叛逆。积累日久，孩子闻母声不自觉而心生烦恼，其肝胆之经气失和于耳窍，壅塞不通而生疼痛。

因而笔者在治疗时，劝解母亲要以善言待子，不可怒言相加；药以柴胡、黄芩、葛根、金银花、连翘、薄荷、荆芥、青蒿、羚羊角、熊胆清解疏透肝胆之浮火，以杏仁、桔梗、鱼腥草肃降其乖张之逆气，复其和气，故而耳痛半日而解。

【经典回顾】

《黄帝内经·至真要大论》：少阳之胜，热客于胃，烦心心痛，目赤欲呕，呕酸善饥，耳痛溺赤，善惊谵妄。

《黄帝内经·厥病》：耳聋无闻，取耳中。耳鸣，取耳前动脉。耳痛不可刺者，耳中有脓，若有干耵聍，耳无闻也。耳聋，取手小指次指爪甲上与肉交者，先取手，后取足。耳鸣，取手中指爪甲上，左取右，右取左，先取手，后取足。

【医生建议】

1. 耳为清窍，用药亦当轻灵宣透，不宜大苦大寒性浊之品，碍其清气上达。

2. 以脾气教子，子必报以叛逆和疾病，令其心忧而愿不遂，为母者尤当注意。

3. 为父母师长者，化祛自身一分脾气，即多保留孩子一分天性，克己而子弟达！

【门诊见闻再录】

后又有一病患，因疾就诊，诉其脾气暴躁，教子少耐心，常摔打物件以泄愤，我言必误其子也。其答曰，"然。子虽三岁，其气亦暴，亦常以摔打物件为乐！"母教之然也，失于慈道。孩大成人，以此处世，危！复以此传子孙，危再传！

第十九章

内分泌和代谢类疾病

案例 **147** 郁怒成瘿

男，**68岁**。

【**主　诉**】甲状腺肿1个月就诊。

【**现病史**】患者近1个月发现右侧颈项部肿胀疼痛，查甲状腺B超，显示甲状腺右叶结节，8cm×6.2cm×4.1cm（头足径 × 左右径 × 前后径）结节性甲状腺肿合并结节内出血可能。医生建议患者手术，患者希望保守治疗，就诊中医。查看患者，面色苍黄，微黑，形体敦厚，口唇厚，五短身材，手掌厚，饮食可，二便调。舌体胖大，舌尖红，舌苔薄白，脉弦。

【**中医处置**】

中医诊断：瘿瘤（肝郁痰阻型）。

中医治疗：疏肝散结，化痰消肿。

中药药物：蒲公英＋芒硝外敷；内服：金嗓散结，红花逍遥，新癀片。

治疗反馈：暂无。

【**疾病背景**】

医生：您病发之前生过大气吗？

患者：没有啊，我这个人不爱生气。

患者儿子：现在家里没啥生气的地儿。

医生：好好想想，不是没有生过气，是您没有往这儿想过。您性格厚道，一般生完气忍着，不爱往外说，您想想发病前生过大气吗？

患者：那就是跟我们的地邻（农村田地的邻居）。

医生：您想起来啦！什么时间？您为什么生气？

患者：（瞅了瞅陪他就诊的儿子）不就是跟咱们那个邻居嘛！

患者儿子：是跟他着了大急了，差点打起来。

医生：生大气一定会生病，您的性格又爱忍着，所以说甲状腺就肿起来了，讲讲为什么？

患者： 就是一点小事儿，我们农村种地的地邻占了公共的小路，早些年我们还能走，现在不让我们走了，而且为了阻止我们走，还挖了沟。因为这事儿我们吵了好几次，差点打起来。我这样想，他不能不让我们走路，他人坏，他挖沟断路，我们就填上。我要求去大队丈量土地，他不占理，他不去，他还不让走这个路，这事儿就让人很生气。说要打架吧，我也不怕他，我家有两个儿子，他家就一个儿子，如果真打起来，我们也吃不了亏，他们也占不了便宜。但是呢，我们又不愿意打，把他打坏了吧，还得带他去看病，不值当，那就忍着呗。

医生： 看来您还是很想得开的！那就别生气了呗，您生病了还得自己吃药，谁也替不了您，他那个人本身也应该不好。

患者： 您说的是，他媳妇还挺讲道理，也说他不好。

医生： 那就更不应该生气了，好好吃药吧，给孩子也做个好榜样，少生气，少生病。

患者和家属欣然而去。下午儿子又挂了一个号，接受中医诊治。

【经典回顾】

《黄帝内经·刺法论》：慎勿大怒，怒必真气却散之。

《诸病源候论·瘿候》：瘿者，由忧恚气结所生，亦曰饮沙水，沙随气入于脉，搏颈下而成之。"动气增患"。

《济生方·瘿瘤论治》：夫瘿瘤者，多由喜怒不节，忧思过度，而成斯疾焉。大抵人之气血，循环一身，常欲无滞留之患，调摄失宜，气凝血滞，为瘿为瘤。

【医生建议】

1. 气不可斗，伤气生病，养气为和。

2. 亏可以吃，保身养性，远离疾病。

3. 性可以忍，海阔天空，自我做主。

案例 148　郁闷而美食，导致口中甜腻

男，50岁。

【主　诉】口中甜腻感1周就诊。

【现病史】患者出现口中甜腻感1周，食欲差，面色黄，伴四肢乏力，困倦。小便浊，大便稀溏不成形。舌白腻，脉濡。查空腹血糖偏高，6.3mmol/L。

【个人史】素喜甜食、肉食，生活安逸，体力运动很少。

【中医处置】

中医诊断： 脾瘅（脾胃湿蕴）。

中医治疗： 化湿理脾。嘱其清淡少食，适当运动。

中医处方： 藿香正气加肠胃康冲剂。

疗效反馈： 服药1周，口中甜腻感消失。半年后随访无复发。

【情绪解读】

患者身形高挑，面瘦，色黄，为木性人，走土运，为自性相克、肝强脾弱之征。性喜生闷气，郁而不发，日久内伤脾胃，脾胃运化功能失调，成为脾瘅之病。瘅，从文字理解，为"疒＋单"，意思为病于单。单，《说文》："大也。"《传》："尽也。"《诗·小雅》："俾尔单厚。"《笺》："单，尽也。"古意单，概括为大力、用力。瘅＝疒＋单，即指过多用力、过度劳累导致的病。每个人的脾胃有强有弱，当人体过度摄入营养，超出了脾胃的消化吸收能力，就会给脾胃带来损害。脾胃升清乏力，头面、四肢失其营养，则面色黄，四肢无力。胃受纳功能减退，则纳少而食欲差。小便浊，大便稀溏不成形。舌白腻，脉濡亦为脾虚湿浊为病之征。日积月累，营养代谢失常，导致血糖升高，中医谓之"消渴"症。

【经典回顾】

《黄帝内经·奇病论》：帝曰：有病口甘者，病名为何？何以得之？岐伯曰：此五气之溢也，名曰脾瘅。夫五味入口，藏于胃，脾为之行其精气，津液在脾，故令人口甘也，此肥美之所发也，此人必数食甘美而多肥也。肥者令人内热，甘者令人中满，故其气上溢，转为消渴。治之以兰，除陈气也。

《黄帝内经·痹论》：饮食自倍，肠胃乃伤。

《黄帝内经·通评虚实论》：凡治消瘅仆击，偏枯痿厥，气满发逆，甘肥贵人，则膏梁之疾也。

【医生建议】

1. 关于美味佳肴，少食为养，多食为毒，有害健康。若要保持健康，当饮食有节。

2. 生活要劳逸结合。多食，需以多动来平衡。过于安逸，会减弱脾胃运化功能，产生如糖尿病等代谢类疾病。

3. 怨伤脾胃。化解怨气，认因果是关键，再能找人好处，变为土生金，金抑木，活泼泼地化解木克土之局。

案例 149　懒散而忧愁，导致口中甜腻

男，63岁。

【主　诉】 恶心、口甜腻半个月就诊。

【现病史】 患者近半月来自觉恶心，口中甜腻感影响饮食，遂就诊。患者没吃什么食物，但口中常常泛起甜腻感，伴有恶心，欲吐。食欲佳，但吃后口中甜腻欲吐。痰白易出，无咳嗽。大便每日1次，便不净，质软，小便调。舌苔中间黄厚腻，脉濡。

【中医处置】

中医诊断：口甘症（湿阻脾虚）。

中医治疗：除陈化湿，健脾益气。

中医处方：二陈汤加减。

中药药物：陈皮　半夏　茯苓　甘草　藿香　佩兰　前胡　焦三仙。

疗效反馈：暂无。

【疾病背景】

医生：您口中发甜，多是吃得好、活动少，再有忧愁思虑的事情。

患者：现在哪有吃得不好的，都吃得不错。我也爱吃点肉，运动是不太多。都60多岁了，还有个老母亲，83岁，比较发愁，老了老了，不好照顾，总指挥您，她说的必须干，不干怎么都不行。

医生：您兄弟姐妹几人？

患者：我还有个姐姐，也不管用，全靠我自己。

医生：尽孝不容易，要把老人照顾好，自己还要高兴最难得。

患者：不是那个事儿，老人要是听你的还好，现在的老人，主意太大。

医生（微笑）：所以儿女难尽孝，古人把能照顾好老人的人推选出来让他做官，称为举孝廉，说明这个人能力很强。

患者：咱们不是百姓吗。

医生：照顾、孝养老人，是人的本分，也是人的天性流露。您要心中长存老人好处，知道老人忧愁喜怒，替老人分忧解难才容易尽孝。当然，老人若是想法、思想无穷，儿女尽孝也是有些困难。我建议您多努力吧，照顾老人还要高兴，再者吃点药，可以帮助去除体内垃圾（陈腐之气），您平时少吃，多运动四肢，就会好。

患者欣然而去。

【经典回顾】

《黄帝内经·奇病论》：帝曰：有病口甘者，病名为何？何以得之？岐伯曰：此五气之溢也，名曰脾瘅。夫五味入口，藏于胃，脾为之行其精气，津液在脾，故令人口甘也。此肥美之所发也，此人必数食甘美而多肥也。肥者令人内热，甘者令人中满，故其气上溢，转为消渴。治之以兰，除陈气也。

【医生建议】

1. 口中甘甜也是病，关键要除陈化腐。

2. 口甘症治疗，运化脾胃，适当运动是窍门。

3. 尽孝心要摆好心态，高高兴兴，珍惜享受尊老敬老的天伦乐趣。

4. 老人晚年不可思想无穷，自作主张，儿女难尽孝。聪明老人多听听儿女建议，少管是非，自己享清福，儿女也好尽孝。

第二十章

气血津液疾病

一、发　热

案例 150 发热、咳嗽、惶恐

男，50 岁。

【**主　诉**】 反复低热 3 天就诊。

【**现病史**】 患者反复低热 3 天，体温 37.2 ～ 37.5℃，午后发热明显，夜间渐退，微有乏力。已经反复干咳 1 月余，无咽痛、鼻塞、流涕、身痛、恶寒、恶心等其他不适。食欲可，睡眠差，大便调，小便可。舌苔微白腻，脉未诊。

无疫区及发热患者接触史。

【**中医处置**】

一诊：

中医诊断：发热（少阳外感，脾胃内虚，兼肺失肃降）。

中医治疗：和解少阳，健脾肃肺。

中医处方：小柴胡汤加减。

疗效反馈：患者 1 剂药，午后不再发热，6 剂药后，体温保持正常，咳嗽明显改善，时有微咳。

二诊：

患者停药后第二日下午，突然又发热 37.5℃，至傍晚体温达到 39℃，甚是惶恐不安，咨询求助。医生再次确认患者无疫区及发热患者接触史，建议就诊正常发热门诊，完善胸片及核酸检测。患者担心被隔离观察，希望给予帮助。详细询问患者病史，无其他特殊，就是于昨日夜间 12 点，给小区居民开门时，身穿单衣，有可能着凉，但身体无有畏寒，唯有发热，高热 39.5℃。又因为晚间不好买药，遂给予针灸治疗。

中医治疗：清热解表，退热泻火。

针灸治疗：合谷、曲池针刺，大椎、商阳、老商、中商、少商三棱针放血。

告诉患者多饮热水，盖被出汗，安心休息，观察疗效。

二诊第二日患者反馈：昨晚针灸 3 小时后体温轻微降低至 39℃，家中有儿童用泰诺林，自服一小口，具体量不详。盖厚被睡觉，半夜身体出大汗而醒，感觉热退大部分，今天早晨，体温复常，详细询问后无有不适。嘱其避风保暖，暖食温衣。患者要求服用国家推荐的"清肺排毒汤"，因患者毫无适应证，也无不适，故医生建议观察，没有服用上药方（此方为治疗药，如无症状，不建议服用）。随访 5 天，体温复常，亦无咳嗽及其他不适。

【疾病背景】

患者家中有 80 余岁父母，身体尚健康，可以自理，稍有牵挂（老人土气微虚）。患者有两个女儿，大女儿今年考研，成绩待定，说发挥得不好，可能不成功（近日报喜，成绩可能上线）；小女儿今年初一，外地上学，课业繁重，总是熬夜完成，放寒假前还病倒一次（儿女金气虚弱）。

中医整体观认为，患者居家为父属火；家中老人五行属土，与脾胃相连；女儿五行属金，与肺脏相连。脾土为肺金之母，患者脾土不固，肺金有忧，故而内火自灼，脾土弱，金气不足，肺金受伤，肺主皮毛，卫气所护。发热多为卫阳被郁，阳气阻遏肌表，所以周身发热，肺气失去宣降，故而咳嗽。治疗宜解表泻火清肝健脾，卫气得解，脾土健，肝气达，肺气得肃。

【情绪解读】

多数新冠肺炎患者干咳，低热，乏力，或者伴有恶心、呕吐、腹泻、腹胀、舌体腻，此类患者多是体内卫阳虚弱、肝气不舒，有些郁闷状态；加上家中老人中土不安，儿女肺金堪忧；自家又缺乏智慧肾水，所以操心劳累，导致火来克金，土气不足，使肺金无源。若患者能心生信实，安心踏实，上孝家中老人，家中老人安稳，承载家运，则病可转为火生土、土生金的顺运，肺金得救。

因此，治疗男性关键在脾土，健脾土（对生活有信心，对老人有孝心，可以健脾土），则火贪生忘克，火气得明，金气得生；如果是女性患者，火克金，当逆行，火去生木，仁爱而有主意，木能生水，智慧而从容，则火得消，金得救，用药在调肝滋阴，以救肺。此为阴阳救治养病之心法。

【经典回顾】

《黄帝内经·四气调神大论》：夫四时阴阳者，万物之根本也。所以圣人春夏养阳，秋冬养阴，以从其根，故与万物沉浮于生长之门。逆其根，则伐其本，坏其真矣。故阴阳四时者，万物之终始也，死生之本也，逆之则灾害生，从之则苛疾不起，是谓得道。道者，圣人行之，愚者佩之。从阴阳则生，逆之则死，从之则治，逆之则乱。反顺为逆，是谓内格。

《黄帝内经·阴阳应象大论》：黄帝曰：阴阳者，天地之道也，万物之纲纪，变化之父母，生杀之本始，神明之府也，治病必求于本。……故曰：天地者，万物之上下也；阴阳者，血气之男女也；左右者，阴阳之道路也；水火者，阴阳之征兆也；阴阳者，万物之能始也。故曰：阴在内，阳之守也；阳在外，阴之使也。

【医生建议】

1. 正气存内，邪不可干，邪之所凑，其气必虚。疫情期如有发热莫慌乱，中医可治！心法可调！

2. 身外病毒细菌无处不在，身内阴阳气血和气养身。心安体康泰，病邪难伤！

3. 家外忧愁苦难无处不有，家中男女老幼和睦共处。家和万事兴，苦难易渡！

案例 151 冬季严寒，高热不退，中药一剂身心安然

女，55岁。

【**主　诉**】 患者高热4天就诊。

【**现病史**】 患者因外感风寒后自觉不适，居家自服感冒清热冲剂，不解，周身疼痛，四肢畏寒，体温反复在39℃左右。于发热门诊就诊，排除新冠肺炎和流行性感冒，诊断为普通病毒性感冒。服用"泰诺林"后，汗出热退，但仅能维持10小时左右，体温又逐步升高，需要持续应用"泰诺林"退热。患者自觉服退热药后胃痛不适，又加服金花清感颗粒，效果不明显，随电话问诊。

刻下症： 发热前自觉寒冷，手足寒，周身疼痛，体温升高达到39℃，周身发热，口干舌燥，口渴喜热饮。无咽痛、咳嗽，口干多饮，大便微干，1～2天一次，小便频。脉当为浮紧（当时是电话问诊，未诊脉）。

【**中医处置**】

中医诊断： 外感风寒兼高热。

中医治疗： 祛风散寒退热。

中医处方： 麻黄汤。

中药药物： 生麻黄　桂枝　杏仁　炙甘草。

疗效反馈： 患者当日下午7点服药，药后无发热。至夜间4点发热，体温38.5℃，未用退烧药，仅用中药，体温逐步下降。白天身上微微出汗，体温持续正常，口干消失。3天后随访，体温正常，未再发热，并且恢复工作，仅微觉身体怕冷，嘱其服用玉屏风颗粒善后。

【**疾病背景**】

医生： 您是怎么开始发热啊？发热时怕冷吗？（有一分恶寒，则有一分表证）

患者： 体温烧到39℃，发热前自觉身体寒冷，手脚也凉，全身皱皱地疼。

医生： 发热时身上有汗吗？（有汗无汗来辨别伤寒和中风，太阳伤寒为无汗，太阳中风为有汗）

患者： 烧起来后身体烫烫的，也没有汗，也不怕冷了。（卫气郁遏体表，则发热）

医生： 身体还有什么其他不舒服吗？口干吗？（口干辨别患者体质寒热和津液情况）

患者： 全身都发热，还有口干舌燥，喜欢喝水（发热消耗津液）

医生：喜欢喝凉水还是热水？（辨别患者体质的寒热）

患者：口渴喜热饮。（虽然口干多饮，但是喜欢热饮，显示其阳气不足）

医生：嗓子疼吗？（辨别病邪寒热，风热咽痛，风寒咽不痛）

患者：嗓子不疼，也不干。（没有火热象）

医生：您的大小便情况如何？（因为患者多饮，高热4天，曾服用退烧药，故需判断疾病有无内传阳明）

患者：大便1～2天一次，有些干燥。（伤津液，胃中燥的表现，未传入阳明）小便频，喝水多就想去。（肾气不足表现，饮一溲一）

医生：您的症状描述，我们认为是受冬寒之气，伤了您的卫气，导致发热。您受过寒吗？

患者：受过。5天前，咱们医院文艺演出，我们组织科室参加。那天穿得少，在医院外科楼前，自觉一阵冷风吹头，身体受了寒气（正常身体有抵抗力，能御寒），到了演出地，还在场外候场半个多小时，演出时也不能穿多。

医生：可不是，咱们演出都在年末，节气刚好冬至后，寒气正盛呢！再穿得少点，所以才容易受寒。给您开1～2剂中药，解表祛寒，尽快喝上，药后汗出寒祛热就能退了，不用把药都吃完。

患者：冬季寒冷防不胜防！这寒冷对人的伤害真不小，感觉身体像进了坏人一样，破坏活动由此开始。

医生：受寒是一个方面，另一方面，这感冒还同您要组织表演，心里操劳、紧张有关系。《黄帝内经》里讲："清净则志意治，顺之则阳气固，虽有贼邪，弗能害也。"最近您太忙了，心里不清净，也容易影响免疫力，才感冒的。

（服药1天后）

患者：大夫，我现在不用退烧药，单纯服中药体温也下来了！这次可是中医救了我，还真是两天就好了，药还超级便宜！非常感谢您！

医生：真不用感谢，用中医来治感冒发烧，从来就不算大病，更说不上救您！只是现在有了病毒、细菌的概念，我们中医有些大夫也不敢用传统方法治疗了！

患者：病毒就是煽风点火的坏人，只要体质强，总要被人的抵抗力降伏，所以中医千万别被这些微生物的名字搞晕了。中医在日常生活中，对健康的维护真有意义！其实只要用中医的方法积极预防，小病不常有，大病就不得！利国利民！值得向全民推广学习中医知识。

医生：您是西医专家，明白道理，但好多人不懂啊！所以想把您的病例跟大家分享一下，特别是现在全球抗疫，发烧的患者因为退不下来烧太紧张。您看可以吗？

患者：我这个病例在冬季很典型，您尽管拿去用！让更多的人受益。谢谢！

（诊后微信随访患者）

患者：我上周五晚上开始发热，发热第四天（周二）开始吃汤药。第一剂煮了两小碗

（每碗 200 毫升左右），七点喝了一小碗，感觉鼻子特别舒服，通畅了，还有发凉感，身上不发热了。晚上三点出现发热，大概 38.5℃ 左右，又喝了一小碗，体温在 2 个小时左右逐渐恢复正常。周三白天身体微微出汗，体温一直正常。我害怕下午发热，中午 12 点喝了第二剂（煮了两次，两碗合并 400 毫升）一半 200 毫升。下午三到四点再也不发热了。周四上午就去单位上班，下午开了一下午会，体力精神都不错。相当于总共就吃了 1.5 剂中药，而且中药店一剂药才五块钱！

【经典回顾】

《黄帝内经·至真要大论》：夫阴阳之气，清净则生化治，动则苛疾起，此之谓也。

《黄帝内经·热论》："巨阳者，诸阳之属也。其脉连于风府，故为诸阳主气也。人之伤于寒也，则为病热，热虽甚不死；其两感于寒而病者，必不免于死。帝曰：愿闻其状。岐伯曰：伤寒一日，巨阳受之，故头项痛腰脊强。二日阳明受之，阳明主肉，其脉侠鼻络于目，故身热目痛而鼻干，不得卧也……"

《伤寒论》35 条：太阳病，头痛发热，身疼，腰痛，骨节疼痛，恶风，无汗而喘者，麻黄汤主之。

脉浮而紧，浮则为风，紧则为寒，风则伤卫，寒则伤营，营卫俱病，骨节烦痛，可发其汗，宜麻黄汤。

麻黄汤方：麻黄三两，去节 桂枝二两，去皮 甘草一两，炙 杏仁七十个，去皮尖。

上四味，以水九升，先煮麻黄，减二升，去上沫，内诸药，煮取二升半，去滓，温服八合，复取微似汗，不须啜粥，余如桂枝法将息。

【医生建议】

1. 发热感冒别害怕，别忘记传统中医疗法。（需要在专业中医大夫指导下服药，切勿私自服药）

2. 冬季室内通风时，身体要注意保暖，规避寒冷。

3. 身心清净放松，充分休息，可以积极提高人体免疫力。

4. 不受寒，不感冒；不上火，不发烧。

案例 152　反复低热与反复纠结的自性

女，30 岁。

【主　诉】 常年反复低热，此次咽痛 3 天，低热 1 天就诊。

【现病史】 患者常年反复低热，每年发作 3 ~ 4 次。此次患者 3 天前无明显原因出现咽痛，1 天前出现低热，伴咽干，口干，畏寒，纳差，乏力，时有头晕。查患者面色萎黄，形体消瘦，舌体胖大有齿痕，脉弦细。

【中医处置】

中医诊断： 发热（少阳外感）。

中医治疗：清肝退热，疏肝健脾。

中医处方：小柴胡汤加减。

中药药物：柴胡　黄芩　党参　炙甘草　清半夏　大枣　桂枝　白芍　连翘　芦根。

疗效反馈：暂无。

【疾病背景】

患者家中有年近70岁的父母，还有一个妹妹。父母不睦，一言不合就吵闹，互不相让，常年分居。患者诉说二老对自己和妹妹也不怎么关心，患者非常烦恼父母的状态，从小就常常劝他们离婚。

患者的姥姥很疼爱她，但是母亲对姥姥言辞、态度、语气很不友善，自己看在眼里，恼在心中，特别是在姥姥故去后，便把对姥姥的怀念，转化为对性情急躁的母亲的不满。患者平日对母亲也没有好脸色，稍不如意，言语冲撞，随时宣泄心中不满，母亲老了，只能无奈地忍受。

【情绪解读】

患者面色萎黄，形体消瘦，为木旺脾虚。主自性相克，自我纠结，郁怨不解。父母不和，即阴阳不和，儿女不得父母先天阴阳之和气，亦主纠结。脾胃气弱，则形瘦面萎，纳差乏力而多怨。

患者心中没有存父母好处，体内气血凝滞，阳郁不达，郁而化热，则发热畏寒。母亲对姥姥不顺，其看在眼里，恼在心里，对其母也生逆气，此正是母亲教以逆气，儿女效仿以逆气，身教之力宏！

言语失之柔和，气息冲撞咽喉，则咽痛。如此环境，如此亲人，躲不开，见则恼，因此发热常年间断发作。

医者言其苦楚，语其败处：其见母错，生厌烦心，横言对母，与母错何异？扬其善良本心，明其为人子女，当以柔顺为要，母错正是己之戒师，理解母亲难苦处，常念父母养育恩德，可怜其脾气境遇不佳，当好心善言待之，老人年近古稀，在世之年有数，他日故去，少生遗憾！

患者心生悔意而泪下。

姑娘如水性如棉，柔和温暖本性宣。

纯洁为贵德最美，提起满家阳光聚。

远离争贪敬兄嫂，找得好处孝双亲。

贤妻良母由此出，家之贵星世界源。

【医生建议】

1. 内心纠结，气血失和。行善言，用善心，他人和，己亦和；行逆言，用忿心，他人恼，己亦伤。所以诸恶莫做，众善奉行，实为养身和气之妙法。

2. 每个人都有一颗善良的心，但常常为环境扭曲，不知不觉陷落纠结，灾病自生。欲要好病，超脱环境，第一步要容让当下。特别是作为自己的亲人，唯有容让，慎行、正己而感化，方为修身正道。

3. 每个人的父母是不可以选择的，要找他们的好处，正面找不到，便从反面找。找到好处，是踏上快乐健康道路的入口。

案例 153 反复发热是何因

男，38岁。

【主　诉】 反复发热 3 周就诊。

【现病史】 患者反复发热 3 周余，见口苦、口干、咽干、畏寒、寒热往来、眩晕、目眩，微有恶心，无呕吐，时有胸闷不舒，反复就诊于急诊、心内科，给予对症治疗，效果不显著。为求进一步治疗，请中医诊治。查看患者，形体敦厚，面色黄白微暗，食欲差，周身乏力，二便调。舌体胖大有齿痕，苔薄白腻，脉弦。

辅助检查： 新冠肺炎病毒核酸检测——阴性。

血常规： 白细胞 8.39×10^9/L，红细胞 5.39×10^{12}/L，血红蛋白 152g/L，快速 C- 反应蛋白、生化、凝血、溶血指数、黄疸指数未见异常。

【中医处置】

中医诊断： 少阳发热。

中医治疗： 和解少阳。

中药药物： 柴胡　黄芩　半夏　党参　甘草　大枣　生姜。5 剂。

疗效反馈： 患者 3 剂药后体温复常，5 剂时复诊，诸症消除，无明显不适。再给予 5 剂，调和气血而安。

【疾病背景】

患者： 大夫，为什么我反复发热这么长久时间，怎么治疗也不好？还好不是新冠肺炎，但在这个时期发热，也没办法工作，搞得特别紧张。

医生： 您发热、口苦、眩晕这么久不好，有没有郁闷的事情？中医认为您是少阳外感，这种情况多伴有情绪背景。

患者： 倒是没有太多的事情，就是工作有些不如意。

医生： 您是有些郁闷吧，应该还不好决断。

患者： 是有些郁闷。我在单位工作，目前在我这个岗位干了两年多了，但是也不给相对应的待遇，是有些不痛快。

医生： 您头晕，是不是还对领导有意见？

患者： 是啊，您说说我这工作干得能不郁闷吗？让干吧，还不给待遇，一干就是两年多。

医生： 换个角度看这个问题。您对集体付出得多，得到集体的回报少，从个人角度看，您是吃亏了。但是从集体层面看，您为整体付出的劳动相对就多了，相当于在集体中存贮了您的劳动，我想社会是不会亏待您的！

患者家属（长辈）：您这么理解，也对啊！

医生：您是搞过管理的前辈（国家机关干部退休人员），管理者的洞察力是不会缺失的。在工作中付出多，得到少，有能力还不计较的人，您能不重用他吗！

患者家属（长辈）：您说得有道理。（释然地看着患者）

医生：想开点吧，相信天道酬勤。付出必有收获，即使没有收获，付出也不会浪费，而是被您存起来了，通过工作，还增长了能力和经验！从这个角度看，您不但不该怪领导，还应该感激人家给您锻炼的机会才对啊！

患者点头：我这个发热能好吗？

医生：这就对了，这类发热病，不是单纯的感染性发热，因为有情绪的干扰，所以单纯抗生素治疗效果不好，这类发热的治疗恰恰是中医的优势。您先吃吃看吧，因为您的症状和我们中医教科书的描述非常一致，肯定能好，而且好得会很快！

【经典回顾】

《黄帝内经·异法方宜论》：中央者，其地平以湿，天地所以生万物也众，其民食杂而不劳，故其病多痿厥寒热，其治宜导引按跷，故导引按跷者，亦从中央出也。故圣人杂合以治，各得其所宜，故治所以异而病皆愈者，得病之情，知治之大体也。

《黄帝内经·五变》：黄帝问于少俞曰：余闻百疾之始期也，必生于风雨寒暑，循毫毛而入腠理，或复还，或留止，或为风肿汗出，或为消瘅，或为寒热，或为留痹，或为积聚。奇邪淫溢，不可胜数，愿闻其故。夫同时得病，或病此，或病彼，意者天之为人生风乎，何其异也？少俞曰：夫天之生风者，非以私百姓也，其行公平正直，犯者得之，避者得无殆，非求人而人自犯之。

【医生建议】

1. 中医是系统治疗，应用系统思维，给予患者综合调理，在应对复杂疾病时，往往能提供有效的治疗方案。

2. 针对发热类疾病，特别是不明原因的发热类病症，由于感染灶或者发热原因不明确，中医思维指导下的系统治疗具有明显优势。

3. 实践证明中医理论对人体的系统理解是科学、有效的。

案例 154　低热患者的纠结

女，32岁。

【主　诉】反复低热发作1月就诊。

【现病史】患者反复低热发作1个月，37.5 ~ 38.6℃之间，午后、傍晚发热明显，晨起减轻。面色青黄，形体消瘦，心烦，时有恶心，得吐则舒，纳差少食，身体乏力，情绪抑郁，形体消瘦，面色萎黄，二便调。舌苔薄白，微黄，脉弦。

【既往史】 抑郁病史 10 余年。

【中医处置】

中医诊断： 发热（肝胆郁热）。

中医治疗： 清肝退热。

中医处方： 小柴胡汤加减。

中药药物： 柴胡 黄芩 半夏 党参 甘草 大枣 生姜 青蒿 地骨皮。7 剂。

疗效反馈： 患者前期发热，服用中药处方 7 剂热退。或由此间饮食不当，外加情绪不调，5 天后发热又作。再次就诊，服上方 3 剂，体温即复正常，7 剂后复诊，发热无再作。嘱其慎饮食，以调情绪为第一要务，多读书，汲取他人智慧，开阔自我胸怀。

【疾病背景】

1. 患者父母不和，长期争吵，在患者 10 多岁时，父母就分居直到现在。（父母是家中天地，父母和睦，天地清宁，此天地间孩子聪明智慧；父母失和，天昏地暗，此天地间孩子茫然昏蒙）

2. 患者母亲为火性女子，性格外向、热心，为某医院医生，一生喜好医学教育工作，忙于社会活动，对家庭、子女疏于照顾。患者姥姥什么家务都会做，而且做得非常好，从小宠着其母亲，以致其母什么家务都不会做。（每个人都是特殊的社会、家庭环境造就的）

3. 患者早年同父亲很少交流，父亲年老生病后（70 岁后），才同父亲亲近聊天。聊天过程中，父亲偶尔谈及其母亲，说早年结婚时，母亲自言不会做饭，父亲以为只是谦虚而已，谁承想，婚后竟是真的分毫不会做饭，父亲一直为其做饭，直至分居。（火性女子忙于外而荒于内，失其本分。然君子务本，本立而道生）

4. 患者自 10 多岁就有抑郁倾向，成年后结婚不久就离婚，未育子女。（具体原因未谈及，然父母不和，儿女婚姻美满者不多。推敲其理，多因父母不相让，儿女得其秉性习染，耳传心授，学会这种思维，一意孤行，可见父母失之毫厘，儿女谬之千里）

【情绪疏导】

问及其所纠结处，其言：母亲不喜欢姥爷、姥姥，虽然心里对他们是好心，但常常是恶言相加，甚至打骂，她在一旁看后甚是恼恨其母，心里充满不满，心里总想"姥爷、姥姥对她非常好，她凭什么如此对待他们？"尽管母亲对她十分疼爱，她心里丝毫不感恩母亲爱护，不但如此，还时常对其心生厌烦。（可见背离本性教养儿女，仅是简单对其溺爱，儿女反生纠结抑或叛逆）

1. 母亲对姥爷、姥姥不好，您作为晚辈，看在眼里，痛在心里；然而您对您自己母亲的言谈举止、态度心情又是如何？您若有孩子，孩子看在眼里，又会怎样看您啊？

2. 作为儿女，要知道老人心里的苦楚，自然就不会怨恨老人。您自己婚姻不顺，可知您母亲多么忧心，她内心不悦，自然不会有好的心情和态度。您反而怨恨她，是不是不对啊？

3. 您母亲非常爱您，您生病后，她有多着急您知道吗？大晚上的就四处给您找医生联系治疗，内心之惶恐不安您可曾察觉？

4. 您可知道，老人是天，看老人不对，就是伤天，您怎能不生病？古人言："亲爱我，孝何难？亲憎我，孝方贤。"做儿女的要知道老人的好处，容让老人的过错才算合适啊！

【医者探源】

患者自言能体会其母辛苦，知道母亲心地好，对家庭每个人的心愿都是好的，但就是不能接受母亲表达好心的方式，认为其母情感肤浅，缺乏真诚。笔者探其根源，关键在于其母亲对自己老人缺乏耐心、爱心，声色俱厉地对待老人，与"怡吾色，柔吾声"的儿女本分相去甚远。子女感受最为真实，长期受其脾气秉性熏染，尽管其对儿女是真诚的，但是在儿女内心深处，会抵触这份缺失自然本性的扭曲情感。多少家长用这种脾气伤害了自己心爱的孩子而不自觉？

【经典回顾】

《黄帝内经·热论》：岐伯曰：伤寒一日，巨阳受之，故头项痛腰脊强。二日阳明受之，阳明主肉，其脉侠鼻络于目，故身热目疼而鼻干，不得卧也。三日少阳受之，少阳主胆，其脉循胁络于耳，故胸胁痛而耳聋。三阳经络皆受其病，而未入于脏者，故可汗而已。四日太阴受之，太阴脉布胃中络于嗌，故腹满而嗌干。五日少阴受之，少阴脉贯肾络于肺，系舌本，故口燥舌干而渴。六日厥阴受之，厥阴脉循阴器而络于肝，故烦满而囊缩……帝曰：热病已愈，时有所遗者何也？岐伯曰：诸遗者，热甚而强食之，故有所遗也。若此者，皆病已衰而热有所藏，因其谷气相薄，两热相合，故有所遗也。帝曰：善。治遗奈何？岐伯曰：视其虚实，调其逆从，可使必已矣。

【医生建议】

1. 发热患者，热退后不可强吃过量不易消化的食物，容易导致发热反复。

2. 百病皆由气来生。要想让自己不生病，就需要找个理由让自己高兴，毕竟生活中不高兴的人和事很多，所以需要寻找开心的人和事，自己让自己高兴！

3. 一人得道，超拔九祖。面对父母的纠结，生活的不圆满，如果我们能通过自身的努力，不再传承这种不良情绪，让我们的生活顺承，自己做到尊老爱幼，敬妻慈子，就是超越自我，变更下一代的命运！

4. 生气时通常是站在自我的立场，看周围的事情，如果站到足够的高度，看透人情世故的来龙去脉，就不会生气了！有不良情绪就有循环，了断无名情绪，正是了断病根！

案例 155 女儿离婚，母亲急火，导致高热不退

女，54岁。

【主 诉】 头痛19天，加重伴反复高热不退15天就诊。

【现病史】 患者19天前出现头痛，为全头部持续性胀痛，起初程度较轻，随后逐渐加重，无发热。15天前出现发热，最高体温40.5℃，头涨痛加重，伴恶寒，寒战，恶心、

呕吐，呕吐物为胃内容物，非喷射样呕吐，呕吐后头痛不减轻。无咳嗽、咳痰，无眩晕、耳鸣，无四肢关节疼痛，无腹痛、腹泻。自服"清开灵""康泰克"无效，当地医院就诊，查 CT 无明显异常，转诊于北京三甲医院，以"脑膜炎"收入院，同时被该院下病重通知。

患者高热、畏寒、寒战明显，血常规白细胞、中性粒细胞升高明显，PCT（降钙素原）升高明显，考虑存在血流感染，入院时考虑不除外中枢神经系统感染，给予美平（强效抗菌药）1g Q8h 静脉点滴 7 天。入院第 2 日，体温正常，头痛明显好转，随后降级为莫西沙星静脉点滴 3 天。

患者 3 月 15 日再次出现高热、寒战，白细胞、中性粒细胞百分比、PCT、CRP 明显升高，考虑血流感染未治疗彻底，继用美平（强效抗菌药）。同时请神经科、耳鼻喉、眼科、泌尿外科、普通外科会诊协助诊治。

3 月 16 日，患者为求进一步治疗，请中医会诊。刻下见：患者神情疲惫，面色潮红，寒战高热，头痛眩晕，恶心呕吐，口不苦，手心热，足心寒，右下眼睑发红，小包块。苔薄黄，舌色暗红，脉弦细数。

【辅助检查】

头颅 CT 正常；

腹部 CT：左肾囊状影；

头颅 MRI 提示无异常。

3 月 4 日腰穿：

脑脊液压力：275mmH$_2$O；脑脊液生化：Glu 3.2nmol/dl，TP 37g/L，Cl 119.7mmol/L；脑脊液常规：无色，透明，细胞总数 22/μl。

【既往史】 否认高血压、糖尿病、肝炎、结核病史，否认药物、食物过敏史。

【个人史】 否认异常接触史。无吸烟、饮酒、吸毒史。已绝经，育 1 子 1 女，配偶及儿女体健。

【处置】

西医诊断： 发热。血流感染，中枢神经系统感染？肝功异常。

西医治疗： 抗感染、抗病毒及对症支持治疗。

中医诊断： 发热（邪犯少阳，肝经郁热）。

中医治疗： 清肝利胆，和解少阳。

中医处方： 小柴胡汤加减。

中药药物： 柴胡　黄芩　清半夏　炙甘草　大枣　党参　青蒿　川芎　竹茹。7 剂。

疗效反馈： 患者服用中药 1 剂后，体温由 40.5℃ 降至 37.5℃，二剂后体温复常。寒战高热，头痛眩晕，恶心呕吐无发作。血常规、PCT、ESR（红细胞沉降率）亦复常。1 周后复诊，病情平稳出院，无再复诊。

【疾病背景】

患者女儿陪伴其就诊。当问其因何事着急上火时，患者无奈地看看女儿，"现在就是着急自己反复发热发作，再者就是女儿才离婚不久。"

【情绪分析】

此例患者面色白，颧红，头上尖，面瘦露骨，为木火金。主其性格刚强急躁，耿直，遇事不会迁曲，遇事不随心，感而触发，恼火又不能倾诉疏解，郁而化热，导致高热不退。

【情绪调整】

家庭是个整体，家庭中每个成员之间的荣辱喜乐是息息相关的。儿女的身是老人的心。儿女生活不稳定，老人就很难不忧心。老人为落入苦海的儿女苦闷，最后自己也陷入苦海。

在中医治疗中，告诉患者，儿女的生活自有各自的命运，着急也帮不上女儿，反而女儿还要请假照顾她，自己的身体还要受伤。应该定定心神，安心养病，女儿有个健康的母亲也很重要。

患者很是会意，点头默许。

【经典回顾】

《黄帝内经·疏五过论》：凡欲诊病者，必问饮食居处。暴乐暴苦，始乐后苦，皆伤精气，精气竭绝，形体毁沮。暴怒伤阴，暴喜伤阳，厥气上行，满脉去形。愚医治之，不知补泻，不知病情，精华日脱，邪气乃并，此治之二过也。

《伤寒论》：伤寒五六日，中风，往来寒热，胸胁苦满，默默不欲饮食，心烦喜呕，或胸中烦而不呕，或渴，或腹中痛，或胁下痞硬，或心下悸，小便不利，或不渴，身有微热，或咳者，与小柴胡汤主之。

少阳之为病，口苦、咽干、目眩也。

【医生建议】

1. 作为临床医生，一定要关注患者的情绪变化，给予合理的疏导，会使治疗事半功倍。

2. 反复难愈的患者，在配合医生治疗的同时，需要安定心神，反省自我生活，调整自我状态，积极主动参与治疗，以促进疾病康复。

3. 人事无常，如何能保身家万全？唯有德全不危。

4. 夫妻间生气，切忌戏说离婚，会影响孩子处理矛盾的态度。一旦孩子长大后，真正离婚就更苦恼了。

二、寒 冷

案例 156 内心阴沉，寒凝血脉，导致四肢寒冷

女，48 岁。

【主 诉】 四肢寒冷 2 年余。

【现病史】 患者近 2 年来，四肢寒冷明显，秋冬天更是严重，上下手足俱寒。兼见

周身乏力，食欲差，时有恶心，睡眠差，二便调。月经规律，经色淡红，经量少，无痛经。舌暗淡，苔薄白，脉弦细弱。

【中医处置】

中医诊断： 四逆证（血虚肝寒型）。

中医治疗： 温阳散寒，养血通脉。

中医处方： 当归四逆合吴茱萸生姜汤。

中药药物： 当归　芍药　甘草　通草　桂枝　细辛　生姜　吴茱萸　大枣。

疗效反馈： 患者1周后复诊，手足温。效不更方，继用。

【疾病背景】

（患者姐姐陪同患者就诊）

医生： 您脾气不好，总看别人缺点吧。

患者： 是啊，您说得对。在单位没事，但在家里，我都看不上他们。（木性人性格直爽，不藏，不掖）

患者姐姐： 是啊，她是这样的人。

医生： 您都看不上谁啊？包括兄弟姐妹吗？（木性人不服人，多看人不如己）

患者： 我们家就我们姐妹两个，我姐姐我也看不上。在家里，老公、孩子都看不上，老公太懒散，干事不利索，达不到要求。（看人不对正是收阴气，心里不乐，寒自内生）

医生： 看人毛病是"收脏"。"收脏"是存阴气，心里阴沉，就会身体多寒；找人好处是"聚灵"，"聚灵"是收阳光，心里温暖，血脉自然通畅，身体就容易暖和。

【情绪解读】

此患者中年女性，形体瘦，面色黄，微暗黑，为肝（木）旺脾（土）虚兼肾（水）虚之征象。木性人，不服人，面目黄暗，为脾肾不足，自己必多劳多怨，心中看他人缺点，心自阴沉，气血不畅，寒气自生，则四肢寒。如要好病，需要以柔和智慧为用，找到自己不是，找到他人好处。找好处是暖心丸，内心愉悦，循环通畅，阳气自达，则周身温暖。

四末寒冷，兼月经量少，二便调，舌暗淡，苔薄白，脉弦细弱为血虚肝寒之症，治疗以当归养血和血，桂枝温阳通脉、温经散寒为君药，和白芍以养血和营，配细辛以温经散寒，助桂枝温通血脉为臣药，大枣、甘草，益气健脾养血，共为佐使药。患者食欲差，时有恶心，为陈寒犯胃，加生姜、吴茱萸降气驱寒。群药共奏温阳散寒，养血通脉之功。

【经典回顾】

《伤寒论》351条：手足厥寒，脉细欲绝者，当归四逆汤主之。

当归四逆汤方：

当归三两　桂枝三两（去皮）　芍药三两　细辛三两　甘草二两（炙）　通草二两，大枣二十五枚（擘）（一法十二枚）。

上七味，以水八升，煮取三升，去滓，温服一升，日三服。

《伤寒论》352条：若其人内有久寒者，宜当归四逆加吴茱萸生姜主之。

当归四逆加吴茱萸生姜汤方：

当归三两　芍药三两　甘草二两（炙）通草二两　桂枝三两（去皮）细辛三两　生姜半斤（切）吴茱萸二升　大枣二十五枚（擘）。

上九味，以水六升，清酒六升和，煮取五升，去滓，温分五服。

【医生建议】

1. 修好的人多，得好的人少，是因为什么呢？就是因为心里存的都是别人的不好，又怎能得到好呢？

2. 找好处是"暖心丸"，到处有缘，永无苦恼。人人都有好处找，就算是恶人，也有好处可找，正面找不着，就从反面找。

3. 良言一句三冬暖，暖人暖己；恶语伤人六月寒，寒己寒人。

案例 157　忧愁不解，痰饮内存，导致后背寒冷

女，60岁。

【主　诉】 后背寒冷30余年，加重半年就诊。

【现病史】 患者后背寒冷30余年，近半年加重就诊。患者自述30余年前产后，外出受寒，后背自觉被一股寒风吹透，随后出现后背恶寒。寒冷面积如成人手掌大小。此后30余年间，后背始终较身体他处恶寒，无论冬夏，后背皆需要专门呵护。现在是初春天气，患者正常着衣外，需穿着棉马甲以强化保暖。时有眩晕，特别是上下床起卧身体之间，眩晕明显。食欲可，睡眠可，小便通畅，大便常有便意，解不彻底。舌体胖大有齿痕，脉弦。

【中医处置】

中医诊断： 痰饮证（脾阳气虚，痰饮内存）。

中医治疗： 温阳化饮。

中医处方： 苓桂术甘汤。

中药药物： 茯苓　桂枝　炒白术　炙甘草。

疗效反馈： 患者1周后复诊，自述服用4剂后多年背后寒冷如冰解冻，7剂后棉马甲已经可以脱去。嘱其继续服用以巩固疗效。

【疾病背景】

医者问患者发病时和最近有无"寒心"之事，患者竟然还清楚记得患病之时的状态。在30多年前，患者新产后在家调养，突然听到自家养的小雏鸡在院中被老鼠撕咬。患者心中急躁，就冲出屋来驱赶老鼠，此刻就觉后背被一股寒风吹透，当时也就顾不上老鼠了，又回到房间中，但是背恶寒的病就落下了，一直持续至今。另一件事就是女婿才40余岁，便身患肺癌，病况不佳，作为老人，心中怎能不忧心？

【情绪解读】

《黄帝内经·本神》："愁忧者，气闭塞而不行。"气行则饮化，气闭则饮停。患者早年感受寒邪，又逢忧愁之事，导致痰饮停居心下。《金匮要略·痰饮咳嗽病脉证并治》："夫心下有留饮，其人背寒，冷如手大。"痰饮病证的产生多由肺、脾、肾各脏器气化功能失常，内水液不得输化，停留或渗注于体内某一部位而发生的病证。与肺、脾、肾三脏关系最为密切。肺失宣肃，津液不化，则可凝聚成痰；脾失运化，水湿内停，则可凝聚成痰；肾失开合，水湿上泛，亦可聚而为痰。治疗以"苓桂术甘汤"，使患者脾气健运，阳气温通，痰饮自消。后背寒气如冰释，正是"仲圣方奇效，对症一口汤"，仅此四味草药，一诊而效，除30余年陈疾！医者喜悦，患者欢喜！

【经典回顾】

《黄帝内经·金匮真言论》：夫言人之阴阳，则外为阳，内为阴。言人身之阴阳，则背为阳，腹为阴。

《伤寒论》：伤寒若吐若下后，心下逆满，气上冲胸，起则头眩，脉沉紧，发汗则动经，身为振振摇者，茯苓桂枝白术甘草汤主之。

茯苓桂枝白术甘草汤方：

茯苓四两　桂枝三两　白术二两　甘草二两（炙）

上四味，以水六升，煮取三升，去滓，分温三服。

《金匮要略·痰饮咳嗽病脉证并治》：病痰饮者，当以温药和之。心下有痰饮，胸胁支满，目眩，苓桂术甘汤主之。夫短气有微饮，当从小便去之，苓桂术甘汤主之。肾气丸亦主之。

【医生建议】

1. "后背寒冷"之病，临床多见，有痰饮病，亦有阳虚病，亦有痰喘病，临诊需要明鉴。此例为脾虚生痰饮之病，患者有脾虚表象，周身恶寒并不明显，其面色多鲜泽。

2. 病由内虚，再有外感，两因相合，才会产生疾病。内伤多不自觉，外感常常难防。然诸多疾病，内伤为本，外感为标，标本之间，尤以防"情绪"内伤为修身大要。考疾病之起因，多因情绪耗伤精神，再逢外感中伤身体，两虚相得，乃客其形，着而为病。

3. "不以物喜，不以己悲"。范仲淹先生的豁达胸襟，才是真正入世的养生要诀。人事无常，心随无常起伏，必定难安；心若以无常为常，则自安然！（生老病死，荣枯盛衰，人之变也，物之常也）

三、汗　证

案例 158　劳神耗气，导致阳虚出汗，怕风

男，78岁。

【主　诉】 多汗、恶风、恶寒半年余就诊。

【现病史】 患者老年男性，近半年常常自汗出，汗出湿衣。虽然身处夏季，天气炎热，患者不但不敢吹风扇、开空调，还身穿多层夹衣，身体恶风恶冷。晚上睡觉时身体也常常是一身汗，经常要换干燥衣服。居家关着门窗，拉着窗帘，尽管天气炎热，却不允许出现一丝一毫的风，家属、儿女深以此为苦。查患者面色白，皮肤疏松，少气乏力，食欲差，眠差，二便调，脉浮弱。

【既往史】 糖尿病病史 20 余年，冠心病病史 10 年余。

【中医处置】

中医诊断： 漏汗证（营卫不和，太阳表虚证）。

中医治疗： 调和营卫，温阳固表。

中医处方： 桂枝加附子汤。

中药药物： 桂枝　附子　白芍　炙甘草　大枣　生姜。

水煎服热饮，并嘱其服药 10 分钟后服用热豆浆 1 杯，以助药性，温被卧床使其潮潮出汗为佳。

疗效反馈： 患者 2 周后复诊，虽然天气较之前凉爽，诊室还开着冷气，患者已然身穿单衣，精神矍铄地坐在诊室，汗出明显减少。更让其高兴的是，患者常年难以安睡，夜间不可以平卧床上，仅能坐在沙发上打盹的老毛病，也大有改善，现在患者晚间可以在床上酣睡 4 小时以上了。嘱其继续应用前方服用 2 周。

【中医解读】

中医认为此例患者为卫阳虚。患者其人为社会生活劳神费心，身体正气暗耗。正常人体皮肤表面有一层气，保护着人的身体，维护着人体的正常体温，并保持适宜的湿度，固摄人体的汗液，中医称之为"卫气"。当人体体表这层"卫气"虚弱了，它的正常生理功能就会失常，出现身体恶寒、汗液收摄不住、自汗这个问题。

《黄帝内经·本脏》："卫气者，所以温分肉，充皮肤，肥腠理，司关合者也……卫气和则分肉解利，皮肤调柔，腠理致密矣。"人体睡眠时，卫气潜入体内（行于阴），与营气相合，则人体入睡；卫气巡于体表（行于阳），阳气振奋，则人清醒。此例患者，由于卫气衰少，难能潜入营血，则夜不能寐，白日由于卫气衰少，不能固摄阴血，则汗出如漏。治疗以桂枝加附子汤，达到固阳摄阴止汗等作用，气血充足，睡眠亦能安然。

【治疗要点】

本方服法，要求药后喝热稀粥（此例患者糖尿病，改为热豆浆），温覆避风，其目的是使谷气内充，既可以助桂枝发汗驱除卫分之邪，又可以内资汗源而和营阴之虚。

【经典回顾】

1. 关于卫气

《黄帝内经·本脏》：卫气者，所以温分肉，充皮肤，肥腠理，司关合者也……卫气和则分肉解利，皮肤调柔，腠理致密矣。

《素问·痹论》：卫者，水谷之悍气也，其气慓疾滑利，不能入于脉也，故循皮肤之中，分肉之间，熏于肓膜，散于胸腹。

《黄帝内经·大惑论》：黄帝曰：病而不得卧者，何气使然？岐伯曰：卫气不得入于阴，常留于阳。留于阳则阳气满，阳气满则阳跷盛，不得入于阴则阴气虚，故目不瞑矣。

《黄帝内经·营卫生会》：黄帝曰：老人之不夜瞑者，何气使然？少壮之人不昼瞑者，何气使然？岐伯答曰：壮者之气血盛，其肌肉滑，气道通，营卫之行，不失其常，故昼精而夜瞑。老者之气血衰，其肌肉枯，气道涩，五脏之气相搏，其营气衰少而卫气内伐，故昼不精，夜不瞑。

2. 关于桂枝剂

《伤寒论》12条：太阳中风，阳浮而阴弱。阳浮者，热自发；阴弱者，汗自出。啬啬恶寒，淅淅恶风，翕翕发热，鼻鸣干呕者，桂枝汤主之。

桂枝汤方：

桂枝三两（去皮） 芍药三两 甘草二两（炙）生姜三两（切）大枣十二枚擘右五味，㕮咀三味（上五味），以水七升，微火煮取三升，去滓。适寒温，服一升。服已须臾，啜热稀粥一升余，以助药力。温服令一时许，遍身漐漐微似有汗者益佳；不可令如水流离，病必不除。若一服汗出病差，停后服，不必尽剂；若不汗，更服，依前法。又不汗，后服小促其间。半日许，令三服尽，若病重者，一日一夜服，周时观之。服一剂尽，病证犹在者，更作服。若汗不出，乃服至二三剂。禁生冷、黏滑、肉面、五辛、酒酪、臭恶等物。

《伤寒论》13条：太阳病，头痛、发热、汗出、恶风，桂枝汤主之。

《伤寒论》20条：太阳病，发汗，遂漏不止，其人恶风，小便难，四肢微急，难以屈伸者，桂枝加附子汤主之。

桂枝加附子汤方：

桂枝三两（去皮） 芍药三两 甘草三两（炙） 生姜三两（切） 大枣十二枚（擘）附子一枚（炮，去皮，破八片右六味）。以水七升，煮取三升，去滓，温服一升。本云桂枝汤，今加附子，将息如前法。

《伤寒论》54条：患者脏无他病，时发热，自汗出而不愈者，此卫气不和也。先其时发汗则愈，宜桂枝汤。

【医生建议】

1. "卫气"的功能，人们日用而不知。"卫气"对人体免疫能力，体表温度调节能力，汗液固摄能力都非常重要。我们一定要留意固护自身的"卫气"。

2. 伤"卫气"的行为：《黄帝内经·风论》："饮酒中风，则为漏风。入房汗出中风，则为内风。新沐中风，则为首风。"

3. 内在精神安定，可以增强"卫气"功能。《黄帝内经·生气通天论》："故风者，百病之始也，清净则肉腠闭拒，虽有大风苛毒，弗之能害，此因时之序也。"

四、血癌

案例 159 白血病患者的郁怨

女，64岁。

【**主 诉**】 急性髓系白血病化疗后腹泻、纳差 6 天就诊。

【**现病史**】 患者 1 年前无明显诱因出现双下肢无力，后查血常规提示三系减低。2018 年 4 月血常规见：白细胞 1.58×10^9/L，红细胞 2.75×10^{12}/L，血红蛋白 96g/L，血小板 69×10^9/L。血液病免疫分型报告：骨髓可见 30.9% 异常早期髓系细胞，考虑急性髓系白血病 M2 型。骨髓活检显示：骨髓增生轻度活跃，三系造血组织存在，局灶纤维化。遂考虑急性髓系白血病诊断明确，先后给予 CAG 方案、HA 方案、DDA 方案，治疗后出现化疗后骨髓抑制和胃肠道反应，同时配合保肝、护胃、止呕、升白细胞、升血小板等对症处理。此次化疗结束后 6 天，患者卧床，面色黄黑，双眉内锁，两颧潮红，形体敦厚，行动不便。神智清楚，言语对答通畅，诉周身乏力，恶心，无呕吐，食不下，胃中痞满。近日腹泻，今天 3 次腹泻，泻下糊状粪便，口干不欲饮，兼见心中郁闷烦躁，失眠，舌苔暗红，脉濡。

【**中医处置**】

中医诊断： 肝郁脾虚，气血亏虚。

中医治疗： 疏肝健脾，益气养血。

中医处方： 小柴胡汤加减。

中药药物： 柴胡　黄芩　党参　干姜　炙甘草　大枣　炒白术　五味子　马齿苋。

疗效反馈： 暂无。

【**疾病背景**】

医生：您好，您的这个血液病有多久了？身上有何不舒服？

患者：查出来 1 年多吧，总是感觉身上无力。

医生：您细心想想，生这个病前，因为财物，生过什么大的气吗？

患者：（略加思考）大夫，我这几年就为这事儿生气了，我被人家骗了 100 多万要不回来，您说生气不？

医生：您这人厚道，吃了亏说不出。能讲讲怎么被骗这么多钱吗？

患者：您说得对，我们家人都说我傻，傻实诚。说来话长，我的一个老乡，自己经营汽车配件，先后向我借了 70 多万。我这人简单，人家借，我觉得是老乡，就没多想，借给他了。还有一套房子，100 多平米，他说要借房本和购房合同办什么手续，我就把资料给人家了，结果就给我卖了 60 多万。

医生：那您这事情好久了吧，现在光这房子就值好几百万了。

患者：可不，那是二零零几年的事儿了。我这人是傻，我兄弟姐妹都说我傻。我离婚后自己带个孩子，您说容易吗？心里憋屈，也没人说。我老家是东北的，这个借钱的老乡后来就消失了，找不到他，后来找到他母亲，说他死了，找不到。我想请律师打官司，人家说诉讼费就需要六七十万，我哪里出得起？真是没办法。

医生：您这个血液病治疗也需要不少费用啊。

患者：可不是，我这都是从单位借的钱看病，心中这个愁……

医生：您也别愁了，愁坏了身体，愁得一身病，不如认命，少生气，疾病好得快。

【经典回顾】

《黄帝内经·疏五过论》：尝富大伤，斩筋绝脉，身体复行，令泽不息。故伤败结，留薄归阳，脓积寒炅。粗工治之，亟刺阴阳，身体解散，四支转筋，死日有期，医不能明，不问所发，惟言死日，亦为粗工，此治之五过也。

《黄帝内经·阴阳应象大论》：清气在下，则生飧泄；浊气在上，则生䐜胀。此阴阳反作，病之逆从也。故清阳为天，浊阴为地；地气上为云，天气下为雨；雨出地气，云出天气。故清阳出上窍，浊阴出下窍；清阳发腠理，浊阴走五脏；清阳实四肢，浊阴归六腑。

【医生建议】

1. 心理的平衡，是身体健康的前提和保证。

2. 化解患者内心的忧愁，给予患者心理支持是提高医疗效果的捷径。

3. 生活不容易，人生道路多坎坷，走好人生路需要人生智慧和大家互助。

第二十一章

精神疾病

一、郁　症

案例 160　儿女离婚，伤老人心

女，54岁。

【主　诉】　胸闷、憋气、失眠、心慌半年就诊。

【现病史】　患者近半年来出现胸闷、憋气、心慌、失眠，情绪郁闷、悲伤欲哭，喜叹息，纳差，二便调。查患者面色黄中带红。舌体胖大有齿痕，舌苔白腻，脉弦细。

【中医处置】

中医诊断：郁症。

中医治疗：疏肝解郁开胸理气。

中药药物：香附　木香　丹参　川芎　芍药　红花　半夏　炒麦芽　豉翘　当归等加减。

【疾病背景】

医生：您肯定是生气了，有啥不高兴的事儿了？

（患者没有回答，面色一下子就沉闷下来，眼睛有些湿润潮红，努力紧绷双唇）

医生：您说一说吧！不用太忍着，说出来病会好得快一些。胸闷、憋气就是您心里有郁闷事儿，自己强忍着的。

患者：大夫，我闺女离婚了，他们才结婚 3 年，她 25 岁结的婚，28 岁就离婚了。我看着她伤心痛苦我也痛苦。

医生：有孩子了吗？

患者（摇头）：没呢。

医生：没有还好，现在这个社会这事儿还挺多的，您也别太伤心。

患者：是，我们同事都是这么安慰的，可是我就是过不去。我们一家以前特别幸福，女儿也特别优秀。

医生：为什么离婚呀？

患者：那男孩和他的一个同事好了，那个同事比他还大 6 岁，我女儿发现这事儿都没通知我们，自己就草率决断离婚了。男孩积极认错，苦苦挽留也不行，当时我们都不知道怎么回事。

医生：对方父母也不知道吗？这不是别的事情，能和好还是要和好呀！

患者：对方父母也没联系我们，他们事儿都处理完了，姑娘才和我说。开始她还能承受，后来办完手续就受不了了，怀念他们在一起的日子，一块儿等地铁、上下班、吃饭。

医生：是呀！结婚是两个生命的互相融合，分开一定会特别痛苦。遇到事情也需要互相包容才好。

患者：是呀！同事们也劝我们，其实也不太怨那个男孩。他们说女追男隔层纱，男追女隔重山。他同事主动找的他，但是手续都办了，说什么也不管用了。

医生：关键是缺个中间人，对方父母没有发挥作用，还和您女儿脾气急躁有关。平日还会有个小倔脾气吧。（患者点头）就是你们平时宠得太多了。带着情绪就不容易处理好矛盾，有些事儿不能仓促决断。我们常说委曲求全，现在的孩子在一起时都不愿意受委屈，分开了又怀念对方好处，所以特别痛苦和纠结。自己不能容下对方的错误，又走不出自己的情感旋涡，所以痛苦。女儿是您的心尖儿呀！她痛苦您们全家都被带沟里去了。心藏神，闹心肯定心不安，睡不着觉啊！

患者：的确，我们一家三口都难过，她爸爸也特别难过，还好我们之间能互相鼓励。

医生：您说得对啊！儿女有事情父母能沉得住气，帮助从容应对才对。你们都着急上火生病了，事儿也没处理好，这也不对呀！当父母的真不容易。

医生：我有个女患者，也是类似的事情，因为年轻时漂亮，家境丰裕，虽然有个孩子，但也果断离婚了。结果现在都五十多了，也没碰到合适的人选，她也常反思自己年轻气盛，对自己草率决断有些懊悔，毕竟人无完人啊！

患者（收住眼泪，点头说）：是呀！我们应该共渡难关。

医生：吃点儿药，睡好觉，积极主动地把问题化解了。您的病是这些事儿闹的，处理好事情是关键。

患者：大夫，我们现在给她介绍对象，可以吗？

医生：先等等，别着急，她正伤心呢，她很难马上开启新的生活。让她先缓缓看看最好。

患者：她今年都 28 了，再过一两年她都多大了。

医生：争取复合，破镜重圆，这么多年的了解，原装的最好。新人再重新接触和了解，再匆匆忙忙，也未必会好，关键是未来也不可预测。

患者匆匆地走了。

【经典回顾】

《黄帝内经·刺热》：心热病者，先不乐，数日乃热，热争则卒心痛，烦闷善呕，头痛面赤无汗，壬癸甚，丙丁大汗，气逆则壬癸死，刺手少阴太阳。

《黄帝内经·移精变气论》：岐伯对曰：往古人居禽兽之间，动作以避寒，阴居以避暑，内无眷慕之累，外无伸宦之形，此恬愉之世，邪不能深入也。故毒药不能治其内，针石不能治其外，故可移精祝由而已。当今之世不然，忧患缘其内，苦形伤其外，又失四时之从，逆寒暑之宜，贼风数至，虚邪朝夕，内至五脏骨髓，外伤空窍肌肤，所以小病必甚，大病必死，故祝由不能已也。

【医生建议】

1. 儿女的身体，父母的心。儿女难过，父母忧心、伤心。

2. 父母智慧引导、帮扶、教育儿女顺利融入社会、化解矛盾、幸福生活，也是修养自己身心的关键步骤。

3. 人无完人，退一步海阔天空。以健康与疾病为标准，宽恕别人，就是善待自己，更何况，我们自己也不完美。

案例 161 **母亲抑郁烦怨，女儿面色萎黄**

女，39 岁。

【主　诉】 面色青黄，情绪易怒持续多年就诊。

【现病史】 患者多年来面色青黄，形体瘦高，精神尚可。情绪易怒，有乳腺增生、甲状腺结节病史。舌体胖大有齿痕，脉弦细。

【中医处置】

中医诊断： 郁症（脾虚肝郁）。

中医治疗： 疏肝健脾，和血解郁。

中医处方： 逍遥丸等加减。

中药药物： 柴胡　当归　芍药　薄荷　白术　炙甘草　茯苓　生姜　大枣。

【疾病背景】

患者在北京工作，现离异单亲，与 10 岁女儿生活。

未离婚时，夫妻二人，包括孩子，几年来都在门诊调理。夫妻常常不和，家中矛盾重重。患者自己常年暗中生气，消化功能差、月经紊乱。孩子容易感冒、发热、咳嗽。笔者常提醒患者，作为妻子和母亲，脾气不宜暴躁刚直。夫妻间，女子缺少柔和，性子直硬，多怨气，自己容易生病，孩子也容易生病。这样就是没做好自己本分。两人有矛盾，要多找自己原因。

终于一天患者在门诊，直率地告诉笔者："大夫，你总说是我的过错，难道他（其丈夫）就没有错？我不在你这里看病了！"

笔者劝解患者："每个人想要解决自己境遇困难、问题，最省力的方法就是调整自我。外面的人和事，适应比改变更容易。"

此后患者再未复诊。约 2 年后某日，患者复诊，告知已经离婚，自己开始学习家庭、心理相关内容，认识到自己的确有问题，对方（丈夫）问题也很明显，认为笔者前期所讲都很正确，客观面对生活，现在生活得很快乐。

患者携母亲来京看病，母亲尿蛋白阳性，患者姐姐亦陪同。见其姐姐，面色红润，与患者面色萎黄迥然不同。

笔者与患者问答概要：

医生：您姐妹可为同母？

患者：是的。

医生：那为何您们肤色差别如此巨大？您妈妈在怀您期间，是否生过大的怨气？

患者（其母在一旁未言，患者未加思考随口就回答）：这个我知道，我妈妈在怀我期间，可能是春节前，大约也就是孕我4个月时间，因和婆婆（患者奶奶）矛盾而生闷气，丈夫（患者父亲）又不理解，一怒之下，饮家中农药自尽，幸好当时乡村医生抢救及时，将农药吐出，使母女得以保全性命。

医生：生您姐姐时，您母亲心情可好？

患者：是的，生我姐姐，母亲心情愉悦，家中无事。

评：龙生九子，九子不同，全在母亲孕期存心。母亲孕期愉悦，生产后孩子气血充足而性情阳光；母亲孕期豁达，生产后孩子气血和顺，性情多能包容；母亲孕期喜劳作，生产后孩子气血活泼，孩子亦勤劳；母亲孕期抑郁，生产后孩子气血多沉闷而性情幽怨；母亲孕期烦闷，生产后孩子气血耗散而性情多退缩……此为先天胎教之要！生子贫富贵贱，全在10月怀胎之功。

类似案例分享

又一老年女性患者80岁余，高校知识分子家庭，育有两女。"文革"期间孕大女儿，正逢被批斗，此女儿如今50岁左右，精神分裂多年，时常打骂老母，不能自律。老母老无安居，实乃时代流弊，没能自保之因。二女儿正常。

【医生建议】

1. 我们的不良情绪，同我们自身遭遇有关，同我们所处的时代环境有关，但还可能同我们的父母孕育我们时的状态有关。但无论与何有关，都需要我们看得开，不可纠缠我们认为的原因，那些毫无益处。父母也是环境时代造就，万源皆在因果规律之中，认清因果，放下纠结。

2. 女人是世界的源头，为人妻、母者能对公婆尽孝，毫无怨言，做到为人儿媳的本分，则源头清澈，未来世界太平！欲得贵子贤女，母教、胎教不可忽视，夫妻自重，并彼此尊重，方能开启家庭幸福未来。

3. 面对纠结，最简单的解决境遇和问题的方法就是调整自我。面对外面的人和事，适应比改变更容易。

案例 162 总是乏力是何因

女，50岁。

【主　诉】　困倦乏力伴饥饿感半年就诊。

【现病史】　患者近半年来出现周身乏力、困倦、胃中饥饿感，无明显胃胀胃痛，睡眠差，二便调。面色萎黄，舌体淡红，苔薄白，脉弦细。

【既往史】　胃溃疡病史3年余。

【中医处置】

中医诊断： 肝郁脾虚。

中医治疗： 疏肝，健脾，养阴。

中医处方： 养胃颗粒、康复新液、疏肝解郁胶囊。

疗效反馈： 暂无。

【疾病背景】

医生：您四肢困倦、周身乏力、心中饥饿，是不是有特别郁闷而急躁的事儿？

患者：大夫，我也没啥事儿。我就是医院的外来务工人员，在这干了好多年了，大家都挺喜欢我的。要说不高兴，就是我那个儿媳妇。我跟儿媳妇有点生气。

医生：您讲讲为啥呀？

患者：儿子跟儿媳妇在老家都闲了2年多了。儿媳妇自打怀孕就一直让儿子陪着，不让他去上班。现在有了孙女都八个月了，儿媳妇不仅自己不上班，也不让儿子去上班。儿子还没上几天班，给孙女打预防针儿媳妇都喊儿子去，她感冒看病也要叫儿子请假，最后儿子没办法就把工作辞了。现在他们没钱花就跟我要。

医生：他们没钱，您当奶奶的还不给点儿？

患者：儿媳妇让我儿子跟我要钱，我不给他，就算她亲自问我要钱我也不给。她还说："你儿子向你要你可以不给；但是我跟你要，你必须得给我。"还说要跟我儿子离婚，说自己不想活了。我告诉她："我也管不了你那么多，我现在一身是病，你自己多照顾自己吧！"

医生：您是婆婆，不该这样说话。她跟您这么说，是在向您求助，您这样回复就显得不像一家人了，人情不圆满，哪里是家长能说的话？日后还怎么过呀！

患者：我生病她也不闻不问的，也不关心我。和小孙女视频时，我逗孩子，孩子还跟我有回应，这也是个乐趣；可是她在一边就把孩子给抱走了，不让我看孙女。所以我们俩现在谁也不理谁。

医生：她没有照顾到您的心情，但您做得也不对。您是大人，他们是孩子，您怎么能和他们一样斗气呢？再说呢，您跟儿媳妇生气，儿子在中间也受夹板气，孙女的身体也不会好。

患者：她跟我孙女没问题，她对她自己的孩子亲着呢，就是对我有意见。你说我容易吗？我们来北京也二三十年了。我们在老家县城里买的房，在农村也把房子盖好了，现在还欠二十多万的账呢。在北京我们才住 10 多平米的房子，他们还跟我们要钱！我肯定没钱给她！你说我们辛辛苦苦为啥呀？

医生：是啊，一家人过日子，当父母的要把孩子领明白了才算合理，不能斗气，那是自己跟自己过不去。您本来就辛辛苦苦，再跟她们生着气，一家人没过好，您自己最后也落一身病，是不是糊涂？再说，您挣的钱，您的产业，最后还不是得给儿孙留下嘛！

患者：（患者笑了）大夫，您说得也有道理。我们这不是有脾气嘛！但是我这是真生气。

医生：所以回去吃药消消气，琢磨琢磨怎么把孩子教育明白。他们懂事了，您身体就好起来了，这是关键。

【经典回顾】

《黄帝内经·本神》：脾愁忧而不解则伤意，意伤则悗乱，四肢不举，毛悴色夭，死于春。

《黄帝内经·师传》：胃中热，则消谷，令人悬心善饥，脐以上皮热；肠中热，则出黄如糜，脐以下皮寒，胃中寒，则腹胀；肠中寒，则肠鸣飧泄。胃中寒，肠中热，则胀而且泄；胃中热，肠中寒，则疾饥，小腹痛胀。

《黄帝内经·大惑论》：黄帝曰：人之善饥而不嗜食者，何气使然？岐伯曰：精气并于脾，热气留于胃，胃热则消谷，谷消故善饥。胃气逆上，则胃脘寒，故不嗜食也。

【医生建议】

1. 高高兴兴干活，人不累；怨气满满干活，人劳伤。好心态最重要！

2. 做家长的，要会把儿子、儿媳领在道上，才算幸福。

3. 年轻时不会做好儿媳，老来如何会做好婆婆？人生步步要谨慎，人人要思量。

4. 都是一家人，欢欢喜喜地互相尊重和体谅是最重要的一件事情。守分立命，以德报怨，是化解困难的传统智慧。

二、奔豚证

案例 163 遇事受惊，心有余悸，病发奔豚

女，34 岁。

【主 诉】 阵发性脐下悸动 2 年，加重 2 周，发作有濒死感，恐惧异常就诊。

【现病史】 患者阵发性脐下悸动 2 年，加重 2 周，发作时有濒死感，恐惧异常。间断发作，伴身汗出。此患者悸动病位不同于心悸，悸点在脐下小腹正中，最初发作每日 1～2 次，后每日发作 4～5 次。发作前无征兆，开车时亦发作，发作时有濒死感，恐怖异常，伴身体汗出，持续 5～10 分钟，可自行缓解。因发作自觉诡异，不敢与丈夫、父母言，独自忍受。面色白，舌淡红有裂纹，苔薄白，脉短小。

【疾病背景】

详细探问患者发病前有无惊吓过程，患者沉思许久，回忆起两年前的一幕。两年前在自家小区门前，目睹一司机驾车倒车，没有注意到汽车后方有个小孩，将其轧倒。自己在远处，虽然看得清楚，但是环境嘈杂，欲呼救而无能，目睹惨剧发生。当时自家孩子也才4岁，作为母亲，感同身受，自此以后脐下跳动不安，后渐渐发作加重。至今提起此情此景，依然心有余悸。

【中医处置】

中医诊断： 奔豚证（心阳虚损，水气欲犯）。

中医治疗： 温通心阳，化饮定悸。

中医处方： 茯苓桂枝甘草大枣汤。

中药药物： 茯苓　甘草（炙）　大枣　桂枝　以甘澜水煮，日三服。

（甘澜水法：取水二斗，置大盆内，以勺扬之，水上有珠子五六千颗相逐，取用之）

疗效反馈： 治疗服用1剂后无再发，服1周后停药，2年后随访无复发。

【中医解读】

此患者面色白，舌淡红有裂纹，苔薄白，脉短小，均为心脾阳虚，水气不化的表现。心阳不足，水饮内存，受惊吓后，惊则气乱，更伤阳气，水饮脐下悸动而不安。然肾水欲动，而未上冲，所以称为"欲作奔豚"。治疗以茯苓为君，泄水饮；桂枝、甘草补阳气，助茯苓以化水饮；佐大枣，培土益气；以甘澜水煎，利水气。诸药合用，阳气温，水饮化，悸气得平，而疗"欲作奔豚"之病。

【情绪解读】

惊悸一病，多由惊恐外因而起。

《黄帝内经·经脉别论》：黄帝问曰：人之居处动静勇怯，脉亦为之变乎？岐伯对曰：凡人之惊恐恚劳动静，皆为变也……当是之时，勇者气行则已，怯者则着而为病也。

《黄帝内经·举痛论》：惊则气乱。

惊恐后，由于自身阳气虚弱，气不可自收持，导致气机紊乱，心神不安。

【经典回顾】

《金匮要略·奔豚气病脉证治》：师曰：病有奔豚，有吐脓，有惊怖，有火邪，此四部病，皆从惊发得之。师曰：奔豚病从少腹起，上冲咽喉，发作欲死，复还止，皆从惊恐得之。

一、奔豚，气上冲胸，腹痛，往来寒热，奔豚汤主之。

奔豚汤方：

甘草　芎䓖　当归　半夏　黄芩　生葛　芍药　生姜　甘李根白皮。

二、发汗后，烧针令其汗，针处被寒，核起而赤者，必发奔豚，气从少腹上至心，灸其核上各一壮，与桂枝加桂汤主之。

桂枝加桂汤方：

桂枝　芍药　甘草　生姜　大枣。

三、发汗后，脐下悸者，欲作奔豚，茯苓桂枝甘草大枣汤主之。

茯苓桂枝甘草大枣汤：

茯苓　甘草（炙）　大枣　桂枝。

《伤寒论》（第117条）：烧针令其汗，针处被寒，核起而赤者，必发奔豚。气从少腹，上冲心者，灸其核上各一壮，与桂枝加桂汤，更加桂二两也。

《伤寒论》（第65条）：发汗后，其人脐下悸者，欲作奔豚，茯苓桂枝甘草大枣汤主之。

茯苓桂枝甘草大枣汤：茯苓、甘草（炙）、大枣、桂枝。

【医生建议】

1. 临危不乱，处事不惊，稳定的心神必须有内在身心健康做基础。

2. 患者对其自身症状的详细描述，是中医治疗的重要参考，患者和医者都当重视。

3. 无论病自外入，还是病由心生，或是无意，或从偶然，多由感触而后发。要规避疾病，注重修内为第一要务。

4. 日常生活中，能给别人安全的人，也容易增强自身的勇气。安定自我，遇事则无有恐惧。

案例 164　心有余悸，惊恐发作

男，57岁。

【主　诉】 心悸不安，惶恐异常2周，加重1周就诊。

【现病史】 患者2周前因鼻腔大量出血，救治过程中受到惊吓，后出现心悸心慌。近1周逐渐加剧，心悸不能自控，发作时自觉胁肋有气攻冲心脏，发作欲死，惶恐异常，头面出汗，四肢麻木无力，手足失措，持续半小时左右方逐步缓解。日常身边需有人陪伴，单独居处则恐慌，发病时不能安居家中，到医院稍觉安然。先后就诊于耳鼻喉科、急诊科、心血管科、神经科，诊断为焦虑状态伴惊恐发作，给予盐酸帕罗西汀和盐酸舍曲林服用，症状稍有缓解，但惊恐发作依然每日会有2～3次，遂就诊于中医科进一步治疗。刻下症见：面色潮红，神气不定，眼神不安，自述心悸不安，阵发胁肋气攻冲心脏，发作欲死，紧张则头面出汗，时有头晕，失眠，入睡困难，无畏寒怕冷，无燥热，纳差，小便调，大便每睡至半夜1次，不能控制，大便稀溏，无腹痛不适。舌暗红，脉弦数。

【既往史】 高血压病史，血压控制不佳，波动明显，在190/130mmHg至130/80mmHg之间。

【中医处置】

一诊：

中医诊断： 奔豚证。

中医治疗： 平肝镇惊安神。

中医处方： 奔豚汤加减。

中药药物： 甘草　川芎　当归　半夏　黄芩　葛根　白芍　生姜　桑白皮　仙鹤草　枳实　薤白　桂枝　厚朴　瓜蒌。

针灸： 内关、大凌、神门。

二诊：

患者1周后二诊。心情放松，诉说病情基本好转，没有明显发作，但稍觉心悸，胆小，四肢乏力，夜间12点如厕，大便稀溏明显。考虑患者惊吓伤肾，肾调控大便失约，所以治疗改为健脾治肾，药物调整为人参汤：党参、白术、甘草、干姜。

三诊：

患者三诊，调整服药4天后，患者复诊。自述惊恐发作频繁，心悸心慌明显，大便成形，每日凌晨2点如厕。遂改为最初奔豚汤，加白术。

四诊：

患者药后惊恐发作基本消失，大便每日晨起5点一次，成形便。自诉虽然没有发作欲死的痛苦情形，但依然感觉心有余悸，叮嘱继续服药。

【疾病背景】

医生： 您这样惶恐不安，一定是受大惊吓了吧！

患者： 大夫，还真让您说对了，我最初发病，真是被吓着了。

医生： 您讲讲看。（释放不良情绪）

患者： 一周前，我鼻子出血，哗哗地流，用纱布压住，血就从嘴里涌出来。我心说，完了，我就这样流死了，人真是太脆弱了。我爱人就赶紧打120，把我送到家旁边的区医院。到医院时血不怎么流了，一量血压高，大夫说先控制好血压再处理。因为是疫情期间，我想既然不流了，就回来吧，也没处理就回家了。不曾想，回家后去除鼻腔内的堵塞物，鼻子里有滞留的血块，我一用力，血又哗哗地流个不停，就又赶紧回到那个医院，流得前胸衣物全是血。到医院，医生帮着按压止血，因为血压太高，告知转到技术设备完善的三甲医院再处理。然后又转到三甲医院耳鼻喉科。到了那儿等待半天，大夫把堵的纱条一拿，血又喷出来了，我心说，完了完了。大夫又匆忙地堵上止血纱条，然后马上联系手术，还真不错，当晚就给做了手术，那个受罪啊。前面为了止血，塞的纱条太紧了，还要一点点地抽出来，痛得要命，还好，我的血没有流干。

医生： 大约流了多少血？

患者： 听大夫说，大概有600ml，哗哗地流。我想，我不会就这样出血不止结束了生命吧！这样在这两家医院来回折腾了四次，真是吓死了。

医生： 是啊，生命脆弱！

患者： 您说对了，我之前可不是这样，这次是真给吓着了！现在不敢在家待，就觉得医院安全，到医院才感觉自己有救了，不会白白地死了！

患者爱人： 以前让他上医院看看高血压，怎么说都不来；让他吃药，一点也不吃。

患者： 这次是真怵了，慢慢就开始心慌了，开始一周还没这样严重，后来就越来越严重，发作起来就要过去的感觉，来医院才心安点！

医生： 您这真是被吓着了，中医称为"惊则气乱"，所以您会心悸、手足麻木无力、出汗。

患者： 您说得真对，我还一直告诉自己，不至于这样，但是自己就是说服不了自己，心里不做主了！

医生： 所以这种状态才叫病呢。自己能控制住，就不叫病了！

患者： 我不但控制不住自己，还特别脆弱。昨天我女儿回来，本来我挺好的，她来了一句"您脸色不好，有点黄啊！"我也知道她是关心我，但是我听完这句话，心就开始发慌，脸上冒汗了。人竟然脆弱成这样，想想都让人笑话！

医生： 您说得对，人内在虚了，就受不了外面的风吹雨打，要是身体好，肯定没有事儿。不过咱们还有句老话"众口铄金"，大众的话语，是可以把金属熔化的！（所以医生对患者的言语，更要小心开口。）

患者： 现在就愿意在医院待着，特别是针灸完就更踏实了。我来之前，都不敢量血压，看到血压高了，就冒汗、心悸。来您这里，就敢量量看，您看血压可以吗？

医生： 可以，控制得不错，已经找到方法了，而且已经见效，好好吃药，不舒服随时来。

患者欢喜安心而去！

【经典回顾】

《黄帝内经·举痛论》：惊则心无所依，神无所归，虑无所定，故气乱矣。

《黄帝内经·经脉别论》：有所惊恐，喘出于肺，淫气伤心。

《黄帝内经·血气形志》：形数惊恐，经络不通，病生于不仁，治之以按摩醪药。

《金贵要略·奔豚气病脉证治》：师曰：病有奔豚，有吐脓，有惊怖，有火邪，此四部病，皆从惊发得之。师曰：奔豚病从少腹起，上冲咽喉，发作欲死，复还止，皆从惊恐得之。

奔豚，气上冲胸，腹痛，往来寒热，奔豚汤主之。

奔豚汤方：甘草　芎䓖　当归　半夏　黄芩　生葛　芍药　生姜　甘李根白皮。

【医生建议】

1. 不良情绪需要自我管理，严重时，甚至会成为一种病，更要寻求医疗帮助。

2. 中医药是伟大的宝库，两千多年前的智慧依然可以为当代的患者提供帮助。

3. 医生有时间与患者共情，一方面可以帮助采集治疗信息，另一方面可以释放患者的不良情绪，再者还可以建立医患信任关系，最终可以促进疾病康复。

4. 疾病的快速康复，需要家人精心照护，医疗精准帮护，患者自我修复。所以我们在日常就要珍惜家人、尊重医生、爱惜自己！

三、脱营症

案例 165 **贵贱得失损身心**

男，62岁。

【**主　诉**】乏力、消瘦4个月就诊。

【**现病史**】患者近4个月来，饮食差，食不下，周身困倦嗜睡，四肢无力。晨起手指肿胀，不能握拳合掌，体重减轻15斤，大便无力，两天一次，下肢酸沉无力，小便调。

【**中医处置**】

中医诊断：脱营症（肝郁气虚）。

中医治疗：疏肝理气，益气通经。

中医处方：逍遥散配合疏肝解郁胶囊。

【**疾病背景**】

（患者为某单位副职，5月份刚退休，6月份就感觉不舒服了）

患者：您帮我看看吧，我可能得大病了，但是查了两个月，跑了六七家医院，也没找到病因。我不会是得什么绝症了吧，怎么身上一点儿劲也没有，吃得也不香，走路也没精神，而且还瘦了10多斤。

医生：最近有什么不高兴的事儿吗？

患者：最近挺好的，刚从外地旅游回来，国内、国外旅游，玩得挺高兴的。

医生：有没有特殊的事件让您动心？因为您的起病时间很具体，就回忆这一段时间有何不一样？

患者：我退休后没闲着，这阵子就忙着玩了，没有什么不好的。

医生：那您退休前是管事儿的角色吧，退休后是不是感觉有失落？咱们中医有个病，就叫"脱营"病，脱去了营养，脱去了人情世故的营养，人就会病，通俗地讲，以前身后有个大平台，现在突然没有了，就没有以前带劲儿了。

患者妻子：不会的，大夫，我们现在生活也挺好的，他没有什么事情。

医生：不是这样。生活中物质的供给，退休前后是不会有太多的变化。但是退休前后别人对您的态度，那变化可就大了，因为您背后没有那个固有的势力了。您说呢？

患者：还真是有点儿，我退休之前，在我们单位，也可以说是一人之下，万人之上，就算没有万人，那也有百人了。人家请你吃吃喝喝，客客气气，还真是很得意。但是退休后就不是这个状态了，也没有人请了，对你也没那么尊重了，多少心里有些失落。

医生：这个就是您真正的病因，《黄帝内经》早在两千多年前就给这类疾病做出诊断了。咱们中医，包括中国传统文化认为，人的追求中名利最容易得到，但失去也是最容易的，而且这些终会归于无。追求道业，追求对真理的探索，追求自身的解放，这些才是永恒。特别是晚年，应该多读《老子》《庄子》，怡情养性，谈德论道，养花弄草，轻松自然最好。我有个朋友，看到自己的前辈领导，退位后长期处在失落、精神萎靡的状态，自己悟得经验是：在没有退位之前，就要学会一个人游泳、一个人旅游、一个人静静地吃点儿清茶淡饭，退位后才能很快地适应本来就该有的安静与平和。他是从实践中看到别人是这样的，所以自己主动回归自然。

患者：您说得对啊，可能还真有关系，我是有失落感。

医生：您吃点儿药，调整一下自己的心态，就会好的。

【经典回顾】

《黄帝内经·疏五过论》：帝曰：凡未诊病者，必问尝贵后贱，虽不中邪，病从内生，名曰脱营。尝富后贫，名曰失精，五气留连，病有所并。医工诊之，不在脏腑，不变躯形，诊之而疑，不知病名。身体日减，气虚无精，病深无气，洒洒然时惊，病深者，以其外耗于卫，内夺于荣。良工所失，不知病情，此亦治之一过也。

《黄帝内经·徵四失论》：诊病不问其始，忧患饮食之失节，起居之过度，或伤于毒，不先言此，卒持寸口，何病能中，妄言作名，为粗所穷，此治之四失也。

【医生建议】

1. 看病不能仅仅检查理化指标，患者的心理和社会状态也是影响健康的重要因素。

2. 人的社会价值、家庭的认可，都是患者健康所依附的社会根源。

3. 两千多年前的中医经典，依然可以照亮我们当代人的生活和健康。健康中国离不开中医智慧。

四、失精证

案例 166 尝富后贫，病名失精——投资失败导致无精打采

女，71岁。

【主　诉】乏力、消瘦2个月就诊。

【现病史】患者近2个月来周身乏力、困倦，纳差少食，睡眠不实，二便调，身体2个月内消瘦15斤，对任何事情毫无兴趣，自言精神恍惚，甚至感觉生命的危机，抑郁寡欢，重病不愈，多处就诊无效，求中医调理。察形体消瘦，面色萎黄，舌色淡红，脉细弱。

【既往史】既往体健。

【处置】

西医诊断：抑郁焦虑状态。

中医诊断：失精证（抑郁伤精，气血两虚）。

中医治疗：解郁补精，益气养血。

中药药物：柴胡　白芍　当归　茯神　白术　黄芪　鹿角胶　阿胶　大枣　炙甘草　刺五加　贯叶金丝桃　薄荷。

疗效反馈：2周后患者又带他人来就诊时，告知其病大愈！

【疾病背景】

患者就诊时间为 2015 年 8 月 20 日。详探寻其病情，了解到其患病与 2015 年 6 月中国股市短期内暴跌有关。原来老人当年投资买基金，2015 年 6 月时最高盈利达近百万元，但紧随其后，股灾发生了，从事证券业务的儿子让她迅速赎回，但营业部工作人员劝其沉着，等待大盘好转。随后盈利迅速缩水至 60 万，40 万，最后仅仅剩下 20 万盈利。工作人员绝望地告诉她撤离吧，股灾发生了。老人一听就慌了心神，迅速赎回投资资金，眼看着赚的几十万打了水漂（老人退休金每月也就 5000 元）。事后儿子常常抱怨她，她自己也暗自后悔，自此之后吃不香，睡不着，身体迅速瘦了下来，神志恍惚。

【中医解读】

此病中医称为"失精"病，早在《黄帝内经·疏五过论》就有论述："尝富后贫，名曰失精，五气留连，病有所并。医工诊之，不在脏腑，不变躯形，诊之而疑，不知病名，身体日减，气虚无精，病深无气，洒洒然时惊。病深者，以其外耗于卫，内夺于荣。"

"精"，是营养身体必需的精微物质。《黄帝内经·金匮真言论》："夫精者，身之本也。"一旦患者身体失去"精"的濡养，便会形成整日无精打采的状态，表现为乏力、困倦、神志恍惚、消瘦等临床表现。但是由于疾病本身没有脏腑形体的特异症状，而是周身伤精的泛泛精神不振，医生不容易寻找到病因。探其究竟，根源就在于患者失去财富后，自身精神的耗伤，导致后续带来的躯体不适，更有甚者，其荣卫（气血）亦有严重损伤。

【情绪疏导】

医者当时明确告诉她，中医有这个病名，叫做"失精"病，就是这么得的（患者已经多处就医，没能获取有效治疗，医者要给患者明确的治疗信息）。2015 年中国股市短期内暴跌，很多人的财富迅速大幅度缩水，造就了大量《黄帝内经》所谈到的"失精"患者。

其次告诉她不要再发愁了，如果人不活着，留钱也没有用，自己不乐、发愁，身体坏了，可比几十万损失得更多！更何况还赚了 20 万呢，虽然少赚了，毕竟还有盈余，要自己知足，高兴起来才是明智。老人心悦诚服，开了些解郁补精、益气养血的药物，欢喜而去。

【经典回顾】

《黄帝内经·金匮真言论》：夫精者，身之本也。

《黄帝内经·决气》：岐伯曰：两神相搏，合而成形，常先身生，是谓精。

《黄帝内经·本脏》：黄帝问于岐伯曰：人之血气精神者，所以奉生而周于性命者也。

《黄帝内经·六节藏象论》：肾者，主蛰封藏之本，精之处也。

《黄帝内经·上古天真论》：中古之时，有至人者，淳德全道，和于阴阳，调于四时，去世离俗，积精全神，游行天地之间，视听八远之外，此盖益其寿命而强者也。

【医生建议】

1. 精藏于肾，营养周身，是生命的根本，要注意关注"积精"方法以求本固。

2. 人生富贵贫贱无常，能否于无常时保持身心安泰？

3. 病由心生，病自心愈。修心，调心，自治，他治，不可忽视心灵力量。

4. 儿女、钱财是人生一定要过的关口，人到晚年，保持健康，更为重要。

5. 医者见过毕生财富 600 万全部被骗尚能安然的患者，也见过老太太被骗了 1 万元就一蹶不振，可见自身心智之重要。

案例 167　财富丢失，健康折损

女，68 岁。

【**主　诉**】　乏力、抑郁 3 个月就诊。

【**现病史**】　患者近 3 个月来周身乏力、困倦，纳差少食，睡眠不实，二便调，体重明显减轻，自觉有大病。周身困倦乏力，胸闷气短，胁肋不舒，抑郁寡欢，自觉生活毫无意义。面色萎黄，形体瘦高，舌色淡红，脉细弱。

【**既往史**】　既往体健。

【**处置**】

西医诊断：抑郁焦虑状态。

中医诊断：失精证（抑郁伤精，气血两虚）。

中医治疗：疏肝解郁，益气养血。

中医处方：逍遥散配合疏肝解郁胶囊。

【**疾病背景**】

患者就诊时间为 2018 年 9 月。患者为家政从业人员，由外地来京务工 20 余年。有一儿一女，儿子在原籍河南农村生活工作，女儿在北京务工，陪其就诊。

询问患者最近是否受到刺激，有什么不高兴的事情，患者隐曲难言，病痛亦表述不清，只说自己没有多久的活头，全身难受。

女儿一旁悄悄说：母亲打工多年积蓄，前一段不知参加了什么投资项目，估计钱全都没了。母亲也没说有多少钱，自己也没敢问具体有多少。

笔者讲：这就对了，这就是患者得病的重要原因。

【**情绪疏导**】

医者："您这个病中医古书上叫"失精病"。病因就是以前有钱，后来各种原因，钱没了，贫穷了，人就病了。吃点药能好。"言及此处，患者不禁哭诉呻吟，真情发动时，胸闷喘促，四肢颤抖，周身汗出。女儿一旁欲安慰制止，医者阻止，容其哭诉。约 10 余分钟（门诊时间紧迫）后，待其稍安，说："您这个病要是想开了，好治。您还想好好活着吗？钱没了，活着还能挣回来，我看您身体底子不错，人也利索能干，好好干还能挣回来，要是自己想不开，不想活，女儿心疼您也不管用，人没了，就什么都没了。"

【**疗效反馈**】

患者 2 诊后，周身不舒服明显改善，食欲复常。还找了一份家政工作，照顾 80 多岁老人，帮助其日常饮食起居。3个月后复诊，面色有光泽，形体饱满，没有其他不舒服，说最近心情愉快，食欲好，平日陪老人下棋，还能为老人做康复锻炼治疗，每月收入不少，吃住都在人家家里，日常不花自己的钱，收入不菲，很是满意。

【疾病背景补充】

患者二诊后，身体较前改善，能多讲些家中情况：

平日回河南老家，过年过节，有钱能给孙子些，给其交学费，给儿媳妇钱，买家中电器、日常必需品。可是这次回老家，自己没钱了，也不能给孩子说。与儿子儿媳住在一起，天气炎热，开空调，媳妇让她省着用，每月电钱就400元，儿子让她出200元电钱。患者生病，胆囊炎腹痛发病，儿子、儿媳妇不关心她，让她去乡卫生院看病，她一气之下，自己去县医院看病，做手术，做完手术就来北京，和女儿继续打工，心里想再挣点钱，过节有钱了，还能给孙子、给儿子补贴，挣的钱不给女儿。

【经典回顾】

《黄帝内经·疏五过论》：尝富后贫，名曰失精，五气留连，病有所并。医工诊之，不在脏腑，不变躯形，诊之而疑，不知病名。身体日减，气虚无精，病深无气，洒洒然时惊，病深者，以其外耗于卫，内夺于荣。

《黄帝内经·疏五过论》：尝富大伤，斩筋绝脉，身体复行，令泽不息。故伤败结，留薄归阳，脓积寒炅。粗工治之，亟刺阴阳，身体解散，四支转筋，死日有期，医不能明，不问所发，惟言死日，亦为粗工，此治之五过也。凡此五者，皆受术不通，人事不明也。

《黄帝内经·气交变大论》：上知天文，下知地理，中知人事，可以长久。此之谓也。

【医生建议】

1. 钱财，人生重要元素，待之慎重。

2. 人事无常，人无常，事无常，凡事需随机应变。

3. 人情多变，得有变，失有变，凡情要看淡安然。

五、脏躁证

案例 168　委屈自伤心神，导致脏躁

女，57岁。

【主　诉】 自觉委屈，喜哭泣半年余就诊。

【现病史】 患者近半年余，常常情绪抑郁，自觉委屈。在没有受不良刺激的情况下，或者受很微小的刺激时（正常人认为根本就算不得什么刺激），常常不可自控地悲伤哭泣，不知所然。眠差多梦，口干舌燥，饮食可，二便调。舌体红有裂纹，舌苔薄有剥脱，脉细弱。

【既往史】 左侧乳腺癌切除术后7年，扁桃腺癌切除术后20年，糖尿病若干年伴高尿酸血症。

【中医处置】

中医诊断：脏躁证（心脾气虚）。

中医治疗：养心补脾。

中药药物：甘草　小麦　大枣　合欢皮。

疗效反馈：患者3个月后调理糖尿病再次就诊。述服上药1剂而效，7剂后委屈、喜哭泣基本消失。继续服药14剂，情绪稳定，委屈、想哭消失。

【中医解读】

脏躁者源于五脏精血内亏，失于濡养，五志虚火妄动，上扰心神，灼伤肺金，致脏躁。治疗以《金匮要略》甘麦大枣汤，药用小麦之甘凉养心安神，除烦定志；大枣甘润健脾养血；炙甘草味甘补益心脾，性缓安藏润躁。三药共奏补益心脾、安神定志之功，为治疗脏躁之良方！

【疾病背景】

患者对其家庭环境和家中亲人很是不满意。自述其爱人平日死板、强势，例如让她饮水，他说应该喝三杯水，喝两杯就是喝得少啦，喝四杯水就是喝得多啦，不管喝水人的感受，很是自我和固执，否则就大发脾气。她的公公亦是如此，当年的婚房都是公公自主布置的，她自己至今依然心存不满。

【情绪分析】

女人当以仁爱之心立家，如水之柔和，低矮就下，找到全家的好处，托起全家。然此例患者，面白、颧红，为心火克肺金。多火，必心高爱好。事不随心，不会欢喜柔顺化解，只会心生恼火，怎能不病？因此患者早年火气旺盛，先伤及扁桃腺致癌，中年后郁滞成左乳腺癌，晚年气血已虚衰，郁成脏躁之证。

【经典回顾】

《黄帝内经·本神》：心气虚则悲，实则笑不休。

《黄帝内经·调经论》：神不足则悲。

《黄帝内经·口问》：黄帝曰：人之哀而泣涕出者，何气使然？岐伯曰：心者，五脏六腑之主也；目者，宗脉之所聚也，上液之道也；口鼻者，气之门户也。故悲哀愁忧则心动，心动则五脏六腑皆摇，摇则宗脉感，宗脉感则液道开，液道开故泣涕出焉。

《黄帝内经·九针论》：精气并肝则忧，并心则喜，并肺则悲，并肾则恐，并脾则畏，是谓五精之气并于脏也。

【医生建议】

1. 脏躁一症，临床多见，首选《金匮要略》甘麦大枣汤，安全，良效！

2. 做媳妇的，应当性如水，效法水的德行，低矮就下，从下面助起全家来，随圆就方，功成不居，内里没有脾气秉性，哪里还有烦恼和疾病。

3. 存别人的好处，内心就会充满阳光；存别人的缺点，身体就会被疾苦困扰。所以我们要做聪明人，常常"存他人德行，养自己心性"。尤其不能因为别人一点点小事不如自己的意，就记恨，从而否定别人对我们的恩德，所谓"不以一眚掩大德"。

4.人的境遇难改，心性可调，改善心性，变化气质，提高自我的驾驭能力，健康就会随之提升，境遇亦会随之改变。

案例 169 哭泣悲伤，不能自制

女，50岁。

【**主　诉**】不能自制哭泣3个月。

【**现病史**】患者不能自制地哭泣3个月，咽中梗阻，兼有眩晕、胸闷、胸痛，喜叹息，常出气则舒。拿手机则周身颤抖，翻转难眠，面有尘癍，面色白，颧红，形体瘦，大便干，小便调。舌体胖大有齿痕，脉弦细。先服半夏厚朴汤1周改善不明显，复诊。

【**中医处置**】

中医诊断：脏躁（血虚肝郁）。

中医治疗：养血润燥疏肝。

中药处方：甘麦大枣汤配合逍遥散加味。

疗效反馈：患者服药3天诸证明显改善，7日复诊，情绪能自我控制，不想哭了，身体也舒缓，但眩晕较前明显。

【**疾病背景**】

患者爱人有外遇，患者知道这个事情后几乎崩溃，也不好说什么，心里特别恨这个丈夫，不能提这个事儿，一提身体就颤抖，拿手机时更明显。患者有个23岁在美国读书的女儿，听说这个事情，专程赶回来。

医生：别伤心了，这个事情现在挺多的，还是要保重身体。

患者：是啊，我劝别人可以，事情发生在自己身上，实在是过不去。

医生：可不，生活在一起这么多年，出这个事情，肯定难受。这事儿就如同家庭有外邪入侵了，您要冷静处理好家庭危机，不要恨他，您恨他，等于把他向外推给人家了，不但矛盾不好解决，您的眩晕、胸痛还会加重。您女儿为这事儿赶回来，她一定胃痛、眩晕。

患者：还真是，这些日子我女儿胃总疼痛。我女儿听说这事儿，请了假，专程从美国回来，给她爸爸聊了好几次。不过她以前就胃痛。

医生：那您以前就对她爸爸有怨气吧。两口儿过日子，矛盾是一点点积累的。她爸爸有事儿，当然他有错，但同您也有很大关系。有事情不怕，看如何处理。处理好，就可以化解危机。处理不好，就会给日后埋下隐患。如何处理好呢？夫妻要像马路上的人一样，不互相管辖，做好自己。您做好妻子，不管丈夫怎样，如同唱戏一般，演好自己的角色，对方自然就会好。他再做不好，就会有人来管他啊。

患者：您讲得有道理。

医生：继续吃药吧，身体好些，怨气消点儿后，再处理事情就更明白了。您带着怨气处理，也处理不好，不解决问题。

【经典回顾】

《金匮要略》：妇人脏躁，喜悲伤，欲哭，象如神灵所作，数欠伸，甘麦大枣汤主之。

《耻言》卷一（明·徐祯稷）：骨肉之伦，无忘亲厚而已矣。无忘也者，虽遇横逆犹是也。弘而忍之之谓让，曲而联之之谓仁，潜移而默成之之谓圣。较则怨，怨则离，虽曲不自我，等之乎不祥。语曰："夫妻交市，莫问谁益；兄弟交憎，莫问谁直"，此之谓也。

【医生建议】

1. 夫妻不相怨，相怨则离。儿女胃病。

2. 夫妻要相敬，相敬则安。儿女安健。

3. 多年的夫妻，是最亲近的家人，不可脾气秉性用事，只可包容忍让。要像对待孩子的过错一样，宽容忍让另一方，克己复礼，才能化险为夷，儿女昌顺。

4. 看女人的意，知男人的身。看男人的心，知女人的身。

六、狂　躁

案例 170　体内瘀血，患者爱骂人

男，82岁。

【主　诉】 便秘、狂躁5余年。

【现病史】 患者男性，82岁，因患者难能配合，女儿代诉病情。老人时常狂躁5余年，虽然80余岁高龄，却时常翻墙跳屋，叱骂老伴、儿女，家人痛苦异常。儿女时常担心老人，在后面跟随他，怕他出意外，却又常常因为他奔跑太快，追逐不到。患者大便困难，3～5天一次，每次大便时，不在家厕所解，而是在旷野残墙边，女儿想了解其大便情况，也难知其具体，偶尔能看到其在墙角解出的几粒硬粪球。患者面色黑红，口唇色暗干燥，舌苔黄腻，脉象无。

【中医处置】

患者狂躁，病症如《伤寒论》"抵当汤"证，症见便秘，狂躁，妄言骂詈，家属异常苦恼。问其小便通畅，除外桃核承气汤，建议尝试"抵当汤"3剂。如果有效，药后大便通畅，神智改善，可以继续服用，如若不适，随诊。

中医诊断：血瘀躁狂。

中医治疗：活血下淤。

中医处方：抵当汤。

中药药物：水蛭　虻虫　桃仁　酒洗大黄。3剂。

疗效反馈：女儿代诉复诊，患者3剂药服完后，自觉症状改善，继续服药1周，诉躁狂缓解，患者老伴欢喜异常，说："老伴现在骂她，就骂一小会儿了，有停止的时候，有时还能好好说话，在外乱跑的时候也少多了，并且大便能痛快地排解。"嘱其将舌苔发照片过来，以供日后诊治参考。继续处方7剂后复诊，神智恢复，狂躁改善，骂人减少，给予其活血、清火、醒神类药物善后调理，后无再复诊。

【中医解读】

患者年龄已经80余岁，可越墙上屋，脾气暴躁，叫骂不休，此为邪气盛于体内所表现，为邪气激荡人体能量超常释放所致。正如《黄帝内经·阳明脉解》所描述："病甚则弃衣而走，登高而歌，或至不食数日，逾垣上屋，所上之处，皆非其素所能也，病反能者何也？岐伯曰：四肢者诸阳之本也。阳盛则四肢实，实则能登高也。帝曰：其弃衣而走者何也？岐伯曰：热盛于身，故弃衣欲走也。帝曰：其妄言骂詈，不避亲疏而歌者何也？岐伯曰：阳盛则使人妄言骂詈，不避亲疏而欲食，不欲食故妄走也。"《黄帝内经·宣明五气》又曰"五邪所乱：邪入于阳则狂，邪入于阴则痹。"《黄帝内经·阴阳类论》："二阴二阳皆交至，病在肾，骂詈妄行，巅疾为狂。"此病案，用抵当汤，药仅四味，水蛭、虻虫、桃仁、酒大黄，破瘀逐血，使邪祛神复，可谓效专力宏！

【经典回顾】

《伤寒论》第106条：太阳病不解，热结膀胱，其人如狂，血自下，下者愈。其外不解者，尚未可攻，当先解其外。外解已，但少腹急结者，乃可攻之，宜桃核承气汤方。

《伤寒论》第124条：太阳病六七日，表证仍在，脉微而沉，反不结胸，其人发狂者，以热在下焦，少腹当硬满，小便自利者，下血乃愈。所以然者，以太阳随经，瘀热在里故也。抵当汤主之。

《伤寒论》第125条：太阳病，身黄脉沉结，少腹鞭，小便不利者，为无血也；小便自利，其人如狂者，血证谛也，抵当汤主之。

《伤寒论》第126条：伤寒有热，少腹满，应小便不利；今反利者，为有血也，当下之，不可余药，宜抵当丸。

【"抵当"方名渊源】

历代医家认为此方为大毒猛剂，以抵挡热结蓄血之证，或谓本方有攻逐蓄血之功，可直抵当攻之处。此皆望文生训。有学者考究，认为"抵当"实为方中主药水蛭的别名，又作"蛭蛛""至掌"。《尔雅·虫部》："蛭蛛""至掌"。《说文·虫部》"蛛"段注："《本草经》：'水蛭，味咸，一名至掌。'是《名医》谓即水蛭也。"至掌之为抵当，是由于古韵通转所致。因古今音变及字面差异，遂使此方以主药命名的事实隐而不显。医家可参考之。

【情绪分析】

有些人因为体内有病，所以才妄行、妄语。通过这个病例，我们认识到妄行、妄语，其实并非患者本人愿意如此，而是因为他体内有病邪所致。修行人称"业力随身，妄动无明"即是此意。我们需要认得真，容得下，内心才能把他当患者对待，容忍他过去，自己才能真不生气。客观上，体内有大毛病的人，就会有大的妄行、妄语；体内有小毛病的人，就会有小的妄行、妄语。疾病严重到一定程度，患者还会出现神昏谵语，临床这类患者并不少见。如果我们在健康时，能从行为上矫正自己，克制妄行、妄语，使自己体内常以正知正见做主导，邪气自然消退，身体自然健康。孟子之"养吾浩然之气"即是养生祛病之良方。

【医生建议】

1. 疾病可以产生病态心理和行为，我们认识到这一点，就可以包容更多的人。

2. 病态心理和行为同样可以诱发疾病，我们认识到这一点，就可以通过自我心理和行为的矫正，修养自我，提高自我健康程度。

七、多梦证

案例 171 中医解梦篇——梦里飞翔是为何

男，78岁。

【主　诉】 多梦不安，梦飞1周就诊。

【现病史】 患者近日睡眠不安，睡着觉就做梦，梦里飞来飞去，不可安卧。查看患者，形体瘦高，面色潮红，饮食、二便可，时有头部昏沉。舌苔白腻，舌体暗红，舌尖红，脉弦细数。

【既往史】 既往患高血压20年，脑梗死10年余。

【中医处置】

中医诊断： 多梦证（肝阳上亢）。

中医治疗： 引火下行，安神潜阳。

中医处方： 天麻钩藤饮加减。

中药药物： 天麻　珍珠粉　牛膝　菊花　杜仲　川芎　白芍　生地　当归　钩藤。

疗效反馈： 暂无。

【疾病背景】

患者： 大夫，我最近总做梦，一闭眼就飞来飞去，停不下来，飞得还挺高的。

医生： 我们中医讲"上盛则梦飞"，您是上面的气太旺了！最近有什么着急上火的事儿吗？

患者： 我们最近赶上大事儿了。

医生： 什么事儿？

患者： 我们老两口，都特别本分，一生听组织的安排。最近，组织让我们着大急了，而且两件都是大事儿。一件事儿是我们现在的住房，单位分配的，都住了10多年了，可是产权都不能明确，而且不是我们一户，我们小区上百户都不安。还好，近日开庭，法院才给个说法。还有一件事儿，我们早些年在郊区买了个小院，是村镇产权，当时说为了支援乡镇建设，我们也有个养老休闲的小院，结果现在政府说不合规，都要给无偿拆了，您说让人着急吗？

医生：是挺着急呢。

患者：我们近期就要去住在郊区了，看看事态如何，说不好要出什么大乱子！所以备些药，我们去郊区看房子去，别让人家给拆了。

医生：很是让人着急，但是还是要镇定应对，身体重要！吃点药，好好养养吧。

【经典回顾】

《黄帝内经·淫邪发梦》：岐伯曰：阴气盛则梦涉大水而恐惧，阳气盛则梦大火而燔灼，阴阳俱盛则梦相杀。上盛则梦飞，下盛则梦堕，甚饥则梦取，甚饱则梦予。肝气盛则梦怒，肺气盛则梦恐惧、哭泣、飞扬，心气盛则梦善笑恐畏，脾气盛则梦歌、身体重不举，肾气盛则梦腰脊两解不属。凡此十二盛者，至而泻之立已。

《黄帝内经·脉要精微论》：短虫多则梦聚众，长虫多则梦相击毁伤。

【医生建议】

1. 梦是身体告诉大脑健康状态的言语。

2. 梦是白天大脑写入信息的再现。

3. 梦的内容是中医诊断疾病的重要信息。

八、幻　觉

案例 172　忧思——自伤肺脏，导致幻觉

男，35岁。

【主　诉】患者1天前妄见妄闻就诊。

【现病史】患者1天前，酒后至家，约15时，忽见家门变黑，门锁处变现出一张恶鬼脸，面目狰狞，欲噬其人。其人忧哭，并欲以刀斧自卫，后蔽至床前，又突见被子变现雪白刺目，并指着沙发呼：上有数双白鞋，有口眼欲噬其人。其母及邻闻声至，并无异物可见。至17时，少安。人多言其醉，其人说："我头脑很清醒，一点没醉，以前听人讲鬼不信，可今天我看到鬼了，看来，不信不可。"后躲至其母房中，心中悸气未除。二便调，舌尖红，苔白腻，脉滑数。

【中医处置】

中医诊断：妄见妄闻（心火肺热，痰火扰魄）。

中医治疗：清心泻火，化痰安魄。

中药药物：麦冬　黄连　茯神　苏叶　甘草　党参　陈皮　桔梗　花粉　神曲　白术。

疗效反馈：笔者当时刚好读过《辨证奇闻》书中有一案与之甚似。知是心火旺盛，肺气乱，魄气散而上迷清窍，非鬼作祟，详释之。并将原文与其看，阅后大惊书中所言与其甚似，喜而抄录并收藏之，并按书中所载方服3剂。因心病已除，又辅药力，2天后，在口周透出一圈红色小丘疹，提示邪热外出。随访无再发。

【疾病背景】

患者为邯郸某煤矿干部，发病时正值中年。这年春天，由于单位人事调整，科室中 4 个人员，要裁掉一人，其担心被裁员，心情忧虑，发病当日中午又与邻居饮酒约半斤，席间一人大讲鬼怪仙狐之事。

【中医解读】

1. 患者发病在春季，而肺气在春天较虚弱（《黄帝内经》：肺因春三月）。

2. 忧虑伤肺气。

3. 味辛性热的白酒更伤肺气。

患者肺气受以上三种因素干扰，导致肺气受伤，出现幻觉。

我们再仔细分析患者幻觉见闻中的细节，就会发现其发病的情节中隐藏着符合中医理论的线索。

其一，肺五行属金，金曰从革，金主肃杀，所以看到恶鬼面目狰狞，且其欲以金属利器自卫。

其二，肺在色为白，白为肺脏本色，所以其妄见以白色为主。

其三，肺在志为忧，在声为哭，所以其在发病过程中大忧而哭。最后治疗，以苦、甘、寒之品黄连、麦冬为君药收到可靠的疗效。

然而早在《黄帝内经》中就有"……在地为金，在体为皮毛，在脏为肺，在色为白……在声为哭……在志为忧。忧伤肺……热伤皮毛、苦胜辛"之说。我们会发现这简短数语，竟然贯通了整个事件的关节点。虽然言语简单、内容精少，却道出了本案患者出现离奇幻觉的必然性——必然于其肺脏的主白色、功肃敛的生理特点，必然于幻觉特定的悲、杀、狰狞的故事情节，必然于有效治疗药物苦、甘、寒的药性选择。

【情绪分析】

患者正值青壮年，以火为用，因人事困扰，外加白酒刺激，心生迷惑。心主元神，元神被扰，肺主元情，内藏魄精，魄气不安，导致妄见妄闻，悲哀哭泣。治疗以《辨证奇闻》书中正念明其事理，道破其情，再配合中药清心火，安心神，补脾胃，逐痰邪，使患者元神安定，魂魄安宁，去除病邪。

【关于幻觉】

我们认为，幻觉是身体感受到的物质对脏腑气血的刺激，再结合大脑的既往经验，个体自动编写的、符合自我情理的故事。人们最常见的两种梦境，就是最好的说明：(1) 在睡眠状态下，一个处于饥饿状态而入睡的人，胃中的空虚感容易幻化成一个四处求食的情节显现在梦中。(2) 当其膀胱被尿液充满时，这种膀胱的压迫感又幻化出梦中四处寻找厕所的尴尬景象。

这位患者，在其饮酒时，席间一人讲"鬼怪仙狐"的故事，和其忧愁思虑及饮酒导致其脏腑的气化反应，就形成了大脑加工幻觉的原始素材。如果此时不是用中医理论解释和治疗，患者请巫医为其驱鬼，无论驱走还是驱不走，我想"鬼"此物肯定就长入其思想中了。旁观的其母及子，也要信鬼三分，就是听者，也会多几分恐惧。

【经典回顾】

《黄帝内经·厥论》：阳明之厥，则癫疾欲走呼，腹满不得卧，面赤而热，妄见而妄言。

《辨证奇闻》：一忽中邪，目见鬼神，口胡言，或说刀斧弓矢伤身疼痛，呼号不已。此中肺气邪也。肺属金，邪乘肺气虚入，自是金气邪。其神必金甲将军，其鬼必狰狞，或断头折足，带血淋漓，似非内召。然肺藏魄，肺虚魄外游。魄阴，鬼神亦阴，同类尤易召入。且肺主皮毛，肺虚毛窍尽开，邪乘空窍入腑，由腑入脏。必须治肺气虚。但肺娇脏，治肺药不能直入肺，则攻邪药又何能入肺？然肺畏火喜土，补脾胃肺气自旺；泄心火肺邪气自衰；少佐消痰逐邪药，何邪不散？用助金祛邪丹：麦冬一两，茯神五钱，黄连五分，苏叶、甘草、人参、陈皮一钱，桔梗、花粉、神曲二钱，白术三钱，三剂愈。此心肺脾胃同治也。攻邪不伤正，故正回邪即散。（陈士铎，清代著名中医，内容选自《辨证奇闻》，中医古籍出版社，1993年第1版第10卷第330页）

【医生建议】

1. 妄见妄闻是有物质基础的，不要完全否定其存在，也不要被其迷惑恐惧，要正确面对，客观解决。

2. 无论患者还是家属，要牢固树立正知正念，心藏正念，见怪不怪，其怪自败。

3. 子曰："敬鬼神而远之。"

第二十二章

其他疾病

一、痛　风

案例 173 痛风患者的痛——郁怒

男，68岁。

【主　诉】　左侧腕关节背部肿胀疼痛、双足踇趾外侧疼痛2周就诊。

【现病史】　患者2周前无明显诱因出现左侧腕关节背部肿胀疼痛、双足踇趾外侧疼痛，局部红肿，不可屈伸翻转，行走活动、穿衣吃饭均受影响。既往尿酸高，本次发病前食用牛肉馅饺子后加重。查看患者，形瘦不高，面色红赤，食欲差，饮食清淡，时有腹胀，胁肋不舒，打嗝嗳气则舒，便秘，大便艰涩难出，最困难时需要1个小时排解，小便调。舌苔白腻，脉弦。

尿酸：679 μmol/L（正常262 ~ 452 μmol/L）。

【既往史】　冠心病、高血压病史10余年。

【中医处置】

中医诊断：痹症（痰湿痰火阻络，气滞血瘀）。

中医治疗：通络疏肝、活血止痛。

中医处方：血府逐瘀配合四磨汤口服液。

中药药物：柴胡　枳实　白芍　甘草　红花　桃仁　当归　川芎　木香　槟榔　乌药等。

针灸治疗：通调三焦，以支沟、关冲、液门、阳池为主，留针1小时。

疗效反馈：针入痛减，一小时后痛大减，腕关节可以小范围活动。第二日反馈，诸关节疼痛明显缓解。嘱其跟踪复查尿酸。

【疾病背景】

（患者为人简单、务实，是位知名的学者）

医生：您的左腕部如此肿痛，现代医学认为是痛风结晶刺激的局部炎症反应，中医认为还同您脾气大有关，因为内因是关键。如若体内单纯尿酸高，未必会痛，但脾气大时，终究会发作。

患者：也有道理，这次我是吃完牛肉饺子开始发病的，也没有发脾气。

医生：人的脾气，就如同自然界的雨水。发小脾气，如同下小雨，您的身体好，能保持体内气血疏通，也不会痛。但是当您发的脾气比较大，这时身体疏通能力却又很差，产生的垃圾处理不了，影响气血的疏通，人体就会生病。人体的经络就是疏通气血的通道，好比城市的供水、排水系统。它们拥堵了，就会影响局部功能，甚至导致疼痛。痛风患者发脾气，就好比雨水中夹带着冰雹，对气血疏泄系统破坏力更强。

患者：是这个道理。

医生：您最近没有生气，可能是以前生的气，现在人老了，身体弱了，这些以前积累的问题便开始扰乱您的健康。您最初一次痛风发病是什么时间？

患者：这个说起来早了，都10多年前了，当时还真是生了一场大气，再加上吃海鲜、喝啤酒。当时我在单位是个副职，由于我工作肯干，而且认真努力，深得正职信赖。但是我们单位的另一个副职，就有些心生嫉妒，在正职面前说我权力太大，自我膨胀。正职还专门把我叫过去跟我谈这个事情，告诉我要注意群众关系。我听说后特别生气，正好赶上去外地开会，期间吃了海鲜、啤酒，当时发病都走不了路了，是单位派车给我接了回来。我这一生很少跟同事生气，这一次肯定有，而且生了很大的气，但是我也没有跟他发作。

医生：您这个人还真是好人，事情过去这么多年，还能记得，说明您很简单，身体里面的纠结少，所以多少年过去，也能想起来。能想起来，这个病就能好，扎扎针灸，吃点儿药，很快就能好。有些人，一生不知和多少人生了多少气，病来时，都不知道是哪年、哪次与哪个人结下的怨结！

患者：后来我还是认真工作，得到大家认同，我的级别还又升了一级，否则大家都替我抱屈。而那个同事，最后还是老样子。

医生：您也是我们的老师，您的例子告诉我们，人有精力要多做工作，提升自己，不要嫉妒他人，空费自己精力，耽误自己前程。有精力不要用错了位置。群众和领导的眼睛是雪亮的。

医生：再者，人间正道是沧桑，做好人也不容易，有时明明是为大家的事业做奉献，却也常常被误解和非议。我们老师讲，有些时候需要我们"忍辱负重"来做事业。做好人还要能担怨气。做了好人好事，自己再心生怨气，因为有大局意识还要隐忍，所以才会腹胀，胁肋不舒，打嗝不畅。要明白，做好人其实自己已经得到好的结果了，不必再要求人人都说我们好。再生怨气，正是又把健康赔了。

患者点头认可，针后手腕可以转动，疼痛大减，内心欢喜跃于颜面。

【经典回顾】

《黄帝内经·阴阳应象大论》：气伤痛，形伤肿。故先痛而后肿者，气伤形也；先肿而后痛者，形伤气也。

《黄帝内经·痹论》：帝曰：荣卫之气亦令人痹乎？岐伯曰：荣者，水谷之精气也，和调于五脏，洒陈于六腑，乃能入于脉也，故循脉上下，贯五脏，络六腑也。卫者，水谷之悍气也，其气慓疾滑利，不能入于脉也，故循皮肤之中，分肉之间，熏于肓膜，散于胸腹，逆其气则病，从其气则愈，不与风寒湿气合，故不为痹。帝曰：善。痹或痛，或不仁，或寒，或热，或燥，或湿，其故何也？岐伯曰：痛者，寒气多也，有寒故痛也。（看别人不对，正是心生寒处）

《黄帝内经·五变》：少俞曰：夫天之生风者，非以私百姓也，其行公平正直，犯者得之，避者得无殆，非求人而人自犯之。

【医生建议】

1. 痛风病和情绪有关，暴脾气会加重自身疼痛。

2. 痛不通，气血壅。针刺、中药，通调气血，是治疗临床多种疾病的有效方法。

3. 化除脾气，保持自我气血通畅，是养生的核心。

二、面　瘫

案例 174　面瘫别怕——中医救治疗效佳

女，22岁。

【主　诉】 左侧面瘫1周就诊。

【现病史】 患者病发前傍晚与家人生气，次日晨起感觉眼睛微有不适，鼻子有些异样，当晚自觉笑的时候面部感觉别扭，左眼眼睑开闭不利，迎风流泪，饮水时嘴巴左侧漏水，饮食感觉食物难吃，左侧舌头无味觉，右侧舌头味觉正常。第三日遂急诊于医院神经科，体温微高，37～37.3℃之间，给予维生素 B_{12} 一支（qd 肌注，共12支）、维生素 B_1（10mg tid），口服地巴唑（10mg tid），配合红光照射，每次10分钟，每日1次。左侧面瘫无明显改善，患者听说中医药物和针灸可以治疗，遂就诊中医。查患者形体瘦高，面色微黄，左侧口眼歪斜，前额皱纹消失、眼裂扩大、鼻唇沟平坦、口角下垂，抬眉、闭眼、鼓嘴等动作都无法完成，鼓嘴漏气，进食后齿颊间存食，常有口水流出。饮食二便可，舌红，苔薄白，脉弦。

【既往史】 既往体健。

【处置】

西医诊断： 周围性面神经炎。

中医诊断： 面瘫（风邪阻络）。

中医治疗： 祛风通络。

中医处方： 续命汤加减。

中药药物： 麻黄　防风　僵蚕　白芷　黄芩　石膏　甘草　当归　川芎　天麻　白芥子。

针灸治疗： 祛风通络。

穴位： 足三里、上巨虚、合谷等穴，因疫情原因，每周2次。

疗效反馈：针灸 1 次，偏瘫面部感觉有所恢复，5 次完全复常，共针 6 次痊愈。

【疾病背景】

（当患者病情明显改善后，才详细追溯其发病原因）

医生：您面瘫前生气了？想想发病前一段时间。

患者：嗯，还真是有点生气。就在发病前一天。

医生：您讲讲看，我们常说被气得口歪眼斜，您为何生这么大气啊？

患者：我跟我妈说就是被他们气的，他们说不至于，是病毒感染所致。

医生：您母亲说得也对，但您想过病毒为何感染您吗？因为您身体虚弱了，为什么您的身体虚弱了呢？因为您过度发脾气，身体的气分布不均匀了，局部就会出现漏洞，这时病毒才会乘虚而入！您讲讲当时的具体情况吧。

患者：是这样的，那天我父母买了中药"片仔癀"，有人告诉他们说：每天吃点，可以抗新冠肺炎。我上网一查，根本不是那回事儿，说没症状就不用吃，不要乱吃药，我就把药给他们收了。

医生：您做得对啊，虽然这个药很贵，但没有症状不用吃，关键是不一定对症啊。那您也不能气成这样啊，您一定发了很大的脾气！（笑着说）

患者：我不让他们吃，把药收了过来，他们就吼我，我也吼了几声。

医生：问题就在这里。您看，古人在处理与父母矛盾时，主张"亲有过，谏使更。怡吾色，柔吾声。"他们吼您，您也咆哮，发那么大脾气，自己还能不受伤？父母就算是真错了，您吼他们，父母是长辈，得多伤心啊！您看，古人讲说话时要有好颜色、好语气，多重要啊！

患者：您说得对，是我没控制住。

医生：您是说话太冲，肝木性人啊，容易被点着火！要常常柔和才好！

患者点头默认。

又一日患者母亲陪诊。

患者母亲：大夫您说得对，我们也有错。她这些日子在诊室针灸，亲眼看到、听到患者的发病原因多数是情绪所致，回来还跟我们讲这些事儿，她自己的确改进不少！

医生：可不是，看多了就相信了！"百病皆由气来生"，只是大家都没有意识到啊！只关注病毒、细菌、检查结果了，都没有静心查查自己，所以很多病好得难，好得慢！！您看您闺女的面瘫，治疗 5 次就基本好了，也没有抗病毒治疗。如果刚发病就来，好得会更快。其实正确的针灸疗效非常明确，我们治疗水平一般，还有老师水平高的，针一两次就能好！

【经典回顾】

《黄帝内经·生气通天论》：阳气者，大怒则形气绝，而血菀于上，使人薄厥。有伤于筋，纵，其若不容，汗出偏沮，使人偏枯。

《黄帝内经·风论》：以春甲乙伤于风者为肝风，以夏丙丁伤于风者为心风，以季夏戊己伤于邪者为脾风，以秋庚辛中于邪者为肺风，以冬壬癸中于邪者为肾风。风中五脏六腑之俞，亦为脏腑之风，各入其门户所中，则为偏风。

【医生建议】

1. 遇到困难，还能对父母、家人、同事好好微笑，好好说话，这是修身的基础。

2. 养生防病，调神、调气第一，用药、针灸为末节。

3. 单纯中医调气、调神，而不抗病毒，面瘫好得也很快。中医的"精气神理论"与现代医学的"解剖、微生物"理论相比较，对于面瘫治疗，我们体会中医治疗更为简单有效！

案例 175　面瘫患者是何因

女，38岁。

【主　诉】　右侧面部面瘫 3 天就诊。

【现病史】　患者自觉右眼抽搐，右侧面部发紧，左眼迎风流泪 3 天就诊。无四肢活动障碍，无局部皮肤疱疹，无明显诱因。神经科给予醋酸泼尼松片、维生素 B_1、甲钴胺治疗，建议配合中医针灸理疗治疗。饮食可，大便不成形，1 ~ 2 天 1 次，小便可。睡眠差，情绪焦虑紧张。面白色潮红，舌淡红，脉浮细。

【中医处置】

中医诊断： 面瘫，风中经络。

中医治疗： 祛风通络。

中医处方： 华佗再造丸、银杏叶片。

疗效反馈： 暂无。

【疾病背景】

医生：面瘫多是因生气受风而得，生气后由内风引动外风。讲讲是什么让您生这么大的气？大家常说的"急赤白脸"就容易这样。

患者：我们家里边有两个女儿，老大七岁半了，老二才三岁。这七八岁的孩子正是讨人嫌的时候，说什么都不听，她还说话冲你，可招人生气了！不过，她看你生气了，还会跟你认错说对不起。我从疫情前就感觉不在状态，一直想来医院调整一下，因为疫情也没敢来。这次面瘫没办法了，必须来看病我才来的。

医生：您肯定是太累了，又着急上火，带孩子肯定睡不好觉！

患者：你说得对！有了孩子后睡觉特警觉！睡不踏实！有一次睡着觉听见孩子咕咚一声掉地上了，我连灯都没开，直接就给捞起来了。因为要照顾孩子喝奶、撒尿、盖被等，晚上经常睡不安稳，睡得很浅。

医生：所以当妈的都不容易，睡不好觉。您休息不好，免疫力就差了，就容易面瘫了。

患者：是呀，当妈是辛苦。但是我想这次生病对于我来说也是好事，让我知道健康的生命还有边界，该放下的事一定要放下一些了。我以前从来不落泪，但我得病拿着诊断书和药物回家时，一开门，泪水就情不自禁哗哗地涌出来了。我知道我要放下一些了，好好调整身体。心里说："孩子学习好有什么用呀，没有健康都是白搭！我整天急赤白脸，这样不行啊，身体好才是第一位的。"

医生：您这个患者太聪明了！生病的确是对健康的警示，您能及时地觉醒，并能及时地调整自我是好的。我们每一个身体都是血肉之躯，身体的使用都有它的限度，应该好好爱惜！

患者：谢谢您！

【经典回顾】

《黄帝内经·通评虚实论》：凡治消瘅仆击，偏枯痿厥，气满发逆，甘肥贵人，则膏粱之疾也。

《黄帝内经·热病》：偏枯，身偏不用而痛，言不变，志不乱，病在分腠之间，巨针取之，益其不足，损其有余，乃可复也。

《黄帝内经·刺节真邪》：虚邪偏容于身半，其入深，内居荣卫，荣卫稍衰，则真气去，邪气独留，发为偏枯。

【医生建议】

1. 脾气暴躁，可引动肝风，与外风相合，容易发生风病。轻则面瘫，重则肌肤不仁不用，再重，则神志昏乱，导致脑卒中重症。

2. 母亲不易，爱子耗神，更需慎养己身，戒怒戒躁。

3. 小的疾病，是健康的警钟，大家不可轻视！

三、嗅觉焦苦

案例 176　焦虑紧张，嗅觉焦苦

男，24岁。

【主　诉】患者自觉身体有焦苦味儿，伴失眠2个月就诊。

【现病史】患者为在读大学生，自觉身上有一股焦苦味儿，每次洗完澡后单闻手臂、腋下等部位，味道并不严重。但是每当穿上衣服，就能感觉到浓浓的味道，紧张、身体发热时味道明显。眠差，多梦易醒。饮食二便可，余无不适。查看患者，形体敦厚，面色黄中透红。舌尖红，舌短，舌体胖大有齿痕，脉细数。

【中医处置】

中医诊断：失眠，焦虑抑郁状态（土壅肝郁化火）。

中医治疗：清热疏肝。

中医处方：心神宁，清脑复神液，疏肝解郁胶囊。

疗效反馈：暂无。

【疾病背景】

患者为北京某高校研究生，近来感觉学业压力大，生活焦虑紧张，睡眠质量不佳。自述总是能闻到自己身上有焦苦味儿伴焦虑紧张，也总感觉别人在关注他。每当别人有提鼻子等肢体语言的时候，就觉得别人嫌他身上有味儿。让其女朋友留意闻，可以轻微闻到焦苦味道。

而医生和助手摘了口罩，近距离仔细嗅患者身上的焦苦味道，却一点儿也没有闻到。（用实际行动证明其正常，给予其中医理论解释，并微笑地告诉患者，帮助患者打消疑虑，舒缓焦虑）

没有挖掘到故事，有些遗憾，但是异常嗅觉案例，临床中并不多见，或尚未引起大家重视，故录入。

【经典回顾】

《黄帝内经·金匮真言论》：南方赤色，入通于心，开窍于耳，藏精于心，故病在五脏，其味苦，其类火，其畜羊，其谷黍，其应四时，上为荧惑星，是以知病之在脉也，其音徵，其数七，其臭焦。

《黄帝内经·方盛衰论》：心气虚，则梦救火阳物，得其时则梦燔灼。

《黄帝内经·脉度》：五脏常内阅于上七窍也，故肺气通于鼻，肺和则鼻能知臭香矣；心气通于舌，心和则舌能知五味矣；肝气通于目，肝和则目能辨五色矣；脾气通于口，脾和则口能知五谷矣；肾气通于耳，肾和则耳能闻五音矣。五脏不和则七窍不通。

《金匮要略·脏腑经络先后病脉证》：酸入肝，焦苦入心，甘入脾。

【医生建议】

1. 焦虑紧张的状态，白天可以混淆嗅觉，晚间还可以扰乱梦境，病源心生。

2. 重视患者的病态感觉，透过患者的感觉，运用五行整体思维，理解患者的病痛，再寻找解决问题的密钥。

3. 透过现象看本质，本质是什么？中医的阴阳、五行思想可以帮助我们理解。

4. 哲学思想在临床中依然具有实用价值，值得深入思考和挖掘。

第二十三章

部分疾病的综合分析与治理

一、新冠肺炎

专题访谈：新冠肺炎疫情期间，如何做好自我防护和调养

2020年新冠肺炎疫情期间，疫情肆虐全球，很多国家进入紧急状态，全球各地医疗资源告急，大量民众的生命安全受到瘟疫的威胁。这一篇采访是新冠肺炎期间的特别专题，与读者分享新冠肺炎疫情流行期间如何做好自我防护和调养，并讲解中医人眼中的病毒性肺炎。

记者： 王大夫您好，现如今疫情肆虐全球，大家都非常担心自己的健康问题。我们都知道，中医有很多宝典，比如说《黄帝内经》《伤寒论》等，都凝聚了中华民族几千年的智慧。这些中医经典中记载了很多的防病、治病经验，能否请您从中医角度为大家讲讲，我们日常生活中应该从哪些方面来预防和避免这次的新冠肺炎呢？

王大夫： 朋友们，大家好！现在新冠肺炎流行，如何从容地应对，我想，我们可以从传统的中医智慧中，找到很多的启示。中医药文化博大精深，我个人理解得还很浅薄，只能抛砖引玉，如有错误或疏漏之处，恳请诸位朋友批评指正。这里，我想从气候、饮食起居、情绪这几方面来跟大家一起探讨如何预防新冠肺炎。

首先，我们从气候来看：

《黄帝内经·上古天真论》中说："虚邪贼风，避之有时。"意思是当疾病来时，我们要注意根据当前的气候特点，规避不利的气候因素，更好地预防疾病。在武汉，国家卫生健康委员会、国家中医药管理局派出的高级专家组通过中医四诊，发现多数患者有全身倦怠乏力，食欲差，恶心、呕吐，脘痞胀满，腹泻或便秘的症状；而且通过观察，发现患者普遍舌体偏胖大，有齿痕，厚腻苔，甚至是腐苔。结合当地的气候因素，最后专家们达成共识，一致认为：新冠肺炎属于中医里的"寒湿（瘟）疫"。

所以，我们在气候这方面，重点是要注意防寒湿，保持温暖适宜的室内温度，适当通风，保持室内适宜的干湿度。避免长时间暴露在寒冷潮湿的环境中。《黄帝内经·阴阳应象大论》说："冬伤于寒，春必温病……秋伤于湿，冬生咳嗽。""寒湿"环境对身体有很大的危害，要格外注意。

记者：关于我们自身的饮食起居有什么需要注意的呢？

王大夫：新型冠状病毒主要是侵袭人体的肺。2020年2月27日，在广州的疫情防控专场新闻通气会上，钟南山院士谈及新冠肺炎病理特点时提到，新冠肺炎有个突出特点：小气道中黏液非常多，黏稠度很高，阻碍气道通畅，因而造成继发感染，以及更加严重的伤害。2月28日，《法医学杂志》公布了第一例新冠肺炎去世者的病理报告，发现新冠肺炎主要引起以深部气道和肺泡损伤为特征的炎性反应，肺部切面可以看见大量黏稠的分泌物从肺泡内溢出，并且可见纤维条索。

所以，我们一定要保护好自己的肺脏。《黄帝内经·邪气脏腑病形》说："形寒寒饮则伤肺。"意思是身体受寒和吃过多生冷的食物，两者都会伤及肺脏。大家平日里喝冷饮，吃冷饭，穿衣单薄，习以为常了。但是在疾病防护中，一定要多穿衣服保暖，让四肢感觉暖和，少吃冷饮寒食，要吃温热的食物，这也是保护肺脏、避免寒湿伤肺的重要做法。

记者：为什么新冠肺炎患者会有这么多分泌物阻塞气道呢？中医有什么方法预防吗？

王大夫：这个问得好。这次新冠肺炎，能否解决肺内阻塞气道的分泌物问题是关键。中医把这些分泌物称为"痰饮"。中医讲，脾为生痰之源，肺为储痰之器。新冠肺炎的患者中，一定有一大部分脾胃功能弱，饮食消化不好，导致体内痰饮内生，最终这些痰饮阻塞了肺内气道。所以治疗的关键，不能忘记调理脾胃，化除痰饮。把脾胃功能调至正常，能很好地消化，脾胃就会把食入的饮食变成营养物质，而不是痰饮，并把这些营养物质传送到肺，由肺脏再疏布到全身。

《黄帝内经·经脉别论》中讲："饮入于胃，游溢精气，上输于脾。脾气散精，上归于肺。"但是，当人生病了，脾胃虚弱，或者我们吃的食物不好消化，就会把我们食入的饮食变成病理产物，也称作致病因素"痰饮"。痰饮多，化不开，肺脏又不能及时清理，就会阻塞在气道，从而造成继发感染和肺换气功能不全，导致缺氧及更加严重的病症。所以我们要吃容易消化的食物，吃温暖的食物，保证脾胃良好的消化功能。

此外，适当的运动可以帮助脾胃运化，吸收痰饮，帮助肺脏排痰，所以合理运动也很关键。大家练练中国传统的养生功法，比如太极拳、八段锦，那就更好了！

给大家推荐两个健脾胃、补肺气、化痰饮的特效穴位——中脘穴和丰隆穴。没事就揉揉，可以健脾补肺化痰，要是有条件做针灸，就更好了。中脘穴和丰隆穴的具体位置，大家网上查查就能知道。

中脘穴：胸骨下端和肚脐连接线中点即为此穴。

丰隆穴：小腿前外侧，当外踝尖上8寸，条口外，距胫骨前缘二横指，足阳明胃经的络穴。

记者：除了避免寒湿，暖食足衣外，我们的情绪是否也会影响病情呢？

王大夫：是的，应对疾病，情绪调整也十分重要。《黄帝内经·生气通天论》中说：

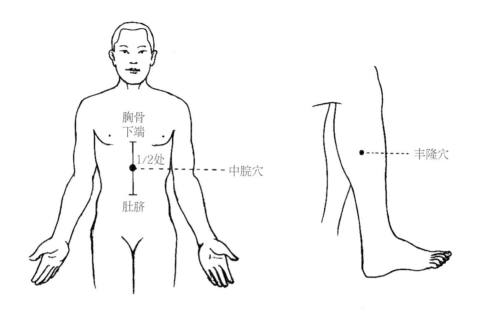

"清净则肉腠闭拒，虽有大风苛毒，弗之能害。""肉腠"，简单说就是肌肤；"闭拒"，指肌理闭合，防护外邪；"大风苛毒"是指剧烈的感染性疾病，像新型冠状病毒就属于"大风苛毒"。这句经典的意思是，即使有剧烈的感染性疾病，但如果人人心态清净平和，身体就会表现得肌肤坚固，疾病也不能伤害到人。所以，我们要放松心情，减少恐慌，做好情绪管理。

记者：王大夫，请您再为大家总结一下，预防新冠肺炎我们具体需要注意的事项吧。

王大夫：有几点建议可以供大家参考：

1. 寒风湿气，合理规避。

2. 清净寡欲，正气充足。

3. 早睡早起，神清气爽。

4. 暖衣温食，清淡饮食，肺脾充盈。

5. 减少应酬，科学防护。

大家防御好寒湿之气，吃暖食、穿暖衣，放松心态，有规律地生活，减少游走、访友、聚会，做好有效防护，就会远离疾病困扰，健康就会轻松自来。

记者：王大夫，我有个疑问，假如我们不幸感染了病毒，就一定会发病吗？

王大夫：不是这样的，有许多带着病毒却没有任何症状的患者。虽然他们是危险的传染源，但是他们自己依然健康。也就是说，虽然病毒已经入侵，但是只要躯体有足够稳定的健康状态，被感染者还是可以保持正常的功能状态，不会发病，但是可以传染别人。

记者：那我们能不能和侵入体内的病毒和平相处？或者说我们如何才能在病毒的包围下更好地健康生活？

王大夫：客观上，我们人类从远古经过漫长的进化，到现在已经和多数的细菌、病毒形成互相适应的共生，互不损害对方，甚至还可以互相资助，肠道的益生菌就很典型。而滥用抗生素的严重危害，就是会伤害人类体内的正常菌群，导致人体因菌群失调而发生相关的疾病。

病毒、细菌等微生物，它们无时不在我们周边。但是，只有当某些因素导致宿主的免疫功能受损，比如手术或者外伤等，原本的寄生生物离开了其固有的寄生部位，到达它们不习惯的寄生部位，比如大肠杆菌进入腹腔或者泌尿道等，同时我们的免疫力减退，就可以产生机会性感染。

记者：那么，我们没有外伤，正常地饮食、呼吸，还会有什么情况导致疾病？中医是如何认识呢？

王大夫：汉代张仲景在《伤寒论》序文中讲："余宗族素多，向余二百，建安纪年以来，犹未十稔，其死亡者，三分有二，伤寒十居其七。"张仲景时代，什么疾病如此猖虐，使一个宗族二百多人中有三分之二的人都病亡？应该是一种严重的传染病。当然那个年代没有现代仪器，检测不到病毒和细菌。但是，张仲景判断主要病因是"伤寒"——"伤寒十居其七"。中医的伤寒不同于现代医学所说的伤寒病毒感染的肠伤寒，而是指以中医气候问题中的"寒"为最主要原因的感染性疾病。

医圣张仲景在荟萃当时的文献时，寻找到治疗这类疫病的一整套方法，并且构建了治疗这类疫病的理论。原文是这样说的："乃勤求古训，博采众方，撰用《素问》《九卷》《八十一难》《阴阳大论》《胎胪药录》，并平脉辨证，为《伤寒杂病论》合十六卷，虽未能尽愈诸病，庶可以见病知源，若能寻余所集，思过半矣。"由此可见，张仲景对这类疫病已经应对有术了。

记者：建安元年是公元 196 年，《伤寒论》这套中医治疗理论已经在中国传承了 1800 多年了，在当今社会，还会有效果吗？如果有，您能不能举个例子？

王大夫：1954 年，河北省石家庄发生流行性乙型脑炎，病毒学专家成功地从自然界蚊虫分离出流行性乙型脑炎病毒，认为是由蚊子传播，感染病毒引起的。病毒直接损害患者大脑，病症以高热、头痛为特征，严重时致人昏迷、休克、死亡。当时同样是没有特效抗病毒药物，抗生素更是没有效果。国家当时先派西医组成工作组去石家庄疫区，后来又派由当时的北京著名中医蒲辅周带队的中医工作组，去石家庄协助工作。治疗中，蒲老以张仲景《伤寒论》的方法，以白虎汤为主加减运用，治疗重点放在人身上，不在抗病毒的目标上用力。结果一个月后，工作就有了起色，三个月后将疫情压下去了，取得了90% 以上治愈率的卓著效果。之后卫生部便在全国进行推广。

这个可以在 1955 年第 10 期《中医杂志》查到当时的文章《卫生部召开扩大部务会议，决定推行中医治"乙型"脑炎的经验》，蒲辅周与白虎汤从此声名远播。白虎汤是清人体肺胃热的经典名方，不是杀病毒的专药，却取得了显著效果。

记者：那么，在本次新冠肺炎疫情当中，中医《伤寒论》的应用效果如何呢？

王大夫：针对这一次疫情，中医专家组认为，新型冠状病毒感染的肺炎属于寒湿（瘟）疫，由此制定了"调整患者，温化寒湿"为主的治疗方案。

国家推荐的"新型冠状病毒肺炎诊疗方案"中，"清肺排毒汤"取得了卓著的疗效，这个处方就是精选的《伤寒论》里的经验方。在众多的其他方案中，首都国医姜良铎教授同样选取了《伤寒论》中温化寒湿的经典名方"麻杏薏甘汤"加减处方，也取得了显著效果。

2020年3月17日，国务院联防联控机制在北京召开新闻发布会，国家中医药管理局科技司司长李昱出席发布会并答记者问，更是明确回答了中医药的明确疗效：在阻止轻型、普通型的患者向重型、危重型发展方面，中医药发挥了重要的作用。

一是国家中医药管理局设立了应急专项，对10个省市1261名服用"清肺排毒汤"的患者临床观察显示，没有一例轻型患者转为重型，没有1例普通型患者转为危重型。

二是武汉江夏方舱医院共收治了564名患者，这些患者都是轻型和普通型的，以中医治疗为主，也同样没有一例转为重型和危重型。

在重型和危重型患者的治疗中，中医药也发挥了很好的作用，特别是在退高热、促进渗出物吸收、提高氧合水平、降低肺纤维化等方面。中西医相互配合、相互协作，有效地降低了病亡率。需要强调的是，在国家发布的诊疗方案中，所有的中药方剂都显示出了非常好的临床疗效。

记者：王大夫，为什么在1954年的脑炎治疗中，清人体肺胃热为主的"白虎汤"抗病毒治疗有效，而如今的冠状病毒肺炎治疗中，却需要用化湿散寒为主的"清肺排毒汤""麻杏薏甘汤"等不同的方剂呢？

王大夫：中医治疗不是依据病毒的种属，而是根据患者患病时的自然气候和患者的疾病状态选择药物。要详细了解中医的用药依据，这就必须要探讨一下中医是如何认识疾病的。

中医认为，人们患病，不外乎外因，内因。如《黄帝内经·调经论》说："夫邪之生也，或生于阴，或生于阳。其生于阳者，得之风雨寒暑。其生于阴者，得之饮食居处，阴阳喜怒。"将病因与发病部位结合起来，明确分为阴阳两大类，即来自于自然界气候异常变化，多伤人外部肌表的，归属于阳邪；凡饮食不节，居处失宜，起居无常，房事失度，情志过极，多伤人内在脏腑精气的，归属于阴邪。

打个比喻，敌人来进攻我们的城池，我们如果有远程的防御武器，就可以在城里防御进攻来的敌人。但是当我们还没有有效的主动防御武器时，我们也可以把我们的城池防御工事修得更为坚固，进攻的敌人也就会无奈地选择绕道而行。面对新冠病毒，就像我们面对来进攻的敌人一样，在还没有特效药之前，把自己变得更强大就显得更为重要！更何况这些小小的病毒，它们来到这个世界，并不是要消灭人类。

记者：人们患病，除了刚才说的"饮食不节，居处失宜，起居无常，房事失度，情志过极"这些内因，那外因具体又有哪些呢？

王大夫： 外界环境的气候因素主要包括六淫邪气，"风、寒、暑、湿、燥、火"，气候变化，人体不能适应环境，身体功能紊乱，就会产生疾病。

记者： 如此说来，现代医学和中医在对治病毒感染时是各有侧重的。

王大夫： 是的。现代医学所发现的病毒或者细菌感染，就是由于人体内的环境变化，导致微生物的生态系统也发生紊乱，进而开展治疗，取得了很显著的疗效。但是，现代医学依然还有它的局限性。治疗不明原因的发热，是现代医学面对的最困难的临床问题之一，要寻找感染灶，寻找药物因素，还要寻找免疫因素。有时候，多个学科的顶级专家会诊，最先进的检查设备，配合最高级的广谱抗生素，也常常没有办法。这时候，中医内环境调理技术的施展，常常可以去除侵入人体的"风、寒、暑、湿、燥、火"因素，给患者带来惊喜，病毒细菌等悄然而退，人体重新与外界环境建立了和谐的互动关系。中西医结合在治疗不同类型的疾病上都有很成功的案例。

记者： 王大夫，您一直强调中医治疗疾病的重点是在调理人本身，您能不能针对这一点，再进一步说一说？

王大夫： 《黄帝内经》认为，"正气存内，邪不可干，邪之所凑，其气必虚。"

"正气"是指人体的机能活动和抗病能力，是不得病的根本之所在，也就是通常所说的免疫力，是人体保持正常功能的必备条件；"邪"就是邪气，泛指各种致病因素，指的是导致发病的原因、条件等。病毒只是诸多致病因素中的一小部分。

正气是人体整个机能的统一体现，正气在内，气血充足，即使有邪来犯，也不会发病，病邪在无形中就能消灭。邪气如果侵袭身体而发病，说明我们身体的正气一定是虚弱的，邪气才会有机会。

内环境的改变、功能的紊乱才是疾病根本。病毒、细菌及其他微生物，仅仅是内环境改变、功能紊乱的局部衍生品。

《黄帝内经》讲："邪不能独伤人。"意思就是：患病的条件，必须是身体弱，自身紊乱，又逢外面不良气候。

如果我们将人体看成一个国家，像清朝末期，要面临外部列强的凶悍，自己内部王朝的懦弱，内忧外患，导致国家沦落，军阀盗匪四起。这是谁的过错呢？天时、人为，都有，但核心还是自身的懦弱，乱自内生。自己不强大，根本就谈不上强大的防务！

所以，当疾病来时，中医的治疗重点是放在人自身上面，让患者身体主动地调整。快速恢复到正常状态是中医治疗的核心，而不是主动去消灭病毒；虽然我们不用抗病毒药物，而病毒却能自然消失，这正是《孙子兵法》所谓的"不战而屈人之兵"。

记者： 王大夫，您一直强调中医治疗的重点是放在调整患者自身上，请您举几个案例说明中医治病的具体方法吧。

王大夫： 例如临床常见的带状疱疹，这是一种并不危害人的性命，只是皮肤出现局部红色成簇疱疹和伴有剧烈疼痛的病毒感染疾病。中医治疗此疾病，不需要抗病毒药和止痛药，单纯地应用中药，或者只是单纯针灸治疗，1～2周也就基本痊愈了。中医治疗重点不在抗病毒，而在通经络，在清肝胆湿热；中医认识到的病因，也不是病毒感染，而是认为患者肝火旺盛，导致局部经络阻滞，不通则痛，局部的功能亢奋，形成了疾病。而治疗就是疏通局部经络，清理局部的肝胆湿热，这样疾病也就很快治好了，病毒随之也就消除了。

再例如，临床中的病毒感染所导致的周围性面神经炎，也就是我们俗称的面瘫。患者口歪眼斜，中医诊治是远端取穴，我们针灸治疗 3～5 次，不用激素，也不用抗病毒，单纯针灸治疗也就好了，而且好得也很快。针灸能抗病毒吗？没有药物，单纯就用针，还针刺四肢，不扎脸，就能治好面瘫！原理就在于针刺调整经络系统，调整人体的气血运行，人体的气血运行正常了，免疫力正常了，病毒也就消失了，这就是中医的抗病毒原理。

记者： 您刚才谈到了"正气"就是免疫力，那究竟是什么"偷走"了我们的免疫力，让新冠病毒如此猖獗，席卷全球呢？

王大夫：《黄帝阴符经》曰："天生天杀，道之理也。天地，万物之盗。万物，人之盗。人，万物之盗。三盗既宜，三才既安。"

什么意思呢？也就是天创造了万物，地又让万物生长，同时又让这些万事万物有生有灭，是天地从万物中反夺；世间有万物，人就会见景生情，恣情纵欲，同时耗散神气，幼而壮，壮而老，老而死，是万物从人当中反夺；人作为万物之灵，万物虽能盗人之灵气，但是人又食用万物的精华，借万物之气生长，这也就是人从万物当中反夺。注重修养的大修行人，能夺万物之气为我所用，又能因万物盗我之气而盗之，与此同时，因天地盗万物之气而盗之，三盗归于一盗，杀中有生，天地、万物和人在反夺中都得到了各自的好处，所以人与天地相互平衡、并行而不相悖，才会如此和谐安定。保持相互平衡，那么就会道气长存，万物不能屈从，造化不能有所拘束。而这也正是"盗"的秘密。有一时之功，记得务必要不先不后，不将不迎，不可太过，也不可不及。唯有这样做得周全才能够让我们身体有强大的抵抗力和免疫力！

记者："天生天杀，道之理也。"能不能请您再讲解一下这句话怎么理解？

王大夫： 天生万物，又使万物走向消亡，这是事物发展的自然规律。

宇宙中的万物都是由生到死往复循环的道理。从个体生命来看，没有一个不是从出生到死亡的过程，这就是天生天杀。但是从整个物种来说，那还是往复循环地发展，人通过生命繁衍，一代一代地发展，野草是在"野火烧不尽，春风吹又生"中产生，大地在冬天的休眠中，带入来年春天的勃勃生机。人没有夜晚的休息，没有细胞的死亡和成长过程，就没有来日的精力旺盛。所以事物都是在生死往复循环中发展，我们必须明白这个事物发展的自然规律，这就是道之理也。

记者："天地，万物之盗；万物，人之盗；人，万物之盗。三盗既宜，三才既安。"这句话又怎么理解呢？

王大夫： 万事万物吸收、利用了天地之精华，才得以生化成长，但最终却难逃一死，归于天地，所以称"天地，万物之盗"。当人过度沉溺于万物之中，就如《黄帝内经》所描述的："以酒为浆，以妄为常，醉以入房，以欲竭其精，以耗散其真，不知持满，不时御神，务快其心，逆于生乐，起居无节，故半百而衰也。"人沉溺于"酒色名利"之中，也就是万物盗取了人的"精神"，消耗了人的气血，乃至生命力，最终导致人过早衰老甚至因病而亡，这也就是"万物，人之盗"。但是人能驾驭、利用、享受世间万事万物之精华，世间的万事万物都为人所用，所以也说："人，万物之盗。"

只有人与天地、万物和谐相处，取之有节，用之有度，相互为宜，才能安然。如同《黄帝内经》所描述的安然状态："法于阴阳，和于术数，食饮有节，起居有常，不妄作劳，故能形与神俱，而尽终其天年，度百岁乃去。"人人都可以当个百岁健康老人，享受此生！

记者：您上面所讲的，都是强调"正气"对身体健康的重要性，那我们又应该怎么做到正气充足呢？

王大夫：第一点：做好科学防护，内心无所恐惧。

《黄帝内经·经脉别论》中说到："人之居处动静勇怯，脉亦为之变乎？岐伯对曰：凡人之惊恐恚劳动静，皆为变也。是以夜行则喘出于肾，淫气病肺。有所堕恐，喘出于肝，淫气害脾。有所惊恐，喘出于肺，淫气伤心。度水跌仆，喘出于肾与骨。当是之时，**勇者气行则已，怯者则着而为病也。**"

这段话的意思就是，当人体受到外界刺激时，或者夜间过度劳作时，或者因为特殊事件而惊恐时，或者遭遇特殊地理气候条件致使摔倒坠堕的时候，都要提起勇气，这样气血就会通畅，疾病就不会附着在身体上。如果内心生了怯意，就如战争时一样，先怕了对方，打起来能取胜的希望也就不会太大。心生怯意，气势就弱了，不是单纯心理层面发生改变，生理上也确实是正气弱了，所以就容易生病。

记者：听到这里我禁不住想向那些勇于奔赴武汉和驰援世界各地其他疫情国家的医护人员们致敬！他们的勇气，会让他们变得更强大。当然，这些勇气的背后，离不开他们自己的专业知识和品德素养，离不开他们的家人、全社会和全中国人民对医护人员的理解与支持，以及全中国上下一心的必胜信念！

王大夫：你说得非常对，我们接下来讲**第二点：心地清净，没有内耗，正气自足。**

《黄帝内经·生气通天论》中说到："苍天之气，清净则志意治，顺之则阳气固，虽有贼邪，弗能害也……"前面我们谈及管理好自己的情绪时也提到过，要保持内心的清净。我们的生机、我们的正气来自先天，如果我们的意志清净，则身体的正气就能很好地固护我们的身体。虽然有致病因素，哪怕是非常强大的致病因素，但只要我们能做到内心的清净与从容，病邪也不会伤害我们的身体。

《黄帝内经·阴阳应象大论》也说到："其在天为燥，在地为金，在体为皮毛，在脏为肺，在色为白，在音为商，在声为哭，在变动为咳，在窍为鼻，在味为辛，在志为忧。**忧伤肺，喜胜忧。**"

这一段经典告诉我们，不要忧愁，要放松心态、乐观泰然，这有利于肺脏功能的提升。家人、亲友相互间多关心一下，相信冬雪化尽，必是一片春色。

在儒家经典《大学》中也强调如何修身养正气："所谓修身在正其心者，身有所忿懥，则不得其正；有所恐惧，则不得其正；有所好乐，则不得其正；有所忧患，则不得其正。"

记者： 看来在疫情期间我们不仅要做好科学防护，还要保持内心清净，充满正气，无所畏惧，使身心没有内耗。

王大夫： 没错。与此同时，也要做到**第三点，精神内敛**，使其在外界消耗不多，这样正气存内，才能邪气不干。

在《黄帝内经》一书的《上古天真论》中有记载："夫上古圣人之教下也，皆谓之虚邪贼风，避之有时，恬淡虚无，真气从之，精神内守，病安从来。"

这句话想要表达的是什么呢？就是要想正气足，不但要合理规避病邪，还要保持内在从容淡定的心态。生活中我们可以进行良性的自我暗示，可以口里默念"恬淡虚无，真气从之"；同时还要注意，精神不要过度外放，要适当地"精神内守"。

记者： 什么才叫精神外放啊？

王大夫： 我们临床时深有体会。老人常常过度关注儿孙，父母常常过度关注儿女，这两个情况最终容易伤肺，中医称为忧愁伤肺。要知道，非常时期，您惦记他们，对他们也没有确实的帮助；牵挂他们，对他们也没有实际的益处。有些老人，生活都不能自理了，看完病，回家都找不到门了，还是爱管事儿，这就不好了。想想自己也是从年轻时过来的，哪里希望父母多唠叨呢？这个例子就是所谓的精神外放，如果老人长期过度惦记、牵挂儿孙，不仅消耗自己的精神，还会干扰家人的心情，可是伤人伤己哦，这一点需要重点认识。再者，我们常说的"身外之物"，包括功名利禄、荣辱得失等，此刻都要尽量放下，专心做好自己的分内工作，才算"精神内守"，这样，守护好自身健康，也算给大到国家、小到家庭做了贡献。

我们的精神做到坚毅而勇敢，淡定而安然，我们就能把自身的精、气、神养得足足的，把我们自己的免疫力调整到最佳状态，高效安全地工作、生活，等待和煦的春风，等待满眼的夏绿。

当然，如果我们精神没有做到这些，相反地，有些怯懦，有些杂乱，有些外散，就会消耗我们的免疫力。《黄帝内经·生气通天论》又有记载："故圣人传精神，服天气，而通神明。失之则内闭九窍，外壅肌肉，**卫气散解，此谓自伤，气之削也**。"

什么意思呢？就是如果我们不能专注我们自己的精神，不能很好地与环境融洽，则人体的五官九窍就容易闭塞，容易出现看不清、听不准、鼻子塞、喉咙堵、大小便失常等等状况，护卫人体健康最关键的"卫气"也会耗散。在这里，关键要专注精神，与环境融洽，这是提高我们免疫力，即自我防御功能的关键。

记者： 哦，王大夫，之前您强调了"正气"，现在您又提到"卫气"，请您再为大家简单普及一下中医的"卫气"吧！

王大夫：简单地说，卫气，就是在人体表面，温暖您的身体，充养您的皮肤，坚固您的肌表气，调控身体汗腺的那个气。如同国家的卫兵一样，重点起防御外邪作用，同时还有内勤的功用，可以充盈、温暖组织。《黄帝内经·本脏》讲："卫气者，所以温分肉，充皮肤，肥腠理，司关合者也。"正常生理状态时，大家感觉不到它的存在，但是生病以后就会知道它的重要性了。

记者：为什么我们平时不觉得，而生病时才知道卫气这么重要？

王大夫：当您感冒时，身体会很怕冷，穿许多衣服，甚至盖好多厚被子还在寒战。这在中医认为是感冒了，寒气把人体的卫气给损伤了，卫气温暖身体的功能出现了障碍，所以穿多少衣服还会寒战、汗毛耸立。寒战是人体为了振奋卫气，自我的调整。老年人容易感冒，老年人的皮肤松软，这些都是卫气虚弱的标志。在我们感冒的时候，人体皮肤干燥，没有汗，也是由于外面的寒气把人体的卫气给郁闭住了，卫气开合的功能出现了障碍，所以没有汗；而且怕冷，需要穿厚的衣服，但是人体的体温还很高，甚至达到39～40℃，体温高是人体和病邪在斗争。战胜了疾病，卫气恢复正常功能，人就会寒解、热退、汗出。如果人体和疾病僵持战，卫气和病气反复斗争，没分胜负，人就会寒战、发热、汗出、再发热。所以卫气的作用至关重要，《黄帝内经》当中说到当人精神散乱，就会导致人体的"卫气解散，此谓自伤"，也就是人体防御外感入侵的核心——正气损伤了，就特别容易中病毒的招儿。

记者：非常感谢您，王大夫！总结下来就是，新冠肺炎疫情期间，我们一定要做好自我防护和调养，要规避环境中的"寒湿"，少吃冷饮寒食，穿衣要以四肢温暖为宜；更要放松心情，减少恐慌，保持心地清净，振作精神，带着必定战胜疾病的信念和勇气，乐观面对一切；要合理生活，适度锻炼，才能科学应对并顺利度过这次新冠肺炎疫情流行期！

【附：《新型冠状病毒肺炎诊疗方案》（试行第七版）中的"清肺排毒汤"】

适用范围：结合中国多地医生临床观察，适用于轻型、普通型、重型患者，在危重型患者救治中可结合患者实际情况合理使用。

基础方剂：麻黄9g、炙甘草6g、杏仁9g、生石膏15～30g（先煎）、桂枝9g、泽泻9g、猪苓9g、白术9g、茯苓15g、柴胡16g、黄芩6g、姜半夏9g、生姜9g、紫菀9g、冬花9g、射干9g、细辛6g、山药12g、枳实6g、陈皮6g、藿香9g。

服法：传统中药饮片，水煎服。每天一剂，早晚各一次（饭后四十分钟），温服，三剂一个疗程。

如有条件，每次服完药可加服大米汤半碗，舌干津液亏虚者可多服至一碗。（注：如患者不发热则生石膏的用量要小，发热或壮热可加大生石膏用量。）

若症状好转而未痊愈则服用第二个疗程，若患者有特殊情况或其他基础病，第二疗程可以根据实际情况修改处方，症状消失则停药。

处方来源：国家卫生健康委办公厅 国家中医药管理局办公室《关于推荐在中西医结合救治新型冠状病毒感染的肺炎中使用"清肺排毒汤"的通知》（国中医药办医政函〔2020〕22号）。

二、胃　病

胃病起源

【胃病之源】

《黄帝内经·五味》："胃者，五脏六腑之海也，水谷皆入于胃，五脏六腑皆禀气于胃。"《黄帝内经·玉机真脏论》："五脏者皆禀气于胃，胃者五脏之本也。"养胃重在饮食，而伴随饮食的过程中，为饮食者营造餐饮氛围的人，尤为重要。家庭中，为全家提供饮食水谷者——母亲之责任可谓大矣。因此我们提倡"科学就餐，文化饮食"，家中母亲尤须注重。《黄帝内经·举痛论》："余知百病生于气也。"自控能力差或者思想简单的母亲，对其自我的情绪失于管理，就会常常伤害自己孩子的胃。

【母亲劳苦积怨】

在家庭中，母亲常常在忙碌了一天社会工作之后，又开始忙碌着家务。当把做好的饭菜摆上餐桌，招呼孩子们来吃饭时，辛勤劳苦的母亲终于可以放松一下了，然后开始有意无意地在餐桌前宣泄对丈夫的不满，"你的父亲对咱们家里这个不管，那个不顾，只是考虑自己……"无辜的孩子，毫无防备，大口大口吃着母亲准备的饭菜，同时夹带着其母亲对父亲的不满情绪，装进胃里。

【餐桌黑色文化】

母亲对父亲的抱怨一遍又一遍，有意或者无意，年复一年、日复一日，牢牢地打在孩子们的脑海里。孩子们毫不怀疑母亲的言语，以至于深信不疑。最终在母亲的"不懈努力"下，孩子成功被"洗脑"，娴熟地掌握了"抱怨"的思维习惯。

孩子慢慢长大，最初仅是尝试应用了"抱怨"思维，先开始学着母亲的样子抱怨父亲、抱怨饮食、抱怨天气，随后在母亲的持续"培养"下，渐渐拓展抱怨的领域，尝试各种各样抱怨，最后开始抱怨家庭、抱怨社会、抱怨环境，甚至抱怨自己的母亲，抱怨自己。以至于处理日常事务，无须思考，熟练掌握，万事不必尝试化解，给他个"抱怨"，简单又直接，能把所有解决不了的事情归结于此。

【产生胃病】

与此同时，胃中装了很多的怨气，直至怨气爆满于胃，胃的消化功能也因此日渐减弱，食物饮水都被怨气所阻隔，在胃中难能化解。俗语说"饭好吃，气难咽"，由此导致胃胀、胃痛。孩子身体也由于没有足够养分而日渐消瘦。

【自我调整】

但是人毕竟为万物之灵，知道这些怨气存于体内对身体毫无益处，胃尝试着自我排解。于是乎，人们就会不自觉地打嗝、嗳气，甚至呕吐，排解积累在胃中的"积怨"和"宿食"。胃的功能得以暂时地恢复，症状暂时缓解。

【调整失败】

但是由于人的思维习惯难改，胃病患者循环于"积累"与"排解"之间，终有一日，在人体衰老之时，五脏元气亏虚，脏腑功能衰竭，胃腑再也无力自我调整，疾病最终发展为噎膈转食（中医称），即（现代医学诊断为）"胃癌"。

【医生建议】

1. 提倡传统的就餐文化，餐前感恩，餐中止语，餐后小叙。

2. 餐桌是每个家庭重要的聚会时间，应营造轻松、愉快、祥和的就餐氛围。

3. 餐后小叙，主题当以"找家人好处"为上，找好处是暖心丸。食物好消化，营养好吸收，胃病好痊愈，五脏好强壮，事业好成就！！

胃病患者调养八要点

【胃的功能至关重要】

民以食为天，胃的功能对人体健康尤为重要。身体强壮与否，精力旺盛与否，免疫力强大与否，甚至生命最后一刻的生死转机，与胃能否好好运行有着密切关系。《黄帝内经·平人气象论》云："人无胃气曰逆，逆者死。"

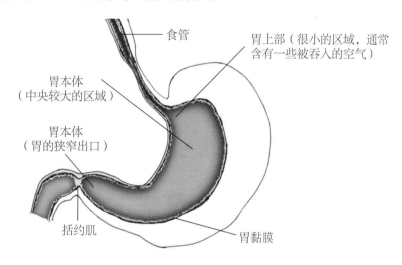

胃解剖图

【养胃要点】

胃病要好，三分治，七分养，需要记住以下八个要点：

1. 不生气。生气不能进餐，必待气消。饭好吃，气难咽，生气后进餐，导致胃胀痛的发病率很高。

2. 不饱餐。饱餐必要散步，餐后不能卧床。中医讲，饮食自倍，肠胃乃伤。少食为养，多食为毒。所以不可饱食。另外中医讲"久坐伤肉"，坐久影响脾胃功能。常年坐办公室，户外运动很少的人，他们很少有脾胃好的。运动可以改善胃的功能，通过散步、慢跑等合理运动，胃口常常有很好的改善。

3. 不怨人。怨气有毒，以德报怨，存元气、养胃气。中医讲"思则气结"，就是俗称怨的状态。当人们生怨气时，总考虑不高兴的事情，又想不通，无从化解，气机萦绕在胸腹之中，造成"胸腹之患"，转为胃病。

4. 不嗔怒。怒有杀机，以仁治怒、养生机、助消化。怒气来时，哪里还有一点仁爱，全心尽要破坏，满脑尽是杀机。殊不知，如此刚暴之气机，出自己身，岂有不伤身体之理？俗语云"打人没好手，骂人没有好口"，品品打人骂人之时，用力之刚暴之态，自己血肉之躯，怎能不伤？再看看爱人之时，满脸和颜悦色，满心欢喜愉悦，自内向外，生出油然生机，岂有生病之理？俗语云"予人玫瑰，手有余香"，亦出于此。

5. 食不语。言语藏是非，碍消化。口开神气散，舌动是非生。当孩子吃香喷喷饭的时候，家长千万不可指责、抱怨、恶语相加，如果言语不当，孩子就着这些内容吃饭，如何消化得了？

6. 味不过。味过易伤五脏，气机难平和。每种味道的食物亦都有药性，偏食任何一种味道，都会损伤五脏，扰乱脏腑气机。五味平和、五味俱全的食物才可称为美味佳肴，裨益身心。

7. 守孝悌。知父母好处脾胃健。脾胃五行属土，伦常对应家中老人及祖先。因此，内心能体会到老人好处，常思感恩尽孝，则可得老人阳光照耀，得祖气温煦，胃中充满阳光，胃功能自然健康。

8. 信因果。感天地恩，元气自足。宇宙茫茫，星移斗转，日升月降，万物沉浮其间；想己之一生，渺若沧海一粟，微如蝼蚁之息，除顺势而为，明理达时，而有何图？滚滚长江东逝水，英雄今日安在？涛涛心绪难平，疾病怎能祛身？要想好病，信天地有序，减自我煎熬，安心认命，病自祛！

【健康的胃】

正常胃的功能是接纳食物和饮料，帮助消化和吸收。中医讲"中焦如沤"，比喻胃的消化功能如同发酵过程一样，食物在胃中储藏并且初步消化（约 3 ～ 4 小时），随后再把食物进一步向下传导到小肠，中医称为"胃主降气"。如此构成胃的功能。

【病态的胃】

当胃接受、发酵、向下传导水谷之任一功能失常，就会出现疾病。胃病常见症状包括纳差（不想吃）、胃胀、嘈杂、胃痛、痞满（胃口阻塞感）；还有一部分患者出现胃的功能逆乱，常常表现为嗳气（打饱嗝）、恶心（想呕吐）、呕吐、呃逆（膈肌痉挛）、便秘等症状。

【中医病因】

1. 受寒。《黄帝内经·举痛论》："寒气客于肠胃之间，膜原之下，血不能散，小络急引故痛。"中医认为，胃如同食物的发酵炉，要保证足够温度，才能使食物正常在其内有效消化。如果过食寒凉或者感受寒邪，食物则难以消化。

2. 过食。《黄帝内经·痹论》："饮食自倍，肠胃乃伤。"当饮食不节，饥饱无常，过食辛辣刺激，肥甘厚味，恣饮酒浆，损伤脾胃，导致胃的功能异常。

3. 郁气。中医认为情志不遂易肝失疏泄，气失条达，肝气郁结，横逆犯胃，胃失和降，或肝郁日久化火，郁火乘胃，胃络不畅，导致胃的功能异常。

4. 体质弱。由于平素脾胃虚弱，劳倦过度，饮食所伤，久病，中焦虚寒，脉络失于温养，或热病伤阴，胃热郁火耗伤胃阴，久服香燥理气之品，胃络失于滋养，导致胃的功能异常。

5. 关于幽门螺杆菌感染。笔者认为，户枢不蠹，流水不腐。胃中幽门螺杆菌感染，关键在于胃的流通功能出问题了。促进胃功能的流通，有利于解决幽门螺杆菌感染问题。

【中医治疗要点】

下文给大家提供一些简单的治疗胃病的常用中成药或者食疗方法，以备不时之需。简单的病证自己可以尝试自我调理。复杂的病证则需请专业人士指导帮助。

1. 寒邪伤胃证：表现为突然胃痛，局部胃怕冷、喜暖，得温暖则舒服，遇寒凉则加重，口淡没味道，口不渴，不喜欢喝水。

治法——温胃散寒，行气止痛。

代表方——良附丸。温胃舒胶囊。

食疗方：生姜、红糖适量水煎温服。

2. 饮食伤胃证：表现为不想吃食物，胃中满闷感，时常打饱嗝，伴随不消化的酸腐食物味道。大便不爽，排气多臭。舌苔厚厚的一层。

治法——消食导滞，和胃止痛。

代表方——保和丸。

食疗方：炒麦芽、焦山楂、焦神曲各 10 克水煎服。

3. 肝气犯胃证：多发生在生气后，情绪抑郁易怒，胃脘胁肋不适，打嗝、嗳气、排气则缓解，喜欢叹气，面色青黄。

治法——疏肝解郁，理气和胃。

代表方——气滞胃痛颗粒（胃痛、胁肋胀痛效佳）。胃苏颗粒（嗳气、胃满效果佳）。

食疗方：香橼、佛手、陈皮各少许茶饮。

4. 胃阴虚证：胃病病史长久，患者多形体消瘦，胃部常常隐隐灼痛，但似饥而不想吃，伴随口干、咽燥，大便干。舌有裂纹、少苔。

治法——养阴益胃，和中止痛。

代表方——养胃舒胶囊。

食疗方：石斛、麦冬、沙参、银耳适量煮粥或茶饮。

5. 胃虚寒证：患者临床多表现为食欲差，胃喜暖、喜揉按，劳累或受凉后发作或加重，口中时呕吐清水，没精打采，四肢无力，手足湿冷，大便稀溏。

治法——温中健脾，和胃止痛。

代表方——温胃舒。寒重腹泻者选用"附子理中丸"，寒症轻者选用"香砂六君子汤"。

食疗方：干姜粉、砂仁各 5 克煮水代茶饮。

三、专题讲座：情绪管理与癌症治疗

（备注：此次讲座是由北京市中医药文史研究会主办，在爱友俱乐部直播间进行的线上讲座。收录时讲座内容略有删改。）

癌症，现在作为社会乃至全球的大疾病，影响了千家万户的幸福健康和爱的传递。很多生命，因为贴上了癌症的标签，生命和家庭的幸福光芒就戛然而止了。

但是，人们在与癌症的斗争中，一步步地去理解和认知它——这也是探求生命本质的过程——在这个过程中，我们发现，**癌症并不是想象中的那么可怕**。尤其是从中医视角重新来看癌症的治疗，虽然确实有其难处，但临床中我们发现，有些癌症也得到了解决。最关键的点，是管理好情绪，做好情绪的主人。情绪是神的变化。中医讲："得神者昌，失神者亡。"有了"神"，生命就会繁荣昌盛；如果失去"神"，就会精神萎顿，健康离守。所以说，癌症的治疗核心是"神"的管理，而情绪是神的变化，正向的情绪有助于神的旺盛，负向的情绪则会消耗我们的神。

癌症是什么？

癌症，泛指所有的恶性肿瘤，具有人体的细胞分化和增殖异常，生长失去控制，浸润性和转移性等生物学特征。正因为它迅速地、没有控制地生长，消耗了人体正常的能量，影响了人体正常的组织和功能。

现代医学认为，癌症的成因与情绪、不良的生活习惯、吸烟、感染、职业暴露、环境污染、不合理膳食、遗传等因素密切相关。与外界环境和遗传因素相比较，我们自己的行为和心理，是我们每个人容易调整和改变的因素。

重新思考："早发现、早治疗"是否真正让人受益？

随着诊断技术的快速进步，在很多人的认知中，早发现、早治疗是对治癌症的最佳途径。实际结果如何呢？

2014 年，韩启德院士在《医学与哲学》杂志发表了《对疾病危险因素控制和癌症筛查的考量》[1]一文，文中举出几个有趣的现象：

1975—2005 年的 30 年间，美国甲状腺癌、肾癌、乳腺癌、黑色素瘤和前列腺癌的发病率都增加了 3 倍左右，但这 5 种癌症的死亡率却没有明显变化（如下页图所示）。

如何看待这个数据？

一种可能的解释是：在 30 年间癌症发病率的确不断增高，但由于诊疗水平的提高，

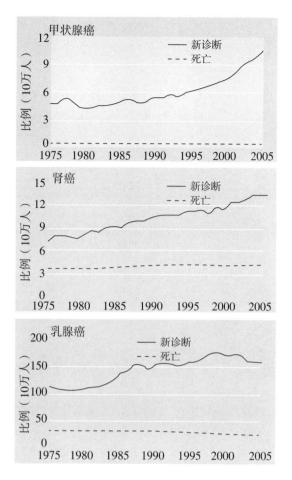
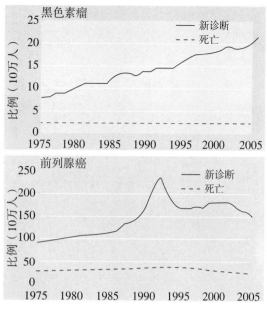

做到了早发现、早治疗，大大降低了死亡率。但是，这与前述研究显示的，在同时期内筛查组和对照组死亡率无明显区别的结论是相矛盾的。

那么一种更加可能的解释是，近几十年医学诊断技术的快速进步，查出了很多本来不治疗也不会死亡的"癌症"患者，人为地拔高了发病率。

惰性肿瘤

然而，有些癌症其实是惰性肿瘤，现在已经有不少研究支持这种解释。

- 例如有研究发现，对非甲状腺癌死者的甲状腺做 2.5mm 厚度的切片病理检查，发现 36% 的死者患有甲状腺癌（但他们不是因为甲状腺癌去世的）；如果把切片厚度做得更薄，例如 0.8mm，会发现更多的癌症患者。
- 同样地，对死于非癌症的 40 ~ 50 岁的女性乳腺组织切片检查也发现，约 40% 的妇女患有乳腺癌。
- 更令人惊讶的是，美国底特律的一个研究对 525 例意外死亡的男性死者的前列腺做病理切片检查发现，即使在 20 多岁的年轻人中也有近 10% 的人患有"前列腺癌"，癌症检出率与年龄明显相关，70 岁以上的死者，有 80% 以上的人为阳性。

这些研究表明：人群中确实存在相当比例终生没有征兆、没有麻烦、无检查也不会发现的癌症。我们身边确实有很多这样的情况，比如磁共振、胸片等检查出甲状腺、肺部等部位的小结节，再穿刺检查，有的就诊断为癌。

随着诊断技术的进步，以及生活水平的提高，人们对健康的需求也相应提升，这就具备了早发现、早治疗的客观条件与主观需求。在当前的诊疗过程中，无意中发现的肿块（偶发瘤）越来越多，但其中多数并非致命性的。

例如，有一项在 50 岁人群中进行的研究发现：

- 对肺脏进行 CT 扫描，在吸烟人群中有 50% 发现肿块，而只有 3.6% 为致命性肺癌；即使在非吸烟人群中也有 15% 发现肿块，其中只有 0.7% 为致命性肺癌。
- 对肾脏和肝脏进行 CT 扫描，则分别有 23% 和 15% 的人发现肿块，其中分别只有 0.2% 和 0.5% 为致命性癌症。
- 对甲状腺做超声检查，则有 67% 的人发现肿瘤，其中只有 0.01% 为致命性甲状腺癌。

人们借助现代科技，能更早的发现体内肿块，这对健康是一件好事情。因为早发现之后，可以更早的唤醒个体重视健康问题，更早的采取有效地措施，改变疾病的不良后果。这些有效的措施，除外医疗措施，心理建设，康复锻炼、生活方式的调整都很重要。但是一部分患者检查发现肿瘤，被贴上"肿瘤"的标签后，由于对健康相关知识认识不充分，心理很紧张，内心很恐惧，使人寝食难安，能获取的帮助和采取的积极措施又有限，如果再盲目的采取过度的、不恰当的治疗措施，常常会在很短的时间打乱患者正常的生理平衡和心理平衡，影响其正常生活的能力，甚至影响患者对疾病康复的信心，这对健康是很有危害的。因为早发现、早治疗，常常成为患者生理和精神的负担，家属常常担心患者难以积极面对，患者有时也消极逃避，隐瞒病情常常成为许多患者和家属的无奈选择。总之过度的紧张，消极的面对，对患者都不是最好的选择，要战胜肿瘤类疾病，我们需要对肿瘤疾病全面的认识。

在一次公开采访中，韩启德院士在与李昕先生的对话中讲到，自己的一个亲人诊断为甲状腺癌，但这位亲人听取了他的意见，没有做切除手术，只是注意观察。这样不受诊断影响而一直正常地工作，到现在经过了 12 年，依然健康良好。

甲状腺是个分泌器官，分泌甲状腺素，保持人体的代谢状态。它虽是小器官，但也很重要。多数人在发现甲状腺癌后，做了切除手术，以后需要终身服用甲状腺素片。现在多数医生认为这是最好的选择；患者也常常接受这个观点，因为大家对癌症的理解就是如此。但是，前文中提到的研究数据说明，对待癌症的处理方式并不一定就是这个样子。

【案例一】

给大家举个例子，这是笔者在 2019 年诊治的一位患者。他是 2019 年查出甲状腺肿物，TI-RADS 分级为 4C（癌的发病率能达到 50% 以上。下图是他当时的检查报告）。

当时他去了 4 家医院，都明确地告诉他需要手术。但他当时心脏不好；而且他是知

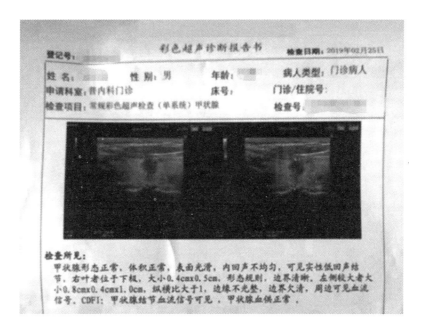

识分子，擅长学习，一查文献，发现切除术后身体可能适应不了。他不敢做手术，所以就找到我们寻求中医帮助。

我们初次见面时，他身体很虚弱，怕风怕冷、活动迟缓、没有精神，觉得生活没有希望，不愿意与朋友交流，自己什么也不愿意干。他是某专业的知名学者，课讲得特别好，但当时别人请他讲课、作报告，他也不愿意去了。我们给他讲了韩院士在采访中提到的那个案例，并告诉他："这些检查结果只是您生命中众多数据的一个参数。首先，现代医学认为甲状腺肿物多数是惰性的，不会在短期对生命有威胁。而且从中医角度来看，甲状腺肿块多数是气血痰湿凝聚而成。中医认为气聚则有形，气散则成风。我们可以尝试服用中药帮助它化一化、散一散。同时，您自己也要调整好情绪和生活方式，加强锻炼，这就是主动参与疾病治疗，非常有利于肿瘤化散。"

之后我们讲"情绪管理"的课程时，就约他一起去听课。他听课后觉得中医有道理，回家自学《黄帝内经》，还帮着我们梳理这本《情绪管理与健康》书的草稿。与此同时，辅以中药治疗。

后来，他的身体逐渐恢复了活力，并且逐步恢复社会工作，积极应邀参加讲课、评审等活动，也愿意与朋友见面交流，每天适度锻炼，他的身体也一天天地强壮起来，对生活也有了希望，对未来、对自己的健康也有了信心。定期复查甲状腺结果时，也有惊喜！

2021年10月22日，他在同一家医院做超声检查，甲状腺多发结节变为低风险，而且结节的形态变规则、边界变清楚、大小也变小了（下页图为复查报告）。

B超大夫问："诶哟，您这个做手术了吗？但是没有看到手术的痕迹。肿块怎么会被溶解了？变成碎片，就那么一点了？"后来他又去别的医院做B超检查，大夫说："您这个是不是误诊啊？"他去复查的医院，都是非常权威的大医院，结论都一样，所以不会是误诊。很多人不理解，对待肿物，除了手术还有其他可以选择的办法。

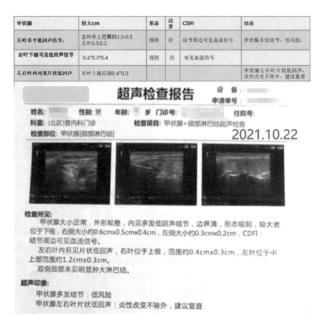

甲状腺	较大cm	形态	边界	CDFI	结论
左叶多个低回声结节	左叶中上范围约1.2*0.3 左叶0.3 0.2	规则	清	结节周边可见血流信号	甲状腺多发结节, 低风险
右叶下极可见低回声结节	0.6*0.5*0.4	规则	清	可见血流信号	
左右叶内可见片状低回声	右叶上极范围0.4*0.3				甲状腺左右叶片状低回声, 炎性改变不除外, 建议复查

超声检查报告

设备:
申请单号:

姓名: 性别: 男 年龄: 岁 门诊号: 住院号:
科室: (北区)普内科门诊 检查项目: 甲状腺+颈部淋巴结超声检查
检查部位: 甲状腺|颈部淋巴结

2021.10.22

检查所见:
甲状腺大小正常, 外形规整, 内见多发低回声结节, 边界清, 形态规则, 较大者
位于下极, 右侧大小约0.6cm*0.5cm*0.4cm, 左侧大小约0.3cm*0.2cm, CDFI:
结节周边可见血流信号。
左右叶内另见片状低回声, 右叶位于上极, 范围约0.4cm*0.3cm, 左叶位于中
上部范围约1.2cm*0.3cm。
双侧颈部未见明显肿大淋巴结。

超声印象:
甲状腺多发结节: 低风险
甲状腺左右叶片状低回声: 炎性改变不除外, 建议复查

他在找我们治疗之前, 精神特别地不振作, 干什么事都怯怯的:"我行不行啊?"现在不是这样, 还给我们积极地策划下一本书该怎么写。

他的疾病能好起来, 除了吃药这外, 与他积极地学习《黄帝内经》健康理论, 学习中医的生命观, 并用这些观点武装自己的思想, 让自己情绪变得稳定, 同时积极参加社会活动, 适度地进行身体锻炼等这些积极的措施有密切关系。最终, 他的身心得到了解放, 生活重新充满希望, 疾病得到有效治愈。他认为:"中国医学、中国的文化真是博大精深, 里面的观点非常有价值, 太需要现代人作为生活常识来了解, 不是身体一有问题就需要手术治疗。"

癌症的三种类型

现代医学, 依据恶性肿瘤的进展程度将其分为三种类型:

- 第一类发展极快, 一旦发现即使立刻治疗往往也难以逆转。
- 第二类进展比较缓慢, 症状出现之前还有相当长一段时间窗口可以被检出, 而且病理上还属于早期, 通过治疗可以减缓或者中断其病理进程。
- 第三类属于停滞(indolent)型, 其发展非常缓慢, 病人的生命终结时还不会出现症状或引起死亡, 有些甚至自动消失, 就像有些人曾经得过肺结核或肝炎, 只是自己没有发现而已。

癌症的三大类中, 对待第二类和第三类, 只要给治疗留有时间和机会, 中医药就有一套独特的治疗措施; 即便对待发展极快的第一类, 中医也有方法、有理论, 只是目前我们临床中探索得还不够, 或者成功的案例还不多, 所以我们这里就先讨论第二类、第三类。

前一段时间我们与北京广播电视台做《情绪管理健康》的节目, 主持人讲:"我的一个采访对象, 10年前确诊为乳腺癌, 广泛转移, 不能手术。患者知道这个消息以后, 把工作也辞了，外出旅游。半年以后，发现肿瘤没了。"他再接触这个采访对象是 10 年以后，这个人还健康地活着。按常理说，患者连手术的机会都没有了，人应该早就没了。由此我们就看到，情绪管理很重要，乐观的心情很重要。

癌症患者之所以不容易康复，不仅在于疾病本身，还与患者所处的社会环境有关系。患者所面临的诸多社会矛盾和冲突，有时连大夫听了都会为之发愁，这些都是诱使患者发病的因素。这些刺激造成他内在的不满、内在的不愉快、内在的不幸福、内在的爱的流失，导致生命枯萎。爱是活下去的内在力量；治疗手段是活下去的外在工具，两者都是患者活下去所必须的帮助。所以多年来我们一直在科普这些内容。WHO（世界卫生组织）讲，人是"社会 – 心理 – 生物"上统一的人，它们之间又互相影响；中医讲，人是"形神一体"的人，即"形"可以影响"神"，"神"可以影响"形"。

癌症患者需要保持内在的精神活力，同时也需要外在的有效药物治疗。治疗恶性肿瘤时，常需用到一些毒副作用较大的药物，给予积极治疗，但是需要注意的是，这些药物对机体有不同程度的损伤，所以治疗的尺度，需要借鉴《黄帝内经》关于"毒药"应用的策略。

治疗肿瘤的策略：《黄帝内经》的启示

《素问·五常政大论》中，黄帝问道："有毒无毒，服有约乎？"就是说，使有毒药物的量有没有制约或限制？

岐伯是黄帝时期的名医，他回答说："病有久新，方有大小，有毒无毒，固宜常制矣。"就是说，治疗用药的时候，根据病、根据方、根据药物的毒性，要有一定的规则。什么规则？

- "大毒治病，十去其六。"用毒性大的药来治病，这病去到一半（多半）就行了，不要赶尽杀绝。
- "常毒治病，十去其七。"普通的毒性的药物来去病，去一多半差不多就行。
- 小毒治病可以去得更多一点，"十去其八"。
- "无毒治病，十去其九。"那个药没有毒，如果能去病，十去其九。
- 最后再"谷肉果菜，食养尽之。"吃点谷物，吃点蔬菜，用食物调整使疾病消失。

"无使过之，伤其正也。"就是治疗的时候，要保护人体的正气，治疗不能过。我本身不是肿瘤专科大夫，是中医大夫，临床中接触到一些放化疗术后的患者，为了把肿瘤彻底消灭，常常极限用药，把身体搞得很虚弱，损伤了正气。

为什么要用"毒药"（具有毒性的药物）？因为病邪比较重，所以说用大毒、小毒、常毒来祛病。但是要有度，以不使人丧失活力为前提。

- "必先岁气，无伐天和。"我们要考虑到天时，也不要空伐人体的正气。
- "无盛盛，无虚虚，而遗人天殃。"不要使虚的更虚、实的更实，导致人身体的天殃溃败。
- "无致邪，无失正，绝人长命。"不要让邪无限地放大，**不要让人体的正气丢失**，使人体本应有的生命长度提前终止。

治病如守城，祛邪留人

治疗的时候，古人有一个很好的比喻：叫"治病如守城"，我们要"祛邪留人"。人体生病，就如同一座城池来了强盗，我们用武力驱除盗匪，武装对抗的过程中，老百姓难免遭到伤害。但是，如果能够像解放战争中和平解放北平一样，用文治。谈判配合舆论宣传等方法围而不打，化解对方的对抗和敌意，完成和平统一，这样就避免了对这座城市和居民的伤害。

肿瘤患者的治疗也可以像这样，不盲目、过度开展对肿瘤的绝对清除，因为这同时也会对机体正常组织造成更大的损伤。我们重点保重要的脏腑功能，维持正常生命活动，逐步增加自己的生命力，以等待疾病转机。这样，人可以和病灶共存。随着时间的推移，慢慢会发现，局部的病灶，不能把人击垮。再定期监测下，它一个月没把我们怎么样，两个月又不能怎么样，三个月还不能怎么样，这时我们是不是就有点能适应？三个月行，半年我们行不行？半年行，一年还行、三年还行、五年还行，那我们就不害怕它了。

由此我们看到，和肿瘤的斗争其实跟打仗一样，用药如用兵。在战争初期，我们力量有限，就要团结更多的人，避免树敌太多。在斗争中我们还要积极地把"敌人"转化成"朋友"来壮大自己。仅仅对一部分顽固分子，敌意日久，难以转化，我们才对其应用武力。看病也是这个道理，身体弱时，要保存体力。哪些病灶可以暂时忽略，哪些病灶我们可以姑息对待，哪些器官要重点保护，哪些病灶要坚决消灭，我们要区别对待。总的原则就是，不要"树敌"太多，保存精力、体力，争取先让自己活下去，让身体壮起来，为战胜疾病预备条件。通过治疗，争取能把邪气化为正气，针对难以转化的局部病变，则需要用"毒药"来祛除病灶，保证整体功能。

治病忌失度，贼去城空

在治疗中，应如何把握用毒药的尺度？治病，切忌失度，贼去城空。如果过度，把城池夷为平地，老百姓也伤亡大，这个城池夺下来毫无意义，也失去了民心，也变得残暴了。战争是这样，身体更是这样。很多肿瘤患者，做了4个疗程的化疗，讲"我怕肿瘤，要斩尽杀绝！我要再加做2个疗程，不允许身体有一点点的肿瘤！"因为没有把握好度，容易损伤正气，消耗精神，最后不能吃饭了，睡不好觉了，行动不了了，身体如同空城一样，"贼去城也空"，古人叫"大骨枯槁，大肉陷下"，胳膊、腿上的肉都空乏了，"胸中气满，喘息不便"，一动就气喘吁吁，"其气动形"。古人认为这是一个非常虚弱的生命状态，我们做医生要避免患者陷入这种脆弱、悲惨的状态。

治疗中的另一个关键，是保持良好的精神状态。疾病治疗我们需要武装精神。在与疾病作斗争的过程中，人的精神，如同城市的主人，需要重点保护。人体的五脏，"心藏神，肺藏魄、肝藏魂、脾藏意、肾藏志。"神、魂、意、魄、志是人的精神活动，它是人体五脏的主人。房子破了，主人有能力，可以慢慢把房子修好；但是一旦主人没有能力了，房子再好也会慢慢破败。战争和治病同理，中国抗日战争的胜利、解放战争的胜利，虽然革命之初我们地域小、物资匮乏、装备落后，但是我们有旺盛的精神，能够团结多数人，最终取得最后的胜利，可见精神力量是胜败转化的关键，对疾病康复来说亦是如此。治疗疾病时，我们需要武装自己的精神。

精气神三位一体

我们个体的生命健康更是这样，每个人的生命，都是精、气、神，三位是一体的。"神"，现在可以理解为信息。中医与西医比较，多了个"气"。好多人说这个"气"不好解释，但大家应该都有所体会，每个人都生过气，气得胸闷胸胀，每个人都有气力十足的体验，也都有过少气无力的状态。"精"，是指有形的物质。每个人的形体，就是"精"。

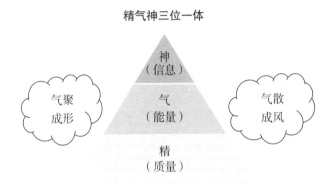

人是精、气、神三位一体。哪个最重要？显而易见，"神"对个体健康最重要，顶尖重要！在人体中，神在哪里？心是藏神的，"心者，君主之官，神明出焉。"《素问·灵兰秘典论》说："主明则下安；主不明则十二官危。"神要明了，下边脏腑都会很安稳，因为"神"可以驾驭"气"，"气"可以影响"形"。练太极拳，讲意到气到，气到了然后形就动，人的生命活动就是精、气、神三位一体的状态。

肿瘤是什么？肿瘤是不正之气的凝聚。我们身体的脏腑、筋骨、肌肉、血脉，是正常气的凝聚。国家治理也是这个道理，把邪气打压，社会矛盾冲突就少了，人的患病也会少。比如，家庭中的孩子教育问题，好多家长说："不学习，父慈子孝；一学习，就是鸡飞狗跳！"前一阵国家规定孩子网络游戏的时间，让他们有节制地玩游戏。这个政策，虽然损失了游戏企业的一部分利益，但是一夜之间就化解了这个在家庭层面上难以解决的痼疾。这个政策，抢回了多少孩子的宝贵时间，让多少孩子不必去看网瘾戒断门诊，拯救了多少孩子未来的前程，又化解了多少家庭矛盾。又缓解了这些孩子父母的焦虑和不眠，可见从社会层面上治理这个问题，是国家的管理智慧，有助于营造和谐健康的家庭氛围。

不良情绪可以危及生命

（课程内容部分省略）……

我还认识一位患者，她认为肿瘤早发现、早治疗好。有一个阶段她觉得身体不舒服，也不了解她家庭里有什么事。她总是感觉身体没劲，自我感觉得了胃癌，查了一遍没查出来，再查一遍还正常。她觉得还难受，因为她熟悉医院最好的消化科大夫，就请人家再仔细检查一遍，第三遍总算是查出来一点问题，就赶快手术把胃切了。之后，她的吃饭、睡眠都变差了，身体也消瘦了。从中医的角度来讲，我想即便真是一个癌，如果它还有正常生理功能，不影响生命状态，我们还可以通过药物、行为的调整来治疗，自身还有清癌和抗癌的能力，手术切除不是唯一选择。但是每个人有每个人的信仰，每个人有每个人的健康逻辑。每个人是自己健康的主人，她认为这样对她好，可能就是好。她切了以后，她的"神"安了，也是好的；病灶去了，对健康也是好的。只是我有些替她遗憾和可惜。身体的损失，我想可以减少到最少。

中医角度看待疾病的起源

……（课程内容部分省略）

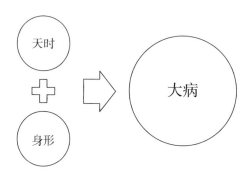

中医如何看待疾病？我们一定要认清疾病如何来，认清疾病是如何产生的。

疾病，就是**"因于天时，与其身形，参以虚实，大病乃成"**。得大病的时候，一定是有"天时"，自然环境、社会环境都是"天"；还有人的"身形"，身体虚弱，不够强壮；然后**"两虚相得，乃客其形"**，就成了大病了。

因此，意识清净、精神专直是健康之本。《素问·生气通天论》里面讲："苍天之气，清净则志意治，顺之则阳气固，虽有贼邪，弗能害也。"当我们的精神状态稳定，内在高兴，即使有点小毛病，也不会带来伤害，所谓"志意和则精神专直，魂魄不散，悔怒不起，五脏不受邪矣。"

……（课程内容部分省略）

神失守位

《黄帝内经》里面还有讲得更细的，就是"神失守位"，神不守着身体了。我们平时常说：这个人"走神了"。孩子在课堂上学习，走神儿，神没在这儿，老师讲的内容没听进去。我们走路的时候，前面有个石头，走神了，绊了一跤，摔了；或者有个坑，我们走神了，没走好，一不小心就扭伤了。这是走神了。

同理，其实是我们**很多病其实也是"走神"**，只是自己没觉出来自己的"神"走了。

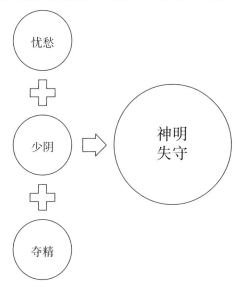

所以《黄帝内经》里面《素问·本病论（遗篇）》里面讲（《遗篇》讲的内容相传是由后世医家所补录的。虽是补录的，但是里面也反映了好多重要的内容）：

"人气不足，天气如虚，人神失守，神光不聚，邪鬼干人，致有夭亡。"就是人气不足了，人神守不住身体了，导致外邪干扰人。所以，我们觉得路不好走的时候要怎样？要"留神"，要留住我们的神，要小心，"小心驶得万年船"。健康也需要小心，要把身体保持一个好状态。

"一脏不足，又会天虚"，正好环境又不好，"感邪之至也"。"人忧愁思虑即伤心，又或遇少阴司天，天数不及"，就开始导致"三虚"，就是外虚、环境虚、心虚，自己的神不足导致的病。"一切邪犯者，皆是神失守位故也。"

因此，在治病时，调意识、调神、调精神状态是关键。患者自身要有良好的、积极的精神状态；医生要用自己的精神和真诚的爱心，来正其神、治其神，让患者的精神恢复，"制其神，令气易行"。

健康之源——人事

健康之源是什么？人事是其中的关键。因为社会进步了，我们所处的自然环境、居住条件都有保障，大家都能够各自安居乐业。此时，影响我们健康的关键就在于我们的**"人事"能不能处理好？**这对健康很重要。《灵枢·逆顺肥瘦》里面谈到跟人相处，"圣人之为道者，**上合于天，下合于地，中合于人事**"，才可以长久。

怎么合？人与人相处，要真诚地爱对方、关心对方。关爱对方才可以彼此长久相处。家中难免会有磕磕碰碰的摩擦，都要靠感化，不能一味地指责对方。家不是讲理的地方，"过日子不讲理，讲理气'死'你"。过日子全讲"道"、讲爱，然后互相体谅、互相包容，你敬我一尺，我敬你一丈，才会形成一个好的健康氛围。家人之间，一方患病，即使很重的病，家人陪伴多一些，关爱多一些，则有利于患者康复；如果患者遭到家人的嗔恨甚至厌恶，他也就活得生无所恋，就会走得早一些。亲人之间就是这样。

前段时间有位患者就诊，她48岁，她的孩子10岁。她说那天晚上回来以后特别累，躺在那儿，孩子蜷在床上睡觉了。早晨起来一看，被子撩开了，孩子没找着。再一看，阳台的窗户打开着……她们家住11楼，她就特别惶恐。最后，在楼下看到了孩子……她特别伤心，她说："唉，王大夫当初，我应该……我……我工作太忙了，没时间关爱他。孩子爸爸可能工作不顺心，看到孩子学习不好，就把孩子打了一巴掌……"孩子姥爷特别爱这个孩子，但是老人家也病了，得了癌症，在家特别痛苦。孩子可能觉得生无所恋，他年龄还小，也不懂生死，常打游戏，他不知道跳下去的后果，就这么跳下去了……特别可惜。我们听了之后特别痛心。患者后来说："那天晚上我要回家抱抱他多好，多给他一点爱多好。"但是开弓没有回头箭，时间不可以倒流。趁着我们都有家人，趁着我们都有所爱的人，就多给她们一些爱吧。

爱是什么？爱就是好口气；爱就是一些体谅，即使他（她）做得不好，我们还能体谅他（她）。爱不是那么"高大上"，爱也不是鲜花。爱就是一碗热水，爱就是可口的饭菜，不一定是什么山珍海味，就是清茶淡饭，干干净净。爱是一个眼神，爱是一句温暖的话，爱是在家庭的一点点的付出……。

我看到现在学校老师在引导孩子爱自己的家，要孩子讲家里面祖先的故事、家族的故事，要孩子给家里面做一些事情，这都是爱的引导。我觉得这个社会在变，不仅仅是让孩子学会一些技能，不仅仅是让孩子学会考高分。

我还有一个朋友，他专门搞教育的。他说："我这么多年观察到这个社会，文科生常常比理科生活得更幸福。理科生有技术，但常常不懂得与人交流、不懂得爱的传递，他的爱经常会落下来，落在技术上、落在收入上、落在工作上；但是大多数文科生会爱，他们家的爱是常常是点亮的，照亮别人、照亮自己，他们的身体好、社会关系也好。"我们懂得了这个道理，就**要重视周边的人**。我们物质条件好了、科技发达了，更**要重视人、尊重人、爱护人**。从哪里做起？**从家人做起**，从身边人做起，不搞那么假大空，从爱孩子、爱家人、爱老人做起。**最值得爱的是我们的老人**，老人是幸福的根源，老人是爱的榜样；老人老得快，与我们相伴的时间有限，他们最值得我们去敬、值得我们去爱。

作为医生诊病，需要关注患者的社会生活：
- "凡未诊病者，必问尝贵后贱"
- "必问饮食居处，暴乐暴苦，始乐后苦"
- "必问贵贱……及欲侯王"
- "始富后贫"
- "离绝菀结，忧恐喜怒"

中医认为，医生看病一定要问这些内容。如果不问，说明医学技术没学好，是"**受**

术不通，人事不明"。没看透人，怎么能治好病？只是在形体上诊治，也只能给予有限的帮助。几年前我跟我们医院的一位外科主任一块开会，我们交流聊到中医，他说："王大夫，我这么多年，（手术）切了这么多肿瘤，我发现，肿瘤不是切了就没事了。切了以后，肿瘤会不会再长？身体能不能抗住这个创伤？切完以后患者受不受益？有太多问题需要处理。看来，'切'看来不是拯救癌症病人的最佳方法。反而中医的许多思想值得借鉴。"

社会因素对健康的影响

这方面内容，不光是我们中医在讲，现在西方学者也已经发现，英国社会人类学家玛丽·道格拉斯在《纯净与危险》中，将身体理解为一个文化象征系统，指出**身体中的疾病也仅是社会失范的一个象征反应**，强调身体的社会塑造特征。英国社会学家布莱恩·特纳在《身体与社会》一书中也强调，我们的**身体必须被理解为是由社会所建构、受思想深刻影响的生物体**。不同的职业、不同的人可以产生不同的健康状态，他们有不同的认知，其实职业决定认知，我们的认知很重要。

所以生病时，我们查了很多形态学上的问题，很多找不到病因。我们还要查查心理，查查我们的环境。

但是，我们不是说："找着了！就是他／她气得我！！"好多人去我那儿看病就说："王大夫，你说对了！下回我带着我先生一块儿来，您当面说说他！都是他把我气成这样的！"我说："那可不对哦！**您生气是您的问题，不是对方的问题。**您生气是您没管理好自己，是您对自己健康的不负责任，也是您没有理解对方，对吧？"

我们每个人都不会跟辣椒生气："辣椒怎么这么辣？！"没有这样过。"萝卜怎么是这么个味？它为什么这样？！""黄连为什么苦？！"没有人这么去骂。因此，我们要想到，每个人都有不同的性格和外在表现，每个人都是各有所用。我们觉得对方错了，往往是我们不理解对方，不理解对方就是这样的人。我们生气的时候常说："他／她为什么这样说话呢？！"——其实，正因为他们就是这样的人，才会这么说话、办事。我们不了解，所以我们生气，这就是我们没有启用智慧，是我们自己的问题，才陷入了矛盾的旋涡。

因此，我们要明白，我们自己是自己的健康第一责任人。我们要把握好自己的健康，要把自己的环境、把自己的生活看明白。看不明白怎么办？我们可以换个角度，假想对方是为我们好，假想他们所有的呼声都是对爱的呼唤。如果我们能这样理解，矛盾就少，也就不会有太多的问题，身体就容易好。

当代医学模式的局限性

现在医学花了那么多钱，放疗、化疗、精细治疗，这么多手段，但是对很多疾病的治疗仍然没有太多把握？结果也常常不如意，为什么？

孙思邈说，"**读方三年，便谓天下无病可治；及治病三年，乃知天下无方可用。**"刚学的时候、当年轻大夫的时候，信心满满我们没找到答案的时候，觉得天下真的"无病可治"。到社会上，才发现不是那么回事儿。医道，我们要学道，要了解人，要对人有充分的了解才行。生物医学干预疾病的治疗还是有局限性。面对生理、心理、社会因素，仅靠生物医学还不够。如下图中，仅靠药物怎么能平衡得住？

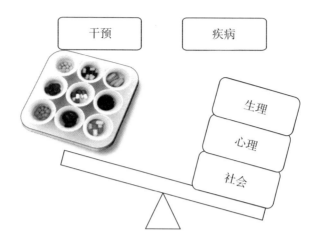

医学模式的转变

我们需要爱，需要把医疗模式拓展。现在的疾病谱也发生变化了。以前威胁健康的是饥饿、战争、感染。感染给抗生素就行了，饿了给吃的就行了。现在不是那样，有吃有喝了，还病，怎么办？——我们需要考量心理和社会的变量。心理跟社会最核心内容是什么？——大家是不是在互相地关爱。这个社会要和谐，爱也需要有智慧。像我们这本书的案例023中，案例023中那位患者爱她的妈妈，但妈妈误会了她，她也会生气。她的智慧、她的心量还需要提升。人生需要终身学习，多读书、多观察。见得多了，您就会智慧。见多了以后，好多事儿就看得开了。但好多人还没有见那么多，就受伤了、就已经病了。所以我们要不断地学习，不断地"武装"自己。

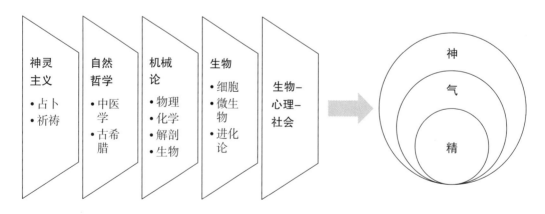

医学模式真的要变。以前是相信神灵，后来有自然哲学，然后又把人当作机器来治，现在把人当作生物，发现了细胞，以及细菌、病毒等微生物。能解决更多的问题了？但是还有局限性，还有许多难以治愈的疾病，我们从传统的中医学精气神理论得到更多的启发。

医学需要了解完整的人。随着我们祖国的复兴、我们的文化复兴，我们的中医学一样要复兴，中医学许多先进的医疗理念一定要更多地、快速地被大家传播和接受。医学是随着人类的痛苦而来的，医生是为了减轻痛苦而诞生的职业，医学的初衷是回应患者身体的病痛，医学的目标就是患者切身的需求。

懂得这个道理，当我们家里有一个病人，我们家里的每个人都可以变成有治愈疾病能力的医生，那患者就会好得快。因为谁照顾都不如自己家人照顾得细微、贴心。每个家人都是家里面最好的医生，给他爱、听他诉说、包容他、感化他、感动他，都是有效治疗疾病的良药。

医学的翅膀——人文与技术

回过头来，再看韩启德院士讲的："疾病的根本危害在于伤痛，伤痛是一种主观感受，病人需要疗愈，也需要关爱和照顾。医生要治病，也要治心。"治心重要不重要？我们书中的很多案例，大家需要慢慢地品。

韩启德院士回忆当年在基层做大夫时讲："当时医疗条件很差，但患者就诊的效果不错，很多患者是我安慰好的。我从不会看病到会看病，再到越来越受大家欢迎，技术提高是一个因素，但与我越来越注重安慰患者，知道如何去安慰患者，有很大的关系。"如何安慰患者？最有效的安慰其本质就是医生对患者的真诚关爱。

因此，结合前文中所述，调整情绪、调整意识、管理情绪是治疗之首。《内经》里面讲，**"必先治神，五脏已定，九候已备。"**可见治病第一就要治神。先治神，再养生，再知毒药，再会用砭石。古人把神看得非常的重要。所以各种治疗方法，都是围绕如何**正神、治神、生神来展开。**

疾病：医治-自治-政治

疾病在每个人的身体，包括我们自身都可能会发生。因此，我们需要初步了解，参与疾病治疗的主要力量有哪几部分。即包括医生的**医治**、患者的**自治**和社会工作者对环境的**政治**。当然，较轻的疾病，可能自己调整一下就好了，再严重一点的疾病，就需要医生和患者共同努力，再复杂一些的疾病，就需要医患和环境中的多种因素共同参与治理了。

唐朝的孙思邈讲："体有可愈之疾，天有可赈之灾""圣人和以至德，辅以人事。"圣人，是通过制定的一些道德伦理，辅助人情世故，来解决社会矛盾，解决人的健康问题。孔子讲仁爱，"凡是人，皆须爱，天同覆，地同载"，一首歌叫《爱的真谛》，我听后感觉也特别有道理。爱是恒久忍耐，爱是无限包容，爱是永远站在对方的角度去考虑。这样我们自己身体就不会受伤害。

中医是从健康的层面上，鼓励大家彼此间要传递爱，让家人之间互相爱，让医患之间互相爱，也让患者要学会爱，有付出才能有回报，患者不能只要求爱。总要求、总要，可是我们存那么多了吗？没付出那么多，没有那么多，就要不来爱。所以我们没病的时候要多"支付"一点爱、多"储存"一些爱，这个最重要，我们的身体会更健康，生病时收到的关爱也会多一点！

人是可以教育好的，病是可以调整好的

我们认为疾病，包括癌症，也是有可能调整好的，如同人是可以教育好的一样。中医认为**生气、上火是万病之源**。所以说，面对疾病，我们要保持淡定从容，保持积极乐观，用身体正气来统帅自我，就会逐步**把身体的邪气变成正气，病灶消失，病人变成健康人**。中医讲**"恬淡虚无，真气从之，精神内守，病安从来？"** 就是这个意思。我有个朋友，得了肝脓肿，大的有 4.9cm×6.4cm 大小，用中国传统的康复锻炼方法，配合吃中药。开始第一个月没有变化，又继续练了 20 天，再做 B 超一检查，肝脓肿竟然消失了。他又接着再炼，20 天后小的肝脓肿（2.1cm×1.6cm）也没了。他这个病能好，关键是他精神很乐观、意识很专注，通过锻炼意识、主动放松自己，想自己跟天合一，想自己正气充足，辅助中药治疗，结果病灶真就散了。可见意识的作用有两面性，即**意识可以产生疾病，也可以治疗疾病**。

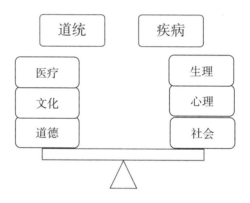

可见我们祖国医学是个道统医学，在儒释道三家的文化背景下，我们的医疗、文化、道德共同建设，来针对生理、心理、社会上的病，我们身体就会获得持续的健康。正如本书中的内容，我们认为，"人情经多变豁达，世故历多生智慧"。大家闲来读书，可以读人生百态；静心养病时，认真读书，可以养气血精神！最后，感谢大家的聆听

……（此处省略现场提问环节）

参考文献

[1] 韩启德. 对疾病危险因素控制和癌症筛检的考量 [J]. 医学与哲学（A），2014，35（08）：1—6.

案例专栏检索

专栏类别	专栏名称	案例标题	所属年龄
家庭生活	敬爱长辈 扎好健康的根	案例 001 恼火自伤肺脏，导致咳嗽	年过半百
家庭生活	敬爱长辈 扎好健康的根	案例 005 肺部肿瘤患者的纠结	年过半百
家庭生活	敬爱长辈 扎好健康的根	案例 023 晕厥、眩晕、头痛、呕吐是为何	年过半百
家庭生活	敬爱长辈 扎好健康的根	案例 060 胰腺炎患者的窘迫	三十而立四十不惑
家庭生活	敬爱长辈 扎好健康的根	案例 109 暴怒——自伤肝脏，导致重度荨麻疹	年过半百
家庭生活	敬爱长辈 扎好健康的根	案例 115 子逆母气，肝火上炎，导致带状疱疹	年过半百
家庭生活	敬爱长辈 扎好健康的根	案例 128 眼睛肿痛如何治疗	从校园到社会
家庭生活	敬爱长辈 扎好健康的根	案例 129 老人唠叨，肺脾气虚，导致眼睑水肿	年过半百
家庭生活	敬爱长辈 扎好健康的根	案例 152 反复低热与反复纠结的自性	三十而立四十不惑
家庭生活	为人父母：慈而不溺，教而不忧	案例 003 咳嗽患者的烦恼	三十而立四十不惑
家庭生活	为人父母：慈而不溺，教而不忧	案例 004 一身重病，反复咳嗽不愈是为何	年过半百
家庭生活	为人父母：慈而不溺，教而不忧	案例 006 心脏是如何用坏的——养心要领	三十而立四十不惑
家庭生活	为人父母：慈而不溺，教而不忧	案例 008 提心吊胆——自伤心脏，导致心悬痛	三十而立四十不惑
家庭生活	为人父母：慈而不溺，教而不忧	案例 011 儿子他乡求学，母亲心痛乏力	三十而立四十不惑
家庭生活	为人父母：慈而不溺，教而不忧	案例 012 惊恐多汗，失眠心悸	年过半百
家庭生活	为人父母：慈而不溺，教而不忧	案例 013 儿子要离婚，母亲心慌慌	年过半百
家庭生活	为人父母：慈而不溺，教而不忧	案例 028 他乡游子牵母心，导致心悸、失眠	三十而立四十不惑

专栏类别	专栏名称	案例标题	所属年龄
家庭生活	为人父母：慈而不溺，教而不忧	案例 030 老人操心卧难安	古稀之年
家庭生活	为人父母：慈而不溺，教而不忧	案例 031 担心儿女，失眠、气短、下肢无力	三十而立四十不惑
家庭生活	为人父母：慈而不溺，教而不忧	案例 032 问题孩子，妈妈失眠之主因	三十而立四十不惑
家庭生活	为人父母：慈而不溺，教而不忧	案例 048 郁怒＋暴饮食＝胃痛	三十而立四十不惑
家庭生活	为人父母：慈而不溺，教而不忧	案例 071 虚烦自伤肾气，导致便秘、失眠	古稀之年
家庭生活	为人父母：慈而不溺，教而不忧	案例 080 口苦、恶心是何因	年过半百
家庭生活	为人父母：慈而不溺，教而不忧	案例 081 口苦、郁闷是何因	古稀之年
家庭生活	为人父母：慈而不溺，教而不忧	案例 097 膝关节肿痛的心绪背景	三十而立四十不惑
家庭生活	为人父母：慈而不溺，教而不忧	案例 101 膝关节疼痛是何因	年过半百
家庭生活	为人父母：慈而不溺，教而不忧	案例 127 因爱生愤，心肝火炎，导致眼痛	三十而立四十不惑
家庭生活	为人父母：慈而不溺，教而不忧	案例 146 怒火扰窍，导致耳痛	天真童年
家庭生活	为人父母：慈而不溺，教而不忧	案例 155 女儿离婚，母亲急火，导致高热不退	年过半百
家庭生活	为人父母：慈而不溺，教而不忧	案例 160 儿女离婚，伤老人心	年过半百
家庭生活	为人父母：慈而不溺，教而不忧	案例 175 面瘫患者是何因	三十而立四十不惑
家庭生活	夫妻相处：恩爱尊重 夫妻需要彼此成就与成全	案例 009 心中刺痛的病与事	三十而立四十不惑
家庭生活	夫妻相处：恩爱尊重 夫妻需要彼此成就与成全	案例 018 怒则气上——自伤头目，导致头眩	三十而立四十不惑
家庭生活	夫妻相处：恩爱尊重 夫妻需要彼此成就与成全	案例 022 眩晕、胃胀是为何	年过半百
家庭生活	夫妻相处：恩爱尊重 夫妻需要彼此成就与成全	案例 025 偏头痛患者的头痛家事	年过半百
家庭生活	夫妻相处：恩爱尊重 夫妻需要彼此成就与成全	案例 029 急火自伤心脏，导致心悸、失眠	年过半百
家庭生活	夫妻相处：恩爱尊重 夫妻需要彼此成就与成全	案例 038 内心怨烦，言语噎人，导致脾胃气塞	年过半百

专栏类别	专栏名称	案例标题	所属年龄
家庭生活	夫妻相处：恩爱尊重 夫妻需要彼此成就与成全	案例 042 胃堵、胁肋胀满是何因	年过半百
家庭生活	夫妻相处：恩爱尊重 夫妻需要彼此成就与成全	案例 043 心悸、腹胀是何因	三十而立四十不惑
家庭生活	夫妻相处：恩爱尊重 夫妻需要彼此成就与成全	案例 058 内心郁闷，饮食不当，导致急性胰腺炎	三十而立四十不惑
家庭生活	夫妻相处：恩爱尊重 夫妻需要彼此成就与成全	案例 063 同事骚扰，心烦腹痛	三十而立四十不惑
家庭生活	夫妻相处：恩爱尊重 夫妻需要彼此成就与成全	案例 086 夫妻不睦，心生烦恼，导致腰痛	从校园到社会
家庭生活	夫妻相处：恩爱尊重 夫妻需要彼此成就与成全	案例 087 妻子耿直，丈夫腰胯疼痛	年过半百
家庭生活	夫妻相处：恩爱尊重 夫妻需要彼此成就与成全	案例 090 内心急躁愤恨，颈部受寒，导致落枕	三十而立四十不惑
家庭生活	夫妻相处：恩爱尊重 夫妻需要彼此成就与成全	案例 131 心生烦恼，肝火上炎，导致左耳胀痛、流水	古稀之年
家庭生活	夫妻相处：恩爱尊重 夫妻需要彼此成就与成全	案例 168 委屈自伤心神，导致脏躁	年过半百
家庭生活	夫妻相处：恩爱尊重 夫妻需要彼此成就与成全	案例 169 哭泣悲伤，不能自制	年过半百
家庭生活	婆媳关系：彼此多一分理解与感恩	案例 002 婆媳不睦，媳妇咳嗽，孩子发热	三十而立四十不惑
家庭生活	婆媳关系：彼此多一分理解与感恩	案例 010 愤恨郁怒伤心，导致胸痛	古稀之年
家庭生活	婆媳关系：彼此多一分理解与感恩	案例 116 婆婆受累，暗火内生，腋下生疱疹	古稀之年
家庭生活	婆媳关系：彼此多一分理解与感恩	案例 162 总是乏力是何因	年过半百
家庭生活	母病及子：母亲是世界的源头	案例 055 母子同时呕吐是何因	三十而立四十不惑
家庭生活	母病及子：母亲是世界的源头	案例 136 母亲不满，女儿低热、呕吐	天真童年
家庭生活	母病及子：母亲是世界的源头	案例 138 母亲郁火，孩子发热咳嗽、呕吐	天真童年
家庭生活	母病及子：母亲是世界的源头	案例 139 妈妈做什么，能帮助宝宝减少咳嗽	天真童年
家庭生活	母病及子：母亲是世界的源头	案例 141 孩子夜眠不安，妈妈宫寒	三十而立四十不惑
家庭生活	母病及子：母亲是世界的源头	案例 142 妈妈积怨，孩子郁滞，导致食积	天真童年

专栏类别	专栏名称	案例标题	所属年龄
家庭生活	母病及子：母亲是世界的源头	案例 144 亲郁闷，少年呕吐	天真童年
家庭生活	母病及子：母亲是世界的源头	案例 145 母亲焦躁，火灼女儿，导致儿童重度湿疹	天真童年
家庭生活	母病及子：母亲是世界的源头	案例 161 母亲抑郁烦怨，女儿面色萎黄	三十而立四十不惑
家庭生活	和谐的家庭关系：孩子健康的基石	案例 039 母亲的郁怨，儿女的胃病	古稀之年
家庭生活	和谐的家庭关系：孩子健康的基石	案例 040 父母不和，儿女胃胀、胃满	从校园到社会
家庭生活	和谐的家庭关系：孩子健康的基石	案例 046 反复胃痛是何因	从校园到社会
家庭生活	和谐的家庭关系：孩子健康的基石	案例 047 父母不和，儿女胃痛、腹胀、偏头痛	从校园到社会
家庭生活	和谐的家庭关系：孩子健康的基石	案例 050 离婚妈妈带给孩子的伤害	青春年少
家庭生活	和谐的家庭关系：孩子健康的基石	案例 135 夫妻不睦，导致孩子高热不退	天真童年
家庭生活	和谐的家庭关系：孩子健康的基石	案例 137 母亲烦恼，儿子咳嗽	天真童年
家庭生活	和谐的家庭关系：孩子健康的基石	案例 140 恨气伤心，导致胸痛	天真童年
家庭生活	和谐的家庭关系：孩子健康的基石	案例 143 父母离婚，带给孩子的脾胃伤害	青春年少
家庭生活	和谐的家庭关系：孩子健康的基石	案例 154 低热患者的纠结	三十而立四十不惑
家庭生活	兄弟姐妹：重义而轻利家和则家兴	案例 007 姐姐纠结，导致胸中滞闷	三十而立四十不惑
家庭生活	兄弟姐妹：重义而轻利家和则家兴	案例 053 萎缩性胃炎，胃发堵是为何	年过半百
家庭生活	兄弟姐妹：重义而轻利家和则家兴	案例 078 郁愤不平，气血逆乱，导致腋下、胁肋疼痛	年过半百
家庭生活	兄弟姐妹：重义而轻利家和则家兴	案例 091 肩关节疼痛患者的怂恿	年过半百
家庭生活	兄弟姐妹：重义而轻利家和则家兴	案例 092 肩关节疼痛是何因	三十而立四十不惑
家庭生活	兄弟姐妹：重义而轻利家和则家兴	案例 095 姐弟失睦导致坐骨神经痛	年过半百
家庭生活	兄弟姐妹：重义而轻利家和则家兴	案例 102 下肢疼痛是何因	三十而立四十不惑

专栏类别	专栏名称		案例标题	所属年龄
家庭生活	家事搅扰脾气	需用智慧代替	案例 015 孙女生病，奶奶着急心悸	年过半百
家庭生活	家事搅扰脾气	需用智慧代替	案例 016 面对风烛残年的老人 要处处小心	古稀之年
家庭生活	家事搅扰脾气	需用智慧代替	案例 017 伤心事——伤透心	年过半百
家庭生活	家事搅扰脾气	需用智慧代替	案例 026 过年之琐碎事，生头痛之疾苦	三十而立四十不惑
家庭生活	家事搅扰脾气	需用智慧代替	案例 033 郁怒上逆，导致晕厥	年过半百
家庭生活	家事搅扰脾气	需用智慧代替	案例 041 房产——胃病患者郁结之处	年过半百
家庭生活	家事搅扰脾气	需用智慧代替	案例 052 萎缩性胃炎的中医人文解读	年过半百
家庭生活	家事搅扰脾气	需用智慧代替	案例 062 内忧外患、内外纠结，导致腹痛、胸闷	三十而立四十不惑
家庭生活	家事搅扰脾气	需用智慧代替	案例 075 直肠癌患者的郁闷	年过半百
家庭生活	家事搅扰脾气	需用智慧代替	案例 076 愤恨伤肝，导致胁肋胀痛	年过半百
家庭生活	家事搅扰脾气	需用智慧代替	案例 088 烦劳内伤肾气，导致腰痛、足跟疼痛	年过半百
家庭生活	家事搅扰脾气	需用智慧代替	案例 099 膝关节疼痛无力的社会背景	三十而立四十不惑
家庭生活	家事搅扰脾气	需用智慧代替	案例 108 养血柔筋治疗抽筋中医经典方	古稀之年
家庭生活	家事搅扰脾气	需用智慧代替	案例 110 儿女钱财，气火之源，母亲焦灼，诱发荨麻疹	古稀之年
家庭生活	家事搅扰脾气	需用智慧代替	案例 111 女儿女婿反目，老夫老妻不安，诱发荨麻疹	年过半百
家庭生活	家事搅扰脾气	需用智慧代替	案例 117 小两口纷争，老太太患带状疱疹	年过半百
家庭生活	家事搅扰脾气	需用智慧代替	案例 122 咽痛咽哑是何因——河东狮吼	年过半百
家庭生活	家事搅扰脾气	需用智慧代替	案例 126 家事不宁，急火上攻，导致眼球结膜出血	年过半百
家庭生活	家事搅扰脾气	需用智慧代替	案例 133 母亲产后抑郁，孩子患湿疹、腹泻	从校园到社会
家庭生活	家事搅扰脾气	需用智慧代替	案例 150 发热、咳嗽、惶恐	年过半百

专栏类别	专栏名称	案例标题	所属年龄
家庭生活	家事搅扰 需用智慧代替脾气	案例 157 忧愁不解，痰饮内存，导致后背寒冷	年过半百
家庭生活	三代之间：用智慧转化家风	案例 036 积怨自伤胃腑，导致慢性胃炎	三十而立四十不惑
家庭生活	三代之间：用智慧转化家风	案例 044 嗳气不除，隐忍是因	年过半百
家庭生活	三代之间：用智慧转化家风	案例 054 呕吐、乏力是何因	古稀之年
家庭生活	三代之间：用智慧转化家风	案例 066 婆媳矛盾还会伤害谁	三十而立四十不惑
家庭生活	三代之间：用智慧转化家风	案例 067 反复腹痛、腹泻是何因	三十而立四十不惑
家庭生活	三代之间：用智慧转化家风	案例 068 慢性腹泻患者的心中郁怨	三十而立四十不惑
家庭生活	三代之间：用智慧转化家风	案例 098 膝关节疼痛的生活背景	三十而立四十不惑
社会生活	关注青少年身心健康	案例 024 尊师重道，脑清神明——偏头痛的人文解读	青春年少
社会生活	关注青少年身心健康	案例 069 过度紧张恐惧，导致肾气下陷腹泻	从校园到社会
社会生活	关注青少年身心健康	案例 082 思想淫逸，自损精气，导致头昏	青春年少
社会生活	关注青少年身心健康	案例 083 烦躁失精——少年失学	青春年少
社会生活	关注青少年身心健康	案例 084 青少年抑郁状态的中医视角	青春年少
社会生活	关注青少年身心健康	案例 085 少年烦躁、腰痛是何因	青春年少
社会生活	关注青少年身心健康	案例 113 内心焦躁，环境恼火，导致皮炎	青春年少
社会生活	富贵诚可贵 健康价更高	案例 073 腹痛、血便是何因	年过半百
社会生活	富贵诚可贵 健康价更高	案例 074 肠癌患者的内在纠结	三十而立四十不惑
社会生活	富贵诚可贵 健康价更高	案例 123 愤愤不平，失于言表，气阻咽喉，成梅核病	年过半百
社会生活	富贵诚可贵 健康价更高	案例 159 白血病患者的郁怨	年过半百
社会生活	富贵诚可贵 健康价更高	案例 165 贵贱得失损身心	年过半百
社会生活	富贵诚可贵 健康价更高	案例 166 尝富后贫，病名失精——投资失败导致无精打采	古稀之年
社会生活	富贵诚可贵 健康价更高	案例 167 财富丢失，健康折损	年过半百
社会生活	富贵诚可贵 健康价更高	案例 171 中医解梦篇——梦里飞翔是为何	古稀之年
社会生活	生活的考验：逆境是心灵成长的契机	案例 019 郁怒烦恼不安，导致血压升高	从校园到社会

专栏类别	专栏名称	案例标题	所属年龄
社会生活	生活的考验：逆境是心灵成长的契机	案例 037 郁怨气结，自伤脾胃，导致胃癌	古稀之年
社会生活	生活的考验：逆境是心灵成长的契机	案例 056 内有郁怨，导致呕吐、乏力	年过半百
社会生活	生活的考验：逆境是心灵成长的契机	案例 057 生闷气——自伤脾胃，导致干呕	从校园到社会
社会生活	生活的考验：逆境是心灵成长的契机	案例 061 执拗自伤气血，导致剧烈腹痛	从校园到社会
社会生活	生活的考验：逆境是心灵成长的契机	案例 065 极度懊恼后悔，导致腹痛、腹泻	三十而立四十不惑
家庭生活	生活的考验：逆境是心灵成长的契机	案例 096 老年丧女，肺悲心伤，膝下空虚	古稀之年
社会生活	生活的考验：逆境是心灵成长的契机	案例 100 暴怒气逆，下肢疼痛	年过半百
社会生活	生活的考验：逆境是心灵成长的契机	案例 112 暴雨淹车，内心焦躁，诱发荨麻疹	三十而立四十不惑
社会生活	生活的考验：逆境是心灵成长的契机	案例 114 焦躁自伤肌肤，导致湿疹	三十而立四十不惑
社会生活	生活的考验：逆境是心灵成长的契机	案例 121 嗓子为什么会疼痛	三十而立四十不惑
社会生活	生活的考验：逆境是心灵成长的契机	案例 125 急火灼目，导致结膜出血	三十而立四十不惑
社会生活	生活的考验：逆境是心灵成长的契机	案例 130 事不随心，怒火上灼，耳目生烟	古稀之年
社会生活	生活的考验：逆境是心灵成长的契机	案例 134 产后抑郁，病出有因	从校园到社会
社会生活	生活的考验：逆境是心灵成长的契机	案例 147 郁怒成瘿	年过半百
社会生活	生活的考验：逆境是心灵成长的契机	案例 163 遇事受惊，心有余悸，病发奔豚	三十而立四十不惑
社会生活	生活习惯：久视／熬夜	案例 118 产后久视，自伤阴血，导致脱发	从校园到社会
社会生活	生活习惯：久视／熬夜	案例 119 劳神多虑少眠，阴血暗耗，导致脱发	从校园到社会
社会生活	生活习惯：久视／熬夜	案例 120 劳心炒股，心血暗耗，导致脱发	从校园到社会
社会生活	生活习惯：饮食	案例 045 年老贪食，损伤脾胃	古稀之年
社会生活	生活习惯：饮食	案例 070 暑天烦躁贪凉，导致胃肠功能紊乱	从校园到社会
社会生活	生活习惯：饮食	案例 148 郁闷而美食，导致口中甜腻	年过半百

专栏类别	专栏名称	案例标题		所属年龄
社会生活	生活习惯：饮食	案例 149	懒散而忧愁，导致口中甜腻	年过半百
社会生活	工作与生活中的人际关系：包容有利健康	案例 014	遭遇辱骂，愤恨无言，导致心悸、肢颤	三十而立四十不惑
社会生活	工作与生活中的人际关系：包容有利健康	案例 021	血压升高是为何	三十而立四十不惑
社会生活	工作与生活中的人际关系：包容有利健康	案例 027	怨天愤上，肝气上逆，导致眩晕头痛	三十而立四十不惑
社会生活	工作与生活中的人际关系：包容有利健康	案例 059	胰腺炎患者的郁闷	三十而立四十不惑
社会生活	工作与生活中的人际关系：包容有利健康	案例 064	脐周腹痛是何因	年过半百
社会生活	工作与生活中的人际关系：包容有利健康	案例 077	胁肋不适，郁闷不舒，聊聊天就好了	年过半百
社会生活	工作与生活中的人际关系：包容有利健康	案例 094	朋友不和，导致右臀肌肉酸痛	年过半百
社会生活	工作与生活中的人际关系：包容有利健康	案例 103	手足不和，下肢疼痛	年过半百
社会生活	工作与生活中的人际关系：包容有利健康	案例 104	脾气暴怒，下肢疼痛	三十而立四十不惑
社会生活	工作与生活中的人际关系：包容有利健康	案例 105	愤恨自伤经络，导致下肢刺痛	年过半百
社会生活	工作与生活中的人际关系：包容有利健康	案例 106	毒火流窜，内灼经脉，发为丹毒	年过半百
社会生活	工作与生活中的人际关系：包容有利健康	案例 153	反复发热是何因	三十而立四十不惑
社会生活	工作与生活中的人际关系：包容有利健康	案例 173	痛风患者的痛——郁怒	年过半百
社会生活	性格与心情致病：学会自我调节与反思	案例 020	耳石症眩晕的发病背景	古稀之年
社会生活	性格与心情致病：学会自我调节与反思	案例 049	郁热幽怨，导致胃痛	年过半百
社会生活	性格与心情致病：学会自我调节与反思	案例 089	烦劳伤肾，导致急性腰扭伤	三十而立四十不惑
社会生活	性格与心情致病：学会自我调节与反思	案例 093	脾气直冲，怒气在筋，导致腱鞘炎	三十而立四十不惑
社会生活	性格与心情致病：学会自我调节与反思	案例 124	多言火气上逆，导致咽喉不利	年过半百
社会生活	性格与心情致病：学会自我调节与反思	案例 132	郁怒自伤肝经，导致乳腺增生	三十而立四十不惑

专栏类别	专栏名称	案例标题	所属年龄
社会生活	性格与心情致病：学会自我调节与反思	案例 151 冬季严寒，高热不退，中药一剂身心安然	年过半百
社会生活	性格与心情致病：学会自我调节与反思	案例 156 内心阴沉，寒凝血脉，导致四肢寒冷	三十而立四十不惑
社会生活	性格与心情致病：学会自我调节与反思	案例 164 心有余悸，惊恐发作	年过半百
社会生活	性格与心情致病：学会自我调节与反思	案例 174 面瘫别怕——中医救治疗效佳	从校园到社会
其他类	其他类案例	案例 034 急性脑卒中，针灸救治	古稀之年
其他类	其他类案例	案例 035 千年祛风古方，成功救治脑出血	古稀之年
其他类	其他类案例	案例 051 综合治理，逆转萎缩性胃炎	年过半百
其他类	其他类案例	案例 072 郁怨自阻肠道，导致肠梗阻	古稀之年
其他类	其他类案例	案例 079 抑郁自伤肝胆，导致厌食、口苦	年过半百
其他类	其他类案例	案例 107 烦劳伤肾，导致足跟痛	从校园到社会
其他类	其他类案例	案例 158 劳神耗气，导致阳虚出汗，怕风	古稀之年
其他类	其他类案例	案例 170 体内瘀血，患者爱骂人	古稀之年
其他类	其他类案例	案例 172 忧思——自伤肺脏，导致幻觉	三十而立四十不惑
其他类	其他类案例	案例 176 焦虑紧张，嗅觉焦苦	从校园到社会

全书结语

在生命的道路上，希望获得安康、幸福的您，并不孤独。

本书分享了临床所见、所闻、所思、所想，核心的目标就是想传递给大家：健康不仅仅是吃什么、喝什么、用何种保健药物和方法，健康是万物之"灵"的人的复杂问题，健康是涉及人的复杂科学。因此本文特别突出情绪对健康的深刻影响！

世界卫生组织（WHO）对健康的阐述更为全面和深刻：健康不仅是没有疾病和不虚弱，健康需要在躯体健康、心理健康、社会适应良好和道德健康四个方面皆健全。

【人的实质】

中医认为人是天地所生、四时所长、天地间最贵重的生物。

《黄帝内经·宝命全形论》："黄帝问曰：天覆地载，万物悉备，莫贵于人，人以天地之气生，四时之法成。"此处的"天地"泛指环境；特别是在当代高度社会化的人群，不仅仅是指自然环境，还包括社会环境。人是自然和社会的复合体。

马克思说："人是社会关系的总和。"

在当代社会中，人的衣食住行有了巨大的改善，自然科学技术很大程度解决了人与自然的关系，这使科学技术被广泛重视。然而伴随城市的发展，人口的集中程度增加，同时人际交往的密集度也越来越高，社会关系对人的影响越来越深刻，人们越来越需要解决自我与他人以及自我身心的协调关系。这些迫切需求，使社会科学被广泛重视，人们期待其日益丰富和完善，甚至是突破，来满足人生命健康的更高需求。

【疾病的真相】

疾病的病因可能是病毒、细菌，也可能是肿瘤、创伤等。日常医者通过各种化学、物理手段，通过计算机分析得到检测、检验结果，这个结果只是从某个观察角度洞察到患有疾病的生命体的一个片段，并不能揭示疾病发生的全部真相。

疾病是人不能很好地融入并适应社会环境、自然环境、人文环境、物理环境等等所产生的矛盾和冲突而导致的。这种矛盾和冲突是患者可以察觉到或察觉不到的，然而却有典型的心理和躯体临床表现，即表现为心理上的失常和生理功能的紊乱。矛盾和冲突的起因和结果以及这个过程所引起的人的心理和躯体上的变化，才是真正的疾病真相。

正如《黄帝内经·气交变大论》所说："帝曰：其病生何如？岐伯曰：德化者气之祥，政令者气之章，变易者复之纪，灾眚者伤之始，气相胜者和，不相胜者病，重感于邪则甚也。"疾病是"德化政令"失和、社会关系紊乱所致。

【康复的要诀】

内在的精神平静和安定是获取健康的捷径。《黄帝内经·本脏》："志意和则精神专直，魂魄不散，悔怒不起，五脏不受邪矣。"

在诊治的过程中，医者希望患者也能积极地参与治疗。简单地求医问药、单纯地等待医疗技术的外界支持，自己单纯地忍受病痛，或无作为地等待康复，以上种种宛若坐以待毙，忘记或忽略了自己在疾病康复中的积极作用，殊不知患者自己还有很大的努力空间去开发。自己要积极主动，并有效地参与到疾病的康复过程中。

疾病需要三分治，七分养；大夫能管三分，患者自己还有七分力量等待开发！养什么？养"精神"最为重要！《黄帝内经·上古天真论》："恬惔虚无，真气从之，精神内守，病安从来。"要获取生命的解放，放下自我的荣辱得失、爱恨离别，融入到没有恐惧、担心、愤恨、焦虑、喜怒、悲伤……的精神状态——保持喜怒哀思未发的中和状态，心神就会安定，气血就会平和，生命的强大修复能力就会展现，就能更好地促进疾病的康复，获取长久的健康。

【诊断治疗目的】

诊治的目标是帮助患者寻找真正的病因、寻找迷失的真诚、发掘掩盖的善良、厘清紊乱的社会关系，返璞归真，回归真我。《黄帝内经·汤液醪醴论》："精神不进，志意不治，故病不可愈。"具体操作遵循《黄帝内经·移精变气论》所讲："系之病者，数问其情，以从其意，得神者昌，失神者亡。"在医生的帮助下，触动患者的心灵，理顺患者的纠结，辅助药物以促进其康复！

【治疗的目标】

吃药的目标是不吃药，看医生的目标是不再困在医院。吃药、手术不是目标，恢复健康才是追求的终极目标。治疗是帮助患者找回丢失的健康，找回真正的自我，恢复对自我的信心、恢复自我对五脏六腑、四肢百骸的主导作用，恢复自主的正常功能！

【小结】

健康，就是生命层面的自由，自己的身体由自己安排；疾病，是身体失去自由，自己的身体不由自己安排，为病所困、所苦。好多患者都说，不由得心生"烦恼"、心生"愤恨"，此刻正是人远离健康，被疾病侵袭之时。

总之，病由心生，亦由心灭；心迷了生病，心明了祛病。要想治疗效果好，关键是调心。即《黄帝内经·天年》所说："失神者死，得神者生也。"

后 记

在本书成书之际，由衷感谢，第十二届全国政协副主席、中国科学技术协会名誉主席、北京大学前沿学科交叉研究院院长、中国科学院院士韩启德，在百忙之中，对初稿的内容给予了非常有建设性的建议，并且不吝笔墨，给书题名"情绪管理与健康"，这对我是莫大的鼓励。

感谢中国红十字基金会和中国医药卫生事业发展基金会对情绪管理与健康项目的支持和对该书的出版资助。

感谢笔者恩师、国家名老中医、首都国医名师姜良铎教授，老师的"从态论治"思想，是我们给予患者整体治疗的最好指导。老师教导我们需要重视患者的临床症状，需要关注患者真实痛苦，我们撰写该书是老师"从态论治"思想的具体实施。感谢老师多年的倾心教导，并为本书作序。

感谢北京大学医学人文学院郭莉萍教授对于该书的支持，在编写过程中给予莫大的关怀，并作序，既是对我们内容的肯定和认可，也是对我们深入开展叙事医学的鞭策。

感谢雪漠先生，作为我国文坛知名作家，雪漠先生通过自身广博的学识，丰富的生活经历，细致的人生观察，从文化的角度，对我们的研究成果给予高度评价和深度认可，为之作序并再版题词，并为本书作序，成为我们坚持在医学人文方向继续深耕的动力。

感谢江西中医药大学客座教授、中医气学专家庞鹤鸣先生对该书的肯定，并为该书题字。庞鹤鸣先生的学术思想，对笔者的中医学习和临床实践有着深刻的影响，使笔者面对纷繁复杂的临床疾病，做到心有定数。

感谢北京市社会科学院原副院长马仲良研究员对书稿的整体梳理和完善，使原本偏于散乱的临床体会，有了较为系统的结构和内容。由衷感谢北京健康城市建设促进会理事长、北京健康城市建设研究中心主任王鸿春研究员对我本人成长和本书出版的关心。

感谢北医三院中医科李东主任及科室同事对该项目的支持，使我能安心工作，自由地开展研究。

在本书的撰写过程中，还得到了北京大学医学人文学院刘奇教授、甄橙教授、李芳教授无微不至的帮助和指导，在此由衷感谢。

感谢北京市瑞田公益基金会的大力支持，以及背后默默无闻的诸多老师的帮助，郑艳磊老师、刘书勤老师、韩旭辉老师、卫成城老师、白栋汉老师、牛广超老师、赵晓静老师、周栗名老师以及背后默默无闻的诸多老师的帮助，亦师亦友，还有学生王畅、李吉，在本书撰写、出版前的校稿、编辑、整理工作中，付出的不厌其烦的艰辛努力，一并致谢。

最后，感谢我的家人，感谢兄长和姐姐，对年迈母亲无微不至的照顾，感谢妻子对家庭和两个孩子的倾情付出，他们让我有时间能静下心来撰写书稿。

感谢就诊的每一位患者，您的故事伴我一路成长。

要感谢的人太多，一本书的背后，有那么多良师益友、亲朋好友的关怀和帮助，看着日渐完善的书稿，不禁心里暖暖。为医当做良医，为人当做好人。最后由衷感谢我那朴实而善良的父母，把我带到这个世界，正是父母良善言行的无形教诲，使我在人生路上，带着这个善良的心，遇到了人世间美好境地和良善师友，虽然也有酸甜苦辣，冷暖寒热，但是想到我也可以用这本书告慰他们多年含辛茹苦的养育之恩，心里还是充满了温暖。

善良地对待这个世界，善良地对待每一个人，善良的初心和行动，可以点亮我们心灵的智慧，可以疗愈我们身心的疾苦，可以与明师良友相聚同行，善良的种子，生机盎然。善良离我们最近，因为善良是每个人都有的天性，善良的自然流露，就是从医者暖心的温度！

王春勇

2021 年 8 月 28 日于北京

时光荏苒，转瞬间，本书与读者朋友们见面已一年有余，想不到它受到很多读者的喜欢和社会的广泛关注。许多读者把这本书买来作为礼物，送给自己的家人和朋友。自出版以来，人民日报健康客户端、新华网、北京日报、中国青年报、北京青年报、人民网、中国网、中新网、央广网、新浪新闻、北京广播电视台，叙事医学杂志等多家媒体对本书进行报道。这也让初次写书的我，感受到了自己临床经验总结的价值和意义！

人生多坎坷，世事多变故，健康多挑战。愿本书与大家的健康常相伴，让生活多些从容，临变时心有所定，临危时心安不惧，保持身心健康，享受精彩人生！

2022.10.23 再版小记于京

《情绪管理与健康》出版以来所获奖励：

国家卫健委医管中心、北医叙事医学研究中心指导，中华预防医学会叙事医学分会、《叙事医学》杂志编辑部主办在 2021 年在"先声杯"首届全国叙事医学临床实践案例征集活动中，本书部分案例，以总分第一获得全国十二强叙事案例奖。

全国老龄工作委员会办公室、中国老龄协会、中国出版协会主办的"2021 年向全国老年人推荐优秀出版物活动"推荐书目进行公示，本书荣誉入选。

中国医药卫生文化学会和医师报社共同主办的 2021 年"医界好书"评选活动中，本书荣获 2021 年"十大医界好书·医学人文"称号。